高等医药卫

供康复治

运动治疗技术

主　　编　张　卉　廖麟荣

副主编　张艳明　彭松波

编　　者（以姓氏汉语拼音为序）

陈宝迪　北京市羊坊店医院

陈　睿　山东医学高等专科学校

胡　翔　武汉轻工大学

贾程森　四川大学华西医院

李　艳　中南大学湘雅二医院

廖麟荣　广东医科大学附属东莞第一医院

刘建华　中国康复研究中心

彭松波　长沙三真康复医院

孙天宝　上海市第一康复医院

张　卉　北京小汤山医院

张艳明　首都医科大学宣武医院

朱小棠　北京社会管理职业学院

邹积华　南方医科大学珠江医院

科 学 出 版 社

北　京

内 容 简 介

本教材为高等医药卫生院校创新教材，共20章。主要内容包括运动治疗概述、关节活动技术、关节松动术、肌力与肌耐力训练、牵伸技术、牵引技术、平衡与协调功能训练、有氧训练、呼吸训练、放松训练、功能活动的训练、步行功能训练、Bobath技术、Brunnstrom技术、Rood技术、本体感觉神经肌肉促进技术、运动再学习技术、医疗体操、引导式教育、强制性运动疗法、运动想象疗法、麦肯基力学诊断与治疗、悬吊治疗技术、肌肉能量技术。

本教材可供康复治疗类专业学生学习使用。

图书在版编目（CIP）数据

运动治疗技术/张卉，廖麟荣主编．—北京：科学出版社，2022.12
高等医药卫生院校创新教材
ISBN 978-7-03-074098-4

Ⅰ.①运…　Ⅱ.①张…②廖…　Ⅲ.①运动疗法–医学院校–教材
Ⅳ.①R454

中国版本图书馆CIP数据核字（2022）第231284号

责任编辑：段婷婷/责任校对：郑金红
责任印制：赵　博/封面设计：涿州锦晖

科学出版社 出版
北京东黄城根北街16号
邮政编码:100717
http://www.sciencep.com
保定市中画美凯印刷有限公司印刷
科学出版社发行　各地新华书店经销
*
2022年12月第　一　版　开本：850×1168　1/16
2024年 7 月第二次印刷　印张：17 3/4
字数：537 000

定价：79.80元
（如有印装质量问题，我社负责调换）

前　言

为贯彻落实《教育部关于进一步推进职业教育信息化发展的指导意见》以及国务院《国家职业教育改革实施方案》，提升职业教育信息化基础能力，推动优质数字化教育资源共建共享，深化教育教学模式，科学出版社组织编写康复治疗类专业教材《运动治疗技术》。本次教材的编写紧紧围绕学生工作岗位能力的需求，坚持先进性、科学性和适教性，对教材的内容结构及章节顺序进行调整，便于老师教和学生学习。同时，教材突出互联网+职业教育的融合，开发配套的教材数字化资源，打破了学习者受时间和空间限制的传统学习方式。

本教材由案例引入，让学生了解在何种情况下使用何种技术。语言上力求简洁明了，避免过多的陈述性言语，图文并茂，突出直观、实用的特点，操作技术尽可能做到明细化，使得教师有章法可循，学生动手操作有参照可比对。本教材编写过程中，参考了大量的文献资料，总结国际上运动治疗技术先进的理论与经验，关注运动治疗技术的最新进展和发展趋势，全面地介绍了临床上运动治疗最常用的治疗技术。本教材共分20章，主要内容包括运动治疗概述、关节活动技术、关节松动术、肌力与肌耐力训练、牵伸技术、牵引技术、平衡与协调功能训练、有氧训练、呼吸训练、放松训练、功能活动的训练、步行功能训练、Bobath技术、Brunnstrom技术、Rood技术、本体感觉神经肌肉促进技术、运动再学习技术、医疗体操、引导式教育、强制性运动疗法、运动想象疗法、麦肯基力学诊断与治疗、悬吊治疗技术、肌肉能量技术，并于正文后附实训指导。

本教材编者均为来自教学一线的骨干教师，在此，感谢参与教材编写的所有工作人员。由于时间和水平有限，教材中若有疏漏和不足之处，恳请各位读者在使用过程中提出宝贵意见，以便日后修正，以求再版时改进和完善。

张　卉

2022年8月

配 套 资 源

欢迎登录“中科云教育”平台，**免费**数字化课程等你来！

“中科云教育”平台数字化课程登录路径

电脑端

- 第一步：打开网址 http://www.coursegate.cn/short/8GK6X.action
- 第二步：注册、登录
- 第三步：点击上方导航栏“课程”，在右侧搜索栏搜索对应课程，开始学习

手机端

- 第一步：打开微信“扫一扫”，扫描下方二维码

- 第二步：注册、登录
- 第三步：用微信扫描上方二维码，进入课程，开始学习

PPT 课件，请在数字化课程中各章节里下载！

目录

第1章 运动治疗概述

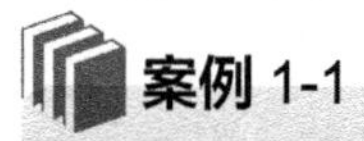
案例 1-1

李某，男，48岁，因脑卒中后左侧肢体活动障碍37天就诊。临床诊断：右侧基底节脑梗死恢复期，高血压3级极高危。功能障碍问题：左侧肢体运动障碍，平衡障碍，日常生活活动能力障碍；社会参与障碍。现患者病情基本稳定，医嘱转入康复医学科进行运动疗法以促进功能恢复。

问题：1. 什么是运动治疗？运动治疗技术包括哪些内容？

2. 脑卒中瘫痪患者应该怎么进行运动治疗？

第1节　基本概念及其发展简史

一、基本概念

（一）物理治疗

物理治疗（physical therapy，PT）是指应用力、电、光、声、磁、水、冷、热等方法对疾病进行预防、治疗和康复的方法。实施物理治疗技术的临床康复医疗工作者，称物理治疗师（physical therapist，PT）。与作业治疗师（occupational therapist，OT）、言语治疗师（speech therapist，ST）等是康复团队中不可或缺的专业治疗力量，同属于医学相关类专业人员。

物理治疗一般分为运动治疗、手法治疗和物理因子治疗三大类。其中运动治疗主要是应用物理学中的力学因素达到治疗目的；物理因子治疗就是应用电、光、声、磁、水、冷、热等物理因子来达到治疗目的，也就是传统的理疗。

（二）运动治疗

运动治疗（exercise therapy），是物理治疗中改善或恢复个体功能或防止功能障碍的重要核心部分。它主要是利用器械、徒手或患者自身力量，通过某些运动方式（主动或被动），使患者获得全身或局部运动功能和感觉功能恢复的训练方法。

实施运动治疗过程所应用的各种方法和技术，称为**运动治疗技术**。其主要特点是：①相较于物理因子治疗技术而言，更强调患者主动参与；②有局部和全身治疗相结合的效应；③可达到防病和治病相结合的目的。随着康复医学基础理论研究的不断深入和神经生理学的引入，运动治疗技术在应用过程中得到不断的丰富和发展，形成了针对不同运动障碍疾病（如脑瘫、偏瘫、截瘫、截肢等）的独具特色的治疗技术体系。

（三）运动相关的身体机能要素定义

人体运动是身体各系统相互作用，控制身体功能，对施加于身体组织的力量和压力（压力=力量/面积）做出反应、适应和发展的过程，这些外力也是运动的组成部分。例如，重力是一个持续影响肌肉骨骼系统、神经肌肉系统和循环系统的力。在常规的身体活动中，附加的力帮助身体维持功能性的力量、心肺适能和活动性。过度的力和压力会导致急性损伤（如扭伤、骨折）或慢性损伤。作用于身体的应力消失也会导致变性、退化或畸形的发生。例如，长期的卧床休息或制动可导致身体没有正常的承重，会削弱肌肉和骨骼的功能。长期的制动也会导致循环系统和心肺系统功能的衰退。因此，人体的运动系统不应该被描述为一个独立的肌肉骨骼系统，而是由相互作用的器官和系统组成的一个完整的生理系统，包括产生运动的神经和肌肉骨骼系统，以及支持运动的肺、心血管、内分泌和皮肤系统等。

与运动表现相关的身体功能涵盖了以下相互关联的多种要素。

1. 平衡功能　能使身体的各部分维持良好对线以抗重力，并在支撑面上保持或移动身体（重心）而不跌倒的能力；通过感觉和运动系统的相互作用来移动身体而平衡重心的能力。

2. 心肺耐力　在一段时间内，进行中等强度、重复性全身活动（如散步、慢跑、骑行、游泳等）的能力，也称心肺适能。

3. 协调性　正确的肌肉激活时间和顺序，结合适当的肌肉收缩强度，从而有效地启动、引导和分级动作。这是运动平稳、准确和高效的基础，并且这发生在自觉意识或自动化阶段。

4. 移动性或灵活性　身体结构或各部分主动移动或被动移动，从而产生关节活动度进行功能运动（功能性关节活动度）的能力。被动的活动性取决于软组织（收缩性或非收缩性）的延展性；而主动活动性需要神经肌肉的激活。灵活性是指不受限制地自由活动的能力；可与活动性互换使用。

5. 肌肉运动表现　肌肉产生紧张和进行体力活动的能力。肌肉运动表现包括肌力、最大爆发力和肌耐力。

6. 神经肌肉控制　感觉和运动系统在神经系统控制下相互作用，使协同肌、主动肌和拮抗肌、稳定肌与中和肌能够预判或回应本体感觉和运动觉的信息，从而按照正确的顺序工作并产生协调性的动作。

7. 稳定性　神经肌肉系统通过协同的肌肉活动，使近端或远端的身体部分保持在静止姿势或在运动中控制自身稳定的能力。关节稳定性是指通过被动和动态成分维持正确的关节的对应骨骼对线的能力。

二、发展简史

（一）国外运动治疗技术发展史

运动治疗在西方的最早文字记载源于古希腊。早在公元前5世纪，古希腊Herodicus及其学生希波克拉底（Hippocrates）就在著作中指出运动在养生、保健中的重要价值，并最早提出散步、骑马、体操等运动治疗疾病的观点，被认为是运动处方的萌芽。到中世纪，许多运动与健康相关的观念逐步形成，如运动对关节活动度、肌力和灵敏度的提升，运动对瘫痪患者神经功能的唤醒作用，主动运动对疾病和外伤治疗的重要价值，运动缺乏对儿童发育和体质健康的影响等，这些认识已与现代康复观点相同。

进入21世纪以来，运动治疗的理论体系得到更深入的发展。疾病康复中运动治疗方案的规范化、精准化设计越来越得到重视；基因技术将为运动训练方法选择提供新的手段；材料学、电子技术、计算机技术、遥感技术、仿生学等高科技领域的发展，将为运动治疗的发展和应用带来更广的视野和空间。

（二）国内运动治疗技术发展史

我国传统运动治疗的发展有着更为悠久的历史。世界公认我国古代武术中的功夫是运动治疗的先驱。早在先秦时期，我们的祖先为了适应社会需要，创造了许多人类早期的运动形式，如夏、商、西周时期的“乐舞”，春秋、战国时期的导引术（呼吸体操）、气功、按跷等。东汉三国时期华佗编制的“五禽戏”成为我国最早的运动体操，在治病健体中发挥了重要作用。随后，对于气功、按摩、导引、体育疗法等用以治病强身的相关论述更多、更充实。

中华人民共和国成立后，国家重视卫生健康事业的发展，传统运动治疗也得到了快速发展。20世纪80年代初，改革开放以后，国外现代康复医学理论和技术被引入国内，中国康复医学事业获得了飞速发展。1983年批准筹建“中国康复医学研究会”。1984年《康复医学》专著出版。1986年《中国康复医学杂志》公开发行。1992年，中国康复医学会运动疗法专业委员会成立，成为中国康复医学会成立最早、规模最大的二级学术组织之一。中国康复医学会运动疗法专业委员会的规范和推广工作极大地促进了我国运动治疗在康复事业中的发展。近年来，随着经济发展水平和人们健康意识的提升，运动健身和运动治疗的受众群体不断扩大。体医融合、医养融合、中西医融合，或将成为我国实现“全民健康”目标的内在需求和必然趋势。

链接

ICF模型介绍

《国际功能、残疾和健康分类》(International Classification of Functioning，ICF）模型是世界卫生组织（WHO）为了适应新的医学模式——以人为本、以功能为导向的生物-心理-社会模式而于2001年引入的，它对健康、功能和失能的概念及相互之间的复杂关系做了统一注解和描述，将健康状况有关的功能和失能描述为身体功能和结构、活动和参与两部分，同时也将环境因素和个人因素纳入概念。为康复医学临床实践、文书记录、交流和科研，提供了规范的模型和语言。

第2节 运动治疗技术的目的、内容和分类

一、目 的

运动治疗技术针对不同健康状况个体和相关身体损伤患者，干预的目的各有不同。每个患者的运动治疗方案是基于治疗师在查体评估中对造成患者身体功能或结构损伤、活动限制或参与受限的潜在风险或原因的判断而个性化制订的。运动治疗技术总的目标是治疗或预防身体功能和结构的损伤；改善、恢复或提高身体活动和社会参与水平；预防或减少健康相关的危险因素；优化整体健康状态，提高生活质量。运动治疗技术具体目的应该包括以下诸多方面。

1. 缓解疼痛；防止或减轻水肿；松解软组织或关节内的粘连；抑制瘢痕增生。
2. 牵张短缩的肌肉、肌腱、韧带、关节囊等软组织，扩大关节活动度。
3. 增强肌力和肌耐力；促进肌肉张力正常化。
4. 纠正不良姿势，促进正常发育。
5. 为促进中枢神经损伤患者的脑功能重塑提供运动感觉刺激，帮助瘫痪肢体的运动功能恢复和提高，优化其运动模式。
6. 提高平衡功能和运动协调性。
7. 改善心、肺等内脏器官的功能，增强患者的体力，改善其全身功能状态。
8. 预防或治疗各种临床并发症，如压力性损伤、肺部感染、深静脉血栓形成、关节挛缩、骨质疏松、异位骨化等。
9. 针对不同伤病或健身需要进行各种体操训练，提高运动趣味性，达到增强体质、防病祛病的效果。
10. 提高患者日常生活活动能力和社会参与水平，提高其生活质量。

二、主要内容

人体运动是由产生运动的神经和肌肉骨骼系统，以及支持运动的肺、心血管、内分泌和皮肤系统相互作用而完成的。运动治疗干预程序包含了维持和改善上述运动生理系统功能的各项活动、运动和技巧。它的主要内容包括以下几方面。

1. 基于力学和运动学原理的常规运动治疗　主要针对肌肉骨骼系统功能，包括：①维持关节活动度的运动治疗；②增强肌力的运动治疗；③增强肌耐力的运动治疗；④增强肌肉协调能力的运动治疗；

⑤恢复平衡功能的运动治疗；⑥恢复步行及功能性活动能力的运动治疗；⑦姿势控制相关的身体力学和稳定性训练技术。

2. 基于中枢神经重塑理论的神经生理技术　主要针对中枢神经损伤引起的运动功能障碍，包括：①Bobath技术；②Brunstrom技术；③本体感觉神经肌肉促进技术（PNF）；④ Rood技术；⑤运动再学习技术（MRP）；⑥强制性运动疗法；⑦镜像治疗技术等。

3. 运动生理学基础的心肺功能促进技术　主要针对呼吸和心肺功能问题，包括呼吸模式和呼吸肌训练、气道廓清技术、放松训练、有氧训练、增强心肺功能的医疗体操等。

4. 基于代偿和替代理论的运动治疗技术　如转移技术、假肢训练技术、辅具应用、水中运动治疗、能量节约技术等。

5. 其他　随着康复医学理论研究的不断深入，跨学科合作的不断发展，运动治疗技术将会在实践中得到不断发展和创新，一些经循证实践验证了的新技术也会得到大力推广，如融合了中西理论的绳带治疗技术、结合了信息工程原理的外骨骼机器人训练等。

三、分　类

运动治疗技术的分类方法很多，这里介绍几种常用的分类方法。

（一）根据肌肉的收缩形式分类

1. 等张运动（isotonic exercise）　指肌肉收缩肌纤维长度缩短或延长，张力基本不变，角度发生变化的运动方式，又称动力性运动。其中，肌肉收缩时肌肉的止点和起点相互靠近，肌肉的长度缩短的运动，被称为**向心收缩运动**（concentric isotonic exercise），又称向心性缩短，此时肌力大于阻力（外力）。而肌肉收缩时，肌肉的止点和起点相互远离，肌纤维被动延长的运动，称为**离心收缩运动**（eccentric isotonic exercise），又称为离心性延伸，此时肌力小于阻力（外力）。

2. 等长运动（isometric exercise）　指肌肉收缩时，张力增高而长度保持不变，不产生关节活动，此时肌肉收缩力与阻力相等，又称为静力性运动。等长运动常用于维持特定的体位、姿势和平衡，并能有效地增强肌力。

3. 等速运动（isokinetic exercise）　指利用专门的设备，使整个关节运动依预先设定的速度稳定进行，不产生加速运动。整个运动过程中所产生的阻力与作用的肌力成正比，即肌肉在运动全过程中的任何一点都能产生最大的力量，又不会超过其负荷极限。因此，相对于等张运动和等长运动，等速运动具有高效与更安全的特点。

（二）根据运动过程中动力来源分类

1. 主动运动（active exercise）　是指患者自主意识下主动完成肌肉收缩而产生的运动或活动，是运动治疗中特别强调的主动参与方式。可以有效达到增强肌力和耐力，改善关节功能、心肺功能和全身状况的目的。多适用于肌力达2级及以上的情况。通常将不需任何外力（助力或阻力）的主动运动称**随意主动运动**。将需部分借助于外力（可以是他人人力、器械力量，也可以是自身健侧肢体力量）才能完成的主动运动，称**助力主动运动**。将克服外部的阻力（可以来自于器械或他人）才能完成的主动运动，称**抗阻主动运动**。多用于肌力达3级以上肌肉的力量训练和耐力训练，以提高肌力和肌耐力。

2. 被动运动（passive exercise）　指患者不能主动提供运动动力，运动时无任何主动肌肉收缩，动作或活动的整个过程依靠外力完成。外力可以是治疗师徒手或借助器械力量，亦可以是患者健侧肢体提供。

第3节　运动治疗技术的机制

运动作为治疗技术应用于临床，首先我们需要掌握运动治疗技术的实施原则。

一、运动治疗技术的原则

1. 安全原则　无论采取何种运动治疗干预的方式，安全性是首要考虑的基本因素。患者的安全至关重要，治疗师的安全也要考虑。影响患者运动安全的因素很多，如患者的病（伤）史及当前健康状况，运动训练的环境，运动设备的合理使用，特殊运动动作中的身体姿势、运动模式、运动强度、运动速度和运动时间等。治疗师在开始运动计划之前，必须认真识别各种风险因素并加以权衡和控制。同时，为了避免与工作有关的伤害发生，治疗师在实施手法技术时要应用适当的身体力学原理和关节保护原则，避免自身受伤。

2. 个体化原则　运动作为治疗技术应用一定是基于评估结果个体化设计的。临床上常根据各个患者的健康和功能状况不同、年龄和性别差异、兴趣和文化区别、经济和环境状况及康复需求不同而制订个体化的治疗目标和方案，并根据治疗进度和功能恢复情况及时做出调整。

3. 主动参与原则　运动治疗强调患者的主动参与。哪怕是被动运动，也期待患者能参与运动感觉的学习并能给予有效反馈。只有主动参与运动，才能发挥促进中枢调控、神经元募集、神经功能重塑、心理调适等功能的作用，获得最佳的治疗效果。一味接受被动治疗，是达不到最大限度的功能恢复的。

4. 循序渐进和持之以恒原则　运动训练安全性需要、运动效应的累积、心理的适应性、运动技术的学习及神经肌肉功能的重建过程，都应该遵循循序渐进和持之以恒原则。训练强度由小到大，时间由短到长，动作复杂性由易到难，休息次数和休息时间由多到少、由长到短，训练的重复次数由少到多，运作组合由简到繁。运动训练效果的维持，科学运动对健康和功能的促进，健康行为模式的建立，都需要将运动变成一种习惯，持之以恒。

5. 整体性原则　运动治疗虽然首先识别和干预的是身体功能或结构的损伤，但运动干预的理想目标是提高患者在工作生活中的活动和参与表现。因此，基于ICF模型中健康和功能的概念及其相关因素，对患者的有效管理，不能简单地认为脚伤好了就一定能跑步。患者可能还存在继发的肌力减退、步态异常及心理调适等问题，治疗师要全方位管理，整体干预。

二、制动对机体的影响

制动是临床常用的一种保护性措施，包括卧床休息、局部固定及麻痹瘫痪等形式，可独立或合并存在。制动不仅可以降低组织器官的能耗，避免受损组织器官功能失代偿，而且可以减小病情不稳定情况下损伤加重或新发损伤的风险。因此，制动被认为是保证严重疾病和损伤患者度过伤病危重期的必要手段。但是，长期制动会给人体各系统带来不良影响，其后果有时较原发病和外伤的影响更加严重。制动可对机体的循环、呼吸、运动、神经等各系统均带来不同的影响。

（一）对循环系统的影响

1. 血容量减少，基础心率增加　短时间卧床（1～2h）最明显的心血管改变是血容量减少。长期卧床后，由于血容量减少、每搏量下降及自主神经功能失调等因素，基础心率增加。卧床后突然进行直立位活动时血压显著下降，心率明显增加，容易发生直立性低血压。

2. 血流缓慢，血栓形成　卧床后血流动力学的改变使得动脉血流速度减缓，静脉顺应性增加。加上卧床后血浆容量减少，血液黏稠度增加，血栓形成概率明显增加。

3. 有氧运动能力降低　卧床休息对最大摄氧量（VO_{2max}）的影响短期主要来源于血容量改变，长期则主要来自肌肉功能衰退。

4. 心血管适应性调节改变　心脏射血功能下降；氧运载能力和使用效率下降。

（二）对呼吸系统的影响

1. 肺通气效率降低，通气/血流比失调，生理性无效腔增加，肺活量明显下降。

2. 呼吸、咳嗽力量减弱，气道廓清能力降低，呼吸道感染/坠积性肺炎罹患率增加。

（三）对运动系统的影响

1. 肌肉失用性萎缩，肌力、肌耐力降低，肌肉代谢障碍。肌腱和韧带弹性下降，附着点脆弱，再运动时出现断裂的风险增加。

2. 骨骼，尤其是抗重力和躯干姿势相关的骨骼，因长期制动缺乏应力刺激，骨钙流失严重，容易导致骨质疏松。另外，长期制动也可以出现大关节周围的软组织异位骨化，其发生机制尚不清楚，处理相对较困难。

3. 关节可因长期制动出现腔内结缔组织增生、滑膜粘连，周围韧带挛缩，而导致关节活动度受限，甚至变形。

（四）对代谢与内分泌系统的影响

制动对代谢和内分泌系统的影响主要表现在：负氮平衡容易导致低蛋白血症、水肿和体重下降。抗利尿激素分泌减少、糖耐量降低、肾上腺皮质激素和去甲肾上腺素分泌增加、血清甲状腺素和甲状旁腺激素增高或不稳定等内分泌紊乱，可使基础代谢率降低，并进一步导致高钙血症及血钠、血钾、血镁、血磷增高等水电解质异常现象。

（五）对中枢神经系统的影响

制动后各种感觉输入减少，可导致感觉异常和痛阈下降。社会参与的受限，使来自环境的各种刺激和运动感觉的输入减少，导致中枢神经的反应减退。加之原发疾病和外伤的痛苦，可使患者表现出各种精神心理的异常和学习能力等的下降。

（六）对消化系统的影响

病痛和制动影响患者的精神及心理情绪，从而使胃液分泌减少，胃肠蠕动减弱，胃内食物排空的速度降低，导致食欲减退和便秘。蛋白质和糖类的吸收减少，产生一定程度的低蛋白血症。

（七）对泌尿系统的影响

卧床时抗利尿激素的分泌减少，尿量增加，血中钙磷水平增高促进尿中钙磷排出增多。各种原因导致括约肌与逼尿肌活动不协调，容易促成尿潴留。瘫痪患者导尿次数多，尿路感染的概率增加。尿排出的钙磷增多、尿潴留、尿路感染是导致卧床患者尿石症发生率增加的三大因素。

（八）对皮肤的影响

制动可使皮肤及其附件产生萎缩和压力性损伤。皮下组织和皮肤的坚固性下降。食欲不佳和营养不良加速了皮下脂肪的减少和皮肤的角化。

三、运动对机体的影响

（一）运动的治疗作用

1. 维持和改善运动器官的功能。

2. 增强心肺功能。

3. 促进代偿功能的形成和发展。

4. 提高神经系统的反应能力，促进神经-肌肉功能和中枢神经功能重塑过程。

5. 增强内分泌系统的调节能力。

6. 缓解精神和心理压力。

（二）运动的潜在危险

1. 不适当的运动有可能导致或加重组织损伤，常见的损伤包括关节扭伤或脱位、肌肉和韧带拉伤、疲劳性骨折、椎间盘突出或腰椎滑脱等。不恰当的因素多为准备或结束活动不充分、运动训练强度或总量过大、运动方式选择不当、运动训练动作错误、高危患者的病情判断不准确等。

2. 对伴随有各种脏器功能失代偿（如心力衰竭、肾衰竭、呼吸衰竭）的患者提供运动治疗时，有可能因病情程度判断不准确而诱发脏器功能衰竭。运动时应严密监控。

3. 过度或不正确的运动也会增加心脑血管疾病发生的风险，如脑卒中、心肌梗死、心律失常甚至猝死等。

第4节　运动处方的要求

运动处方是由治疗师依据运动处方需求者的健康信息、医学检查、运动风险筛查、体质测试结果，以核定的运动频率、强度、时间、方式、总运动量及进阶，形成目的明确、系统性、个体化的健康促进及疾病防治的运动指导方案。运动处方作为运动治疗实施和管理的记录文件，为以后的学术研究提供参考，也是医疗纠纷、保险赔付事务中具有法律价值的重要资料。

根据应用运动治疗的对象和目的不同，运动处方一般分为竞技性、预防性（保健性）和治疗性三大类。

康复医学中的运动处方属于治疗性处方。临床诊疗过程中，一般康复医生开具的治疗医嘱多为原则性的治疗目的和方法。治疗师在明确目标和治疗原则后，可应用自己的知识和经验，结合患者的具体表现，给出具体的运动治疗方案。治疗师与医生、患者充分沟通、合作，运用好运动处方，使运动达到理想的治疗效果。

一、运动处方的组成要素

运动处方的组成要素包括6个部分，取其英文的第一个字母，缩写组成FITT-VP，其中前四项是一个规范运动处方的基本要素。

1. 运动频率（frequency，F）　指一定时间范围内的运动频次，常为每天或每周运动的次数。

2. 运动强度（intensity，I）　指运动费力程度。临床常根据患者自觉疲劳程度、心率、最大摄氧量储备和代谢当量（MET）来判断。其中代谢当量是运动强度评价的绝对指标。

3. 运动时间（time，T）　指持续运动的时间或总时间。

4. 运动类型（type，T）　指运动的方式、方法、所用设备或辅助用具以及注意事项。

5. 运动量（volume，V）　指运动的能量消耗。

6. 运动进度（progression，P）　指运动的进阶程序。

二、运动处方的制订流程

康复医学临床实践中，运动处方的制订同样要基于对患者健康状况、运动风险及功能障碍的详细评估和分析，设定科学合理的目标，制订并实施具体运动处方，实施过程中要监控安全和效果，一定疗程后再进行评估，并根据评估结果调整治疗处方。

重点了解病史中的年龄、性别、体重、健康状况及以往运动习惯等信息，结合功能障碍评定和运动风险测试结果→设定运动治疗目标→制订运动处方（确立四要素FITT）→实施过程监控→进行效果评价→调整运动处方。

三、运动治疗技术的适应证和禁忌证

（一）适应证

1. 神经系统疾病康复　包括脑卒中、颅脑外伤、脑肿瘤术后、帕金森病、多发性硬化症、脊髓损伤、脊髓灰质炎、急性炎症性脱髓鞘性多发性神经病（格林-巴利综合征）、各种原因的周围神经损伤及小儿脑瘫和发育障碍等。

2. 骨科疾病康复　包括各类骨折/脱位的复位固定（术）后、髋膝关节置换术后、截肢和假肢装配前后、脊柱侧弯及各类关节炎、骨质疏松症、颈椎病、冻结肩、腰椎间盘突出症等。

3. 心肺及各类内脏器官疾病　包括冠心病、心肌梗死急性救治后、心脏或主动脉瘤移植术后、慢性阻塞性肺疾病、肺移植术后、高血压、糖尿病、高血脂等代谢障碍疾病、癌症康复等。

4. 软组织损伤及肌肉系统疾病　包括各种急慢性损伤、体育外伤及肌营养不良。

5. 其他　如重症康复、加速外科康复的各类外科手术前后康复、产后及盆底康复、烧伤康复等。

（二）禁忌证

1. 处于疾病的急性期或亚急性期，生命体征不稳定，病情尚在进展时。

2. 有明确的急性炎症存在，如体温超过38℃，白细胞计数明显升高等。

3. 全身情况差，脏器功能失代偿期，如：①脉搏加快，安静时脉搏大于100次/分；②血压明显升高，临床症状明显，舒张压高于120mmHg（16kPa），或出现低血压休克；③有明显心力衰竭表现，呼吸困难，全身水肿、胸腔积液、腹水等；④严重心律失常；⑤安静时有心绞痛频繁发作。

4. 休克、神志不清或有明显精神症状、不合作。

5. 运动治疗过程中有可能发生严重并发症，如动脉瘤破裂、大出血倾向等。

6. 运动器官损伤未做妥善处理。

7. 身体衰弱，难以承受训练。

8. 静脉血栓急性期，运动有可能使血栓脱落。

9. 癌症有明显转移倾向。

10. 运动后加重的剧烈疼痛。

自测题

单选题

1. 下列哪项不属于运动治疗技术内容（　　）
   A. 关节松动　B. 牵伸训练　C. 蜡疗
   D. 手法治疗　E. 神经促通技术

2. 运动处方的基本要素除外下列哪项（　　）
   A. 运动频率　B. 运动时间　C. 运动强度
   D. 运动幅度　E. 运动类型

3. 运动治疗技术的作用下列哪项不正确（　　）
   A. 增强心肺功能　B. 治疗感染性疾病
   C. 促进中枢重塑　D. 促进代偿
   E. 改善运动功能

4. 运动按肌肉收缩形式分类，下列哪项除外（　　）
   A. 随意运动　B. 等速运动　C. 等长运动
   D. 离心收缩运动　E. 向心收缩运动

5. 以功能为导向的运动管理模式中，运动干预手段除程序性运动干预外还包括（　　）
   A. 患者指导　B. 沟通　C. 记录
   D. 协调　E. 以上都是

（彭松波）

第2章 关节活动技术

案例 2-1

患者李某，女，66岁，因“言语不能伴左侧肢体无力20余天”入院。家属代诉22天前患者打扑克时突发左侧肢体无力、不能抬举，不能站立，不能言语，有恶心感，无呕吐、无嘴角流涎，无大小便失禁。神经外科头颅CT提示：①右侧丘脑急性期血肿，破入脑室系统；②蛛网膜下腔出血，在全麻下行“双侧脑室钻孔引流术”，现仍遗留有言语模糊、左侧肢体无力，无法保持坐位及站立，为求进一步康复治疗以“脑出血恢复期”收入康复医学科。专科检查：神清，格拉斯哥昏迷（GCS）评分15分，言语含糊，对答切题。左侧肢体肌张力下降，右侧肢体肌张力正常；Brunnstrom分期左上肢Ⅱ期，左手Ⅰ期，左下肢Ⅱ期。经讨论，拟行关节活动训练、言语等康复治疗。

问题：1. 关节活动技术的方法有哪些？

2. 如何进行上下肢关节被动活动？

第1节　基础理论

一、关节运动的基础

（一）关节的结构

一个典型的关节结构包括基本结构和辅助结构两部分。

1. 基本结构

（1）关节面：是构成关节各相关骨的接触面，每一关节至少包括两个关节面，一般为一凸一凹，凸面称为关节头，凹面称为关节窝。关节表面覆盖一层光滑的透明软骨（仅有极少数为纤维软骨），称为关节软骨，它可减少骨面间的摩擦，缓冲振动和冲击，增加关节的灵活性。

（2）关节囊：附着于关节面四周及附近骨上，密封关节腔。分为两层，外层为纤维层，内层为滑膜层。纤维层与骨膜相续，在某些关节，纤维层局部增厚，形成韧带，以加强关节的稳定性。滑膜层薄而光滑，紧密衬贴于纤维层内面，周缘附着于关节软骨的边缘，含有丰富的血管和淋巴管，能分泌少量滑液，以润滑关节面和滋养关节软骨，减少关节面摩擦。

（3）关节腔：为关节囊的滑膜层和关节面所围成的腔隙。腔内有少量滑液，可减少运动时关节面的摩擦；关节腔内呈负压，对维持关节的稳定性有一定帮助。

2. 辅助结构

（1）韧带：可分为囊内韧带和囊外韧带两种，由致密结缔组织构成，多呈扁带状或条索状，有连接两骨、增加关节稳定性及限制关节运动等作用。

（2）关节内软骨：是存在于关节腔内的软骨，由纤维软骨构成。关节腔内由两种不同形式的关节软骨。①关节盘：位于两骨的关节面间，其周缘附着于关节囊，将关节腔分为两部分。关节盘多呈圆形，中央稍薄，周缘略厚，膝关节的关节盘呈半月形，称关节半月板。关节盘可使两关节面互相适应，减少冲击和振动，增加关节的稳固性，增加关节的运动形式和范围。②关节唇：是附着于关节窝周缘的纤维软骨环，它加深关节窝，增大关节面，可增加关节的稳固性，如髋臼唇等。

（3）滑膜襞：一些关节囊的滑膜表面积大于纤维层，滑膜重叠卷折并突入关节腔时形成滑膜襞。滑膜襞增大了滑膜的表面积，有利于滑液的分泌和吸收，填充关节空隙，避免关节面过大而产生撞击和磨损，如膝关节的翼状襞。

（4）滑膜囊：也称滑液囊，关节囊的滑膜层穿过纤维层向外呈囊状的膨出。有的与关节囊相通，有的则完全独立而与关节囊不相通。多位于肌肉或肌腱与骨面相接触处，以减少运动时肌腱与骨面的摩擦，如髌上囊。

（二）关节的类型

1. 根据关节的功能（可能的运动范围）分类

（1）不动关节：相邻骨之间由结缔组织或透明软骨相连，连接方式为缝联合和软骨联合两种，无关节运动功能，如颅骨间的骨缝、第一肋软骨与胸骨柄的连接。

（2）微动关节：也称少动关节。关节可做有限的微小运动，连接方式有两种，一种是两骨的关节面覆盖一层透明软骨，其间靠纤维连接，如椎间关节、耻骨联合。另一种是两骨之间仅有一定的间隙，借韧带和骨间膜相连，如骶髂关节、下胫腓关节。

（3）活动关节：人体大部分关节为此类关节，具有典型的关节构造，相邻的骨之间借结缔组织构成的囊相连，相对的骨面之间有腔隙，内有少量滑液。关节可自由运动，如肩关节、掌指关节、髋关节和膝关节等。

2. 根据关节的运动方式分类

（1）单动关节：能单独进行活动的关节。人体大多数的关节均属此种关节，如肩关节、髋关节。

（2）联合关节：两个或两个以上的关节，结构上是独立的，但功能上是联合的，同时活动，共同完成一个动作。例如，前臂的桡尺近侧关节和桡尺远侧关节的共同活动，使前臂做旋前和旋后的运动；左右两侧的颞下颌关节共同活动，使口腔张合上下运动。

3. 根据关节运动轴的数目和关节面的形状分类

（1）单轴关节：只能绕一个轴运动，包括滑车关节和圆柱关节（又称车轴关节）。①滑车关节：关节头呈滑车状，另一骨为相应的窝。运动环节绕冠状轴在矢状面做屈伸运动，如肱尺关节、指间关节。②圆柱关节：一骨关节头呈圆柱状，另一骨为相应的环状窝。运动环节只能绕自身的垂直轴做回旋运动，如桡尺近侧和远侧的关节。

（2）双轴关节：可绕两个运动轴运动，包括椭圆关节和鞍状关节。①椭圆关节：关节头是椭圆体的一部分，关节窝为椭圆形的凹面。运动环节能绕冠状轴在矢状面做屈伸运动，绕矢状轴在冠状面做内收、外展运动，如桡腕关节。②鞍状关节：两骨关节面呈马鞍状，并做十字形交叉接合。运动环节可绕冠状轴和矢状轴做屈伸运动和内收、外展运动，如拇指腕掌关节。

（3）多轴关节：可绕3个运动轴运动，包括球窝关节和平面关节。①球窝关节：关节头为球体的一部分，关节窝较浅，头与窝松弛相接。运动环节可绕3个基本轴做屈曲、伸展、内收、外展、内旋、外旋和环转运动，运动幅度大，是最灵活的一种关节，如肩关节。②平面关节：此种关节面可看作直径很大的球体的一部分，但两骨的关节面曲度很小，接近平面，大小一致，关节囊紧张而坚固。这种关节运动度很小，故又称微动关节，如肩锁关节、骶髂关节。

（三）关节的运动

1. 运动轴　根据运动轴的多少可分为单轴运动、双轴运动和三轴运动。

2. 运动平面

（1）矢状面：关节在矢状面的运动为伸、屈运动，围绕冠状轴进行。

（2）冠状面（额状面）：关节在冠状面的运动为内收、外展运动，围绕矢状轴进行。

（3）水平面（横断面）：关节在水平面的运动为旋转运动，围绕垂直轴进行。

3. 运动方向　关节的运动方向包括屈曲、伸展、内收、外展、内旋、外旋、内翻、外翻、背屈、跖屈、环转等。

（1）屈曲和伸展：是关节绕冠状轴进行的运动。一般两骨之间的夹角变小为屈曲，反之为伸展。

（2）内收和外展：是关节绕矢状轴进行的运动，四肢骨向正中矢状面靠拢称内收，远离称外展。手指和足趾的运动分别以中指和第二足趾为中轴，向其靠拢为内收，远离为外展。

（3）内旋和外旋：是关节绕垂直轴进行的运动，运动时，骨的前面转向内侧为内旋，转向外侧为外旋。在前臂，将手掌向内旋转为旋前，向外旋转为旋后。

（4）环转：骨的近侧端在原位转动，远侧端做圆周运动。它是屈曲、外展、伸展和内收依次连续的运动。

4. 关节活动的类型

（1）根据关节活动力量来源分类

1）主动关节活动：作用于关节的肌肉随意收缩，使关节运动时所通过的运动弧为主动关节活动。

2）主动-助力关节活动：作用于关节的肌肉随意收缩，外加一定助力使关节运动时所通过的运动弧为主动-助力关节活动。

3）被动关节活动：完全由外力使关节活动所通过的运动弧为被动关节活动。

（2）根据关节运动范围分类

1）生理运动：是关节在生理范围内的运动，主动和被动都可以完成。包括屈曲、伸展、内收、外展、内旋、外旋等。

2）附属运动：是关节在解剖结构允许的范围内进行的运动，不能主动完成，须在外力控制下完成。

（四）影响关节活动度和稳定性的因素

1. 生理状态　对关节活动度有很大影响，昏迷、麻醉时肌肉松弛，关节活动度扩大。

2. 构成关节的两关节面积大小的差别　两关节面积大小相差越大，关节活动度也越大。

3. 关节囊的厚薄、松紧度　关节囊薄而松弛，关节活动度大；反之则小。

4. 关节韧带的多少、强弱　关节韧带少而弱，关节活动度大；关节韧带多而强，关节活动度小。

5. 关节周围肌肉的伸展性和弹性情况　关节周围肌肉的伸展性和弹性良好，关节活动度大；反之则小。

6. 肌肉和脂肪的体积　肌肉和脂肪体积较大，会对关节活动度产生限制和干扰。

7. 关节周围的骨性突起　会限制关节活动度，如肘关节处的尺骨鹰嘴。

8. 年龄、性别、训练水平　一般来说，儿童和少年比成人关节活动度大，女性比男性大，训练水平高者比训练水平低者大等。

二、关节活动度异常的原因及表现

关节活动度异常分为活动度减少和活动过度两类。临床以活动度减少多见，主要原因有以下几个方面。

1. 关节及周围软组织疼痛　导致主动和被动活动均减少，如骨折、关节炎症、术后等。

2. 肌肉痉挛　中枢神经系统病变引起的痉挛，常为主动活动减少，被动活动基本正常或被动活动大于主动活动，如脑损伤引起的肌痉挛。关节或韧带损伤引起的肌肉痉挛，主动和被动活动均减少。

3. 软组织挛缩　关节周围的肌肉、韧带、关节囊等软组织挛缩时，主动和被动活动均减少，如烧伤、肌腱移植术后、长期制动等。

4. 肌肉无力　无论是中枢神经系统病变引起的软瘫，还是周围神经损伤，或肌肉、肌腱断裂，通常都是主动活动减少，被动活动正常，被动活动大于主动活动。

5. 关节内异常　关节内渗出或有游离体时，主动和被动活动均减少。

6. 关节硬化　主动和被动活动均丧失，如关节骨性强直、关节融合术后、关节长时间制动后等。

三、常用训练方法

（一）被动运动

被动运动是以维持正常或现存关节活动度和防止挛缩、变形为目的，无需肌肉主动收缩参与运动，而借助他人、器械或自我肢体辅助来完成的训练方法。被动运动训练的目的是增强瘫痪肢体本体感觉、刺激屈伸反射、放松痉挛肌肉、诱发主动运动；同时牵张挛缩或粘连的肌腱和韧带，维持或恢复关节活动度，为进行主动运动做准备。通常用于全身或局部肌肉瘫痪或肌肉无力的患者，如截瘫、偏瘫等。

根据力的来源可分为两种，一种是由治疗师或经过专门培训的人员完成的被动运动，如关节可动范围内的运动和关节松动技术；另一种是借助外力由患者自己完成的被动运动，如关节牵引、持续性被动活动等。

1. 关节可动范围的被动运动　治疗师根据运动学原理完成关节各方向的运动。通过适当的被动运动，可保持肌肉的生理长度和张力，保持关节活动度。被动运动对恢复关节正常活动度有较大的帮助，是维持关节正常形态和功能不可缺少的方法之一，特别是对轻度关节粘连或肌痉挛的患者，对关节的被动活动训练非常有利。对于肌肉瘫痪的患者，在神经功能恢复前应尽早进行关节的被动运动，可以达到维持关节正常活动范围的目的。

2. 关节松动技术　是治疗师在关节活动允许范围内完成一种针对性很强的手法操作技术。它利用关节的生理运动和附属运动被动活动患者关节，维持或改善关节活动度，缓解疼痛，类似于我国的传统医学的手法治疗，但在理论体系、手法操作及临床应用中均有较大的区别，常用的手法包括关节的牵引、滑动、滚动、挤压、旋转等。

3. 关节牵引　是应用力学中作用力与反作用力的原理，通过器械或电动牵引装置，使关节和软组织得到持续的牵伸，从而达到复位、固定，解除肌肉痉挛和挛缩，减轻神经根压迫，纠正关节畸形的目的。

4. 持续性关节被动活动　持续性关节被动活动（CPM）是利用机械或电动活动装置，使肢体进行持续的无疼痛范围内的被动运动。它可以缓解疼痛，改善关节活动度，防止粘连和关节僵硬，消除手术和制动带来的并发症。常用的有针对上肢、下肢甚至手指等关节专用的持续被动活动器。

（1）治疗机制和作用：CPM可刺激骨原细胞向关节软骨分化，促进关节软骨的修复及再生；增加关节液代谢，缓解滑膜关节损伤后的自身免疫性损害；刺激关节周围神经中的粗纤维，通过闸门控制机制产生镇痛作用，缓解关节损伤或手术后的疼痛；促进局部血液循环，改善局部营养代谢，有利于伤口和软骨的修复与愈合；温和而持久的牵伸关节周围组织，防止纤维挛缩和松解粘连。

（2）特点：①与一般被动运动相比，其特点是作用时间长，同时运动缓慢、稳定、可控，因而更为安全舒适。②与主动运动相比，CPM不引起肌肉疲劳，可长时间持续进行，同时关节受力小，可在关节损伤或炎症早期应用且不引起损害。

（3）临床应用：①适应证：四肢关节内、外骨折稳定固定后；关节外科手术，如关节清创术、关节囊切除术、半月板切除术、关节成形术、人工关节置换术、关节韧带重建术、滑膜切除术后；关节软骨损伤；关节轻度挛缩或其松解术后；肌腱撕裂伤等。②禁忌证：连续被动运动产生对关节面有害的应力时或造成正在愈合组织过度紧张时，不宜采用。

（二）主动助力运动

主动助力运动，亦称辅助主动运动，指的是在外力的辅助下患者主动收缩肌肉来完成的动作和运动。助力可由治疗师、患者健肢、器械、引力或水的浮力提供。训练时，要求患者完成所需的关节活动，必要时，治疗师将手置于患者需要辅助或指导的部位。

1. 器械训练　是利用杠杆原理，以器械为助力，带动受限的关节进行训练活动，如肩关节练习器、肘关节练习器、踝关节练习器、肩梯、肋木、体操棒等。

2. 悬吊训练　是利用绳索（可调长短）、搭扣或“S”钩和吊带组合起来，将拟训练活动的肢体悬吊起来，使其在除去肢体重力的前提下主动进行钟摆样的训练活动。例如，训练肘关节屈伸动作的方法，训练肩关节内收、外展的方法，训练髋关节内收、外展或前屈、后伸的方法等。

3. 滑轮训练　利用轮滑和绳索等用具，以健侧肢体帮助对侧肢体活动的训练方法。

在进行主动助力运动时应注意必须向患者讲解动作要领及方向，助力的方向要与被训练肌肉的收缩方向一致，避免出现代偿动作等。

（三）主动运动

主动运动是由作用于关节的肌肉主动收缩产生的关节运动，常用的是各种徒手体操。训练时，根据患者关节活动受限的方向和程度，设计一些有针对性的动作。主动运动可以促进血液循环，具有温和的牵拉作用，能松解疏松的粘连组织，牵拉挛缩不严重的组织，有助于保持和增加关节活动度。主动运动适应面广，不受场地限制，但在重度粘连和挛缩时，治疗作用不同明显。

四、临床应用及注意事项

（一）适应证

1. 被动关节活动度训练　当患者在因昏迷、麻痹、主动活动疼痛加重、关节活动度受限等情况下，需要通过被动运动改善关节和全身功能。

2. 主动和主动助力关节活动度训练　患者可主动收缩肌肉，有或无辅助下可活动该身体部位；肌力较弱（低于3级），采用主动助力关节活动度训练；有氧训练时，多次重复的主动或主动助力关节活动度训练可改善心肺功能。

3. 其他　以下情况也可进行关节的主被动运动和助力运动：身体某一部位制动，为保证其上、下部位的关节功能；长期卧床患者为避免循环不良、骨质疏松和心肺功能下降等。

（二）禁忌证

1. 生命体征不稳定者。

2. 运动造成了该部位新的损伤。

3. 运动有破坏愈合过程的可能。

4. 运动导致疼痛、炎症等症状加重时。

5. 有静脉血栓者进行关节活动时应慎重。

（三）注意事项

1. 熟悉关节的结构　在进行被动运动时，必须熟悉关节解剖结构、运动方向、运动平面及各关节活动度的正常值。

2. 早期活动　在不加重病情、疼痛的情况下，应尽早进行关节的被动运动，活动范围应尽可能接近正常最大限度的活动并稍作维持，以紧张或患者能忍受为度。

3. 全范围活动　关节活动度的训练应包括各关节，并且每个关节必须进行全方位、全范围的关节活动，如肘关节的屈曲、伸展，肩关节的屈曲、伸展、内收、外展、外旋、内旋和环转运动。在运动该关节时要尽可能地给予关节一定的牵拉力，这样可以减轻关节面之间的摩擦力，保护关节。

4. 与肌肉牵伸结合　对于跨越两个关节的肌群，应在完成逐个关节的活动后，对该肌群进行牵伸。对于那些活动受限的关节或长期处于内收、屈曲位的关节，要多做被动牵拉运动，如牵拉跟腱维持踝关节的背屈活动，牵拉腘绳肌以改善伸膝功能等。

第2节 上肢关节活动技术

一、肩部关节活动技术

肩部关节即广义的肩关节，由盂肱关节、肩肱关节、肩锁关节、喙锁关节、胸锁关节和肩胛胸壁关节构成，参与关节构成的骨骼包括肱骨、肩胛骨、锁骨、胸骨及胸壁。

（一）主动运动

基本动作为肩关节的前屈-后伸、内收-外展、水平内收-水平外展、内旋-外旋及肩胛骨上抬、下降、前伸、后缩、上回旋和下回旋。练习时要求动作平稳，每个动作均要达到最大的活动范围。

（二）被动运动

1. 肩关节前屈

（1）患者体位：仰卧位。

（2）操作手法：治疗师一手握住患者肘关节上方，另一手握住患者腕关节处，然后慢慢把患者上肢沿矢状面向上高举过头。

2. 肩关节后伸

（1）患者体位：仰卧位、侧卧位或坐位。

（2）操作手法：①方法一：患者取仰卧位，肩关节置于床沿，治疗师一手放在患者肩部，一手握住其前臂，做后伸运动；②方法二：患者取侧卧位（坐位），治疗师站在其背后（患侧），一手放在其肩部，一手握住其前臂，做后伸运动。

3. 肩关节外展

（1）患者体位：仰卧位，患侧肘关节可屈曲。

（2）操作手法：治疗师一手握住患者肘关节上方，另一手握住患者腕关节处，然后慢慢把患者上肢沿冠状面向上高举过头，但当患者上肢被动移到外展90°时，要注意将上肢外旋后再继续移动直至接近患者同侧耳部。

4. 肩关节水平外展和内收

（1）患者体位：仰卧位，肩关节置于床沿，肩关节外展90°，肘关节可屈可伸。

（2）操作手法：治疗师立于患侧身体及外展的上肢之间，一手握住患侧腕关节，另一手握住其患侧肘关节稍上方慢慢把患者上肢先向地面方向做水平外展，然后治疗师转动身体面向患者，同时将患者上肢抬起向其身体内侧做水平内收。

5. 肩关节内旋和外旋

（1）患者体位：仰卧位，肩关节外展90°伴肘关节屈曲。

（2）操作手法：治疗师一手固定患者肘关节，另一手握住患者的腕关节，以肘关节为轴，将前臂向足侧（内旋）或头侧（外旋）转动。如肩关节无法外展至90°，可在外展受限位置完成内旋和外旋。

6. 肩胛骨运动

（1）患者体位：①体位一：俯卧位，上肢放在体侧；②体位二：患者面向治疗师侧卧位，患侧上肢搭在治疗师前臂上。

（2）操作手法：治疗师一手放在患者肩部，一手放在患者肩胛骨下角，双手同时向上、向下、向前、向后用力运动肩胛骨，完成肩胛骨上抬、下降、前伸、后缩运动；两手向相反方向用力旋转肩胛骨使其完成上回旋和下回旋运动，当两手分别用力向外推肩胛骨下角和用力向内推肩部时，肩胛骨上回旋，反之下回旋（图2-1）。

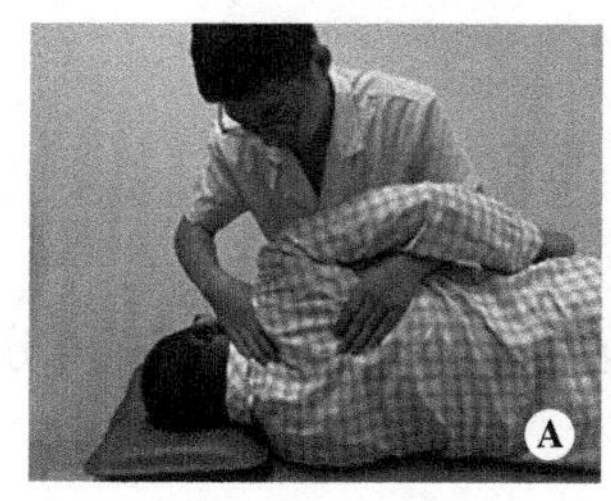

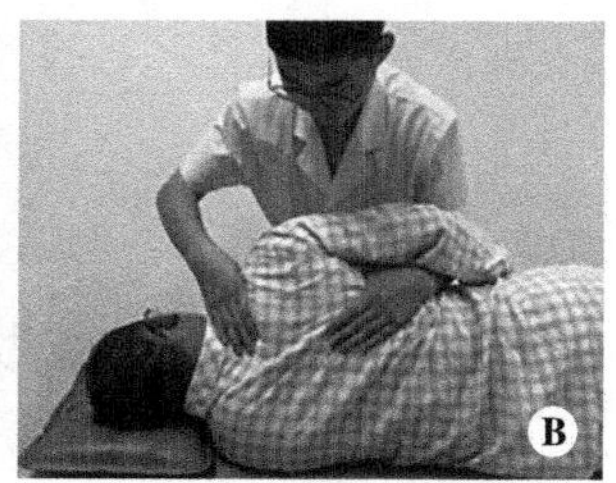

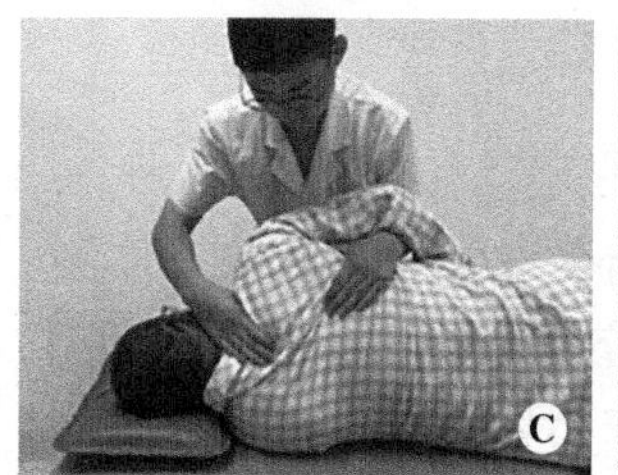

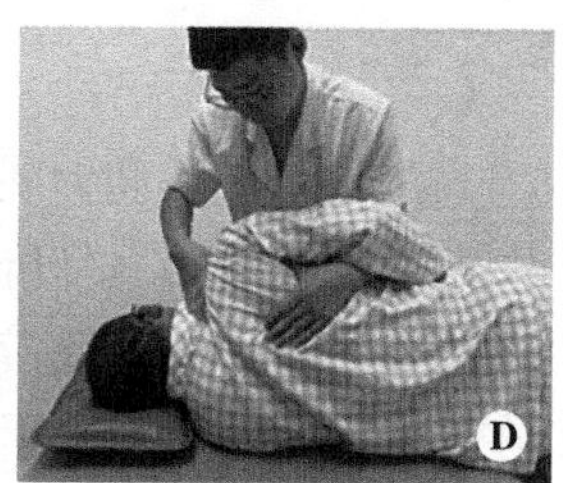

图2-1 肩胛骨运动

（三）自我手法辅助训练

除他人帮助进行的被动运动、主动助力运动外，患者在病情允许情况下，可尽快开始自我辅助训练。自我辅助训练可通过患者自我手法辅助、器械（如体操棒、肩梯、滑轮等）辅助等完成。

1. 肩关节屈和伸　患者取仰卧位，用健侧手握住患侧腕关节上方，带动患侧肢体上举。

2. 肩关节水平外展和内收　患者取仰卧位，患侧肩关节外展90°，用健侧手握住患侧腕关节上方，将患侧肢体向健侧移动，然后回到起始位置。

3. 肩关节外旋和内旋　患者取仰卧位，患侧肩关节外展90°，肘关节屈曲90°，用健侧手握住患侧腕关节上方，以肘关节为轴，将前臂向头侧和足侧转动。

4. 注意事项

（1）患者理解自我辅助训练的意义。

（2）指导患者掌握正确的身体对位和对线。

（3）训练时避免代偿动作。

（4）如使用器械练习，确保安全。

（5）明确告知患者每个动作的训练强度和频率。

（6）定期监测训练，根据患者功能改善情况修订训练方案。

（四）器械运动

1. 体操棒训练

（1）肩关节屈和伸：患者取仰卧位，两手分开与肩同宽抓握体操棒，尽量伸直肘关节，将体操棒向前向上做最大范围的上举运动，注意动作应缓慢平滑，避免肩胛骨上抬或躯干代偿。

（2）肩关节水平内收和外展：患者取仰卧位，肩关节前屈至90°，肘关节伸展，两手抓握体操棒，将体操棒向身体两侧做最大范围运动，运动时应避免躯干旋转。

（3）肩关节内旋和外旋：患者取仰卧位，双上肢放在体侧，肘关节屈曲90°，两手抓握体操棒，肘关节保持不动，将体操棒分别向身体两侧推，完成盂肱关节内外旋运动，为避免代偿可在腋窝下垫一毛巾卷。

2. 肩梯训练　肩关节前屈和外展：患者面向墙或肩梯站立，患侧上肢前屈或外展至最大范围。当患者关节活动度增加时，站立时可缩短与墙间的距离。训练时应避免耸肩、躯干侧屈或踮脚尖等代偿动作。

二、肘关节活动技术

肘关节属于复合关节，包括肱尺关节、肱桡关节和桡尺近端关节，这3个关节被包裹在一个关节囊内。其基本运动包括肘屈、伸，以及桡尺近端关节和桡尺远端关节协同完成的前臂旋前和旋后运动。

（一）主动运动

患者分别做肘屈、伸及前臂的旋前和旋后运动。

（二）被动运动

1. 肘关节屈曲和伸展

（1）患者体位：仰卧位，上肢自然放在体侧。

（2）操作手法：治疗师一手固定患者肘关节，另一手握住患者腕关节做肘关节的屈伸动作。可分别在患者前臂旋前和旋后位置完成该动作。

2. 前臂旋前和旋后

（1）患者体位：仰卧位，上肢放于体侧，肘关节屈曲90°。

（2）操作手法：治疗师一手握住患者肘后部，另一手握住患者前臂远端，沿前臂骨干轴线完成旋前（向内侧转动前臂）、旋后（向外侧转动前臂）动作。

（三）自我手法辅助训练

1. 肘关节屈伸　患者仰卧位，用健侧手握住患侧腕关节上方，辅助患侧肘关节做屈伸运动。

2. 前臂旋前和旋后　患者仰卧位，患侧前臂放在胸前，健侧手握住患侧前臂远端，沿前臂骨干轴线完成旋前、旋后动作。

（四）器械运动

改善肘关节和前臂关节的器械最常用的为肘屈伸牵引椅和前臂旋转牵引器。

三、腕关节活动技术

腕关节由桡腕关节、桡尺远端关节和腕骨间关节构成。基本动作有腕掌屈、背伸、尺偏、桡偏及环转运动。

（一）主动运动

患者分别做腕掌屈、背伸、尺偏、桡偏及环转运动。

（二）被动运动

1. 患者体位　仰卧位或坐位，肘关节屈曲90°，前臂中立位。

2. 操作手法　治疗师一手握住患侧前臂远端，另一手握住患侧掌骨，做腕关节的掌屈、背伸、尺偏、桡偏及环转动作。应避免抓握患侧手指从而影响腕关节全范围运动。

（三）自我手法辅助训练

患者仰卧位，健侧手握住患侧掌骨做腕关节的屈曲、背伸、尺偏、桡偏及环转动作。

四、手部关节活动技术

手部关节由腕骨间关节、腕掌关节、掌骨间关节、掌指关节和指骨间关节构成。

（一）主动运动

1. 拇指　拇指腕掌关节可进行屈、伸、外展、内收及环转运动。拇指指尖与第5掌指关节相接触为对掌，拇指指尖与第5指指尖相接触则为对指。

2. 掌指关节　可以做屈、伸、外展和内收运动。

3. 指间关节　可以做屈、伸运动。

（二）被动运动

1. 腕掌关节和掌骨间关节运动

（1）患者体位：仰卧位或坐位，前臂旋前。

（2）操作手法：治疗师双手分别从桡侧和尺侧抓握患手，拇指位于患手背面，其余手指在患手掌面，将掌骨向手掌侧和手背侧推动。

2. 掌指关节和指间关节运动

（1）患者体位：仰卧位或坐位。

（2）操作手法：①掌指关节：治疗师一手固定患者掌部，一手活动其近端指骨；②近端指间关节：治疗师一手固定近端指骨，一手活动中端指骨；③远端指间关节：治疗师一手固定中端指骨，一手活动远端指骨。

（三）自我手法辅助训练

指间关节屈曲和伸展：患者取仰卧位，患侧前臂旋后，健侧手握住患侧手，健侧手拇指推动患侧手指向背侧伸展，然后其余四指推动患侧手指向掌侧屈曲。

第3节　下肢关节活动技术

一、髋关节活动技术

髋关节由髋臼和股骨头构成，基本动作有屈曲、后伸、外展、内收、外旋和内旋。

（一）主动运动

患者分别做髋关节屈曲、后伸、外展、内收、外旋和内旋运动。

（二）被动运动

1. 屈髋屈膝运动　为达到屈髋全范围关节活动，需将膝关节屈曲以去除屈髋时腘绳肌的牵拉限制。

（1）体位：仰卧位。

（2）操作手法：治疗师立于患侧，一手托住患侧腘窝处，另一只手用手心托住足跟处，双手将大腿沿矢状面向上屈曲，使大腿前部尽量接近患者腹部（图2-2）。

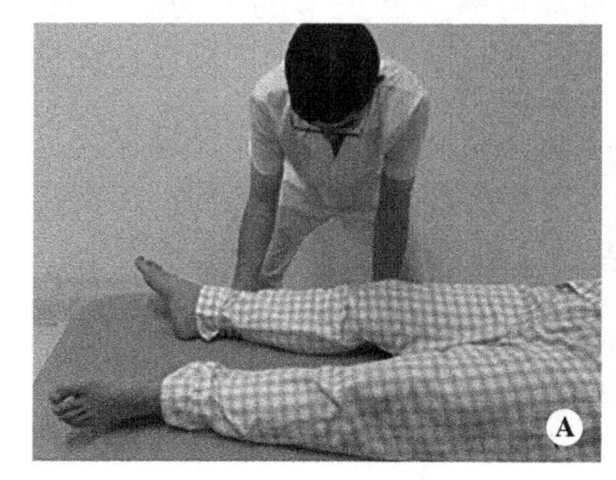
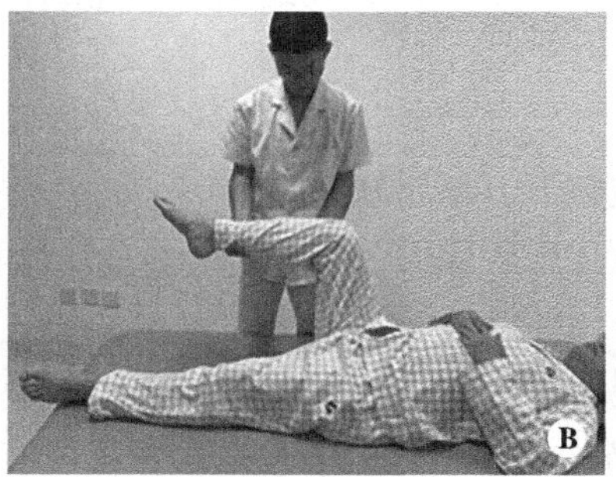
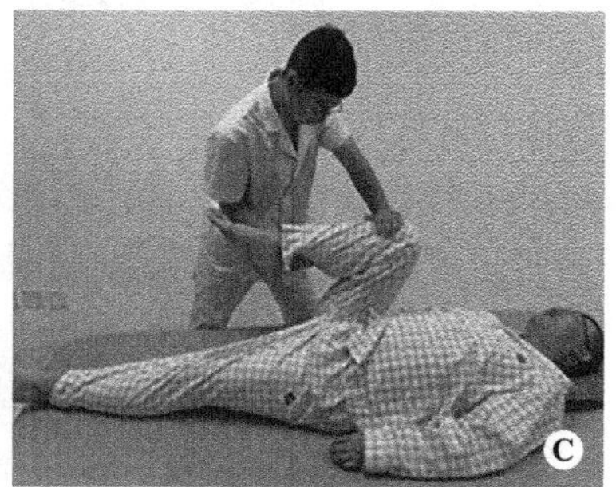

图2-2　屈髋屈膝

2. 髋关节后伸

（1）方法一：①体位：俯卧位。②操作手法：治疗师立于患侧，一手放在骨盆处固定，一手放在膝关节下方，将大腿向上抬起做后伸运动。

（2）方法二：①体位：侧卧位，健侧下肢在下，稍屈髋屈膝。②操作手法：治疗师立于患侧，一手放在骨盆处固定，一手握住膝关节内侧做髋关节后伸运动。为达到全范围伸髋，患侧膝关节应适度屈曲以防止股四头肌限制伸髋。

3. 髋关节外展和内收

（1）体位：仰卧位，下肢中立位。

（2）操作手法：治疗师一手托住膝关节后方，一手握住足跟，完成髋关节外展，内收时对侧髋关节轻度外展。

4. 髋关节内旋和外旋

（1）体位：仰卧位，屈髋屈膝90°。

（2）操作手法：治疗师一手握住踝关节上方，一手放在膝关节上方外侧（内旋）或内侧（外旋），放在膝关节处的手将大腿向内侧（内旋）或外侧（外旋）转动。

（三）自我手法辅助训练

1. 屈髋屈膝

（1）方法一：患者仰卧位，健侧足插到患侧膝关节后方将膝关节向上抬起，然后双手抓握膝关节向腹部靠近做最大范围屈髋屈膝。

（2）方法二：患者仰卧位，将长毛巾放于股骨后面，双手抓握毛巾将髋关节屈曲向腹部靠近，移动毛巾至膝关节上方后面，双手抓握毛巾做最大范围屈髋屈膝。

2. 髋关节外展和内收

（1）方法一：患者仰卧位，将健侧足插到患侧膝关节后方向下滑至踝关节，用健侧腿带动患侧下肢向身体外侧和内侧做外展和内收动作。

（2）方法二：患者坐位，双手握住膝关节向身体外侧和内侧做髋关节内收外展动作。

3. 髋关节外展和外旋　患者坐位，患侧髋稍外展，屈髋屈膝，足放于床面上，双手置于膝关节处将膝关节向外侧推动做外旋动作。

二、膝关节活动技术

膝关节由股胫关节、股髌关节、胫腓近端关节构成。基本动作为屈和伸。

（一）主动运动

患者主动做膝关节屈和伸运动。

（二）被动运动

1. 方法一　膝关节被动运动常和髋关节的被动运动一同完成，具体可参照髋关节的被动运动相关内容。

2. 方法二

（1）体位：侧卧位，健侧下肢在下，稍屈髋屈膝。

（2）操作手法：治疗师一手握住患者膝关节后方，一手握住患者足跟进行膝关节屈曲和伸展。

三、踝及足关节活动技术

踝关节由下胫腓关节、踝关节构成，足部关节包括跗骨间关节、跗跖关节、跖骨间关节、跖趾关节、趾骨间关节。踝关节基本动作为跖屈、背伸、内翻和外翻。足的运动主要有背屈、跖屈、内收、外展、内翻、外翻，这是对足的整体而言；具体到某一关节，尚有不同的运动，如跖的外展、内收，趾的屈、伸等。

（一）主动运动

患者分别做踝关节跖屈、背屈、内翻、外翻运动及足部关节运动。

（二）被动运动

1. 踝关节背屈

（1）体位：仰卧位，踝关节中立位。

（2）操作手法：治疗师一手固定患者踝关节上方，另一手握住患者足跟、前臂掌侧紧贴足底，用手牵拉跟腱的同时，利用前臂屈侧推压患者足底。若小腿三头肌肌张力较大，为达到全范围关节活动，可借助身体力量进行牵拉。

2. 踝关节跖屈

（1）体位：仰卧位，踝关节中立位。

（2）操作手法：治疗师一手握住患者踝关节上方后部上提，一手握住患者足背面跗骨处下压。卧床患者因重力等因素，易出现足下垂，应适度进行该运动。

3. 距下关节内翻和外翻

（1）体位：仰卧位，踝关节中立位。

（2）操作手法：治疗师一手固定患者小腿远端，一手拇指和其余四指分别握住足底两侧，将患者足底向内侧（内翻）或外侧（外翻）转动。

4. 跗跖关节旋转

（1）体位：仰卧位，踝关节中立位。

（2）操作手法：治疗师站在患足外侧，一手握住患足足跟，一手握住跗跖关节处，活动时一手将跖骨先向足底方向转动，后向足背方向转动。

5. 跖骨间关节活动

（1）体位：仰卧位，踝关节中立位。

（2）操作手法：治疗师双手拇指位于患足背面，握住待活动的跖骨，其余手指在患足足底，将跖骨向足背面和足底方向推动。

6. 跖趾关节、趾骨间关节屈、伸、内收和外展

（1）体位：仰卧位，踝关节中立位。

（2）操作手法：治疗师一手握住跖骨，一手握住近端趾骨，做屈、伸、内收和外展动作。趾骨间关节操作方法相同，一手固定关节近端，一手活动关节远端。

（三）自我手法辅助训练

患者坐位，将患足置于健侧下肢膝关节处，一手固定踝关节上方，一手拇指和其余四指分别握住足底两侧，做踝关节背屈、跖屈、内翻、外翻动作。

自 测 题

单选题

1. 以下哪个不属于影响关节活动度和稳定性的因素（　　）
   A. 构成关节的两关节面积大小的差别
   B. 关节囊松紧度　C. 关节韧带的强弱
   D. 年龄　E. 以上都不是

2. 关节活动技术常用训练方法不包括（　　）
   A. 主动运动　B. 主动助力运动　C. 被动运动
   D. 持续性被动活动　E. 抗阻运动

3. 当肌力在1～2级水平时，采用以下哪种关节活动技术最合适（　　）
   A. 主动运动　B. 主动助力运动　C. 被动运动
   D. 持续性被动活动　E. 抗阻运动

4. 在给患者进行关节活动训练时，主动助力运动适宜的对象叙述确切的是（　　）
   A. 肌力为3级以上的患者不需要
   B. 肌力为0级与3级及其以下的患者
   C. 肌力为1～2级的患者
   D. 肌力为0级以上的患者
   E. 不需要被动运动的患者

5. 在什么情况下采用主动助力关节活动度训练（　　）
   A. 用于能完成主动运动的患者
   B. 用于患肢不能充分完成主动运动者
   C. 不能进行主动运动者
   D. 用于牵伸缩短的软组织
   E. 用于纠正关节僵直者

6. 关节活动度异常的原因中，下列哪项是错误的（　　）
   A. 骨或关节的疾病　B. 肌肉、肌腱、韧带疾病
   C. 神经疾病　D. 皮肤瘢痕挛缩
   E. 精神因素

7. 以下不属于主动助力运动的是（　　）
   A. 利用肩关节练习器为助力进行运动
   B. 利用体操棒为助力进行运动
   C. 悬吊训练　D. 牵伸肌肉
   E. 滑轮训练

8. 以下不属于关节活动训练禁忌证的是（　　）
   A. 生命体征不稳定者　B. 脑梗死恢复期
   C. 骨折尚未愈合　C. 软组织损伤急性期
   E. 运动导致疼痛加重

9. 不属于肩部关节骨骼构成的是（　　）
   A. 肱骨　B. 肩胛骨　C. 锁骨
   D. 股骨　E. 胸骨

（朱小棠）

第3章 关节松动术

第1节 概　　述

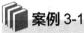

案例 3-1

患者赵某，女，17岁。主诉：左上肢骨折术后活动受限4周。患者4周前因车祸导致左上肢外伤骨折，急诊入院完善相关检查，当日行“左侧肱骨粉碎性骨折复位+内固定术”，术后对症处理，石膏固定。现拆除石膏，发现左肘关节主动、被动活动均受限。

问题： 1. 该患者是否可以行关节松动术治疗？

2. 关节松动术的操作程序有哪些？

一、基础理论

（一）定义

关节松动术（joint mobilization）是操作者利用双手作用于患者某一关节，在该关节活动允许范围内完成的一种针对性很强的手法操作技术。具体操作时常选择关节的生理运动和附属运动作为治疗手段，分为四级治疗手法。本章主要介绍临床应用广泛的麦特兰德（Maitland）松动术。

（二）关节的基本运动

1. 生理运动　是指关节在生理范围内完成的活动，如关节的屈伸、内收、外展、旋转等。生理运动可以由患者主动完成，也可以由治疗师被动完成。

2. 附属运动　是关节生理活动范围之外、解剖范围之内完成的一种被动运动，是关节发挥正常功能不可缺少的运动，通常患者无法主动完成，只能被动完成。例如，肩关节中的盂肱关节，没有办法主动使盂肱关节分离，但借助上肢或他人，则可以完成。关节的附属运动包括滑动、滚动、旋转、挤压、牵拉和分离。

（1）滑动：指一块骨骼在另一块骨骼上滑过。若是单纯滑动，两骨表面形状必须一致，或是平面，或是曲面（两骨面的凹凸程度必须相等）。滑动时，一侧骨表面的同一个点接触对侧骨表面的不同点。滑动方向取决于运动骨关节面的凹凸形状，即符合经典的凹凸定律。

（2）滚动：从一个骨表面转到另一个骨表面。当一块骨在另一块骨表面发生滚动时，两块骨的表面形状必然不一致，接触点同时变化，所发生的运动是成角运动，其滚动的方向与骨的角运动方向相同。功能正常的关节不会产生单纯的滚动，常伴随着关节的滑动和旋转。

（3）旋转：指一个骨骼在另一个骨骼上旋转。特点是骨骼沿着一静止的机械轴做旋转。骨骼在旋转时，其运动的骨骼面上的同一点做圆周运动。在关节内，旋转很少单独发生，常与滑动、滚动同时发生。

（4）挤压：指两骨骼间关节腔减小。挤压通常发生在载重的肢体及脊柱关节；肌肉收缩时会发生某种程度的挤压，可提高关节的稳定性。一骨骼在另一骨骼上转动时，形成角度处的一端也会产生某些压迫。正常间歇性的挤压负荷使得滑液可以流动，从而维持软骨的营养。不正常的高强度挤压负荷会使软骨发生退行性变。

（5）牵引和分离：当外力作用于骨长轴使关节远端移位时，称为长轴牵引。当外力作用使构成关节两骨表面成角相互分开时称分离或关节内牵引。长轴牵引和分离的最大区别是：长轴牵引是外力与骨长轴平行，关节面可以不分开；分离是外力与关节面成角，两关节必须分开。牵引和分离手法可以减轻或消除疼痛。

3. 生理运动与附属运动的关系　二者关系密切。当关节因疼痛、僵硬而限制了活动时，其关节的生理运动和附属运动都有可能受到影响。如果生理运动恢复后，关节仍有疼痛或僵硬，则可能关节的附属运动尚未完全恢复正常。治疗时通常在改善关节的生理运动之前，先改善关节的附属运动；而关节附属运动的改善，又可以促进关节生理运动的改善。

二、手法分级

Maitland根据关节的可动范围和操作时治疗师应用手法的幅度大小，将关节松动术手法分为4级振动技术。

Ⅰ级：治疗师在关节活动允许范围内的起始端，小范围、节律性地来回推动关节。

Ⅱ级：治疗师在关节活动允许范围内，大范围、节律性地来回推动关节，但不接触关节活动的起始端和终末端。

Ⅲ级：治疗师在关节活动允许范围内，大范围、节律性地来回推动关节，每次均接触到关节活动的终末端，并能感觉到关节周围软组织的紧张。

Ⅳ级：治疗师在关节活动的终末端，小范围、节律性地来回推动关节，每次均接触到关节活动的终末端，并能感觉到关节周围软组织的紧张。

Ⅰ、Ⅱ级手法技术用于治疗因疼痛引起的关节活动受限；Ⅲ级手法技术用于治疗关节疼痛并伴有僵硬；Ⅳ级手法技术用于治疗因周围软组织粘连、挛缩引起的关节活动受限。手法分级可用于关节的附属运动和生理运动。当用于附属运动时，Ⅰ～Ⅳ级手法均可选用。当用于生理运动治疗时，关节活动范围要达到正常的60%才可应用，因此，多用Ⅲ～Ⅳ级，极少用Ⅰ级。

三、操作程序

1. 评定　如果检查中患者存在关节活动受限或疼痛，首先应确定是由哪些因素造成的，以及疼痛的性质，然后明确治疗方向是什么，是缓解疼痛、松动关节还是处理软组织粘连、挛缩。根据问题的主次，选择有针对性的手法。当疼痛和僵硬同时存在时，一般先用小级别手法（Ⅰ、Ⅱ级）缓解疼痛后，再用大级别手法（Ⅲ、Ⅳ级）改善活动。治疗中要不断询问患者的感觉，根据患者的反馈来调节手法强度，做个体化处理。

2. 患者体位　治疗时，患者应处于一种舒适、放松、无疼痛的体位，通常为卧位或坐位，尽量暴露所治疗的关节并使其放松，以达到关节最大范围的被动松动。

3. 治疗师位置　治疗开始前，将治疗床或椅调整到合适高度，治疗时，治疗师应靠近所治疗的关节，一侧手固定关节的一端，一侧手松动另一端。本章中除特别说明，凡是靠近患者身体的手称内侧手；远离患者身体的手称外侧手；靠近患者头部一侧的手为上方手；靠近患者足部一侧的手为下方手。其他位置术语与标准解剖位相同，即靠近腹部为前，靠近背部为后，靠近头部为上，靠近足部为下。

4. 固定　一般固定关节的近端骨骼，可借由固定带、治疗师的手或他人的手。肢体的固定必须牢固且舒适。

5. 关节松动术的等级或剂量　根据临床检查和评定的结果，结合患者实际情况，选择不同的等级和剂量。

6. 手法应用技巧　掌握以下操作技巧有助于提高临床治疗效果。

（1）手法操作的运动方向：操作时手法运动的方向主要是根据关节的解剖结构和治疗目的（如缓解疼痛或改善关节活动度），可以平行于治疗平面，也可以垂直于治疗平面。

（2）手法操作的幅度：治疗疼痛时，手法应达到痛点，但不超过痛点；治疗僵硬时，手法应超过僵硬点，产生的疼痛患者可耐受。操作中，手法要平稳，有节奏。不同的松动速度产生的效应不同，小范围、快速度（如Ⅰ级手法）可抑制疼痛；大范围、慢速度（如Ⅲ级手法）可缓解肌肉紧张或挛缩。

（3）手法操作的强度：不同部位的关节，手法操作的强度不同。一般来说，活动范围大的关节如髋关节、腰椎，手法的强度要大于活动范围小的关节，如手腕部关节和颈椎关节。

（4）治疗时间：同一治疗部位，每次治疗时一种手法可以重复3～5次，治疗的总时间在15～20min。根据患者对治疗的反应，可以每天或隔天治疗一次。

7. 治疗反应　治疗后一般症状有不同程度的缓解，如有轻微的疼痛多为正常的治疗反应，通常在4～6h后应消失。如第二天仍未消失或较前加重，提示手法强度太大，应调整强度或暂停治疗一天。如果经3～5次的正规治疗，症状仍无缓解或反而加重，应重新评估，调整治疗方案。

8. 再次评定　治疗后或下次治疗前都应再次评定患者的关节活动度和疼痛程度，以治疗反应来确定进一步的治疗措施。

9. 操作的注意事项　在关节功能障碍的治疗中，关节松动术是整个治疗方案的一部分，无论采取何种关节松动技术，康复治疗师（物理治疗师）都应具备循证医学/实践的理念，运用基于循证理念的物理治疗模式（图3-1），而且这些理念都和当今的生物-心理-社会医学模式，以及《国际功能、残疾和健康分类》（ICF）的理念不谋而合。如果存在肌肉或者结缔组织的因素，则在治疗过程中，应将关节松动术、抑制和被动牵张技术交替使用。治疗内容包括适度的关节活动度、肌力、本体感觉、功能性技巧训练等。松动的手法、强度、方式等应因人而异、循序渐进，出现任何不适应立即停止治疗再评估。每次治疗前可对治疗部位进行温热治疗，结束后应常规冰敷或冷敷。

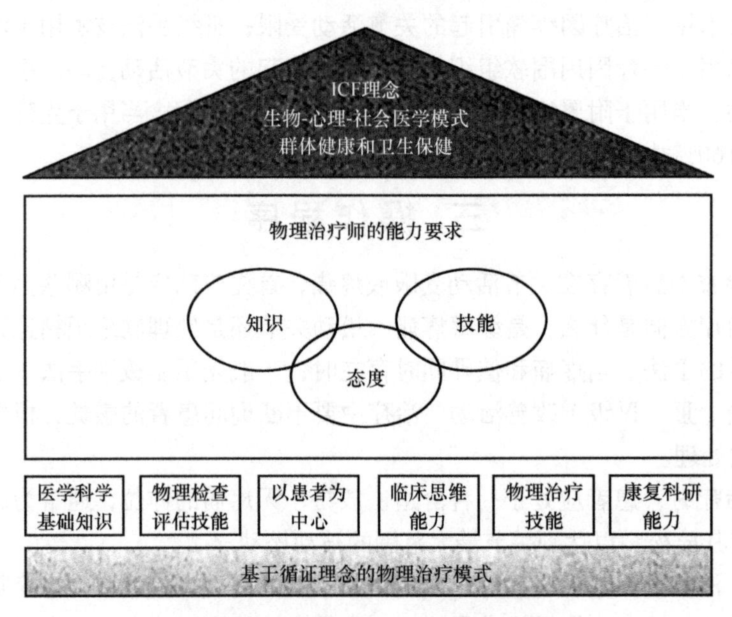

图3-1　基于循证理念的物理治疗模式

四、治疗作用

1. 缓解疼痛　恢复关节内结构的正常位置或无痛性位置，从而恢复无痛、全范围的关节运动。

2. 改善关节营养　关节固定时间过长，会导致关节软骨萎缩，关节松动术可使滑膜液流动而刺激生物活动，提供并改善软骨的营养。

3. 改善关节活动度　关节固定后，关节内纤维组织增生，关节内粘连，韧带及关节囊挛缩，关节松动术可维持或改善关节及周围组织的延展性和韧性，从而维持或改善关节活动度。

4. 增强本体感觉反馈 关节受伤或退化后本体感觉反馈将减弱，从而影响到机体的平衡反应。关节活动可为中枢神经系统提供有关姿势动作的感觉信息。例如，静态姿势及活动速度的感觉传入；运动速度改变的感觉输入；运动方向感觉的传入；肌肉张力调节的感觉输入和伤害性刺激的感觉传入等。

五、临床应用

1. 适应证 任何因力学因素（非神经性）引起的关节功能障碍，包括关节疼痛；肌肉紧张或痉挛；可逆性关节活动降低；进行性关节活动受限；功能性关节制动等。对进行性关节活动受限和功能性关节制动，关节松动术的作用主要是维持现有的关节活动范围，延缓病情发展，预防因不活动引起的并发症。最佳适应证是关节附属运动丧失继发形成的关节囊、韧带紧缩或粘连。

2. 禁忌证 关节活动已经过度；外伤或疾病引起的关节肿胀、渗出明显；关节的炎症感染；治疗部位有未愈合的骨折；血友病关节部位；恶性疾病（癌肿部位）等禁用关节松动术。对高血压、心脏病、孕妇、儿童、年老体衰者等应详细评估、谨慎操作。

第2节 上肢关节松动术

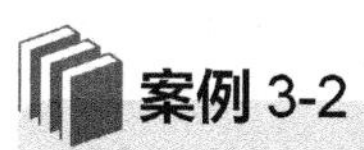

案例 3-2

患者张某，女，50岁。主诉：右肩疼痛、活动受限1月余，加重3天。

患者1个月前无明显诱因出现右肩部疼痛，夜间明显，逐渐加重。后肩关节活动逐渐受限，梳头、穿衣困难。近3天上述症状明显加重，影响睡眠和工作。拟行右侧肩关节松动术。

问题：1. 肩关节由哪些关节构成？

2. 肩关节松动术的基本操作手法有哪些？

一、肩 关 节

肩关节是人体活动度最大的关节，主要由盂肱关节、肩锁关节、胸锁关节、肩胛胸壁关节构成，可以进行前屈、后伸、内收、外展、旋转等生理运动，以及分离、长轴牵引、挤压、前后向滑动等附属运动。基本操作手法如下。

（一）盂肱关节

1. 分离牵引（图3-2）

作用：一般松动，缓解疼痛。

患者体位：仰卧位，上肢处于休息位，肩外展约50°，前臂中立位。

治疗师位置：站在患者躯干及外展上肢之间。外侧手托住患者上臂远端及肘部，内侧手四指放在腋窝下肱骨头内侧，拇指放在腋前。

松动手法：内侧手向外侧持续推肱骨约10s，然后放松，重复3～5次。操作中要保持分离牵引与关节盂的治疗平面垂直。

2. 长轴牵引（图3-3）

作用：一般松动，缓解疼痛。

患者体位：仰卧位，上肢稍外展。

治疗师位置：站在患者躯干及外展上肢之间，外侧手握住患者肱骨远端，内侧手放在腋窝，拇指在腋前。

松动手法：外侧手向足的方向持续牵拉肱骨约10s，使肱骨在关节盂内滑动，然后放松，重复3～5次。操作中要保持引力与肱骨长轴平行。

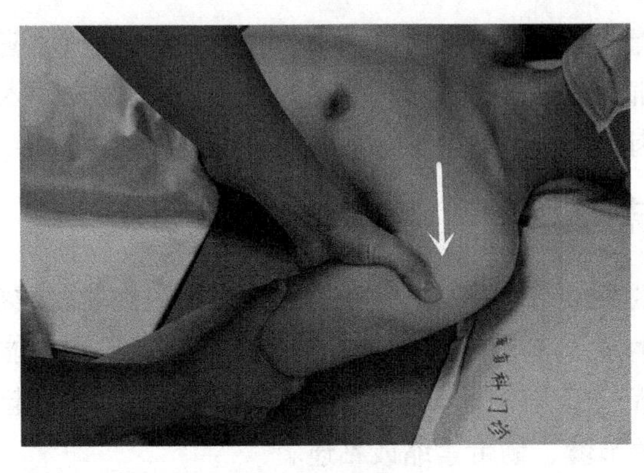

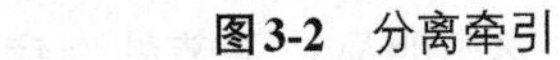

图3-2　分离牵引

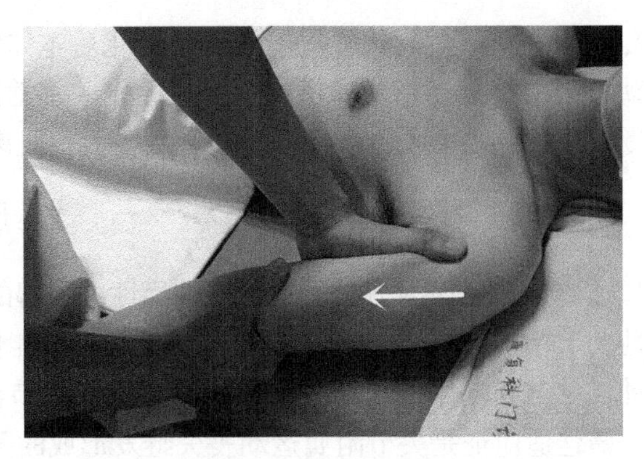

图3-3　长轴牵引

3. 向头侧滑动（图3-4）

作用：一般松动，缓解疼痛。

患者体位：仰卧位，上肢稍外展。

治疗师位置：站在躯干一侧，双手分别握住患者肱骨近端的内、外侧。

松动手法：内侧手稍向外做分离牵引，同时，外侧手将患者肱骨头向头的方向上下推动。

4. 前屈向足侧滑动（图3-5）

作用：增加肩前屈活动范围。

患者体位：仰卧位，上肢前屈90°，屈肘，前臂自然下垂。

治疗师位置：站在躯干一侧，双手分别从内侧和外侧握住患者肱骨近端，双手五指交叉。

松动手法：双手同时向足的方向牵拉肱骨。

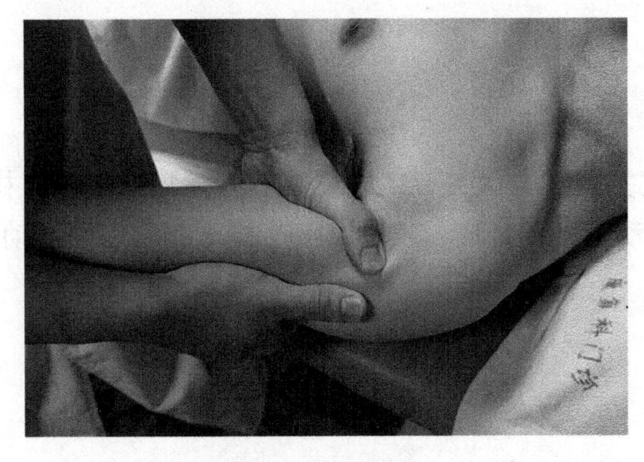

图3-4　向头侧滑动

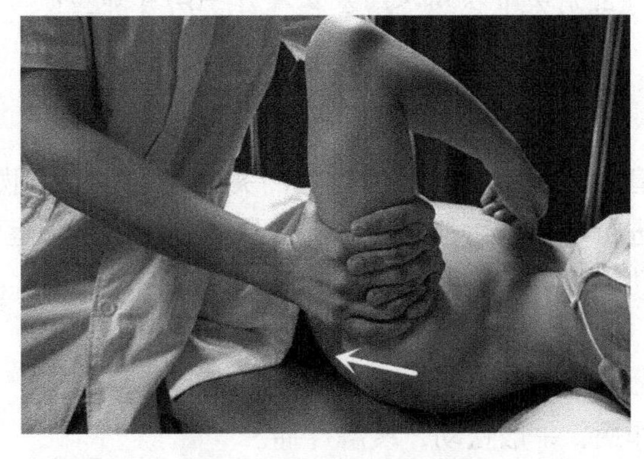

图3-5　前屈向足侧滑动

5. 外展向足侧滑动（图3-6）

作用：增加肩外展活动范围。

患者体位：仰卧位，上肢外展90°，屈肘约70°，前臂旋前放在治疗师前臂内侧。

治疗师位置：站在患者体侧，外侧手握住患者肘关节内侧，内侧手虎口放在患者肱骨近端外侧，四指向下。

松动手法：外侧手稍向外牵引，内侧手向足的方向推动肱骨。

6. 前后向滑动（图3-7）

作用：增加肩前屈和内旋活动范围。

患者体位：仰卧位，上肢休息位。

治疗师位置：站在患肩外侧，上方手放在患者肱骨头上，下方手放在患者肱骨远端内侧，将肱骨托起。如果关节疼痛明显，也可以双手拇指放在肱骨头上操作。

松动手法：下方手固定，上方手将肱骨向后推动。

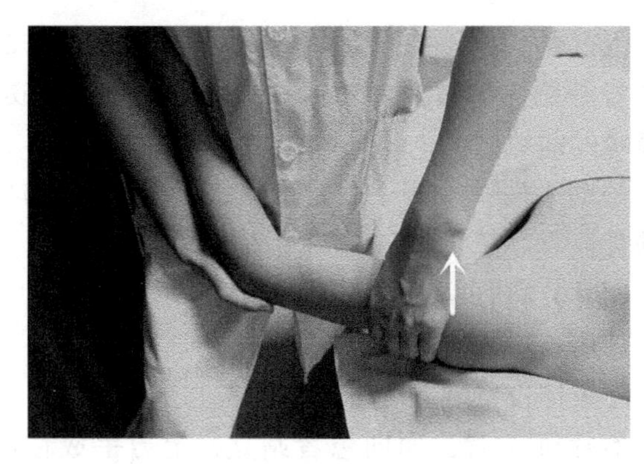

图3-6 外展向足侧滑动

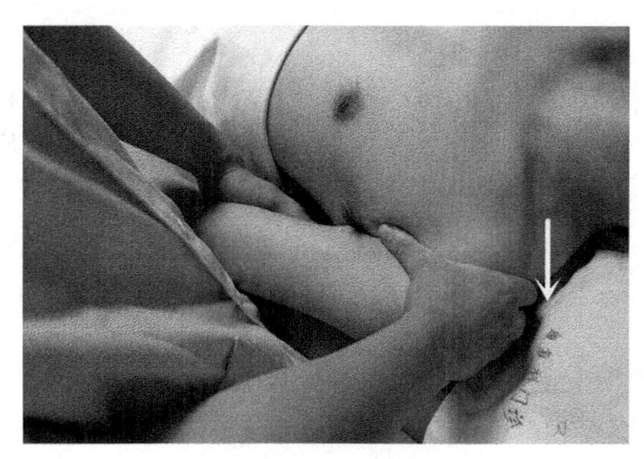

图3-7 前后向滑动

7. 后前向滑动（图3-8）

作用：增加肩后伸和外旋活动范围。

患者体位：仰卧位，上肢放在体侧，屈肘，前臂旋前放在胸前。

治疗师位置：站在患肩外侧，双手拇指放在患者肱骨头后方，其余四指放在肩部及肱骨前方。

松动手法：双手拇指同时将肱骨头向前推。

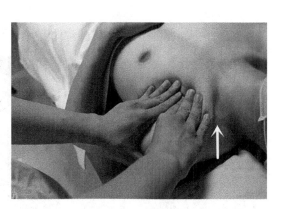

图3-8 后前向滑动

（二）胸锁关节

1. 前后向滑动（图3-9）

作用：增加锁骨回缩。

患者体位：仰卧位，上肢舒适体位放置。

治疗师位置：位于床头，双手拇指放在锁骨内侧前方，其余四指自然分开放在胸前。

松动手法：双手拇指向后推动锁骨。

2. 上下滑动（图3-10）

作用：增加锁骨上下活动范围。

患者体位：仰卧位，上肢放于体侧。

治疗师位置：位于患侧，双手拇指放在锁骨内侧下方，其余四指放在锁骨内侧上方。

松动手法：双手同时向头部或足部方向推动锁骨。

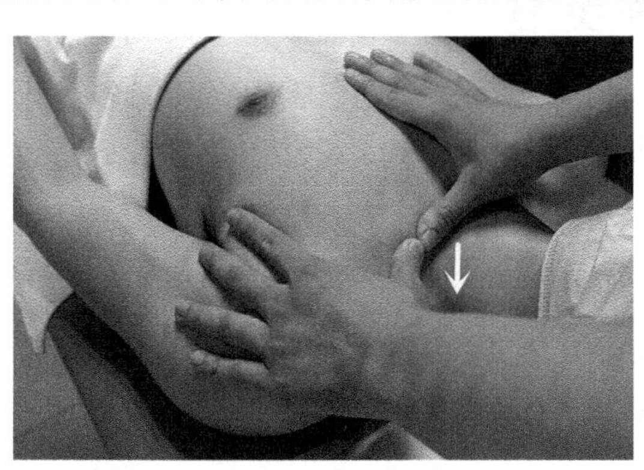

图3-9 前后向滑动

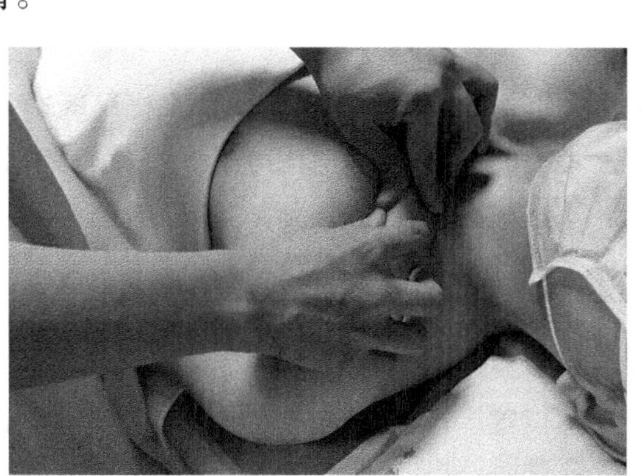

图3-10 上下滑动

（三）肩锁关节

后前向滑动（图3-11）

作用：增加肩锁关节活动范围。

患者体位：坐位，患肢自然下垂。

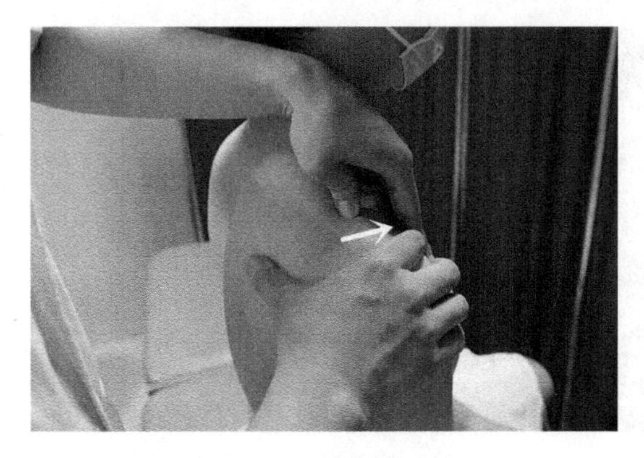

图3-11 后前向滑动

治疗师位置：位于患肩后方，内侧手拇指放在患肩锁骨外侧端的后面，外侧手四指和拇指分别放在患肩肩峰的前后面。

松动手法：外侧手固定肩峰，内侧手拇指向前推动锁骨。

（四）肩胛胸壁关节（图3-12）

作用：增加肩胛骨活动范围。

患者体位：健侧卧位，患肩在上，屈肘。

治疗师位置：面向患者站立，上方手放在肩部，下方手从上臂下方穿过，拇指与四指分开，固定肩胛骨下角。

松动手法：双手同时使肩胛骨做上举、下降、前屈、后伸及旋转运动。

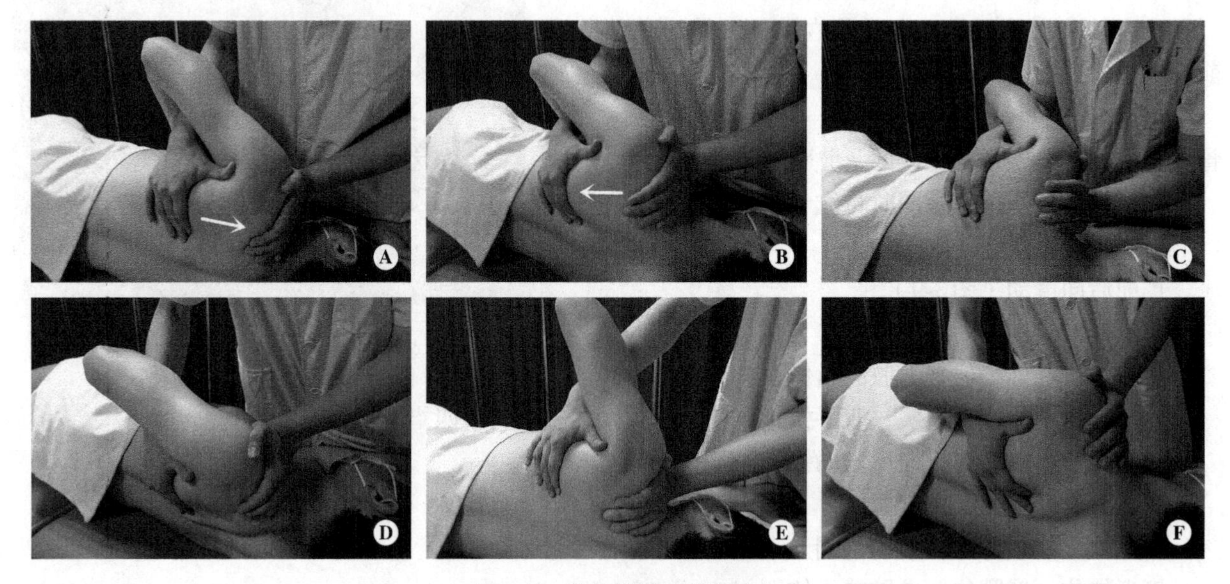

图3-12 肩胛胸壁关节松动

A. 上举；B. 下降；C. 前屈；D. 后伸；E. 上回旋；F. 下回旋

二、肘部关节

肘部关节由肱尺关节、肱桡关节、桡尺近端关节构成。其生理运动包括屈、伸、旋转。附属运动包括分离牵引、长轴牵引、前后向滑动、后前向滑动及侧方滑动等。

（一）肱尺关节

1. 分离牵引（图3-13）

作用：增加屈肘活动范围。

患者体位：仰卧位，上肢置于体侧，肘关节屈曲90°，前臂旋后。

治疗师位置：站在患侧，下方手放在肘窝，手掌接触前臂近端，掌根靠近尺侧，上方手握住前臂远端和腕部背面尺侧。

松动手法：上方手固定，下方手向足侧推动尺骨。

2. 长轴牵引（图3-14）

作用：增加屈肘活动范围。

患者体位：仰卧位，肩外展，屈肘90°，前臂旋前。

治疗师位置：站在患侧，内侧手握住肱骨远端内侧，外侧手握住前臂远端尺侧。

松动手法：内侧手固定，外侧手沿着长轴牵引尺骨。

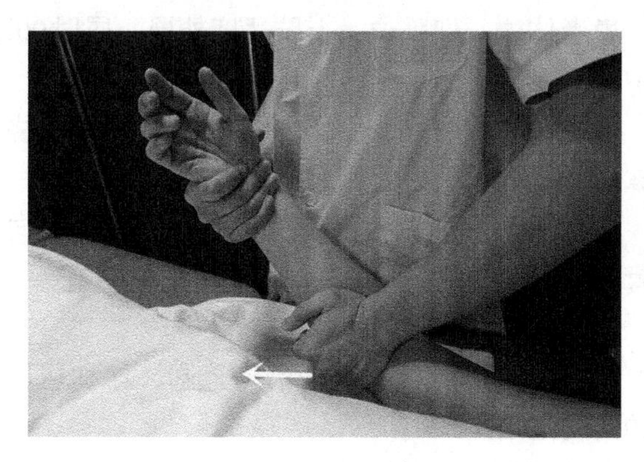

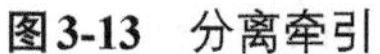

图3-13 分离牵引

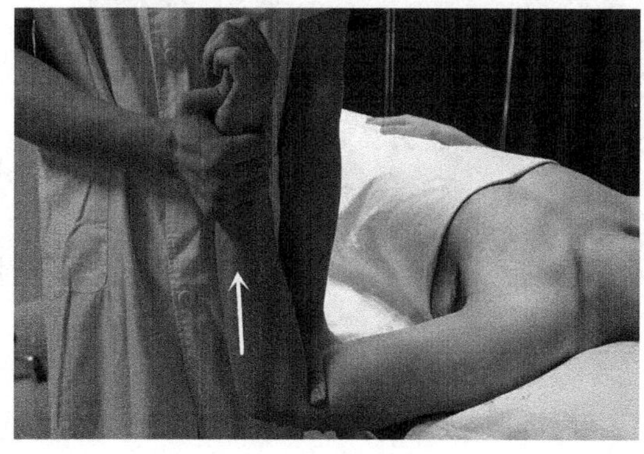

图3-14 长轴牵引

3. 侧方滑动（图3-15）

作用：增加肱尺关节的侧方活动。

患者体位：仰卧位，肩外展，伸肘，前臂旋后。

治疗师位置：站在患侧，上方手放在肱骨远端外侧，下方手握住前臂近端尺侧。

松动手法：上方手固定，下方手向桡侧推动尺骨。

4. 屈肘摆动（图3-16）

作用：增加屈肘的活动范围。

患者体位：仰卧位，肩外展，屈肘，前臂旋前。

治疗师位置：站在患侧，上方手放在肘窝，下方手握住前臂远端。

松动手法：上方手固定，下方手将前臂稍做长轴牵引再屈曲肘关节。

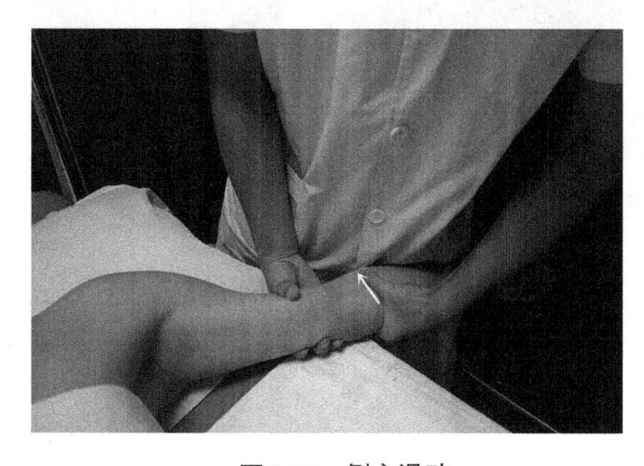

图3-15 侧方滑动

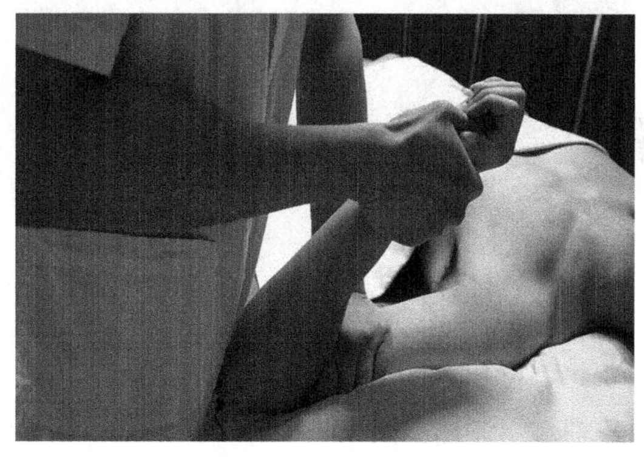

图3-16 屈肘摆动

5. 伸肘摆动（图3-17）

作用：增加伸肘活动范围。

患者体位：仰卧位，肩外展，前臂旋后。

治疗师位置：站在患侧，上方手放在腋窝，下方手握住前臂远端尺侧。

松动手法：上方手固定，下方手在伸肘活动受限的终点摆动。

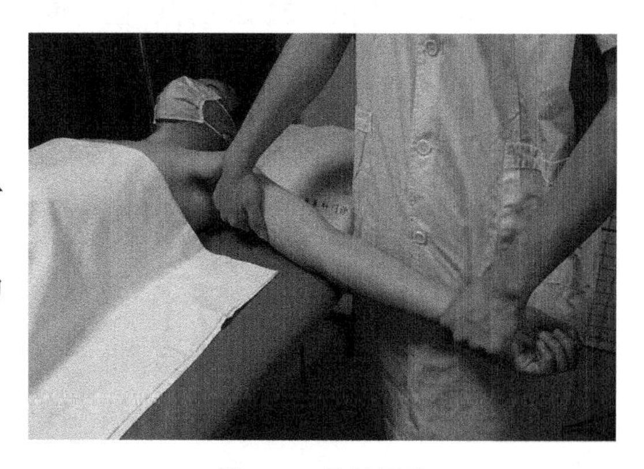

图3-17 伸肘摆动

（二）肱桡关节

1. 分离牵引（图3-18）

作用：增加肱桡关节的活动范围，增加屈肘、伸肘

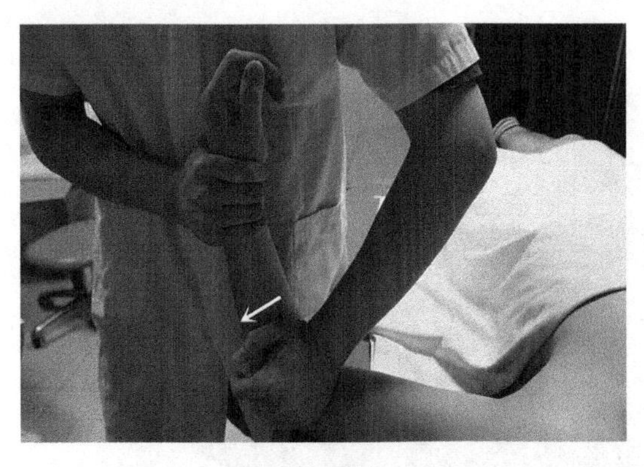
图3-18　分离牵引

的活动范围。

患者体位：仰卧位，上肢适度外展，屈肘90°，前臂中立位。

治疗师位置：位于患侧，上方手掌根放在桡骨近端掌面，下方手握住前臂远端。

松动手法：下方手固定，上方手向背侧方向推动桡骨。

2. 长轴牵引（图3-19）

作用：增加肱桡关节的活动范围，增加屈肘、伸肘的活动范围。

患者体位：仰卧位，肩适度外展，肘关节在伸肘活动受限处，前臂旋后。

治疗师位置：位于患侧，内侧手握住肱骨外远端，外侧手握住前臂远端桡侧。

松动手法：内侧手固定，外侧手沿桡骨长轴向远端牵引。

3. 侧方摆动（图3-20）

作用：增加肘关节活动范围。

患者体位：仰卧位，肩外展，伸肘，前臂旋后。

治疗师位置：位于患侧，内侧手掌心向外握住肱骨远端内侧，外侧手掌心向内握住前臂近端桡侧。

松动手法：内侧手固定，外侧手将前臂向尺侧摆动。

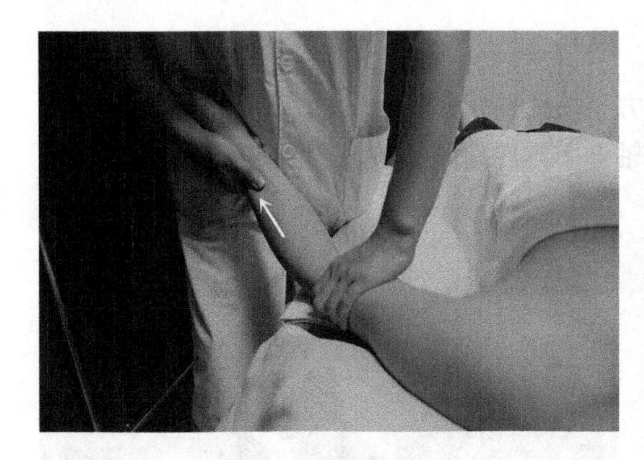
图3-19　长轴牵引

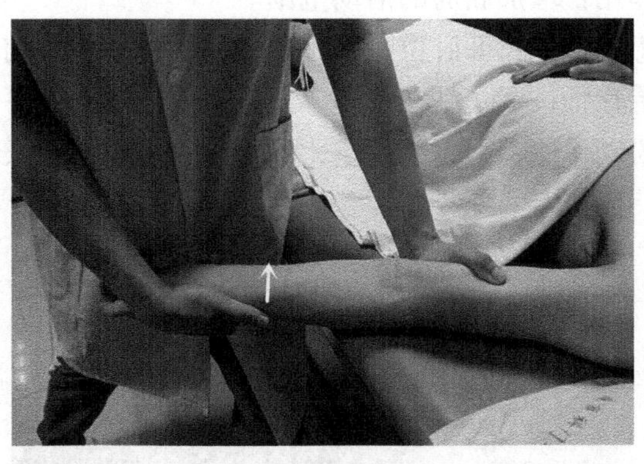
图3-20　侧方摆动

（三）桡尺近端关节

1. 长轴牵引（图3-21）

作用：一般松动。

患者体位：坐位，屈肘或仰卧位，伸肘，前臂旋后。

治疗师位置：位于患肢外侧，双手分别握住桡骨和尺骨远端。

松动手法：一手固定，一手将尺骨或桡骨沿长轴牵引。

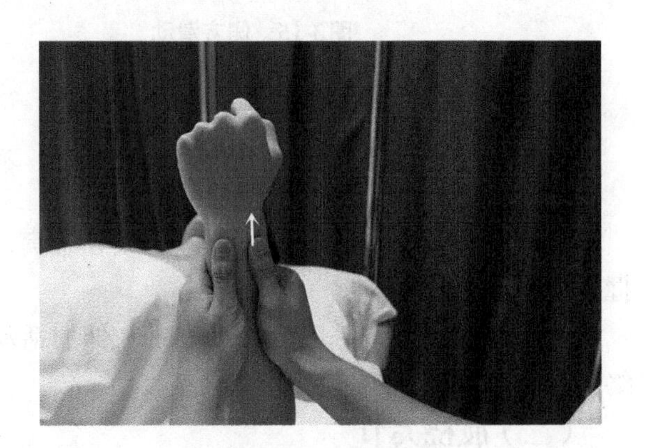
图3-21　长轴牵引

2. 前后向滑动（图3-22）

作用：增加前臂旋前的活动范围。

患者体位：仰卧，上肢适度外展，伸肘，前臂旋后。

治疗师位置：面向患者站立，双手分别握住桡骨和尺骨近端，拇指在上，四指在下。

松动手法：一手固定尺骨，一手向背侧推动桡骨。

3. 后前向滑动（图3-23）

作用：增加前臂旋后的活动范围。

患者体位：仰卧，患侧上肢适度外展和屈肘，前臂中立位。

治疗师位置：面向患者站立，下方手拇指放在桡骨小头处，四指放在肘窝，上方手握住前臂远端及腕部。

松动手法：上方手固定，下方手向掌侧推动桡骨小头。

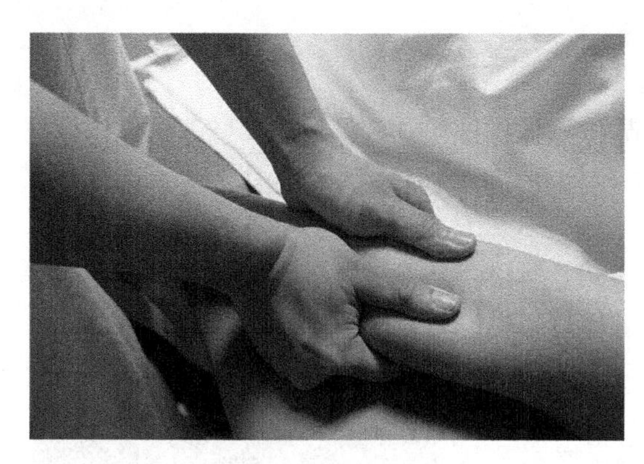

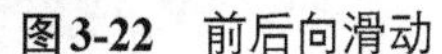

图3-22 前后向滑动

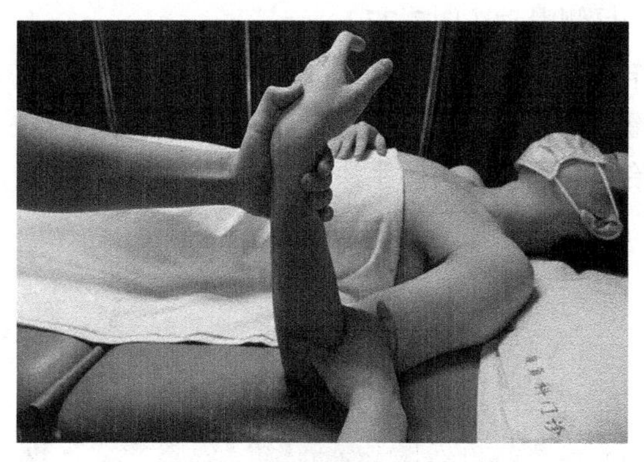

图3-23 后前向滑动

三、腕部关节

腕部关节包括桡尺远端关节、桡腕关节、腕骨间关节。其生理运动包括屈腕（掌屈）、伸腕（背伸），桡侧偏、尺侧偏及旋转等。附属运动有分离牵引、前后向滑动、后前向滑动、侧方滑动等。

（一）桡尺远端关节

1. 前后向滑动（图3-24）

作用：增加前臂旋前活动范围。

患者体位：仰卧位或坐位，前臂旋后。

治疗师位置：面向患者，双手分别握住桡骨和尺骨的远端，拇指在掌侧，其余四指在背侧。

松动手法：尺侧手固定，桡侧手拇指将桡骨远端向背侧推动。如果关节僵硬比较明显，可以改拇指为鱼际推动桡骨。

2. 后前向滑动（图3-25）

作用：增加前臂旋后活动范围。

患者体位：仰卧位或坐位，前臂旋前。

治疗师位置：双手分别握住桡骨和尺骨远端，拇指在背侧，其余四指在掌侧。

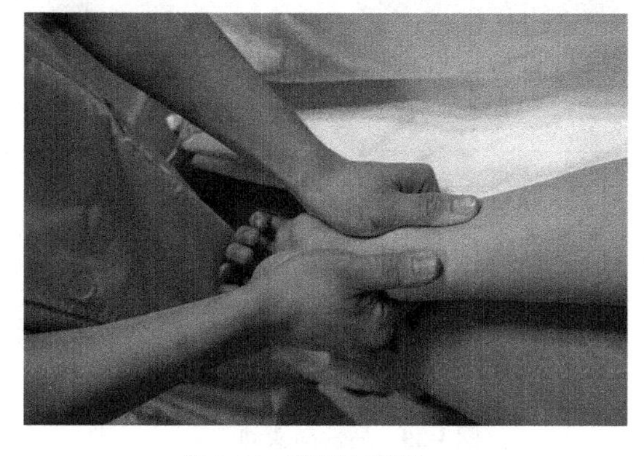

图3-24 前后向滑动

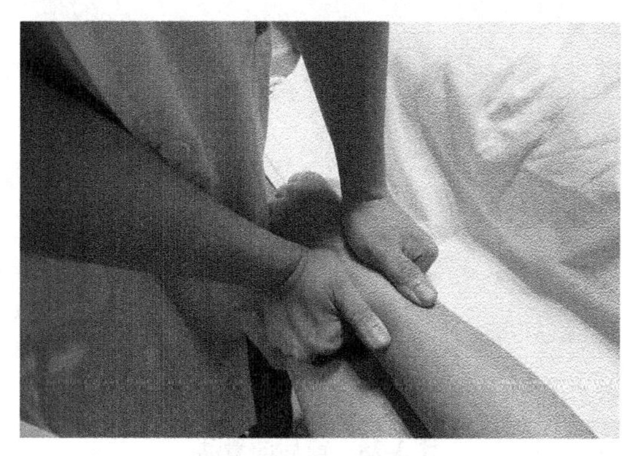

图3-25 后前向滑动

松动手法：桡侧手固定，尺侧手拇指将尺骨远端向掌侧推动。如果关节僵硬明显，可以把拇指改为用鱼际推动尺骨。

（二）桡腕关节

1. 分离牵引（图3-26）

作用：一般松动，缓解疼痛。

患者体位：坐位，前臂旋前放在治疗床上，腕关节中立位伸出床沿，前臂下可垫一毛巾卷。

治疗师位置及松动手法：一手握住前臂远端固定，一手握住腕关节的近腕骨处，向远端牵拉腕骨。

2. 尺侧滑动（图3-27）

作用：增加腕桡侧偏的活动范围。

患者体位：坐位或仰卧位，伸肘，前臂和腕关节中立位伸出治疗床。

治疗师位置及松动手法：一手固定前臂远端，一手握住近排腕骨桡侧，并向尺侧推动。

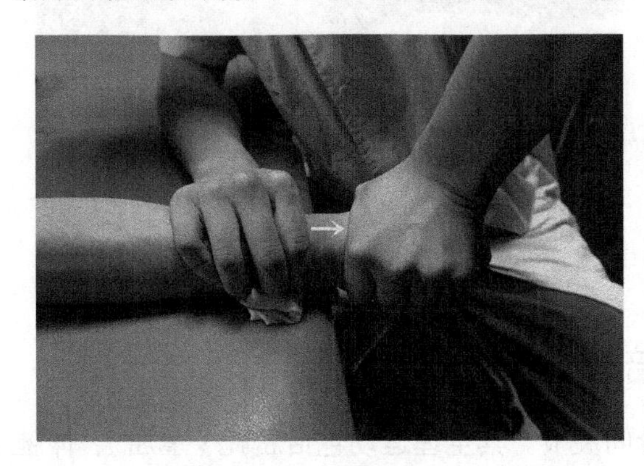

图3-26 分离牵引

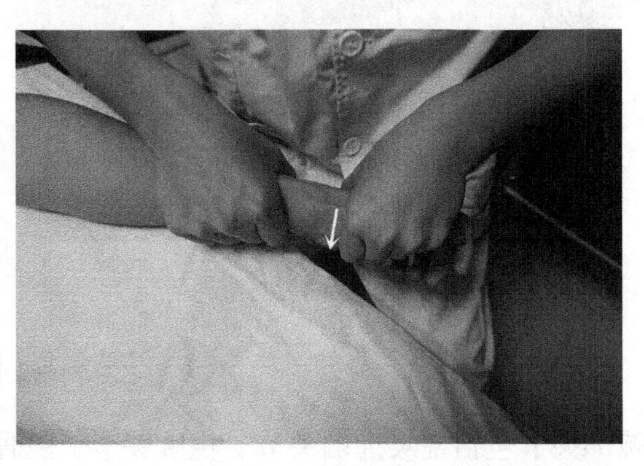

图3-27 尺侧滑动

3. 前后向滑动（图3-28）

作用：增加屈腕活动范围。

患者体位：坐位或仰卧位，屈肘90°，前臂旋后，腕关节中立位。

治疗师位置：一手掌根部放置在前臂远端桡侧的掌面，一手握住手背近腕骨处固定。

松动手法：放桡骨远端掌面的手由掌侧向背侧推动桡骨。

4. 后前向滑动（图3-29）

作用：增加伸腕活动范围。

患者体位：坐位或仰卧位，屈肘90°，前臂旋前，腕关节中立位。

治疗师位置：一手握住前臂远端桡侧背面，一手握住手掌近腕骨处固定。

松动手法：放桡骨远端背侧的手由背侧向掌侧推动桡骨。

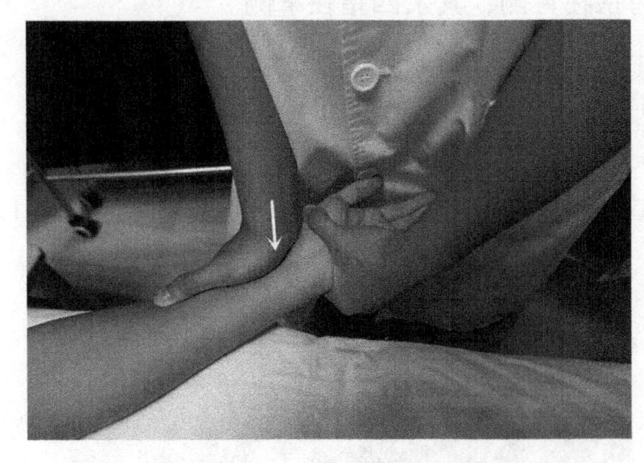

图3-28 前后向滑动

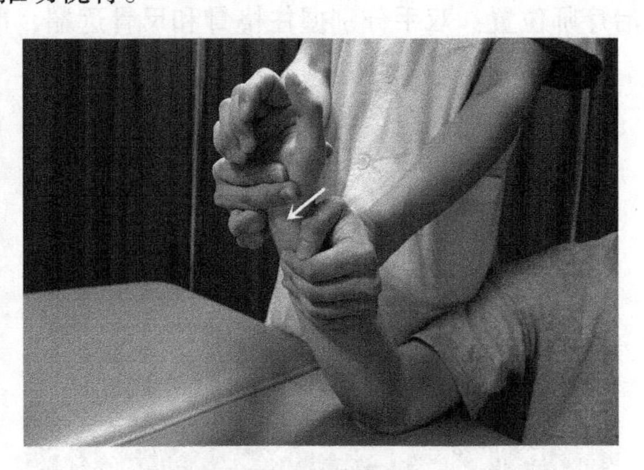

图3-29 后前向滑动

5. 桡侧滑动（图3-30）
作用：增加腕尺侧偏的活动范围。
患者体位：俯卧位，肩外展、内旋，伸肘，前臂和腕中立位，伸出治疗床沿，拇指朝向天花板。
治疗师位置：内侧手握住前臂远端尺侧固定，外侧手握住近腕骨桡侧。
松动手法：外侧手向尺侧推动近排腕骨。
6. 旋转摆动（图3-31）
作用：增加腕关节旋转活动范围。
患者体位：仰卧位，屈肘90°，前臂和腕中立位。
治疗师位置：上方手握住前臂远端固定，下方手握住近排腕骨。
松动手法：下方手将腕部顺时针或逆时针转动。

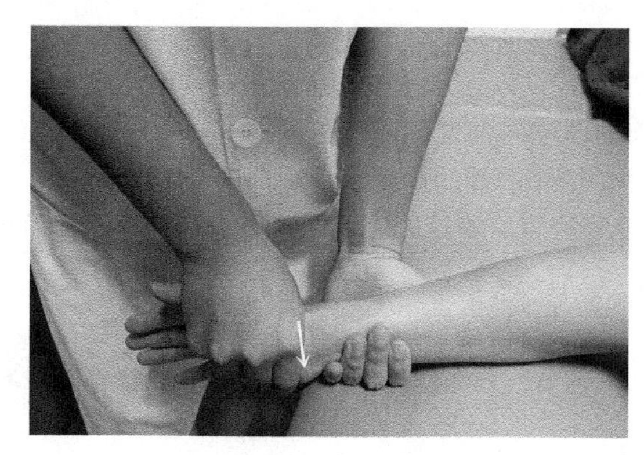
图3-30 桡侧滑动

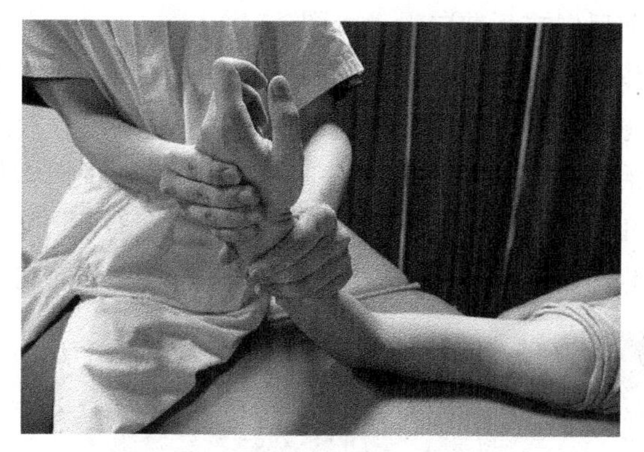
图3-31 旋转摆动

（三）腕骨间关节

1. 前后向滑动（图3-32）
作用：增加腕骨间关节的活动范围，增加屈腕的活动范围。
患者体位：坐位，前臂旋后，腕中立位。
治疗师位置：面向患者，双手拇指分别放置在相邻腕骨的掌面，示指放置在相邻腕骨的背面。
松动手法：一手固定，另一手向背侧推腕骨。
2. 后前向滑动（图3-33）
作用：增加腕骨间关节的活动范围，增加伸腕的活动范围。
患者体位：坐位，前臂旋前，腕中立位。
治疗师位置：面向患者，双手拇指分别放置在相邻腕骨的背面，示指放置在相邻腕骨的掌面。
松动手法：一手固定，另一手向掌侧推腕骨。

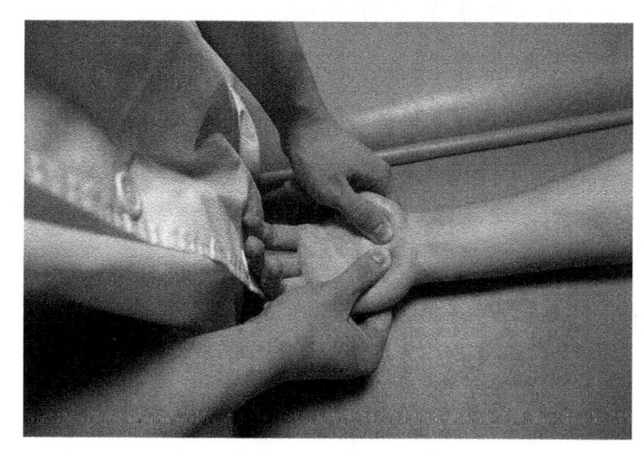
图3-32 前后向滑动

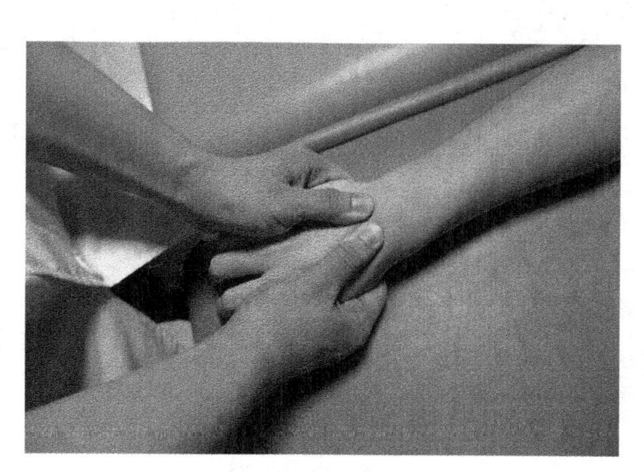
图3-33 后前向滑动

四、手部关节

手部关节包括腕掌关节、掌骨间关节、掌指关节、拇指腕掌关节、近端和远端指间关节。其生理运动包括屈、伸，内收、外展、拇指对掌等。附属运动包括分离牵引、长轴牵引及各方向的滑动。

（一）腕掌关节

长轴牵引（图3-34）

作用：一般松动，缓解疼痛。

患者体位：坐位，前臂旋前放在治疗床上，腕部伸出床沿，中立位。

治疗师位置及松动手法：一手固定远排腕骨，一手握住相对应的掌骨，向远端牵拉。

（二）掌骨间关节

前后向或后前向滑动（图3-35）

作用：增加相邻的掌骨间的活动。

患者体位：坐位，前后向滑动时前臂旋后，后前向滑动时前臂旋前。

治疗师位置及松动手法：面向患者，双手拇指放在相邻掌骨的远端，前后向滑动时，拇指在掌侧，四指在背侧，后前向滑动则相反，拇指在背侧，四指在掌侧。松动时，一手固定，一手将相邻的掌骨由掌侧向背侧（前后向）或由背侧向掌侧（后前向）推动。

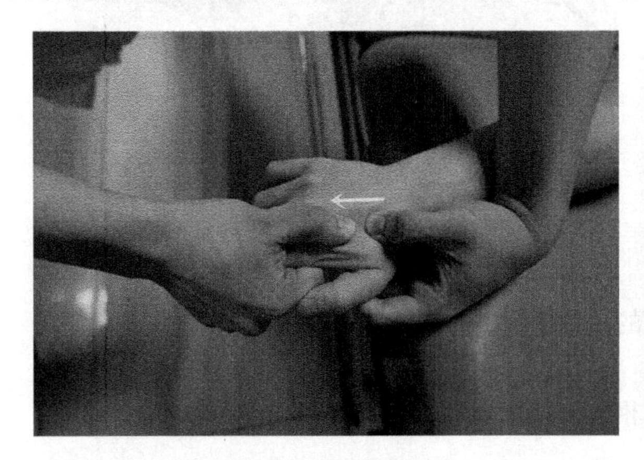

图3-34 长轴牵引

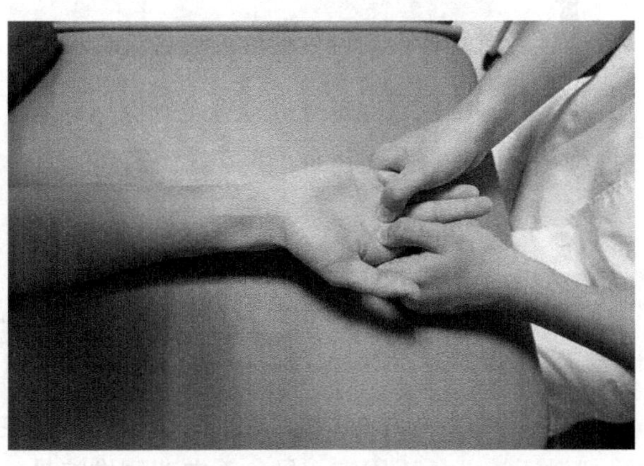

图3-35 前后向或后前向滑动

（三）掌指关节

1. 分离牵引（图3-36）

作用：一般松动，增加掌指关节屈曲的活动范围。

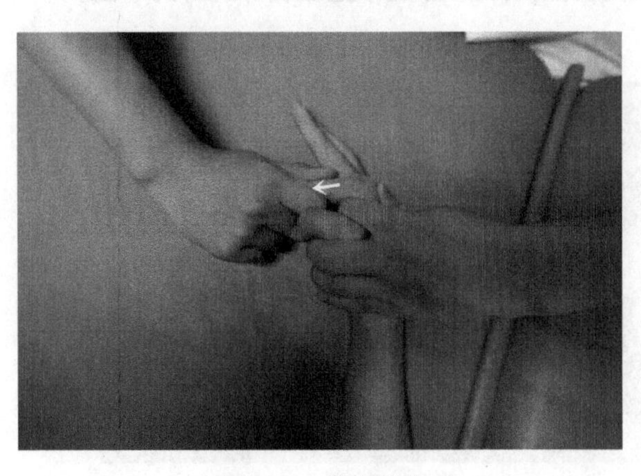

图3-36 分离牵引

患者体位：坐位，前臂中立位放在治疗床上，腕中立位，掌指关节屈曲90°。

治疗师位置及松动手法：上方手固定掌骨远端，下方手握住指骨近端，下方手将指骨向远端牵拉。

2. 长轴牵引（图3-37）

作用：一般松动，增加掌指关节屈伸活动范围。

患者体位：坐位，前臂旋前放置在治疗床上，腕中立位，手放松。

治疗师位置及松动手法：上方手握住掌骨远端，下方手握住相应指骨近端。上方手固定，下方手将指骨沿长轴牵引。

3. 侧方滑动（图3-38）

作用：增加掌指关节内收、外展的活动范围。

患者体位：坐位，前臂旋前或中立位放在治疗床上，腕中立位，手指放松。

治疗师位置及松动手法：一手握住掌骨远端固定，一手握住指骨近端内外侧，将指骨向桡侧或尺侧来回推动。

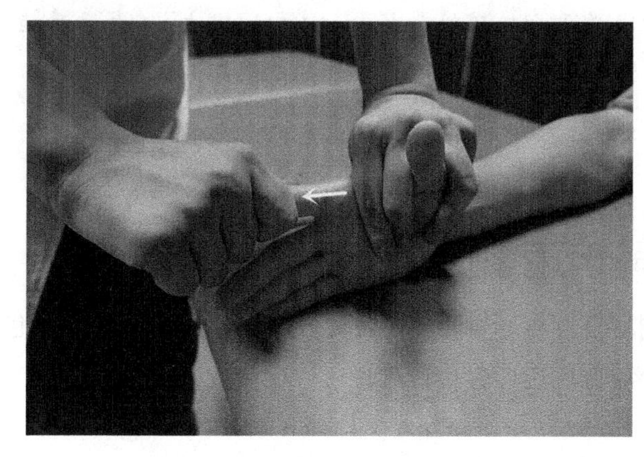

图3-37　长轴牵引

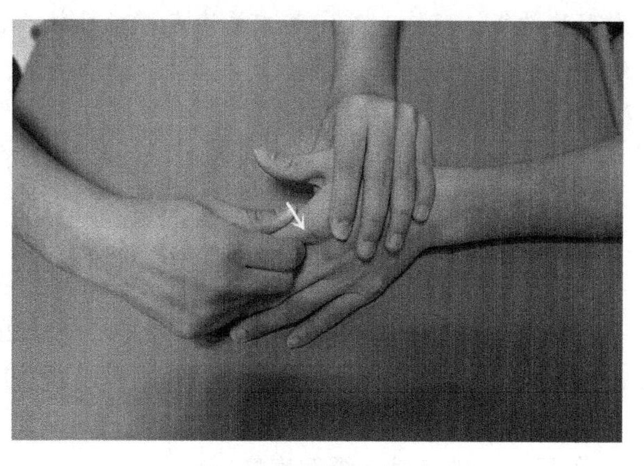

图3-38　侧方滑动

4. 旋转摆动（图3-39）

作用：一般松动，增加掌指关节活动范围。

患者体位：坐位，前臂旋前放在治疗床上，手指放松。

治疗师位置及松动手法：一手握住掌骨远端固定，一手握住指骨近端，将指骨稍做长轴牵引后再向掌侧转动，或向背侧转动。

5. 前后向或后前向滑动（图3-40）

作用：前后向滑动增加掌指关节屈曲活动范围，后前向滑动增加掌指关节伸展活动范围。

患者体位：坐位，前臂旋前或中立位放置在治疗床上，稍伸腕，手指放松。

治疗师位置：面对患者，上方手握住掌骨远端，下方手握住指骨近端。

松动手法：下方手向背侧（前后向）或向掌侧（后前向）推动近端指骨。

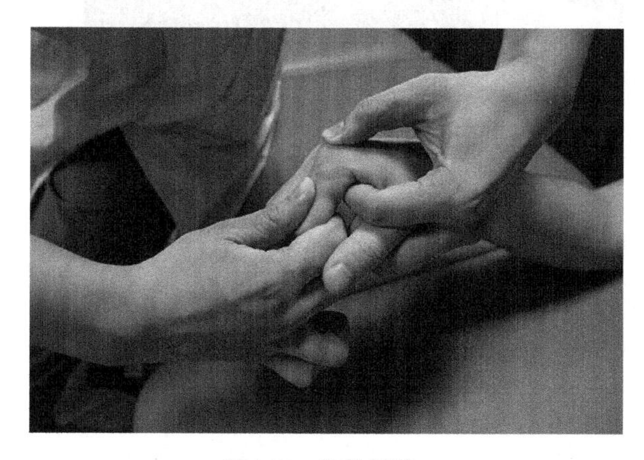

图3-39　旋转摆动

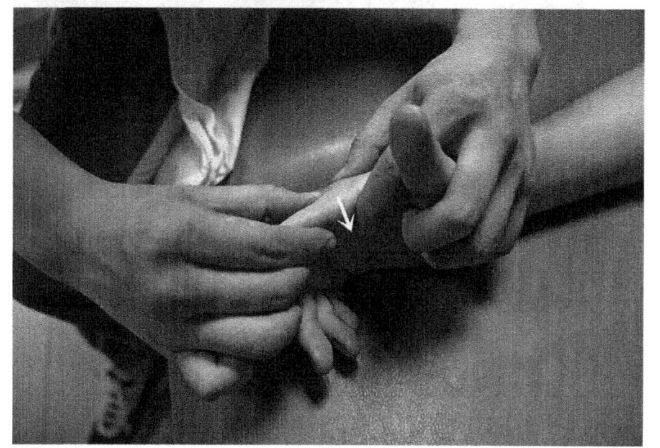

图3-40　前后向或后前向滑动

（四）指间关节

分离牵引、长轴牵引、前后向或后前向滑动、侧方滑动、旋转摆动。

上述手法的患者体位、治疗师操作手法与掌指关节相同。

第3节　下肢关节松动术

案例 3-3

患者石某，男，27岁，程序员。主诉：右下肢骨折术后活动受限4周。患者4周前因车祸导致右下肢骨折，急诊入院完善相关检查，当日行“右胫骨平台粉碎性骨折复位+内固定术”，术后对症处理，支具固定。现右膝关节主被动活动均受限，不能负重。拟行右侧膝关节松动术。

问题： 1. 膝关节的生理运动有哪些？

2. 膝关节松动术的基本手法有哪些？

一、髋部关节

髋部关节由髋臼和股骨头构成，其生理运动包括屈、伸、内收、外展及内旋和外旋。附属运动包括分离牵引、长轴牵引、前后向滑动、后前向滑动及旋转摆动。

1. 长轴牵引（图3-41）

作用：一般松动，缓解疼痛。

患者体位：仰卧位，下肢中立位，双手抓住床头，以固定身体。

治疗师位置：面向患者站立，双手握住大腿远端，将小腿夹在内侧上肢和躯干之间。

松动手法：双手同时用力，身体向后倾，将股骨沿长轴向足部牵引。

2. 分离牵引（图3-42）

作用：一般松动，缓解疼痛。

患者体位：仰卧位，患侧屈髋90°，屈膝并将小腿放在治疗师的肩上，对侧下肢伸直。患者双手固定床头，以稳定身体。

治疗师位置：面向患者站立于患侧，上身稍向前弯曲，肩部放在患腿的腘窝下，双手五指交叉抱住大腿近端。

松动手法：上身后倾，双手同时用力将股骨向足部方向牵拉。

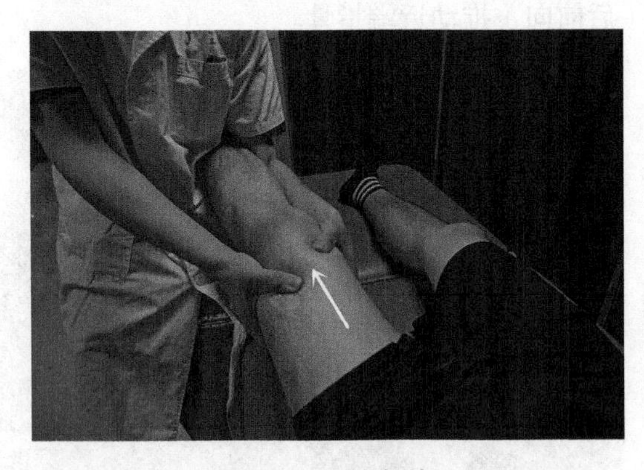

图3-41　长轴牵引

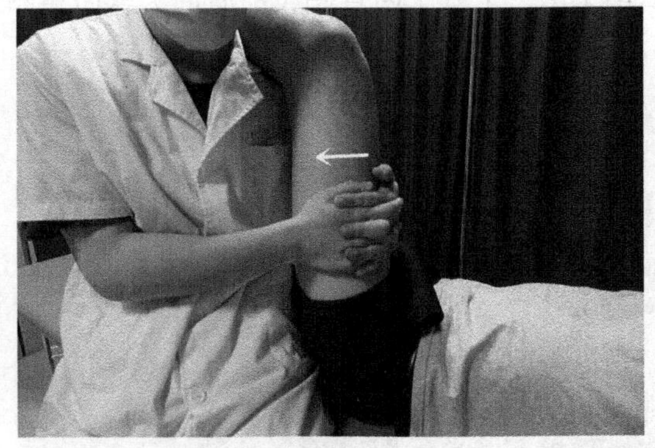

图3-42　分离牵引

3. 前后向滑动（图3-43）

作用：增加屈髋和外旋髋活动范围。

患者体位：健侧卧位，患侧在上，下肢屈髋、屈膝，两膝之间可放一枕头，使上方下肢保持水平。

治疗师位置：面向患者站立，双手拇指放在大腿内侧面股骨近端，其余四指自然分开。

松动手法：身体稍向前倾，双手同时用力将股骨向背侧推动。

4. 后前向滑动（图3-44）

作用：增加髋后伸及内旋活动范围。

患者体位：健侧卧位，患侧在上，下肢屈髋、屈膝，两膝之间放一枕头，使上方下肢保持水平。

治疗师位置：站在患者身后，双手拇指放在大腿近端后外侧相当于股骨大转子处，其余四指放在大腿前面。

松动手法：上身前倾，双手固定，上肢同时用力将股骨向腹侧推动。

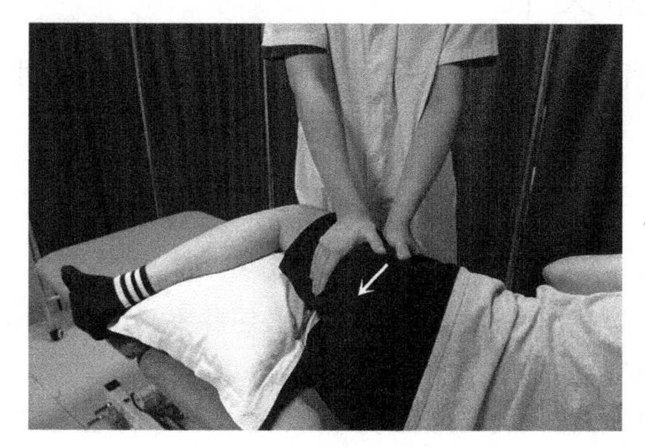

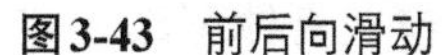

图3-43　前后向滑动

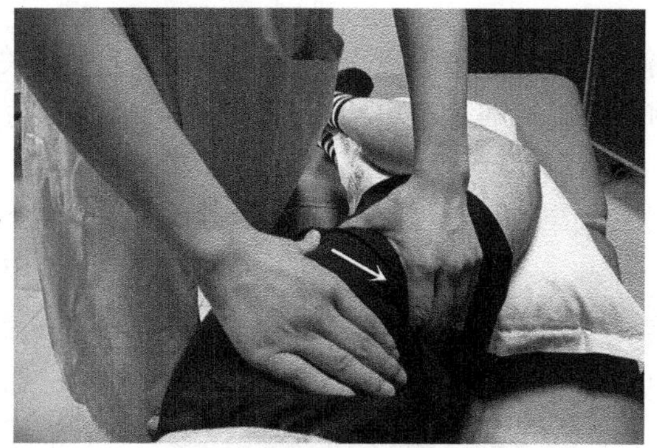

图3-44　后前向滑动

5. 摆动

作用：增加髋的内旋或外旋活动范围。

患者体位：仰卧位，患侧下肢屈髋，屈膝，健侧下肢伸直。

治疗师体位及松动手法

（1）屈曲摆动（图3-45A）：治疗师面向患者站立于患侧，上方手放在髌骨上，下方手托住小腿，上身前倾，双手同时将大腿向腹侧摆动。

（2）旋转摆动（图3-45B）：治疗师面向患者站立于患侧，上方手放在髌骨上，下方手握住足跟。内旋时，上方手固定，下方手向外摆动小腿；外旋时，上方手固定，下方手向内摆动小腿。

（3）内收、内旋摆动（图3-45C）：治疗师上方手放在患侧髋部，下方手放在患膝外侧。上方手固

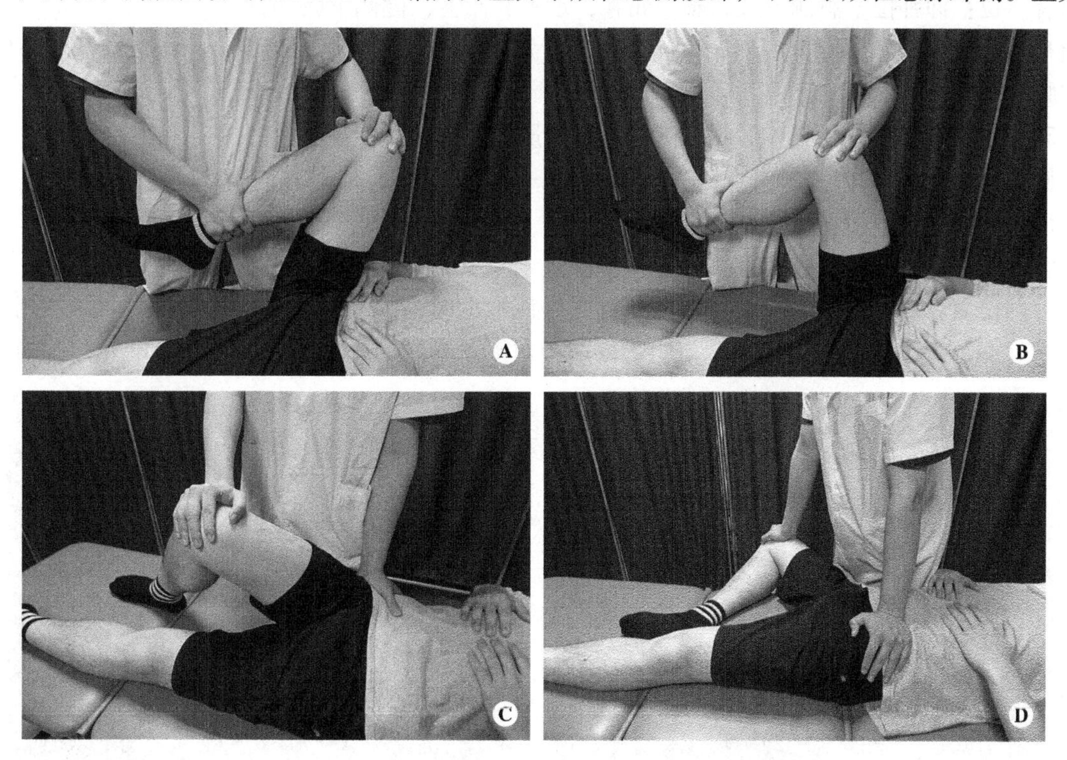

图3-45　摆动图

A. 屈曲摆动；B. 旋转摆动；C. 内收、内旋摆动；D. 外展、外旋摆动

定，下方手将大腿向对侧髋部方向摆动。

（4）外展、外旋摆动（图3-45D）：治疗师上方手放在对侧盆骨上，下方手放在患侧膝关节上。上方手固定，下方手将膝关节向下摆动。

二、膝部关节

膝部关节包括股胫关节、髌股关节和上胫腓关节。其生理运动包括屈曲和伸展，在屈膝位小腿可内旋和外旋。附属运动包括长轴牵引、前后向滑动、后前向滑动、侧方滑动等。

（一）股胫关节

1. 长轴牵引（图3-46）

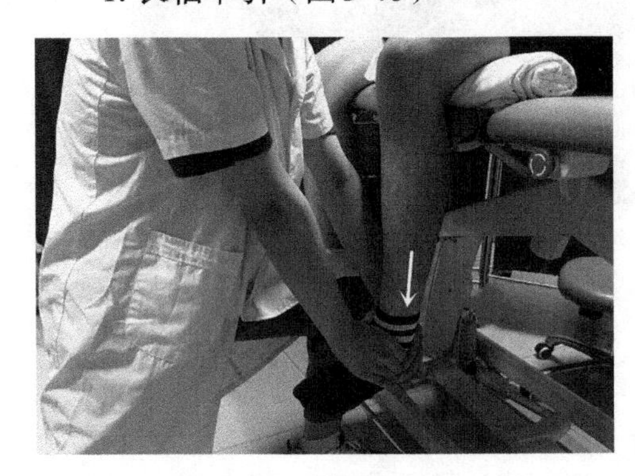

图3-46　长轴牵引

作用：一般松动，缓解疼痛。

患者体位：坐在治疗床上，患肢屈膝垂于床沿，腘窝下可垫一毛巾卷，身体稍后倾，双手支撑在床上。

治疗师位置：面向患者半蹲，双手握住小腿远端。

松动手法：双手固定，身体下蹲，将小腿向足端牵拉。

2. 前后向滑动（图3-47）

作用：增加膝关节屈曲的活动范围。

患者体位：坐位，患肢屈膝，腘窝下垫一毛巾卷。

治疗师位置：面向患者，上方手放在小腿近端前面，下方手握住小腿远端。

松动手法：下方手将小腿稍向上抬，上身前倾，上方手不动，借助上身及上肢力量将胫骨近端向背侧推动。

3. 后前向滑动（图3-48）

作用：增加膝关节伸直的活动范围。

患者体位：仰卧位，患侧下肢屈髋，屈膝，足平放床上，健侧下肢伸直。

治疗师位置：坐在治疗床一侧，大腿压住患者足部，双手握住小腿近端，拇指放在髌骨下缘，四指放在腘窝后方。

松动手法：双手固定，身体后倾，借助上肢力量将胫骨向前推动。

4. 侧方滑动（图3-49）

作用：增加膝关节活动范围。

患者体位：仰卧位，下肢伸直。

治疗师位置：面向患者，双手将下肢托起，外侧滑动时，内侧手放在小腿近端内侧，外侧手放在大腿远端外侧，将小腿夹在内侧前臂与躯干之间；内侧滑动时，外侧手放在小腿近端外侧，内侧手放

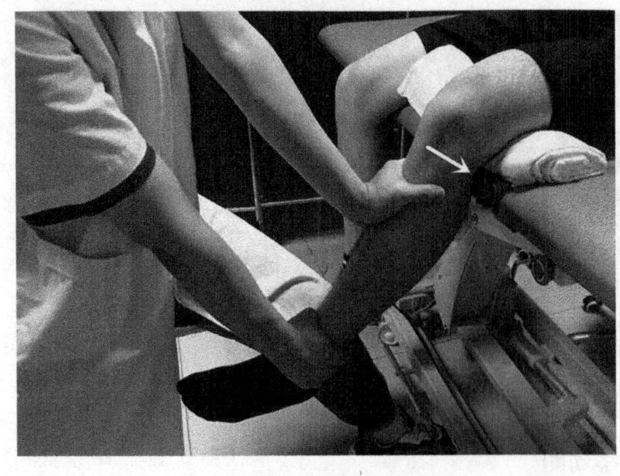

图3-47　前后向滑动

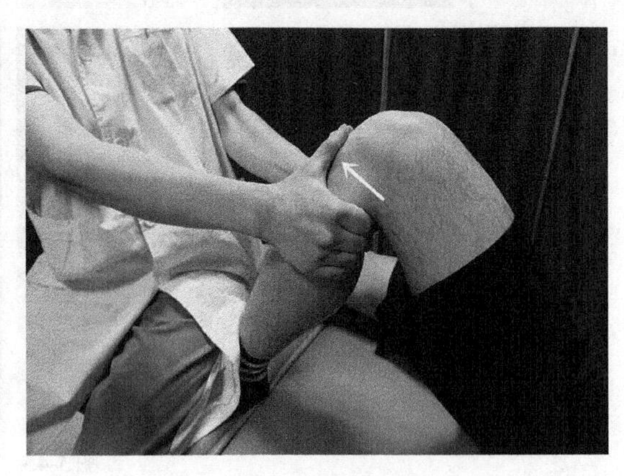

图3-48　后前向滑动

在大腿远端内侧，将小腿夹在外侧前臂和躯干之间。

松动手法

（1）外侧滑动：外侧手固定，内侧手将胫骨向外侧推动。

（2）内侧滑动：内侧手固定，外侧手将胫骨向内侧推动。

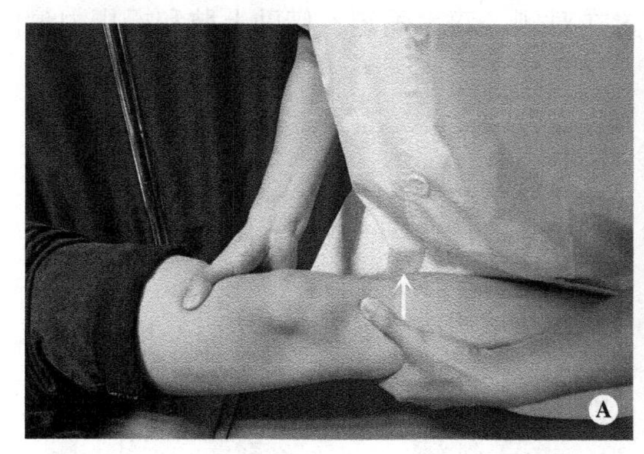

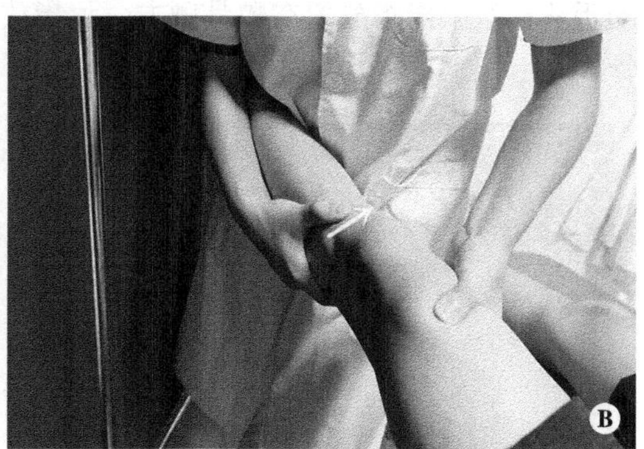

图3-49　侧方滑动

A. 外侧滑动；B. 内侧滑动

5. 伸膝摆动（图3-50）

作用：增加膝关节伸的活动范围。

患者体位：仰卧位，患侧下肢稍外展，屈膝。

治疗师位置：面向患者，将患侧下肢置于上方上肢与躯干之间，双手握住小腿远端。

松动手法：双手稍将小腿向下牵引，并同时将小腿向上摆动。

6. 旋转摆动（图3-51）

作用：增加小腿内外旋活动范围。

患者体位：坐位，小腿垂于治疗床沿。

治疗师位置：面对患者坐于一治疗凳上，双手握住小腿近端。

松动手法：双手稍向下牵引，然后向内（内旋）或向外（外旋）转动小腿。

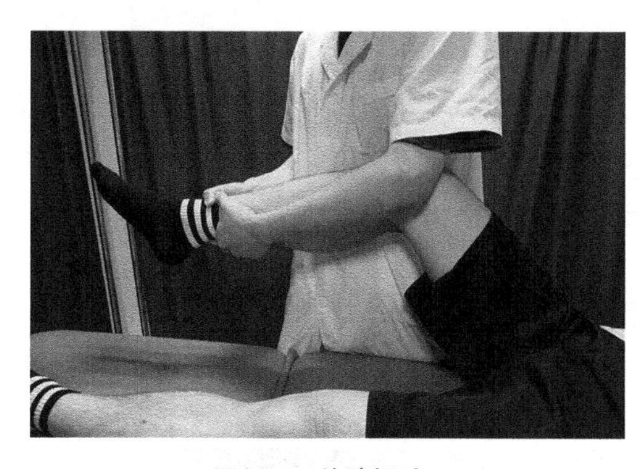

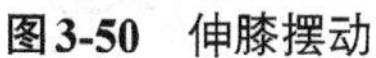

图3-50　伸膝摆动

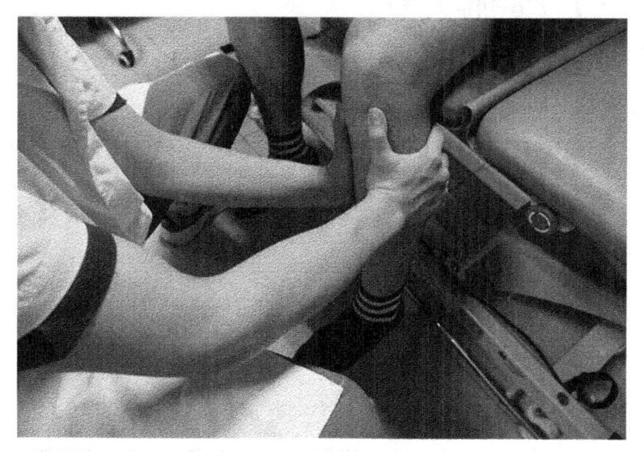

图3-51　旋转摆动

（二）髌股关节

1. 分离牵引（图3-52）

作用：一般松动，增加髌骨活动范围。

患者体位：仰卧，稍屈膝，腘窝下垫一毛巾卷。

治疗师位置：位于患侧，双手拇指与示指分别放置在髌骨两侧。

松动手法：双手握住髌骨，同时向上抬起。

2. 侧方滑动（图3-53）

作用：一般松动，增加髌骨活动范围。

患者体位：仰卧，稍屈膝，腘窝下垫一毛巾卷。

治疗师位置：面对患者，向内侧滑动时，位于患侧膝外侧；向外侧滑动时，位于健侧膝外侧。

松动手法：双手拇指放置在髌骨侧方，示指放置在对侧。双手固定，借助上肢和拇指力量向对侧推动髌骨。

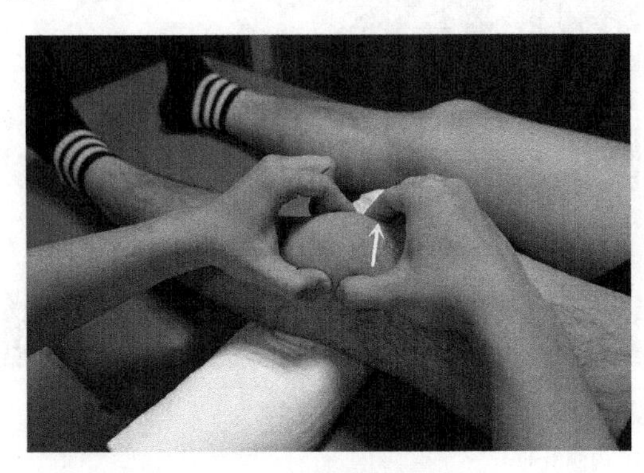

图3-52　分离牵引

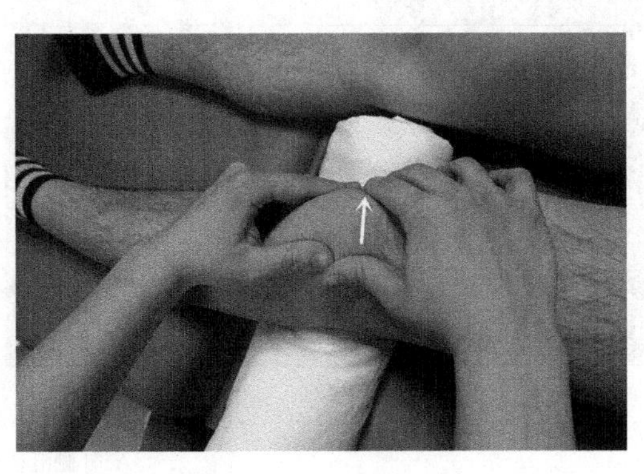

图3-53　侧方滑动

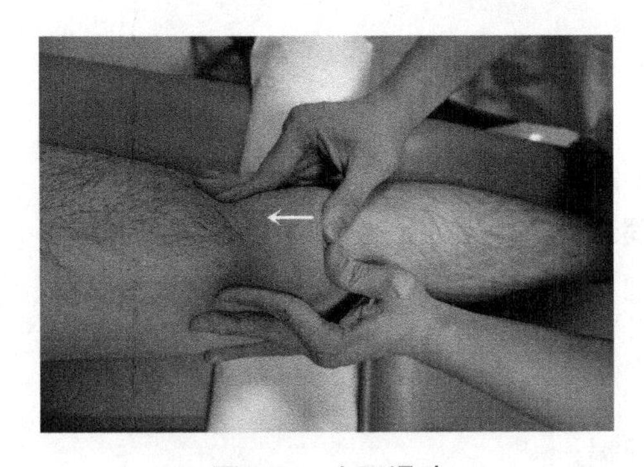

图3-54　上下滑动

3. 上下滑动（图3-54）

作用：向上（头部方向）滑动时，增加伸膝活动范围；向下（足部方向）滑动时，增加屈膝活动范围。

患者体位：仰卧，稍屈膝，腘窝下垫一毛巾卷。

治疗师位置：面对患者站立，向上滑动时，双手拇指放置在髌骨下方；向下滑动时，双手拇指放置在髌骨上方，其他四指放置在髌骨两侧。

松动手法：双手固定，借助上肢和拇指力量向上或向下推动髌骨。

（三）上胫腓关节

1. 前后向滑动（图3-55）

作用：一般松动，缓解疼痛。

患者体位：仰卧，患侧下肢屈髋、屈膝，对侧下肢伸直。

治疗师位置：坐于治疗床上，大腿压住患者的足前部，双手拇指放置在腓骨小头上，其余四指放置在两侧。

松动手法：双手固定，上身前倾，双上肢同时用力向后推动腓骨小头。

2. 后前向滑动（图3-56）

作用：一般松动，缓解疼痛。

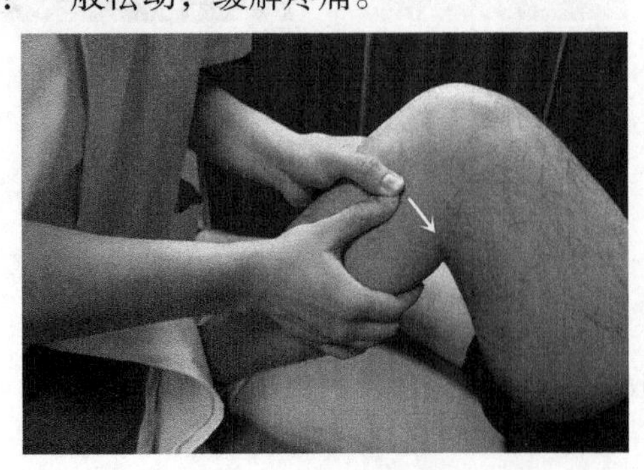

图3-55　前后向滑动

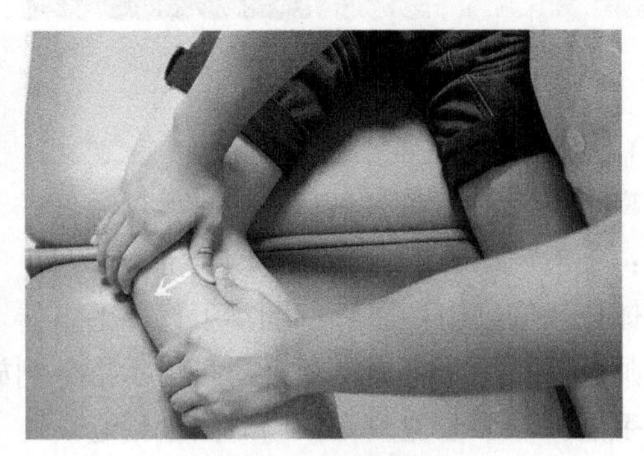

图3-56　后前向滑动

患者体位：俯卧位，患侧膝关节微屈。

治疗师位置：站在健侧，双手拇指放置在腓骨小头后面，其余四指放置在小腿前外侧。

松动手法：双手固定，上身前倾，双上肢同时用力向前推动腓骨小头。

三、踝部关节

踝部关节包括下胫腓关节、胫距（距上）关节、距下关节及跗骨间关节。其生理运动包括跖屈、背屈、内翻、外翻等。附属运动包括长轴牵引、前后向滑动、后前向滑动、上下滑动等。

（一）下胫腓关节

前后向或后前向滑动（图3-57）

作用：增加踝关节活动范围。

患者体位：俯卧位，患侧下肢屈膝约90°，踝关节放松。

治疗师位置：站在患侧。前后向滑动时，上方手掌根部放在内踝后面，下方手掌根部放在外踝前面；后前向滑动时，上方手将掌根部放在外踝后面，下方手掌根部放在内踝前面。

松动手法：前后向滑动，上方手固定，下方手将外踝向后推动；后前向滑动时，下方手固定，上方手将外踝向前推动。

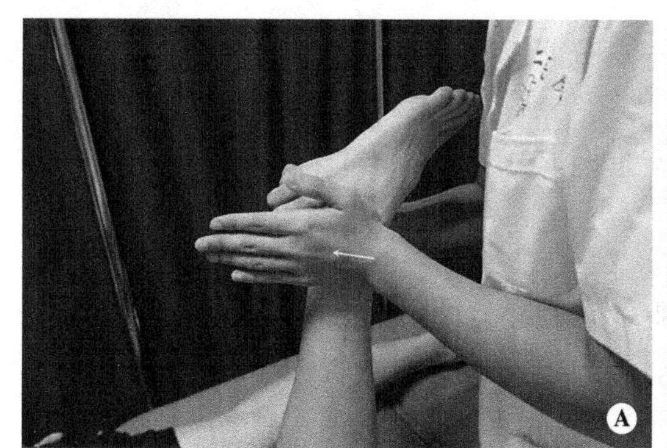

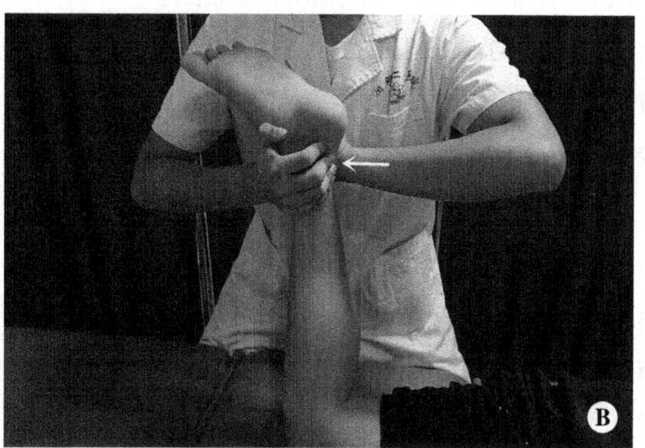

图3-57 下胫腓关节

A. 前后向滑动；B. 后前向滑动

（二）胫距关节

1. 分离牵引（图3-58）

作用：一般松动，缓解疼痛。

患者体位：俯卧位，患侧下肢屈膝90°，踝关节放松。

治疗师位置：面向患者站在患侧，双手握住内外踝远端，相当于距骨位置。也可用一侧下肢屈膝压住患者大腿后侧固定。

松动手法：双手同时向上用力牵引。

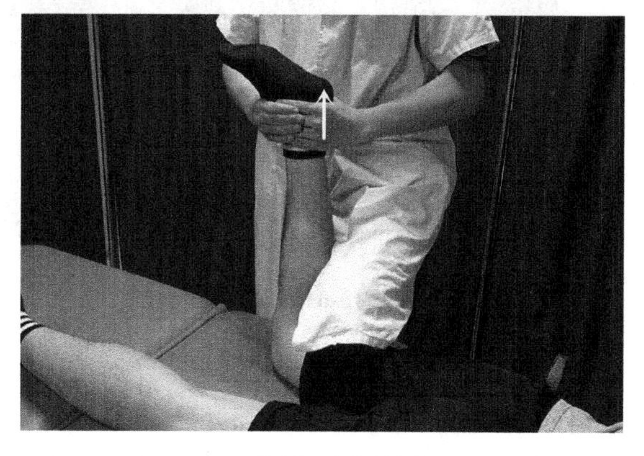

图3-58 分离牵引

2. 前后向滑动（图3-59）

作用：增加踝关节背屈的活动范围。

患者体位：俯卧位，患侧下肢屈膝90°，踝关节稍跖屈。

治疗师位置：面向患者，上方手放在距骨前面，下方手放在内、外踝后方。

松动手法：下方手固定腿，上方手将距骨向后推动。

3. 向内侧滑动（图3-60）

作用：增加踝关节外翻活动范围。

患者体位：健侧卧位，健侧适度屈髋屈膝，患侧下肢伸直，患侧踝关节伸出治疗床外。
治疗师位置：面向患者站在患足后侧，上方手握住外踝，下方手握住跟骨及距骨。
松动手法：上方手固定小腿，上身前倾，下方手借助上肢力量将跟骨及距骨向内侧推动。

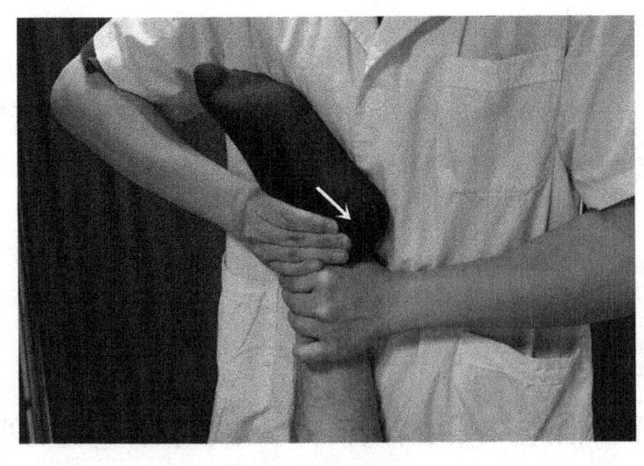
图3-59 前后向滑动

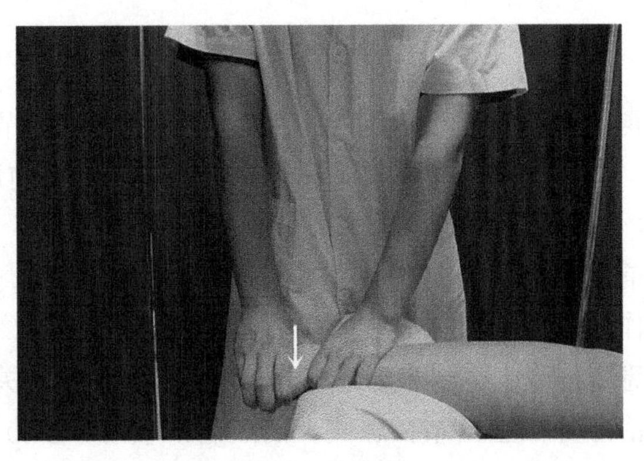
图3-60 向内侧滑动

4. 向外侧滑动（图3-61）
作用：增加踝关节的内翻活动范围。
患者体位：患侧卧位，患侧肢体置于下方并伸直，踝关节伸出治疗床外。上方健侧下肢屈髋、屈膝。
治疗师位置：面向患者站立，上方手握住内踝，下方手握住跟骨及距骨。
松动手法：上方手固定小腿，上身前倾，下方手借助上肢力量将跟骨及距骨向外侧推动。
5. 后前向滑动（图3-62）
作用：增加踝关节跖屈活动范围。
患者体位：患者俯卧位，患侧下肢屈膝90°，踝关节稍跖屈。
治疗师位置：面向患者，上方手放在跟骨后面，下方手放在内、外踝前方。
松动手法：下方手固定腿，上方手将跟骨向前推动。

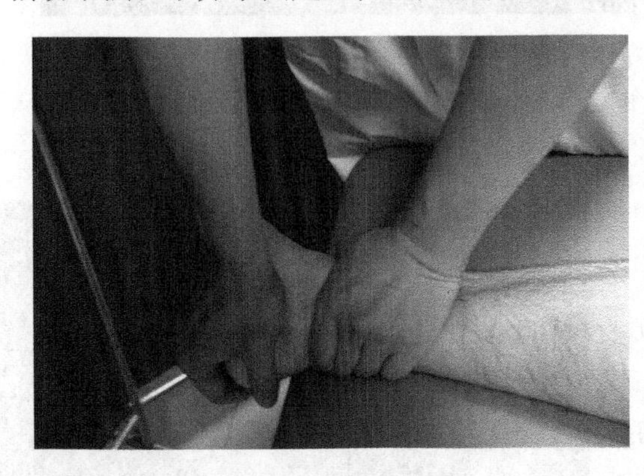
图3-61 向外侧滑动

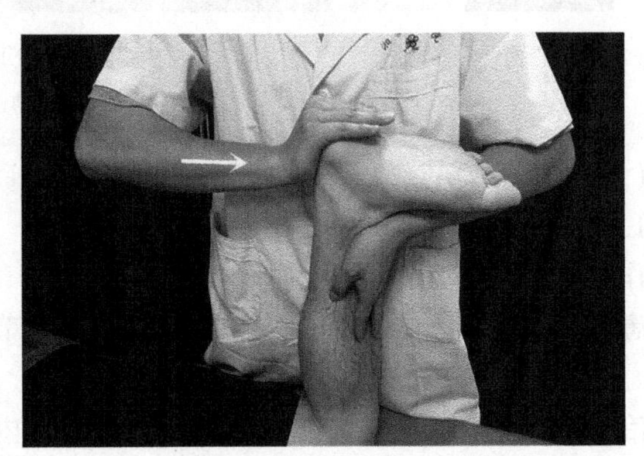
图3-62 后前向滑动

6. 屈伸摆动（图3-63）
作用：增加踝关节屈伸活动范围。
患者体位：俯卧位，健侧下肢伸直，患侧下肢屈膝90°。
治疗师位置：站于患侧，上方手握住足底，下方手握住内、外踝后方。
松动手法：下方手固定小腿，上方手将足做屈伸摆动。
7. 翻转摆动（图3-64）
作用：增加踝关节内外翻活动范围。
患者体位：俯卧位，健侧下肢伸直，患侧下肢屈膝90°。

治疗师位置：站于患侧，一手握住足跟后部，另一手握住足跟前部，拇指均在足底，四指在足背。
松动手法：双手分别向内（内翻）或向外（外翻）翻转跟骨。

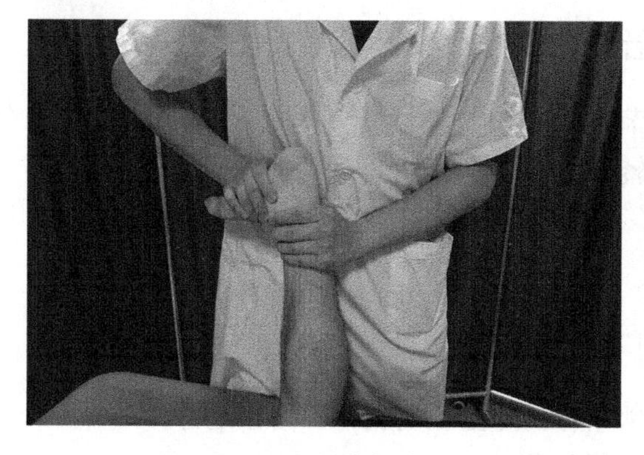

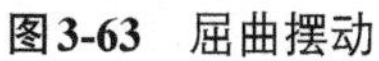

图3-63 屈曲摆动

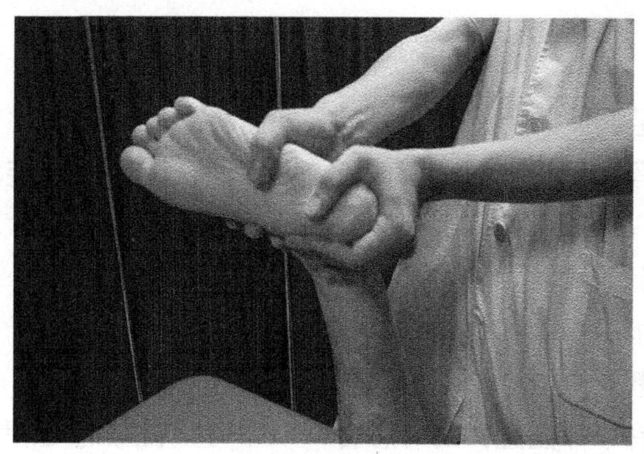

图3-64 翻转摆动

（三）距下关节

分离牵引、前后向滑动、后前向滑动、内侧滑动、向外侧滑动、屈伸摆动、翻转摆动。

上述手法操作与胫距关节相同。

（四）跗骨间关节

上下滑动（图3-65）

患者体位：仰卧位，稍屈髋、屈膝。

治疗师位置：面对患者，双手拇指分别放置在患足相邻跗骨的背侧，示指放置在足底，相应跗骨的跖面。

松动手法：向下滑动时，一手固定，另一手拇指向足底推动相邻跗骨；向上滑动时，一手固定，另一手示指向足背方向推动相邻跗骨。

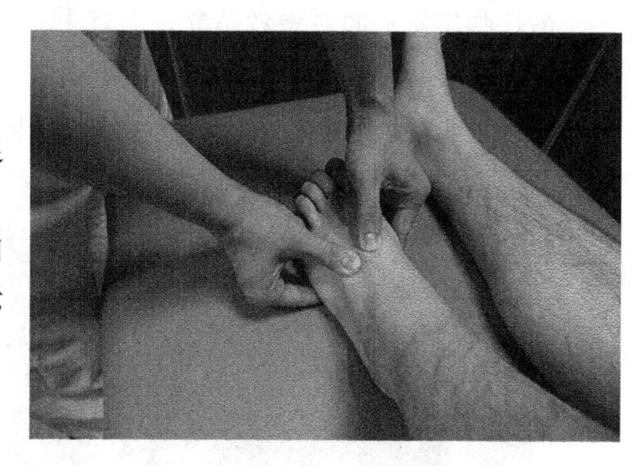

图3-65 上下滑动

（五）跗跖关节

1. 上下滑动（图3-66）

作用：增加跗跖间活动范围。

患者体位：仰卧位，踝关节放松稍跖屈。

治疗师位置：面对患者上方手握住跗骨，下方手握住跖骨。

松动手法：上方手固定，下方手向上或向下推动跖骨。

2. 旋转摆动（图3-67）

作用：旋前摆动增加踝关节外翻活动范围；旋后摆动增加踝关节内翻活动范围。

患者体位：仰卧位，踝关节放松稍跖屈。

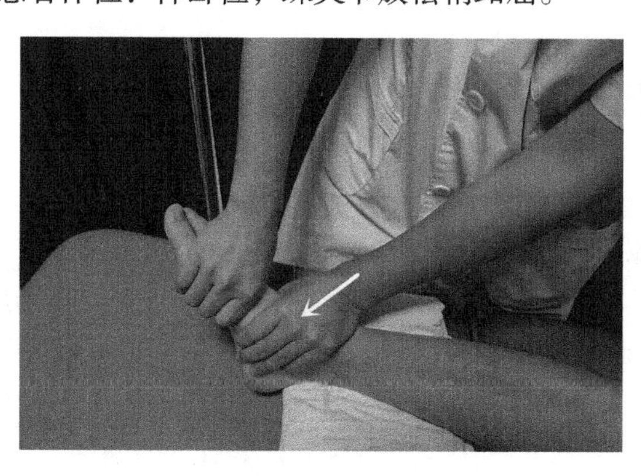

图3-66 上下滑动

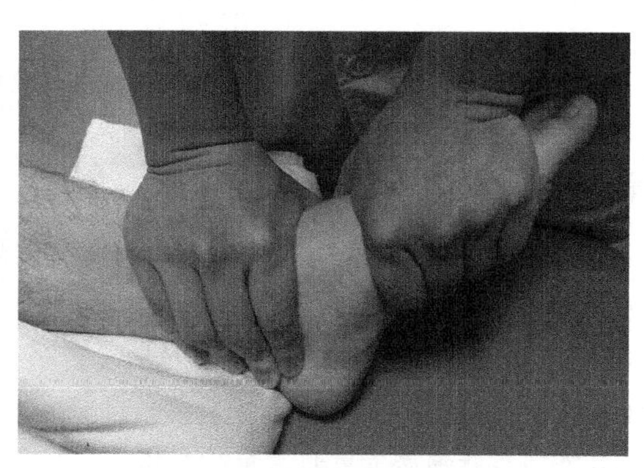

图3-67 旋转摆动

治疗师位置：面对患者，双手分别握住跗骨与跖骨近端，拇指在足背，四指在足底。

松动手法：上方手固定，下方手将跖骨向内（旋前）或向下（旋后）转动。

四、足部关节

足部关节由跖骨间关节、跖趾关节及趾骨间关节构成。其生理运动包括屈曲、伸展、内收、外展；附属运动包括上下滑动、侧方滑动、长轴牵引及旋转等。

（一）跖骨间关节

上下滑动（图3-68）

作用：增加相邻跖骨间活动范围。

患者体位：俯卧位，踝关节放松。

治疗师位置：面对患者，双手分别握住患足相邻跖骨，拇指在足底，四指在足背。

松动手法：一手固定，另一手向上或向下推动相邻跖骨。

（二）跖趾关节

上下滑动（图3-69）

作用：增加跖趾关节活动范围。

患者体位：俯卧位，患侧下肢屈膝90°。

治疗师位置：面对患者站立，上方手放置在患足跖骨上，拇指在足底，四指在足背；下方手放置在相应趾骨近端，拇指在足底，四指在足背。

松动手法：上方手固定，下方手向上或向下推动趾骨。

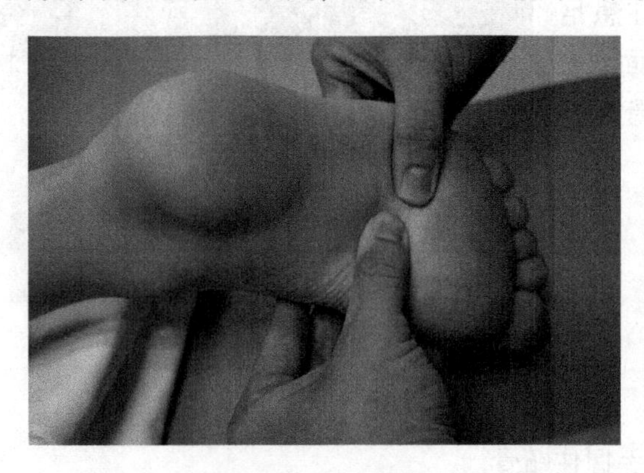

图3-68 上下滑动

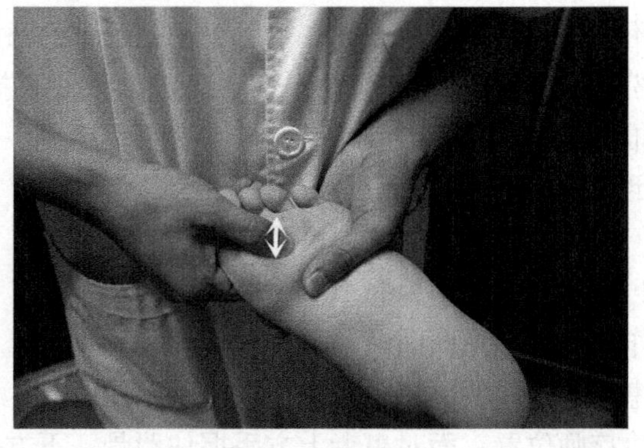

图3-69 上下滑动

（三）趾骨间关节

分离牵引、长轴牵引、前后向或后前向滑动、侧方滑动、旋转滑动。

上述手法操作与指骨间关节的手法操作基本相同。

第4节 脊柱关节松动术

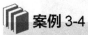

案例 3-4

患者周某，男，37岁。主诉：腰痛伴活动受限5天。患者一周前搬重物突发左侧腰痛伴活动受限，双下肢无症状。自行卧床和中药膏贴敷（药名不详）疼痛有缓解，3天后下床，至今仍感腰痛不适，不敢活动腰部。影像学检查未见明显异常。拟行腰椎关节松动术等康复治疗。

问题：1. 腰椎的生理运动功能有哪些？

2. 如何对腰痛患者进行关节松动治疗？

一、颈椎关节

颈椎生理运动包括前屈、后伸、侧屈、旋转运动。附属运动包括相邻颈椎的分离牵引、滑动及旋转。分离是颈椎沿着长轴的牵伸运动，滑动是相邻椎体间的前后及侧方的移动，而旋转则是指相邻椎体间或横突间的转动。

1. 分离牵引（图3-70 A）

作用：一般松动，缓解疼痛。

患者体位：去枕仰卧位，头部伸出治疗床外，枕在治疗师的手掌上，颈部中立位。

治疗师位置及松动手法：面向患者头部坐或站立，一侧手托住患者头后部，一侧手放在下颌处，双手将头部沿长轴纵向牵拉，持续约15s，然后放松还原。重复3次。颈椎上段病变在颈部中立位牵引，中下段病变在头前屈10°～15°体位牵引。

2. 旋转摆动（图3-70 B）

作用：增加颈椎旋转的活动范围。

患者体位：同分离牵引。

治疗师位置及松动手法：治疗师位置同分离牵引。向右旋转时，治疗师左手放在患者枕部托住其头部，右手放在其下颌，双手同时使头部向右缓慢转动。向左旋转时手法操作相反。

3. 侧屈摆动（图3-70 C）

作用：增加颈椎侧屈的活动范围。

患者体位：同分离牵引。

治疗师位置及松动手法：治疗师位置同上。向左侧屈时，治疗师的左手放在患者的枕后部，示指和中指放在患者颈椎右侧拟发生侧屈运动的相邻椎体横突上，右手托住患者下颌。操作时治疗师上身稍微向左转动，使颈椎向左侧屈，向右侧屈时手法操作相反。

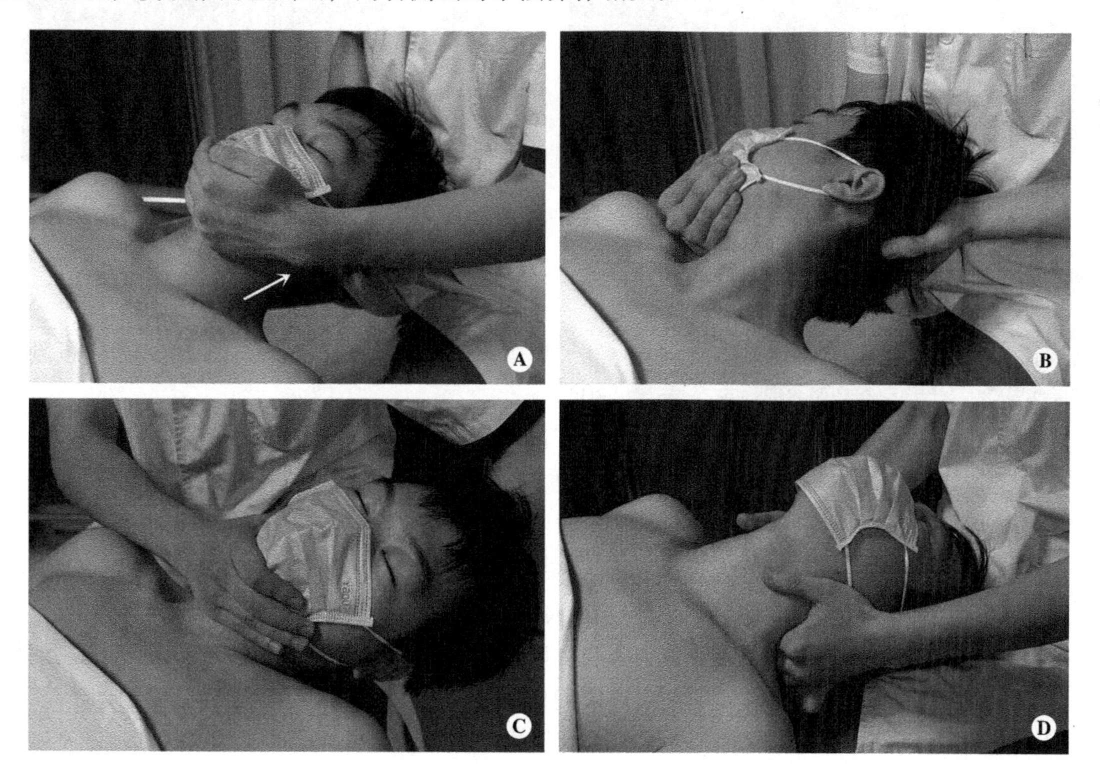

图3-70 颈椎的运动治疗

A. 分离牵引；B. 旋转摆动；C. 侧屈摆动；D. 后伸摆动

4. 后伸摆动（图3-70 D）

作用：增加颈椎屈、伸的活动范围。

患者体位：同分离牵引。

治疗师位置及松动手法：坐位，大腿支撑患者头后部。双手放在患者颈部两侧向上提，使患者颈椎被动后伸。

5. 垂直按压棘突（图3-71）

作用：增加颈椎屈、伸的活动范围。

患者体位：去枕俯卧位，双手五指交叉，掌心向上放在前额处，下颌稍内收。

治疗师位置及松动手法：治疗师位置同上，双手拇指指尖叠放在同一椎体的棘突上，将棘突向腹侧垂直推动。C_2和C_7的棘突在体表比较容易摸到，操作时可以C_2或C_7的棘突为标准，依次向下（从C_2开始）或向上（从C_7开始）移动。

6. 垂直按压横突（图3-72）

作用：增加颈椎旋转的活动范围。

患者体位：同垂直按压棘突。

治疗师位置及松动手法：治疗师位置同上。双手拇指放在同一椎体的一侧横突上，拇指指背相接触，将横突垂直向腹侧推动。可以双手拇指同时推动或内侧手拇指固定，外侧手拇指推动。如果局部疼痛明显，外侧手的拇指可以靠近横突尖；如果关节僵硬明显，外侧手的拇指可以靠近横突根部。

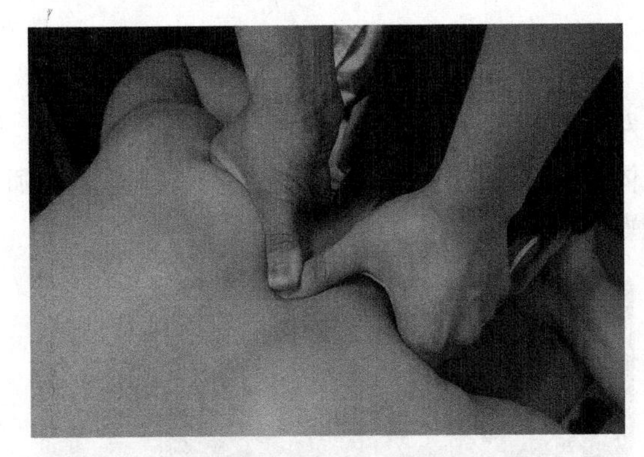

图3-71　垂直按压棘突

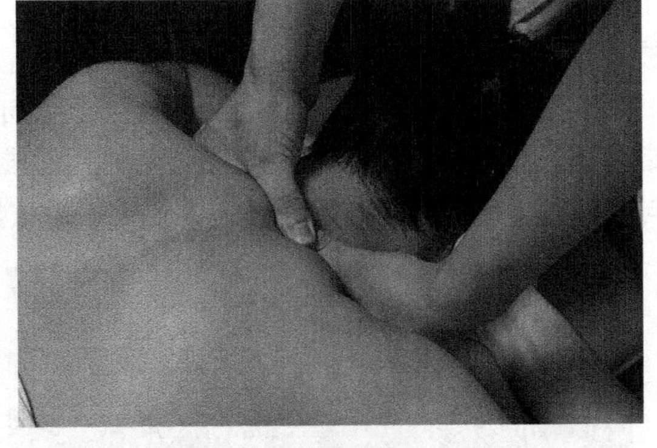

图3-72　垂直按压横突

7. 垂直松动椎间关节（图3-73）

作用：增加颈椎侧屈和旋转的活动范围。

患者体位：同垂直按压棘突，但头部向患侧转动约30°。

治疗师位置及松动手法：治疗师位置同上，双手拇指放在横突与棘突之间，向腹侧推动。如果在此体位上一时不能摸准，可先让患者头部处于中立位，治疗师一侧手拇指放在棘突上，一侧手拇指放在同一椎体的横突上，然后让患者头向患侧转动约30°，治疗师双手拇指同时向中间靠拢，此处即相当于椎间关节处。如果症状偏向棘突，可以外侧手固定，内侧手稍偏向棘突用力；如果症状偏向横突，可以内侧手固定，外侧手稍偏向横突用力。

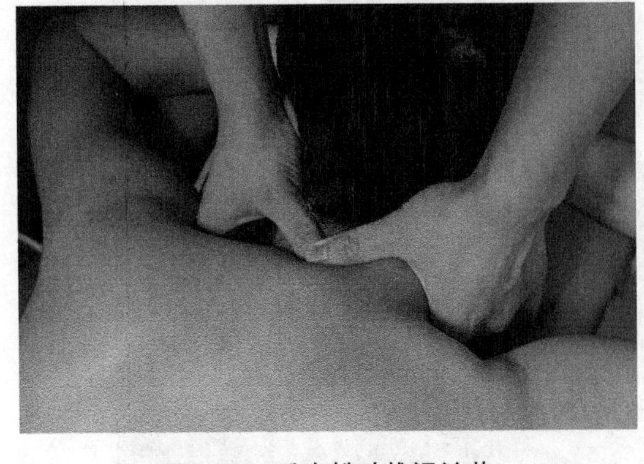

图3-73　垂直松动椎间关节

二、胸椎关节

胸椎的生理运动包括前屈、后伸、侧屈、旋转，旋转时合并有侧屈。附属运动包括垂直按压棘突、侧方推棘突、垂直按压横突等。

1. 垂直按压棘突（图3-74 A）

作用：增加胸椎的屈、伸活动范围。

患者体位：去枕俯卧位，上段胸椎（T_1～T_4）病变时，脸向下，双手五指交叉，手掌向上放在前额；中、下段胸椎（T_5～T_8，T_9～T_{12}）病变时，头向一侧，上肢放在体侧或上肢外展，前臂垂于治疗床两侧，胸部放松。

治疗师位置及松动手法：上段胸椎病变，治疗师面向患者头部站立，双手拇指放在胸椎棘突上，指尖相对或指背相接触，其余四指自然分开放在胸椎背部。中、下段胸椎病变，治疗师站在体侧，一侧手掌根部（相当于豌豆骨处）放在胸椎棘突。操作时借助上肢力量将棘突向腹侧按压。

2. 侧方推棘突（图3-74 B）

作用：增加胸椎旋转活动范围。

患者体位：去枕俯卧位，上肢放在体侧或外展90°，屈肘前臂垂于治疗床两侧。

治疗师位置及松动手法：治疗师站在患侧，双手拇指重叠放在拟松动棘突的侧方，其余四指分开放在胸背部。拇指固定，双上肢同时用力将棘突向对侧推动。

3. 垂直按压横突（图3-74 C）

作用：增加胸腰椎旋转及侧屈活动范围。

患者体位：同侧方推棘突。

治疗师位置及松动手法：治疗师位置同上。双手拇指放在拟松动胸椎的一侧横突上，指背相接触或拇指重叠将横突向腹侧推动。如果疼痛明显，拇指移向横突尖部；如果僵硬明显，拇指移向横突根部。

4. 旋转摆动（图3-74 D）

作用：增加胸椎旋转活动范围。

患者体位：坐在治疗床上，双上肢胸前交叉，双手分别放在对侧肩部。

治疗师位置及松动手法：治疗师站在患者一侧，向左旋转时，右手放在其左肩前面，左手放在右肩后面，双上肢同时用力，使胸椎随上体向左转动。向右旋转时手法操作相反。

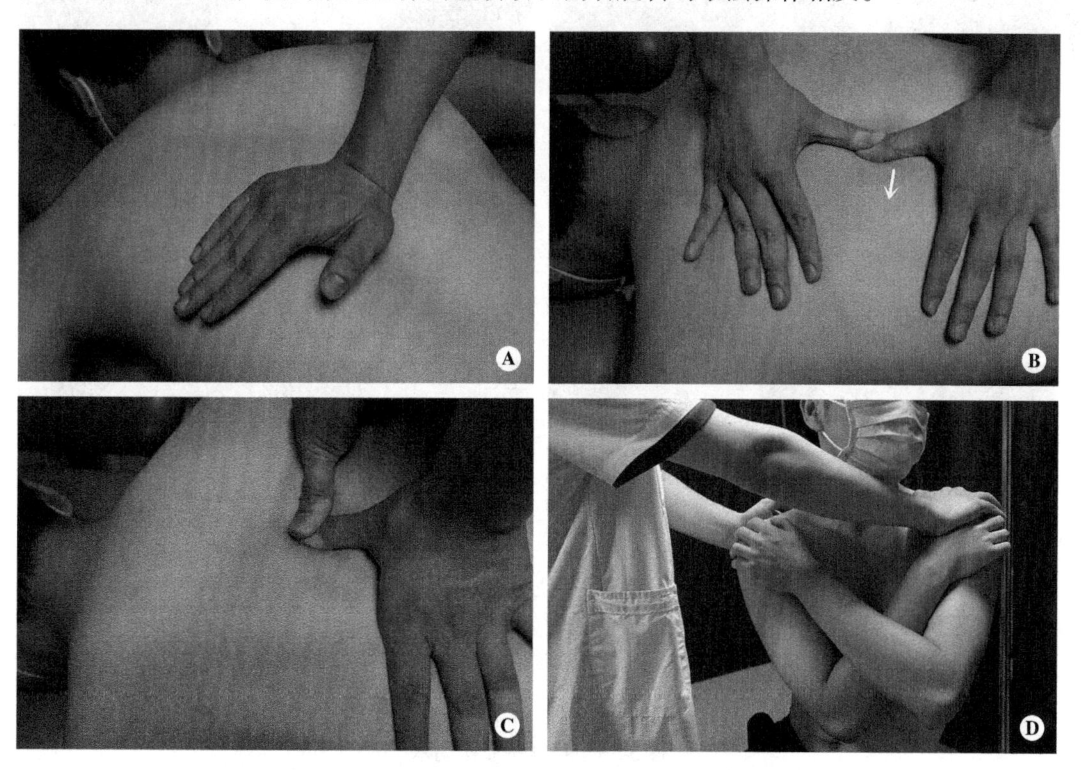

图3-74　胸椎关节运动治疗

A. 垂直按压棘突；B. 侧方推棘突；C. 垂直按压横突；D. 旋转摆动

三、腰椎关节

腰椎的生理运动可以前屈、后伸、侧屈，侧屈时常伴有旋转。附属运动包括垂直按压棘突、侧方推棘突、垂直按压横突及旋转摆动等。

1. 垂直按压棘突（图3-75 A）

作用：增加腰椎屈、伸活动范围。

患者体位：去枕俯卧位，腹部可以垫一小枕，使腰椎生理性前屈变平，上肢放在体侧或垂于治疗床沿两侧，头转向一侧。

治疗师位置及松动手法：治疗师站在患侧，下方手掌根部（相当于豌豆骨处）放在拟松动的棘突上，五指稍屈曲，上方手放在下方手腕背部。双手固定，上身前倾，借助上肢力量将棘突垂直向腹侧按压。

2. 侧方推棘突（图3-75 B）

作用：增加腰椎旋转活动范围。

患者体位：同垂直按压棘突。

治疗师位置及松动手法：治疗师站在患侧，双手拇指分别放在相邻棘突一侧，指腹接触棘突，拇指尖相对或拇指相互重叠，其余四指自然分开放在腰部。双手固定，上身前倾，借助上肢力量将棘突向对侧推动。

3. 垂直按压横突（图3-75 C）

作用：增加腰椎侧屈及旋转活动范围。

患者体位：同垂直按压棘突。

治疗师位置及松动手法：治疗师站在患侧，双手拇指放在拟松动腰椎的一侧横突上，指背相接触或拇指重叠。双手固定，上身前倾，借助上肢力量将横突向腹侧推动。如果疼痛明显，拇指移向横突尖部；如果僵硬明显，拇指移向横突根部。

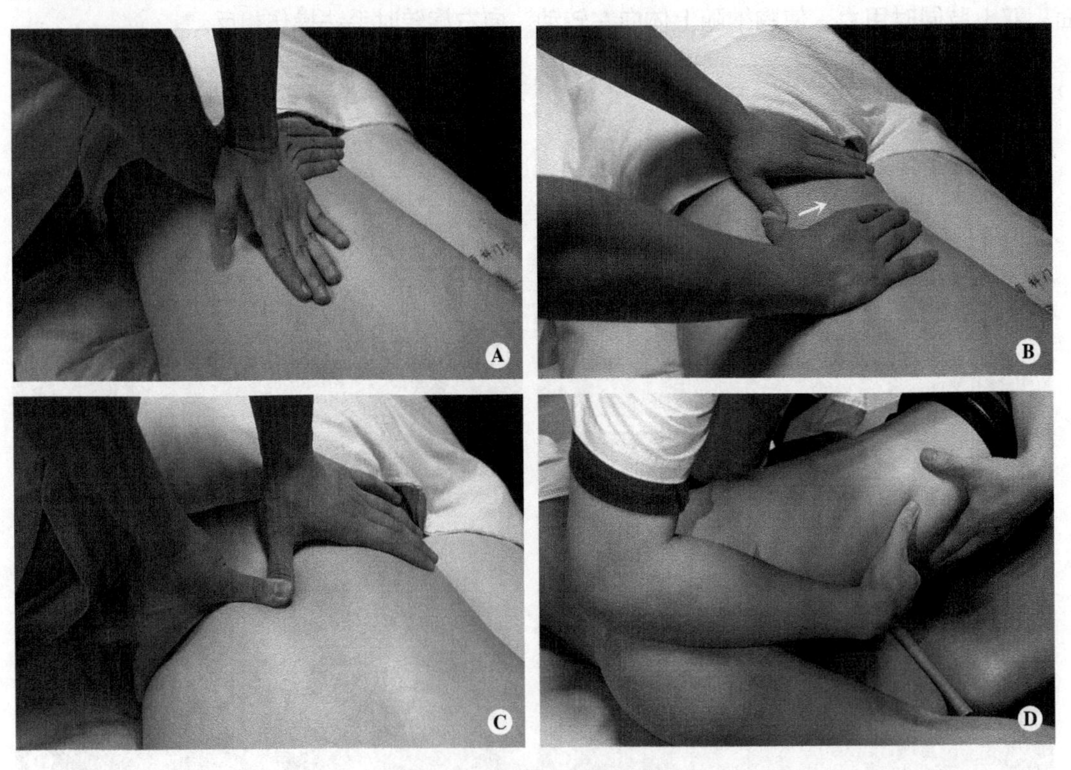

图3-75 腰椎关节松动术

A. 垂直按压棘突；B. 侧方推棘突；C. 垂直按压横突；D. 旋转摆动

4. 旋转摆动（图3-75 D）

作用：增加腰椎旋转活动范围。

患者体位：健侧卧位，患侧在上，下肢屈髋、屈膝。屈髋角度根据松动的腰椎节段而定，松动上段腰椎，屈髋角度偏小，松动下段腰椎，屈髋角度偏大。

治疗师位置及松动手法：治疗师面向患者站立，一侧肘部放在患者的肩前，另一侧肘部放在髂嵴上，双手示指分别放在拟松动相邻椎体的棘突上，同时反方向（肩向后，髂嵴向前）来回摆动。

四、骨　盆

骨盆的生理运动主要为旋转、前屈和后伸。附属运动包括分离、挤压及滑动。

（一）骨盆

1. 骨盆分离（图3-76）

作用：增加耻骨联合活动范围。

患者体位：仰卧位，下肢伸直，髋外旋。

治疗师位置：站在患者身体一侧，双手交叉放在患者对侧髂前上棘处。

松动手法：双手固定，上肢内收，两上肢同时向外下方用力，使骨盆向外分离。

2. 骨盆挤压（图3-77）

作用：增加骶髂关节活动范围。

患者体位：仰卧位，下肢伸直，髋内旋。

治疗师位置：站在患者体侧，双手分别放在患者两侧髂嵴外侧，屈肘，上身前倾。

松动手法：双手固定，两上肢同时向中线方向用力，向内挤压骨盆。

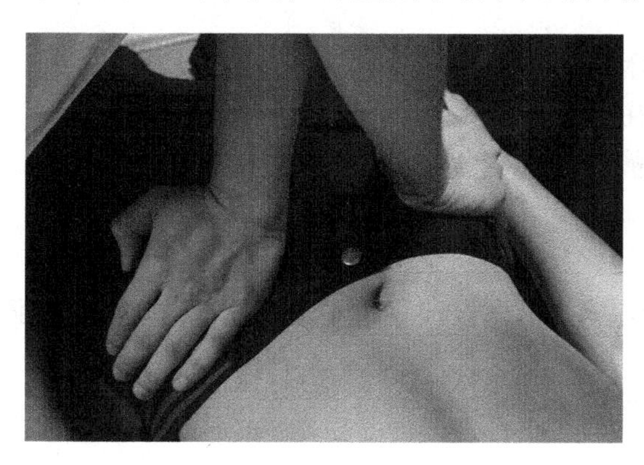

图3-76　骨盆分离

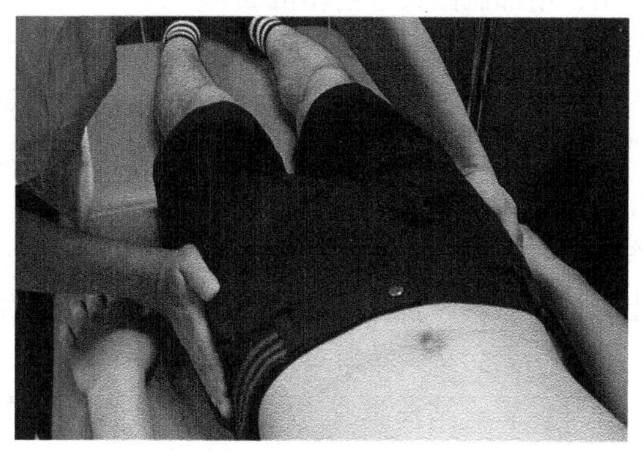

图3-77　骨盆挤压

3. 向头（足）侧滑动（图3-78）

作用：增加骨盆前后活动范围。

患者体位：仰卧位，下肢伸直。

治疗师位置：站在患者患侧，双手叠放在患者髂前上棘下（上）方。

松动手法：上身前倾，借助上肢力量将骨盆向上（头）的方向并稍向下（前）推动。

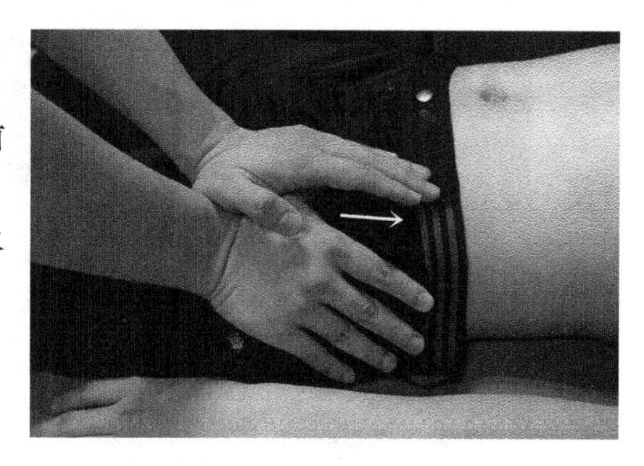

图3-78　向头（足）侧滑动

（二）腰骶关节

1. 前屈摆动（图3-79）

作用：增加腰骶关节屈的活动范围。

患者体位：俯卧位，腹部垫一枕头，头转向一侧，上肢垂于治疗床沿，下肢伸直。

治疗师位置：站在患者身体一侧，面向足部，内侧手掌根放在患者骶骨上端，手指向足。

松动手法：内侧手固定，借助上肢力量将骶骨向前并向下推动。

2. 后伸摆动（图3-80）

作用：增加腰骶关节伸的活动范围。

患者体位：俯卧位，腹部垫一枕头，头转向一侧，上肢垂于治疗床沿，下肢伸直。

治疗师位置：站在患者身体一侧，面向头部，内侧手掌根放在患者骶骨下端，手指向头部。

松动手法：内侧手固定，借助上肢力量将骶骨向前并向上推动。

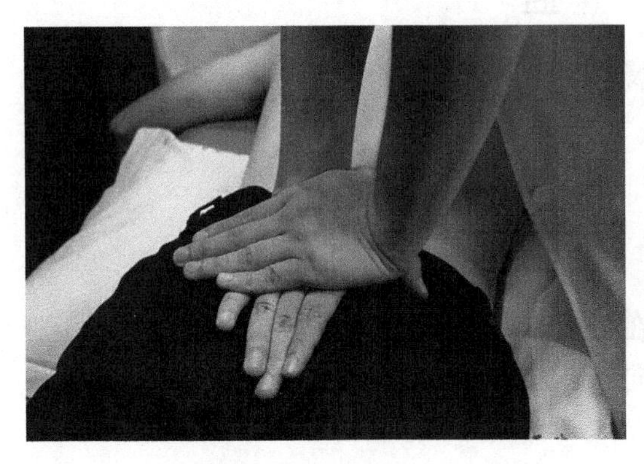

图3-79 前屈摆动

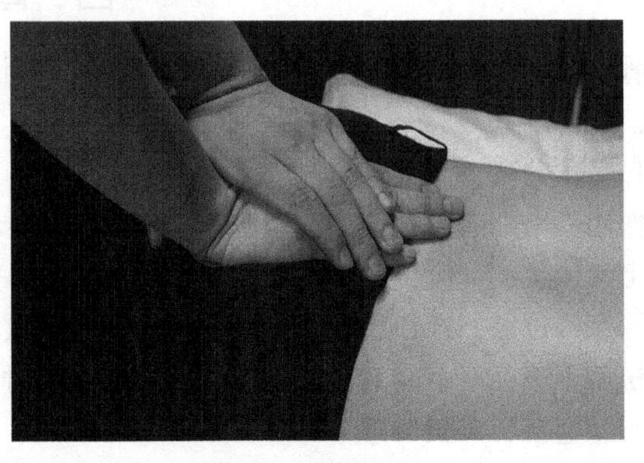

图3-80 后伸摆动

（三）骶髂关节

1. 侧方旋转（图3-81）

作用：增加骶髂关节活动范围。

患者体位：俯卧位，头向一侧，上肢垂于治疗床沿，下肢伸直。

治疗师位置：站在患者一侧，双手交叉分别放在患者对侧骶髂关节外侧的髂骨上。

松动手法：双手固定，上身前倾，借助上肢力量将髂骨向外侧并向下推动。

2. 交叉旋转（图3-82）

作用：增加骶髂关节活动范围。

患者体位：俯卧位，头转同一侧，上肢垂于治疗床沿。下肢伸直，左侧髋关节内旋，右侧髋关节外旋。向另一侧交叉旋转时方向相反。

治疗师位置：站在患者一侧，上方手放在左侧骶髂关节外侧的髂骨上，下方手放在右侧髂嵴的前侧面。

松动手法：上身前倾，上方手将左侧髂骨向下并向外按压，下方手将右侧髂嵴向上并向内提拉，使双侧骶髂关节发生反向旋转。

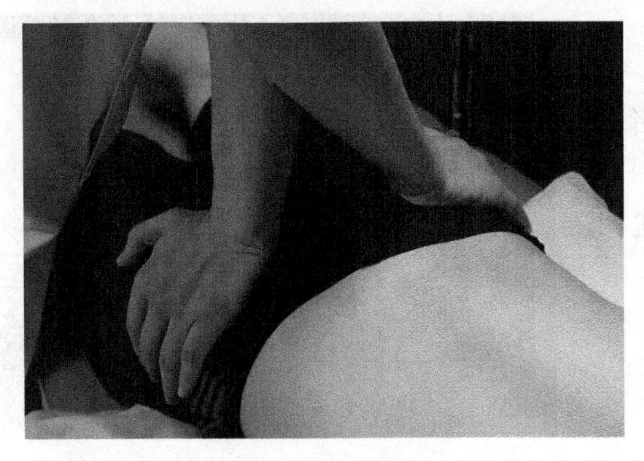

图3-81 侧方旋转

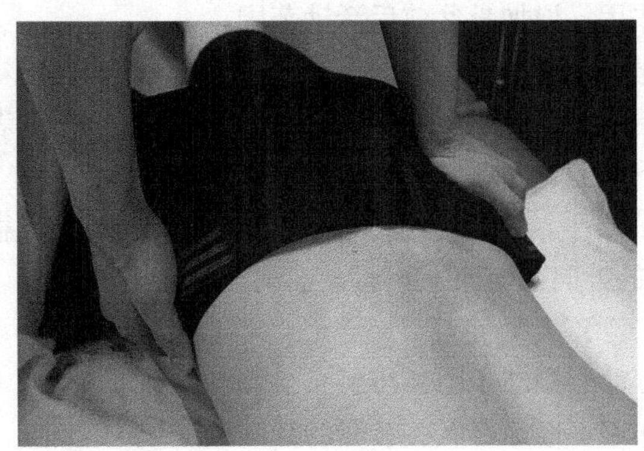

图3-82 交叉旋转

3. 髂嵴前旋（图3-83）

作用：增加骨盆前倾活动范围。

患者体位：半俯卧位，健侧下肢的足底着地，患侧（如左侧）下肢由治疗师托住。

治疗师位置：站在患者身后，右手放在左侧髂后上棘，左手及前臂托住患者左大腿及小腿。

松动手法：右手固定，左上肢将患者左下肢后伸、内收、借助上肢力量将左髂嵴向下并向外推动。

4. 髂嵴后旋（图3-84）

作用：增加骨盆后倾活动范围。

患者体位：健侧卧位，患侧在上。健侧下肢伸直，患侧下肢屈髋、屈膝90°，上半身外旋，上肢屈肘，手放在上腹部。

治疗师位置：面向患者站立，上身前倾，上方手放在髂嵴处，下方手放在坐骨结节处。

松动手法：双手固定，借助上肢力量，转动髂嵴（上方手向后，下方手向前同时转动）。

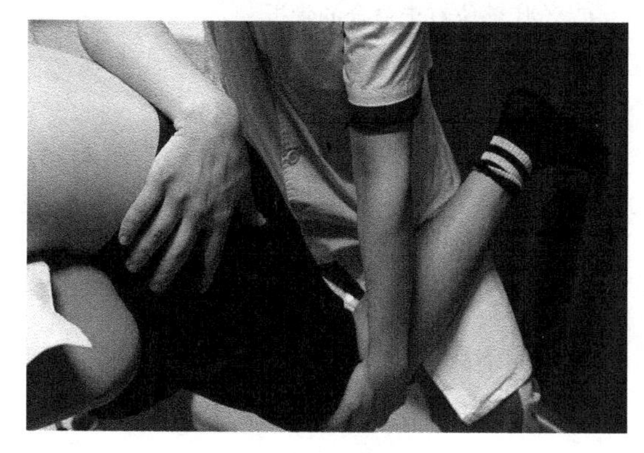

图3-83　髂嵴前旋

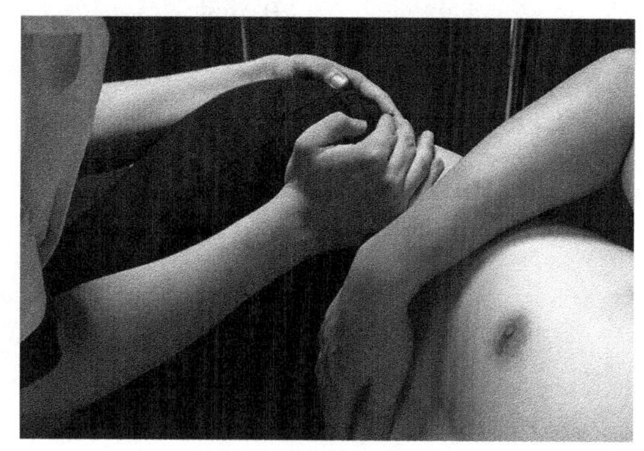

图3-84　髂嵴后旋

5. 髂嵴内旋（图3-85）

作用：增加骶髂关节活动范围。

患者体位：俯卧位，腹部垫一枕头，健侧下肢伸直，患侧下肢屈膝90°。

治疗师位置：面向患者站立，上方手放在对侧骶髂关节的髂骨上，下方手握住踝关节外侧。

松动手法：上身稍前倾，上方手固定，借助上肢力量将髂骨向下并向内推动，下方手同时将小腿向外运动，使髋关节内旋。

6. 髂嵴外旋（图3-86）

作用：增加骶髂关节活动范围。

患者体位：俯卧位，腹部垫一枕头，下肢伸直。

治疗师位置：面向患者站立，上方手插到腹前侧，放在髂前上棘处，下方手放在髂后上棘处。

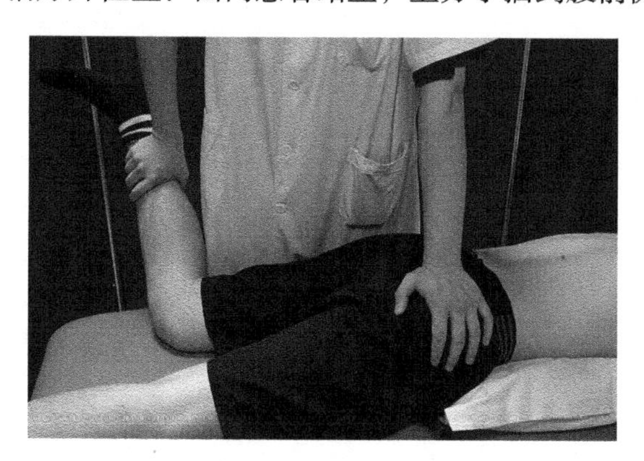

图3-85　髂嵴内旋

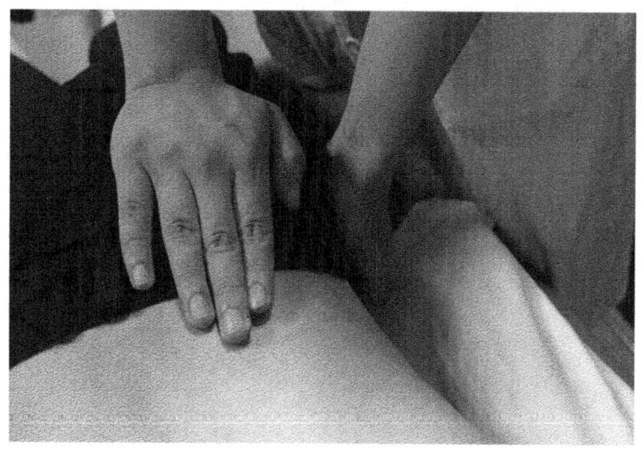

图3-86　髂嵴外旋

松动手法：上身前倾，下方手将髂后上棘向前并向内推动，上方手将髂前上棘向后并向外拉动，使整个髂嵴发生外旋。

自 测 题

单选题

1. 关节松动术具体操作时常选择关节的运动作为治疗手段（　　）
   A. 生理运动和附属运动　B. 生理运动
   C. 附属运动　D. 主动运动
   E. 以上均不是
2. 关节的附属运动不包括（　　）
   A. 滑动　B. 滚动
   C. 挤压　D. 分离
   E. 屈伸
3. 下面哪项不是关节松动术的治疗作用（　　）
   A. 缓解疼痛　B. 改善关节营养
   C. 增强肌肉力量　D. 改善关节活动范围
   E. 增强本体感觉反馈
4. 关节松动术治疗的禁忌证不包括（　　）
   A. 关节活动已经过度　B. 关节的炎症感染
   C. 治疗部位有未愈合的骨折
   D. 关节疼痛　E. 血友病关节部位

（李　艳）

第4章 肌力与肌耐力训练

案例 4-1

患者王某，女，27岁。外伤致T_{12}爆裂性骨折术后并截瘫2周，为进一步康复，转康复医学科住院治疗。专科检查：术后双侧大腿中部感觉稍减退，髂腰肌肌力5级，股四头肌肌力3级，胫骨前肌肌力1级。双下肢深浅反射未引出。经讨论，拟行截瘫肢体肌力训练等康复治疗。

问题： 1. 肌力训练的方法有哪些？

2. 肌力0～1级时如何进行肌力训练？

第1节 概 述

肌力训练是通过肌肉的主动收缩来改善和增强肌肉的力量，主要应用于肌力下降而导致运动功能下降的患者。

一、基本概念

（一）肌力

肌力指肌肉收缩时所能产生的最大力量，以肌肉最大兴奋时所能负荷的重量来表示，又称绝对肌力。依据肌肉不同的收缩形式产生的力量将肌力分为等张肌力、等长肌力和等速肌力。

1. 等张肌力 又称动力性肌力，是肌肉通过等张收缩以进行关节全范围运动时所能施出的最大力量。等张肌力的大小常用1RM（repetition maximum，RM）或10RM表示，1RM即受试者能完成一次关节全范围运动时所承受的最大负荷量。根据肌肉收缩时肌纤维长度的不同改变分为向心性收缩和离心性收缩。向心性收缩是指当肌肉收缩时，肌肉的起点与止点之间距离缩短。离心性收缩是指当肌肉收缩时，肌肉的起点与止点之间距离延长。

2. 等长肌力 又称静力性肌力，是肌肉通过等长收缩所能施加于一个固定不动的物体上的最大力量。等长肌力的大小用肌肉收缩坚持5s所承受的最大负荷表示。

3. 等速肌力 是指以恒定的角速度运动，在关节整个活动范围内均表现出最大用力程度。观察指标多（绝对峰力矩、相对峰力矩、总功、到达峰力矩时间、任一时间点角度的力矩、疲劳指数等）、准确、科学。

（二）耐力

耐力是指人体维持一定强度进行工作的能力，可认为是人体运动中对抗疲劳的能力。影响肌力和耐力的因素主要有肌纤维的类型、肌红蛋白的储备、酶的作用等。耐力与所进行的运动强度也有一定的关系，即运动强度越大，肌耐力越小。

1. 肌耐力 指肌肉持续地维持一定强度的等长收缩，或做多次一定强度的等张（速）收缩的能力。其大小可用从肌肉开始收缩到出现疲劳时已收缩了的总次数或所经历的时间来衡量。

2. 有氧耐力 指人体长时间进行有氧供能的工作能力。通常我们所说耐力训练，一般是指有氧运动或有氧耐力训练。

3. 无氧耐力　指机体以无氧代谢为主要供能形式坚持较长时间工作的能力，又称速度耐力。依据能量供应形式，无氧耐力又分为磷酸原代谢供能的无氧耐力和糖酵解代谢供能的无氧耐力。

4. 强度时间关系　在增强肌力训练中，负荷强度（即阻力）的大小和持续时间决定了不同的治疗作用。强度较大，持续时间较短，对增强肌肉力量有利；而强度较小，持续时间较长，对增强肌耐力有利；但强度也不宜过大，否则易导致损伤，失去肌肉锻炼价值。

（三）肌力训练与肌耐力训练的区别和联系

1. 区别　耐力是肌力所能维持的时间。肌力训练和耐力训练的方法不同，为迅速发展肌力，要求在较短的时间内对抗较重负荷，重复次数并不需要很多（高强度，少重复）；而发展耐力则需在较轻负荷下，在较长时间内多次重复才能有效（小强度，多重复）。

2. 联系　肌耐力训练与肌力训练又密切相关。在发展肌力时，如重复次数过多或持续时间过久，必然导致速度或肌力下降；在发展耐力时，如不增加负荷，则不可能较快地产生肌耐力，对肌力的增长也不利。因此，临床上常将发展肌力和耐力结合起来进行训练，从而使肌肉做功更为合理。

肌力训练与肌耐力训练有很多共同点，习惯上把两者统称为力量训练或力量练习。本章主要介绍肌力训练。

二、影响肌力的主要因素

1. 肌肉的生理横断面　即横切所有肌纤维的断面，单位生理横断面所能产生的最大肌力称为绝对肌力。

2. 肌肉的初长度　在生理范围内肌力与肌肉的初长度紧密相关，最适初长度为静息长度的1.2倍，当肌小节长度为2～2.2μm时主动张力最大，此时肌动蛋白与肌球蛋白处于最佳重叠状态。当关节在不同的角度时，肌纤维的初长度不同，因此肌肉所产生的力量也不同。

3. 杠杆效应力学　肌肉收缩产生的实际力矩输出受运动节段杠杆效应的影响，在一定范围内肌肉止点离关节轴越远杠杆作用越好。

4. 肌肉的募集　运动单位募集率是指肌肉收缩时，同时被激活的运动单位的数量，反映肌肉的募集状态。参与收缩的运动单位数量越多肌力也就越大。肌肉收缩时运动单位募集率主要受中枢神经系统功能状态的影响，当运动神经发出的冲动强度增大或冲动的频率增加时被动员或激活的运动单位也增多。

5. 肌纤维走向与肌腱长轴的关系　肌纤维与肌腱成角连结，羽状连结的肌纤维越多，成角也越大，肌肉越粗，产生的力越多，如腓肠肌；而比目鱼肌肌纤维与肌腱的连结很少成角，故具有较高的持续等长收缩力。

6. 中枢神经系统调节功能的协调性　可通过三种方式对肌力产生影响：调动尽可能多的运动单位做到同步收缩；调节拮抗肌适度放松；调节更多的原动肌参与收缩。

7. 年龄与性别　一般情况下，20岁肌力达到峰值，35岁以后每10年递减10%～20%，同年龄女性肌力相当于男性的2/3，尤其以握力和垂直跳的力量最为明显，女性握力只相当于同年龄男性的1/3～1/2，垂直跳力量约为男性的65%。

8. 心理因素　不同心理状态下表现出不同的肌力水平。在暗示、短暂有力口令及有练习欲望时，训练者所发挥的肌力明显比自主最大收缩力要大。因此，在进行增强肌力训练中应注意适当结合这些心理因素来刺激练习者。

三、导致肌力下降的常见原因

1. 年龄增加　人的肌力在25～30岁最强，而在35岁以后，肌力每10年递减10%～20%，且下肢肌肉力量下降比上肢要快，一般从下肢近端承重肌肉开始减退，等速肌力中快速收缩力量减退较大。

2. 失用性肌肉萎缩　是指由于肌肉组织长时间不活动，部分肌纤维发生萎缩，产生肌肉容量下降。

常见于心肺疾病患者住院绝对卧床期间、骨折固定等状态。

3. 神经系统疾病　如脑血管病、脑损伤、脑瘫等中枢神经系统损伤导致肢体的瘫痪；此外周围神经损伤也是导致肌肉力量下降的常见原因，如臂丛神经损伤、腓总神经损伤等。

4. 肌源性疾病　即源于肌肉本身病变而导致的肌肉萎缩如肌营养不良、多发性肌炎等，进行性肌营养不良与遗传因素有关，主要表现为四肢近端肌肉、躯干肌萎缩与力量下降。多发性肌炎是一组以骨骼肌间质性炎变和肌纤维变性为特征的综合征，主要表现为四肢近端肌、颈部肌群等肌力减退。

四、基本原则与临床应用

（一）基本原则

1. 超负荷原则　即训练时运动必须超过一定的负荷量和持续一定的时间，达到一定的运动强度，才能达到增强肌力的目的。超负荷并非指超过本人的负荷能力，而是指这种阻抗负荷应超过平时所遇到的负荷阻力，这种较之平常大的阻力能刺激肌肉产生相应的生理学适应，从而导致肌力增加。阻力的大小应略超出患者目前的肌力水平或至少相当于使肌肉产生最大收缩所需负荷的60%，并持续训练6周，才能促使肌力增强。例如，股四头肌训练中能承受3kg阻力，适应后可将负荷增至4kg，肌力才能不断进步；肌力为2级，可在抗重力体位训练，促进肌力达到3级，但要注意循序渐进。

2. 适度疲劳原则　在肌力训练中应遵循“疲劳但不过度疲劳”的原则，即肌力训练会引起一定程度的肌肉疲劳，没有肌肉疲劳就没有超量恢复出现，肌力训练也难以取得明显效果；但如果练习间隔太短，肌肉疲劳还未完全恢复，就继续练习将加重疲劳，以至引起肌肉劳损。而间隔太长超量恢复已消退，就无从积累，达不到增强肌力的目的。因此治疗中应注意观察，一旦出现过度疲劳就应停止训练。肌肉疲劳主要表现为肌肉不适感，甚至疼痛、抽筋，收缩肌肉颤动；肌肉收缩时有卡住的感觉，动作不协调；无力完成全范围的动作；产生代偿动作；无力继续低强度的活动；等速测试中力矩峰值降低。

3. 合理顺序原则　即先大后小，先练大肌群，后练小肌群。因小肌群比大肌群更容易疲劳，从而影响大肌群的训练效果。遵循合理顺序原则目的在于延迟疲劳的发生，提高肌群之间的相互良性作用。

4. 重复性原则　由于机体对力量训练产生的适应性改变是短暂的，停止力量训练一周内肌肉活动能力即开始下降。因此，建议患者将力量训练作为长期训练计划的重要内容。

5. 个体化原则　针对不同个体制订不同的治疗计划，此原则可帮助治疗师制订运动处方及选择最佳治疗计划以达到特殊的功能需求。不同的运动专项练习对身体各肌群的要求是不同的。

（二）临床应用

1. 适应证

（1）骨骼肌肉系统损伤：四肢或脊柱骨折、骨关节疾病引起的肌力不足，创伤后制动引起的失用性肌萎缩，骨关节置换术后、软组织损伤、关节不稳等。

（2）神经系统疾病：中枢神经系统疾病引起的偏瘫、截瘫、四肢瘫等，长期卧床导致肌力不足、肌营养不良、周围神经损伤等。

（3）肌源性疾病：肌肉收缩功能异常，可进行强度适宜的肌力训练。

（4）体育运动者：作为常规体能训练的重要组成部分，可用于预防运动损伤的基础练习。

2. 禁忌证　全身严重感染者，高热患者，严重心脏病、高血压患者，肌肉炎症或肿胀，关节脱位，肌腱断裂，局部有活动性出血患者，骨折未愈合，训练24h后仍感肌肉酸痛等情况应禁用抗阻训练，关节不稳定患者不宜进行高强度训练。

3. 注意事项

（1）合理选择训练方法：增强肌力的效果与选择的训练方法直接有关。训练前应先评估训练部位的关节活动度和肌力情况，根据评估结果选择合适的训练方法。

（2）合理调整运动强度：运动强度包括重量和重复频率。患者锻炼时的最大抗阻重量应该适当小于患者的最大收缩力，施加的重量或阻力应恒定，避免突然的暴力或阻力增加。若患者不能完成全范围关节运动、运动肢体疼痛、肌肉震颤或出现代偿性运动时应降低负荷或阻力。

（3）无痛训练：肌力训练时应该在无痛的前提下进行。因为疼痛提示肌肉损伤，疼痛时的肌肉痉挛也会造成额外负荷，勉强训练将导致严重肌肉或软组织炎症或损害。

（4）避免过度训练：肌力训练后短时间内的肌肉酸痛是正常现象，有利于肌肉纤维的蛋白质合成。但是运动时肌肉严重疼痛提示运动强度过大，而次日晨起的酸痛或疲劳增加说明运动量过大。这两种情况都需要避免。

（5）充分进行准备活动和放松活动：训练前必须有充分的准备活动，使即将运动的肌肉韧带、关节和心血管系统预热，避免突然运动导致适应障碍和合并症。

（6）注意心血管反应：运动时心血管将有不同程度的应激反应。有高血压、冠心病或其他心血管疾病者应注意运动时的心血管反应，避免过度的训练导致心血管意外。注意避免瓦尔萨尔瓦（Valsalva）动作（深吸气后，声门关闭，腹肌收缩，腹内压和胸内压增大而出现动脉血压短暂急剧升高）。

4. 训练基本要求

（1）正确进行训练前准备活动和训练后放松活动。

（2）正确进行训练前伸展训练。

（3）采用舒适、安全的身体姿势。

（4）呼吸方式：不要憋气，口鼻同时呼吸。在力量训练中上举开始时吸气，在最用力的部分短暂屏气，练习完成时呼气。

（5）口头指令或视觉反馈：当练习者进行训练时可用通俗易懂的语言提示，简短有力的指令可以正确提示和刺激练习者；等速力量训练时练习者可以看着显示器上波幅的升降或数字的增减反馈来增强训练效果。

5. 训练安全措施

（1）尽量采用必要的保护用具和安全器材。

（2）注意采用正确的训练动作和身体姿势。

（3）负重力量训练时尽量避免采用身体猛烈振动和扭转的练习。

（4）避免过度训练造成的损伤。

第2节　常用的训练方法

一、按照肌肉收缩方式分类的训练方法

根据肌肉收缩时长度、张力、速度的变化，可将之分为等长、等张和等速训练。

（一）等长训练

1. 适应证　视患者肌力实际情况而定，一般情况下肌力在2～5级的患者都可以进行等长收缩运动的训练。

2. 训练方法　在肌肉和骨关节损伤后的训练初期，为了避免给损伤部位造成不良影响，常利用等长训练法进行肌力的增强训练。

（1）“tens”法：即每次肌肉收缩10s后休息10s，重复10次为一组，每次训练10组，这种训练方法对肌力恢复较为有效。

（2）多角度等长训练：是在整个关节活动范围内，每隔20°做一组等长训练。此法的优点是可以克服等长训练的角度特异性，扩大等长训练的作用范围，能在可任意设定关节角度的等速训练器

上进行；可在训练时避开“疼痛弧”，选择在“疼痛弧”的两侧进行多角度等长训练；可通过等长训练的生理溢流作用促进对“疼痛弧”处的肌力恢复。多角度等长训练可采用“tens”原则，即每间隔20°～30°选择一个角度，每个角度用力收缩10s，休息10s：重复用力收缩10次，共训练5～10个角度。用力收缩时，开始2s迅速达到所需力矩值，然后保持该力矩值6s，最后2s逐渐放松。

3. 训练形式

（1）徒手等长运动：受训肢体不承担负荷，而保持肌肉的等长收缩活动。

（2）肌肉固定训练：适用于固定在石膏中的肢体，要求肌肉收缩时不能引起关节的任何运动，如股四头肌在伸展位石膏固定的情况下，进行等长训练。

（3）利用器具：可利用墙壁、地板、床等各种固定不动的器械和物品，保持肢体肌肉长度不变进行等长训练。

（二）等张训练

1. 适应证　根据肌力的恢复程度，3～5级肌力的患者均可进行等张收缩运动。动态的肌力和耐力通过此训练得以增加。

2. 训练方法　是一种动态的训练方式，等张训练主要以等张抗阻训练为主，通过关节活动度变化使肌肉伸长或缩短时对抗恒定或变化的阻力。

（1）徒手或器械抗阻：要根据患者的能力和需要来选择徒手还是机械抗阻。

（2）向心性收缩训练与离心性收缩训练：当肌肉收缩时，肌肉的起止点彼此靠近，肌长度缩短，称为向心性收缩。向心性收缩是作用于关节并使关节产生运动的主动肌的收缩。肌肉收缩时，肌肉起止点两端彼此远离，使肌长度增加，称为离心性收缩。离心性收缩是对抗关节运动的拮抗肌所产生的收缩，其作用与运动方向相反。其用于稳定关节，控制肢体动作或肢体坠落的速度。

等张抗阻训练既可以是离心的、向心的，还可以是两者兼有的，也就是说阻力可在肌肉伸长或者缩短时施加。在早期训练中，肌力很弱时，建议采用轻度徒手抗阻的离心性收缩；当肌力改善时，可以增加徒手肌力抗阻向心性收缩训练；当患者肌力再进步时，可采用器械抗阻的向心性或者离心性收缩训练。由于抗强阻离心性训练时，心血管系统存在潜在的过度压力，因此治疗师要注意。离心性训练比向心性训练更容易产生迟发性肌肉疼痛，一般认为当肌肉伸长抗阻比缩短抗阻更容易导致肌纤维和相关组织微创伤。适当的、渐进性的等张抗阻训练能减少或防止迟发肌肉疼痛。

（三）等速训练

等速训练运动速度相对稳定，不会产生加速运动，优点较多。在关节活动范围内的每一点上都能向肌肉提供合适的阻力，使肌肉保持合适的张力和收缩力；保持张力和收缩力的平衡，使肌肉得到充分收缩，较好地增强肌力。

1. 适应证　对于肌力低于3的患者，可先在持续性关节被动活动（CPM）模式下进行助力运动，以进行肌肉的早期训练；对于肌力为3级及3级以上的患者可选用向心性肌力训练和离心性肌力训练。

2. 训练方法　包括等速向心性肌力训练和等速离心性肌力训练。

（1）等速向心性肌力训练：是最常用的一种肌力训练方式。由于等速仪器能提供不同的运动速度，因此可根据不同病情需要，选择一系列不同的运动速度进行肌力训练，这种训练方法又称为运动速度谱训练。

（2）等速离心性肌力训练：等速仪器可提供向心收缩/离心收缩、离心收缩/离心收缩两种训练方式。在前一种训练方式中，主要训练一组肌群，如顺时针方向是肌群的向心性收缩，逆时针方向则为同一肌群的离心性收缩，从而形成一组肌群向心收缩-离心收缩的收缩方式；后一种训练方式，可同时训练主动肌和拮抗肌两种肌群的离心收缩肌力，提高两组肌群的肌力；在临床中可根据患者具体情况加以选择。

（3）短弧等速肌力训练：指在限定运动范围内进行等速肌力训练的一种方式，主要适用于关节及周围软组织损伤后关节存在一定角度的疼痛患者。

二、根据肌力情况可采取的训练方法

肌力训练的目的是为了获得更高级别的肌力水平。治疗师首先要对患者残存肌力进行评估，然后根据评估结果制订相应的治疗计划。不同肌力水平练习方法可参照表4-1。

表4-1 不同肌力水平练习方法

肌力	训练方法	目标
0～1级	被动运动与传递神经冲动训练 功能性电刺激 助力运动	诱发主动肌肉收缩，避免肌肉萎缩 保持关节活动度，避免挛缩和粘连 促进运动神经功能恢复
2级	主动助力运动	促使肌力达到3级，产生功能性关节主动活动
3级	主动运动，轻微抗阻	促使肌力达到4级
4～5级	抗阻运动，等速运动	促使肌力和肌耐力恢复正常。提高心肺功能和耐力

三、根据不同运动形式可采用的训练方法

（一）传递神经冲动训练

1. 适应证　适用于肌力0～1级的患者。

2. 训练方法　引导患者做主观努力，通过意念的方式，竭力引发瘫痪肌肉的主动收缩。另外，目前对肌力0～2级的患者，肌力增强训练较多利用肌电刺激的生物反馈训练方法。

（二）被动运动辅助训练

被动运动辅助训练指在肌肉收缩过程中，不能克服自身重量而无法完成具体动作时所采取的运动。肌肉失去神经支配后，将失去主动收缩能力，呈弛缓性瘫痪，此时肌力为0级。在神经重新支配之前，要采取保护措施，延缓肌肉萎缩变形，同时进行传递神经冲动训练，让患者大脑皮质运动区发放的神经冲动，通过脊髓前角细胞向周围传递，致瘫痪的肌肉逐渐恢复功能。

1. 适应证　适用于肌力1级的患者。

2. 训练方法

（1）使用支具把肢体保持在功能位。

（2）做受累关节各方向的被动活动，维持肌肉初长度，防止关节挛缩。

（3）采用各种温热疗法，改善血液循环，促进新陈代谢，有利于神经再生。

（4）神经肌肉电刺激保持肌肉适当收缩，将肌肉萎缩降到最低限度。

（5）引导患者做主观努力，通过意念的方式，竭力引发瘫痪肌肉的主动收缩。

（6）一旦发现肌力有恢复，立即开始肌力增强训练，使残存肌肉和重新接受神经支配的肌纤维肥大和强化。

（三）辅助主动运动训练

辅助主动运动训练是在外力的辅助下通过患者主动收缩肌肉来完成的运动和动作，辅助力量可由治疗师徒手、患者的健侧提供，也可利用器械、引力或水的浮力来帮助完成。

1. 适应证　主要适用于肌力恢复到2级，不能独立完成动作的部位。此方法以主动收缩为主，外力辅助完成动作。

2. 训练方法

（1）徒手辅助主动运动：不借助任何器械的帮助，完全由治疗师徒手辅助完成训练。当肌力为1级或2级时，治疗师辅助患者进行主动运动，同时给予正确的动作引导语，随着肌力的改善，随时进行辅助量的精细调节，不受任何条件的限制，训练效果较好。缺点是训练需要治疗师与患者一对一进行，比较费时费力，工作效率较低。

（2）悬吊辅助主动运动：利用绳索、挂钩、滑轮等简单装置或者专用的悬吊训练系统，将需要训练的肢体悬吊起来，以减轻肢体的自身重量，然后在水平面上进行训练。随着肌力的改善还可以调节悬吊点的位置、悬吊的部位、改变运动面的倾斜度，用手指、弹力绳、重锤等施加阻力，以增加训练难度，提高训练效果。

（3）滑面上辅助主动运动：在光滑训练平面上利用撒滑石粉或固定滑板等方法减少肢体与滑板之间的摩擦力，减轻训练难度；也可通过垫毛巾或加大滑板的倾斜度等方法增大摩擦力，利用摩擦阻力在训练平面上做滑动运动。

（4）滑轮重锤辅助的主动运动：利用滑轮和重锤减轻需训练肢体的重量，运动在垂直面上进行。适用于拮抗肌可拉起重锤的患者，多用于髋、膝、肩、肘等大关节部位的减重主动运动，不能用于手指、腕和踝等关节部位的训练。

（5）浮力辅助主动运动：多在水中进行，也可在泥疗池中进行训练。利用水对肢体的浮力或加上漂浮物减轻肢体重力的影响，进行辅助主动运动。

（四）主动运动训练

通过患者主动收缩肌肉完成运动，训练时选择正确的体位和姿势，将肢体置于抗重力体位，防止代偿动作，对运动的速度、次数及间歇予以适当的指导。常见的主动运动形式为徒手体操练习。

1. 适应证　适用于徒手肌力测试肌力水平3级及以上的患者。

2. 训练方法　训练中取正确的体位和姿势，将肢体置于抗重力位，防止代偿运动。

（五）抗阻主动运动训练

在肌肉收缩过程中，需克服外来阻力才能完成的运动的一种训练方法。抗阻训练对增强肌力最为有效。渐进抗阻训练是逐渐增加或者递减运动负荷的训练方法。

1. 适应证　适用于肌力4～5级的患者。

2. 训练方法　利用徒手、滑车、重物、摩擦力、流体阻力等方式来形成阻力，阻力作用的方向与主动运动方向相反。

第3节　上肢常用训练方法

一、肩部肌群肌力训练

（一）肩关节前屈肌群肌力训练

1. 肩关节前屈　主要肌肉是三角肌前束、喙肱肌。

2. 徒手肌力测试肌力水平1～3级

患者体位：健侧卧位，肘关节伸直。

治疗师手法：一手托住患者前臂，一手托住患者肘部，去除患者肢体重量，起减重效果。

具体操作：嘱患者尽可能全关节活动范围内进行稳定、安全的肩关节屈曲运动，直至肩关节屈曲达180°，然后还原，重复进行。必要时给予一定的言语激励，鼓励患者更多的主动参与。在徒手肌力为1级时，应给予患者一定的助力，帮助患者完成全关节活动范围的运动；在徒手肌力为2～3级时，只需托住患者上肢，协助患者完成肩关节屈曲运动（图4-1）。

3. 徒手肌力测试肌力水平4～5级

患者体位：仰卧位或坐位，肘关节伸直。

治疗师手法：一手握住患者前臂远端，一手置于患者肱骨远端。

具体操作：治疗师视患者个人具体能力，给予患者肢体一定的抵抗阻力，嘱患者尽可能全关节活动范围内进行肩关节前屈运动，然后还原，重复进行（图4-2）。必要时给予一定的言语激励，鼓励患者更多的主动参与。

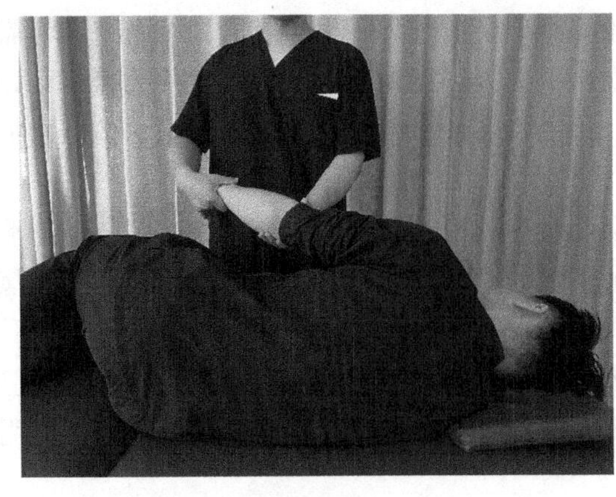

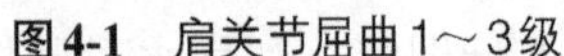
图4-1 肩关节屈曲1～3级

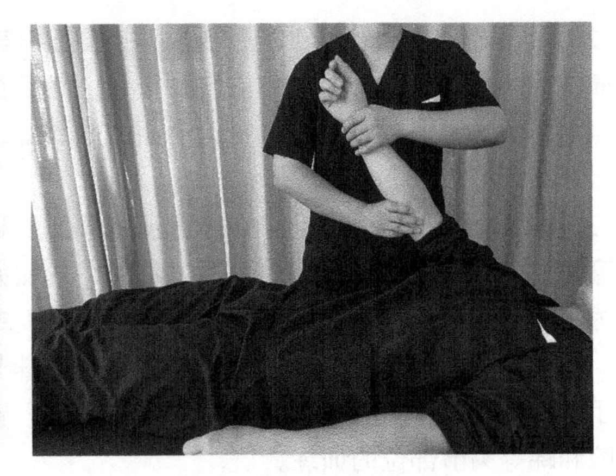
图4-2 肩关节屈曲4～5级

（二）肩关节后伸肌群肌力训练

1. 肩关节后伸 主要肌肉是三角肌后束、大圆肌、背阔肌。

2. 徒手肌力测试肌力水平1～3级

患者体位：健侧卧位，肘关节伸直。

治疗师手法：一手托住患者前臂，一手托住肘部，去除患者肢体重量，起减重效果。

具体操作：嘱患者尽可能全关节活动范围内进行稳定、安全的肩关节后伸运动，直至肩关节后伸达到40°，然后还原，重复进行。必要时给予一定的言语激励，鼓励患者更多的主动参与。在徒手肌力为1级时，应给予患者一定的助力，帮助患者完成全关节活动范围的运动；在徒手肌力为2～3级时，只需托住患者上肢，协助患者完成肩关节后伸运动（图4-3）。

3. 徒手肌力测试肌力水平4～5级

患者体位：侧卧位或坐位，肘关节伸直。

治疗师手法：一手握住患者前臂远端，一手置于患者肱骨远端。

具体操作：治疗师视患者个人具体能力，给予患者肢体一定的抵抗阻力，嘱患者尽可能全关节活动范围内进行肩关节后伸运动，然后还原，重复进行（图4-4）。必要时给予一定的言语刺激，鼓励患者更多的主动参与。

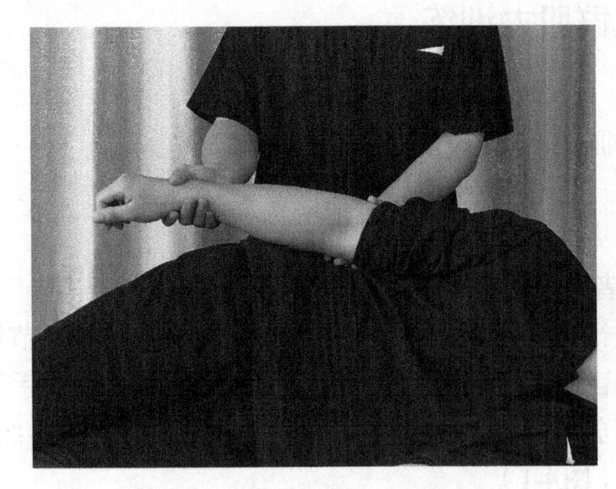
图4-3 肩关节后伸1～3级

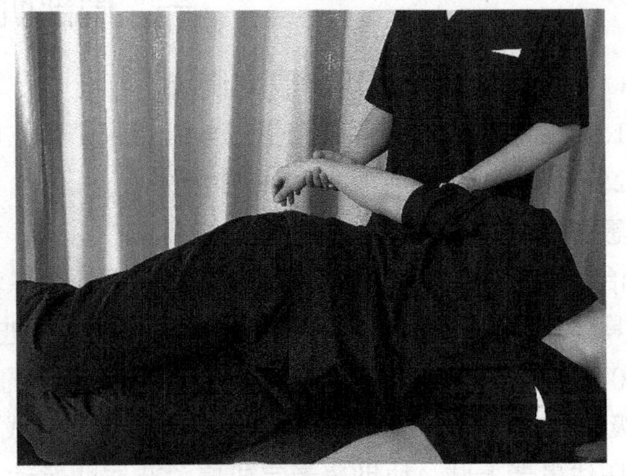
图4-4 肩关节后伸4～5级

（三）肩关节外展肌群肌力训练

1. 肩关节外展 主要肌肉是三角肌中束、冈上肌。

2. 徒手肌力测试肌力水平1～3级

患者体位：仰卧位，肘关节伸直。

治疗师手法：一手托住患者前臂，一手托住患者肘部，去除患者肢体重量，起减重效果。

具体操作：嘱患者尽可能全关节活动范围内进行稳定、安全的肩关节外展运动，直至肩关节外展达到180°，然后还原，重复进行。必要时给予一定的言语激励，鼓励患者更多的主动参与。在徒手肌力为1级时，应给予患者一定的助力，帮助患者完成全关节活动范围的运动；在徒手肌力为2～3级时，只需托住患者上肢，协助患者完成肩关节外展运动（图4-5）。

3. 徒手肌力测试肌力水平4～5级

患者体位：侧卧位或坐位，肘关节伸直。

治疗师手法：一手握住患者前臂远端，一手置于患者肱骨远端。

具体操作：治疗师视患者个人具体能力，给予患者肢体一定的抵抗阻力，嘱患者尽可能全关节活动范围内进行肩关节外展运动，然后还原，重复进行（图4-6）。必要时给予一定的言语刺激，鼓励患者更多的主动参与。

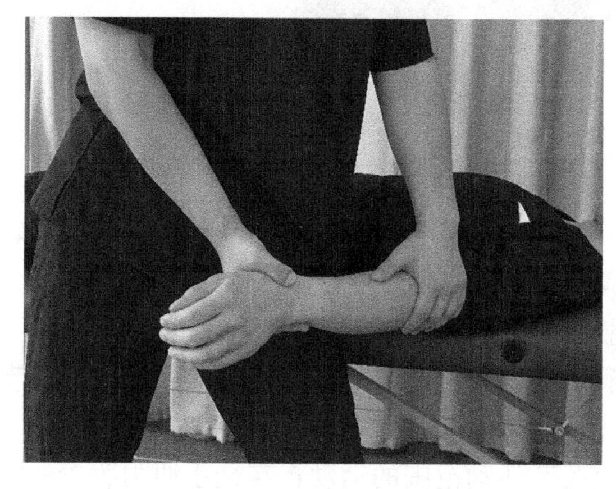

图4-5 肩关节外展1～3级

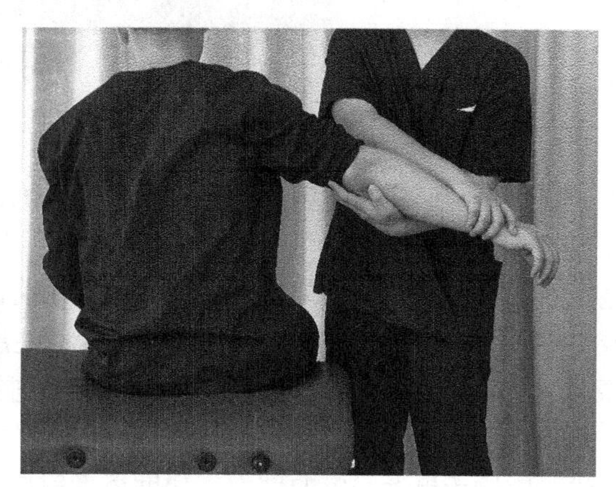

图4-6 肩关节外展4～5级

（四）肩关节内收肌群肌力训练

1. 肩关节内收 主要肌肉是胸大肌、背阔肌、小圆肌、冈下肌。

2. 徒手肌力测试肌力水平1～3级

患者体位：坐位，肘关节伸直。

治疗师手法：一手托住患者前臂，一手托住患者肘部，使患者患侧上肢外展90°，去除患者肢体重量，起减重效果。

具体操作：嘱患者尽可能全关节活动范围内进行稳定、安全的肩关节内收运动，直至肩关节外展达到45°，然后还原，重复进行。必要时给予一定的言语激励，鼓励患者更多的主动参与。在徒手肌力为1级时，应给予患者一定的助力，帮助患者完成全关节活动范围的运动；在徒手肌力为2～3级时，只需托住患者上肢，协助患者完成肩关节内收运动（图4-7）。

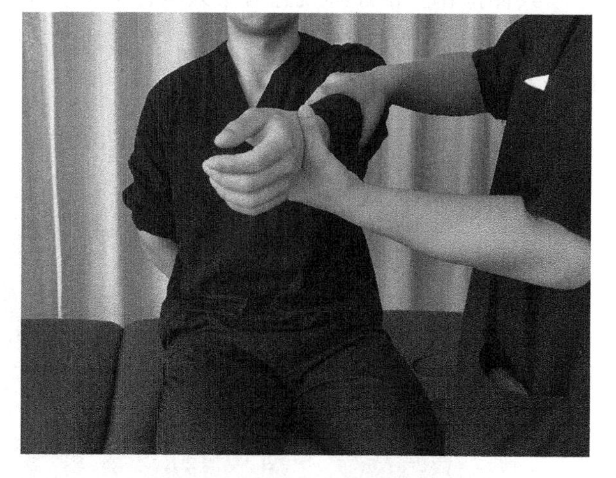

图4-7 肩关节内收1～3级

3. 徒手肌力测试肌力水平4～5级

患者体位：仰卧位或坐位。

治疗师手法：一手放在患者前臂远端，一手放在患者肱骨远端内侧，使患者患侧上肢外展90°。

具体操作：治疗师视患者个人具体能力，给予患者肢体一定的抵抗阻力，嘱患者尽可能全关节活动范围内进行肩关节内收运动，然后还原，重复进行（图4-8）。必要时给予一定的言语刺激，鼓励患者更多的主动参与。

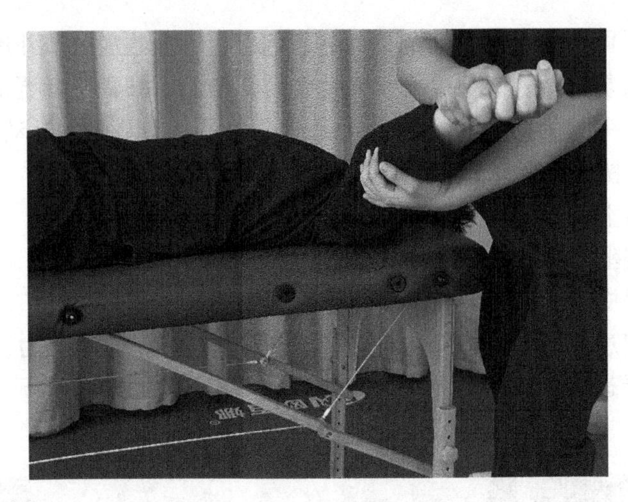

图4-8　肩关节内收4～5级

（五）肩关节内旋肌群肌力训练

1. 肩关节内旋　主要肌肉是胸大肌、肩胛下肌、背阔肌、大圆肌。

2. 徒手肌力测试肌力水平1～3级

患者体位：仰卧位，肩外展90°，屈肘90°，前臂被动旋前位垂直向上。

治疗师手法：一手握住患者肘关节，一手握住患者前臂使前臂旋前向上。

具体操作：嘱患者尽可能全关节活动范围内进行稳定、安全的肩关节内旋运动，直至肩关节内旋达到75°，然后还原，重复进行。必要时给予一定的言语激励，鼓励患者更多的主动参与。在徒手肌力为1级时，应给予患者一定的助力，帮助患者完成全关节活动范围的运动；在徒手肌力为2～3级时，只需辅助固定患侧上肢，协助患者完成肩关节内旋运动（图4-9）。

3. 徒手肌力测试肌力水平4～5级

患者体位：仰卧位，肩外展90°，屈肘90°，前臂被动旋前位垂直向上。

治疗师手法：一手握住患者肘关节内侧，一手放在患者前臂远端，使患者患侧上肢外展90°。

具体操作：治疗师视患者个人具体能力，给予患者一定的外旋方向抵抗阻力，嘱患者尽可能全关节活动范围内进行肩关节内旋运动，然后还原，重复进行（图4-10）。必要时给予一定的言语刺激，鼓励患者更多的主动参与。

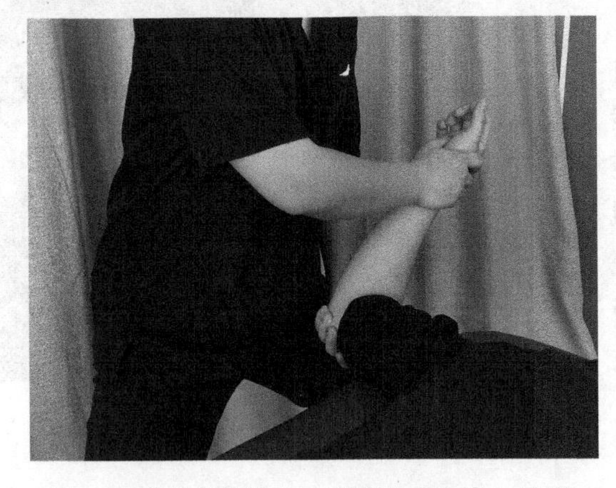

图4-9　肩关节外旋1～3级肩关节内旋4～5级

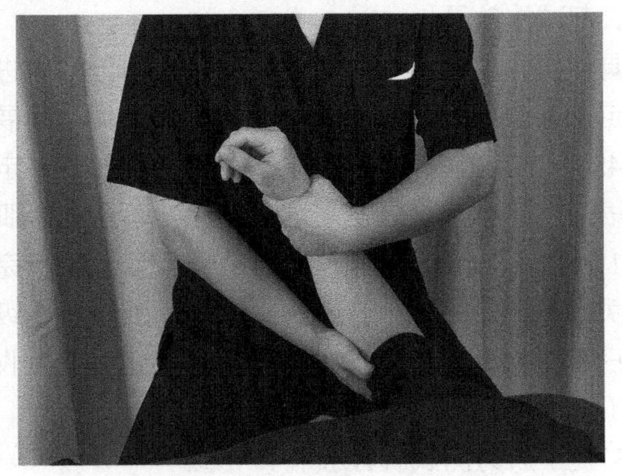

图4-10　肩关节内旋1～3级肩关节外旋4～5级

（六）肩关节外旋肌群肌力训练

1. 肩关节外旋　主要肌肉是冈下肌、小圆肌。

2. 徒手肌力测试肌力水平1～3级

患者体位：仰卧位，肩外展90°，屈肘90°，前臂垂直床面向上。

治疗师手法：一手托住患者肘关节内侧，一手握住患者前臂远端。

具体操作：嘱患者尽可能全关节活动范围内进行稳定、安全的肩关节外旋运动，直至肩关节外旋达到90°，然后还原，重复进行。必要时给予一定的言语激励，鼓励患者更多的主动参与。在徒手肌力为1级时，应给予患者一定的助力，帮助患者完成全关节活动范围的运动；在徒手肌力为2～3级时，只需辅助固定患侧上肢，协助患者完成肩关节外旋运动（图4-10）。

3. 徒手肌力测试肌力水平4～5级

患者体位：仰卧位。

治疗师手法：一手握住肘关节内侧，一手放在患者前臂远端，使患者患侧上肢外展90°。

具体操作：治疗师视患者个人具体能力，给予患者肢体一定内旋方向的抵抗阻力，嘱患者尽可能全关节活动范围内进行肩关节外旋运动，然后还原，重复进行（图4-9）。必要时给予一定的言语刺激，鼓励患者更多的主动参与。

二、肘部肌群肌力训练

（一）肘屈肌肌群肌力训练

1. 肘关节屈肌　主要肌肉是肱二头肌、肱肌、肱桡肌。

2. 徒手肌力测试肌力水平1～3级

患者体位：坐位，肩外展30°，肘关节伸直。

治疗师手法：一手托住患者上臂远端，一手托住患者前臂远端，去除患者肢体重量，起减重效果。

具体操作：嘱患者尽可能全关节活动范围内进行稳定、安全的肘关节屈曲运动，直至肘关节屈曲达135°，然后还原，重复进行。必要时给予一定的言语激励，鼓励患者更多的主动参与。在徒手肌力为1级时，应给予患者一定的助力，帮助患者完成全关节活动范围的运动；在徒手肌力为2～3级时，只需托住患者前臂，协助患者完成肘关节屈曲运动（图4-11）。

3. 徒手肌力测试肌力水平4～5级

患者体位：仰卧位，肘关节伸直。

治疗师手法：一手握住患者前臂远端，一手置于患者肱骨远端。

具体操作：治疗师视患者个人具体能力，给予患者前臂远端一定的抵抗阻力，嘱患者尽可能全关节活动范围内进行肘关节屈曲运动，然后还原，重复进行（图4-12）。必要时给予一定的言语激励，鼓励患者更多的主动参与。

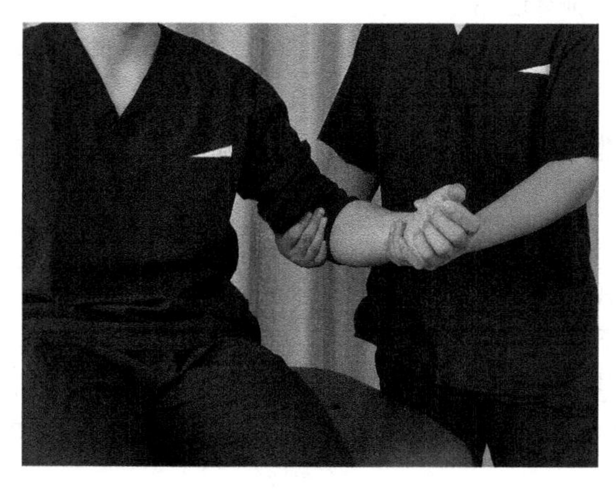

图4-11　肘关节屈肘1～3级

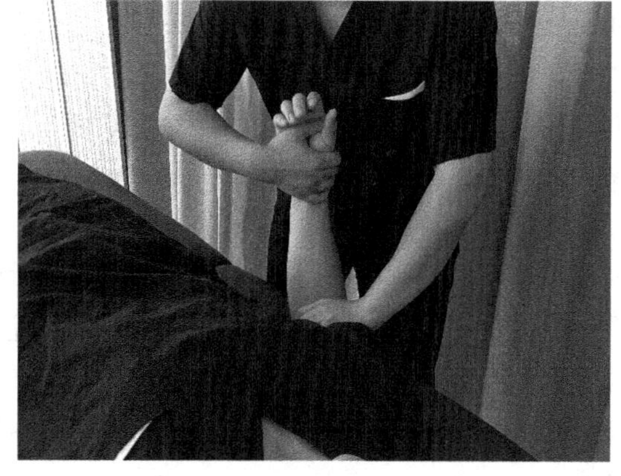

图4-12　肘关节屈肘4～5级

（二）肘伸肌肌群肌力训练

1. 肘关节伸肌　主要肌肉是肱三头肌。

2. 徒手肌力测试肌力水平1～3级

患者体位：坐位，肩关节外展90°，肘关节被动屈曲90°。

治疗师手法：一手托住患者上臂远端，一手握住患者前臂远端去除患者肢体重量，起减重效果。

具体操作：嘱患者尽可能全关节活动范围内进行稳定、安全的肘关节伸肘运动，直至肘关节伸直180°，然后还原，重复进行。必要时给予一定的言语激励，鼓励患者更多的主动参与。在徒手肌力为1级时，应给予患者一定的助力，帮助患者完成全关节活动范围的运动；在徒手肌力为2～3级时，只需托住患者前臂，协助患者完成肘关节伸肘运动（图4-13）。

3. 徒手肌力测试肌力水平4～5级

患者体位：仰卧位，肘关节屈曲。

治疗师手法：一手握住患者前臂远端，一手置于患者肱骨远端。

具体操作：治疗师视患者个人具体能力，给予患者前臂远端一定的抵抗阻力，嘱咐患者尽可能全关节活动范围内进行肘关节伸肘运动，然后还原，重复进行（图4-14）。必要时给予一定的言语激励，鼓励患者更多的主动参与。

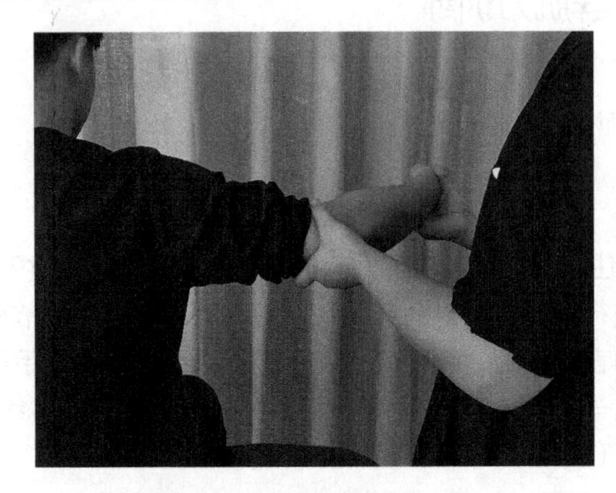

图4-13 肘关节伸肘1～3级

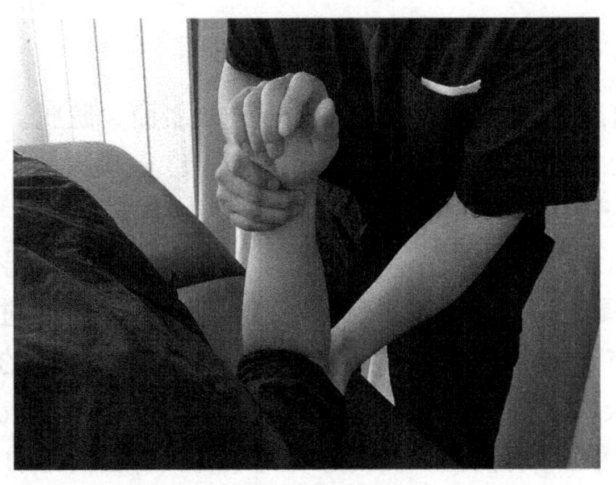

图4-14 肘关节伸肘4～5级

（三）前臂旋前肌群肌力训练

1. 前臂旋前 主要肌群是旋前圆肌、旋前方肌。

2. 徒手肌力测试肌力水平1～3级

患者体位：坐位，上臂置于体侧，屈肘90°，手掌与地面垂直。

治疗师手法：一手固定患者肘部，一手固定患者前臂远端。

具体操作：嘱患者尽可能全关节活动范围内进行稳定、安全的前臂旋前运动，直至前臂旋前90°，然后还原，重复进行。必要时给予一定的言语激励，鼓励患者更多的主动参与。在徒手肌力为1级时，应给予患者一定的助力，帮助患者完成全关节活动范围的运动；在徒手肌力为2～3级时，只需托住患者前臂，协助患者完成肘关节旋前运动（图4-16）。

3. 徒手肌力测试肌力水平4～5级

患者体位：仰卧位或坐位，上肢稍外展，屈肘90°，前臂中立位。

治疗师手法：一手握住患者前臂远端，一手置于患者肘部。

具体操作：治疗师视患者个人具体能力，给予患者一定的抵抗阻力，嘱患者尽可能全关节活动范围内进行肘旋前运动，然后还原，重复进行（图4-15）。必要时给予一定的言语激励，鼓励患者更多的主动参与。

（四）前臂旋后肌群肌力训练

1. 前臂旋后 主要肌群是旋后肌、肱二头肌。

2. 徒手肌力测试肌力水平1～3级

患者体位：坐位，上臂置于体侧，屈肘90°，前臂中立位。

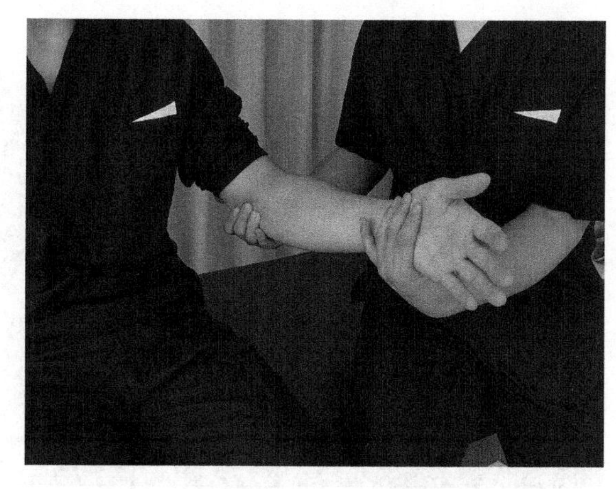

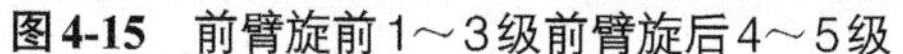

图4-15　前臂旋前1～3级前臂旋后4～5级

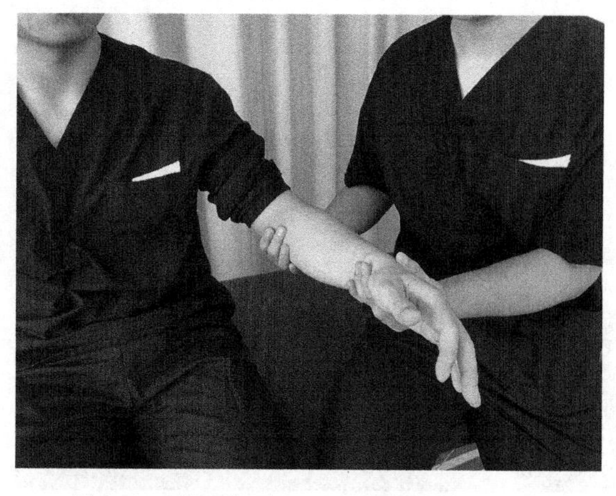

图4-16　前臂旋后1～3级前臂旋前4～5级

治疗师手法：一手固定患者肘部，一手固定患者前臂远端。

具体操作：嘱患者尽可能全关节活动范围内进行稳定、安全的前臂旋后运动，直至前臂旋后90°，然后还原，重复进行。必要时给予一定的言语激励，鼓励患者更多的主动参与。在徒手肌力为1级时，应给予患者一定的助力，帮助患者完成全关节活动范围的运动；在徒手肌力为2～3级时，只需托住患者前臂，协助患者完成肘关节旋后运动（图4-15）。

3. 徒手肌力测试肌力水平4～5级。

患者体位：仰卧位或坐位，上肢稍外展，屈肘90°，前臂中立位。

治疗师手法：一手握住患者前臂远端，一手置于患者肘部。

具体操作：治疗师视患者个人具体能力，给予患者一定的抵抗阻力，嘱患者尽可能全关节活动范围内进行肘旋后运动，然后还原，重复进行（图4-16）。必要时给予一定的言语激励，鼓励患者更多的主动参与。

三、腕部肌群肌力训练

（一）腕关节屈肌群肌力训练

1. 腕关节屈曲　主要肌肉是桡侧腕屈肌、尺侧腕屈肌。

2. 徒手肌力测试肌力水平1～3级

患者体位：坐位，前臂中立位置于平面上。

治疗师手法：一手托住患者腕关节，一手握住患者手掌，去除患者肢体重量和平面摩擦力，起减重效果。

具体操作：嘱患者尽可能全关节活动范围内进行稳定、安全的腕关节屈曲运动，直至腕关节屈曲达80°，然后还原，重复进行。必要时给予一定的言语激励，鼓励患者更多的主动参与。在徒手肌力为1级时，应给予患者一定的助力，帮助患者完成全关节活动范围的运动；在徒手肌力为2～3级时，只需固定前臂，协助患者完成腕关节屈曲运动（图4-17）。

3. 徒手肌力测试肌力水平4～5级

患者体位：坐位，前臂旋后置于平面上。

治疗师手法：一手握住患者前臂，一手放于患者手掌上。

具体操作：治疗师视患者个人具体能力，给予患者肢体一定的抵抗阻力，嘱患者尽可能全关节活动范围内进行腕关节屈曲运动，然后还原，重复进行（图4-18）。必要时给予一定的言语激励，鼓励患者更多的主动参与。

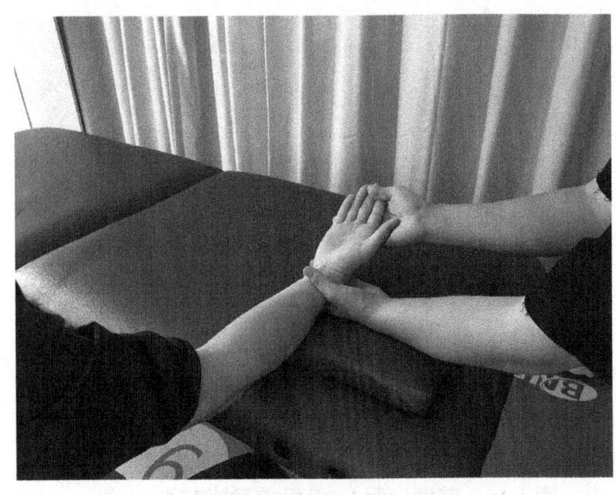

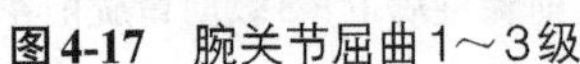
图4-17　腕关节屈曲1～3级

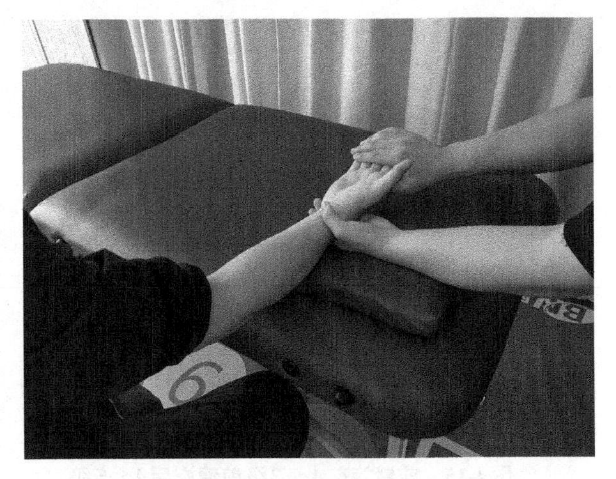

图4-18　腕关节屈曲4～5级

（二）腕关节伸肌肌群肌力训练

1. 腕关节伸肌　主要肌肉是桡侧腕长伸肌、桡侧腕短伸肌、尺侧腕伸肌。

2. 徒手肌力测试肌力水平1～3级

患者体位：坐位，前臂中立位置于平面上。

治疗师手法：一手托住患者腕关节，一手托住患者手掌，去除患者肢体重量和平面摩擦力，起减重效果。

具体操作：嘱患者尽可能全关节活动范围内进行稳定、安全的腕关节背伸运动，直至腕关节背伸达70°，然后还原，重复进行。必要时给予一定的言语激励，鼓励患者更多的主动参与。在徒手肌力为1级时，应给予患者一定的助力，帮助患者完成全关节活动范围的运动；在徒手肌力为2～3级时，只需固定前臂，协助患者完成腕关节背伸运动（图4-19）。

3. 徒手肌力测试肌力水平4～5级

患者体位：坐位，前臂旋后置于平面上。

治疗师手法：一手握住患者腕关节，一手放于患者手掌上。

具体操作：治疗师视患者个人具体能力，给予患者肢体一定的抵抗阻力，嘱患者尽可能全关节活动范围内进行腕关节背伸运动，然后还原，重复进行（图4-20）。必要时给予一定的言语激励，鼓励患者更多的主动参与。

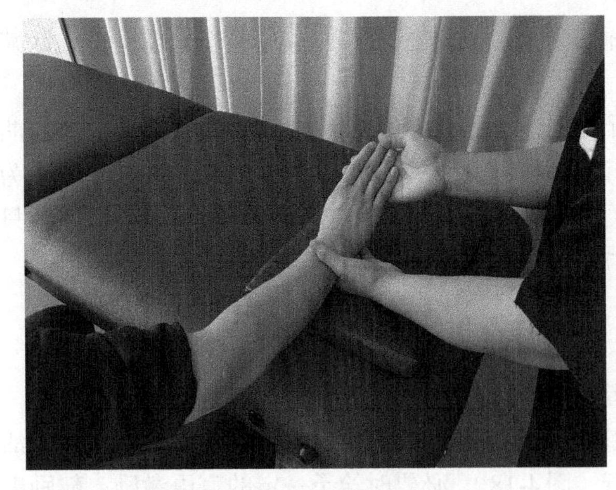

图4-19　腕关节背伸1～3级

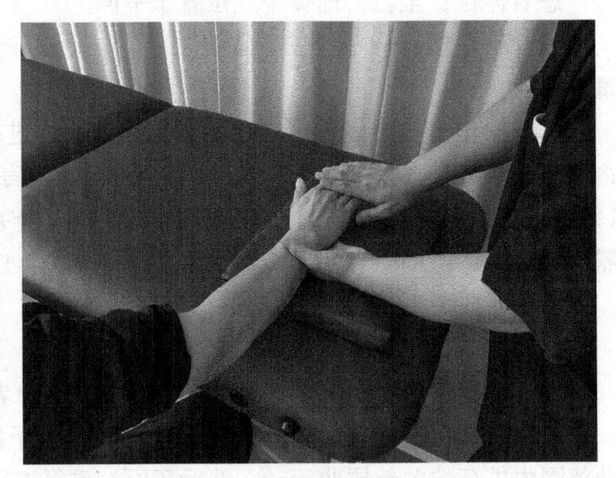

图4-20　腕关节背伸4～5级

（三）腕关节桡偏肌肌群肌力训练

1. 腕关节桡偏　主要肌群是桡侧腕长伸肌、桡侧腕短伸肌、桡侧腕屈肌。

2. 徒手肌力测试肌力水平1～3级

患者体位：卧位或坐位。

治疗师手法：一手固定患者腕关节，一手托住患者手掌，去除患者肢体重量和平面摩擦力，起减重效果。

具体操作：嘱患者尽可能全关节活动范围内进行稳定、安全的腕关节桡偏运动，直至腕关节桡偏达20°，然后还原，重复进行。必要时给予一定的言语激励，鼓励患者更多的主动参与。在徒手肌力为1级时，应给予患者一定的助力，帮助患者完成全关节活动范围的运动；在徒手肌力为2～3级时，只需托住患者前臂，协助患者完成腕关节桡偏运动（图4-22）。

3. 徒手肌力测试肌力水平4～5级

患者体位：坐位，前臂旋后置于平面上。

治疗师手法：一手固定患者腕关节，一手托住患者手掌。

具体操作：治疗师视患者个人具体能力，给予患者肢体一定的抵抗阻力，嘱患者尽可能全关节活动范围内进行腕关节桡偏运动，然后还原，重复进行（图4-21）。必要时给予一定的言语激励，鼓励患者更多的主动参与。

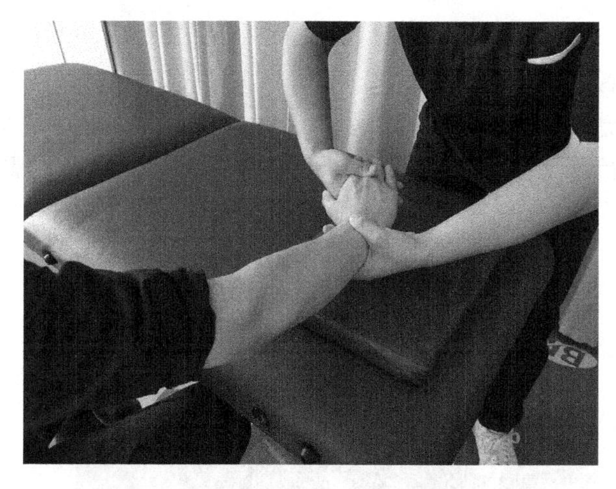

图4-21 腕关节尺偏1～3级、桡偏4～5级

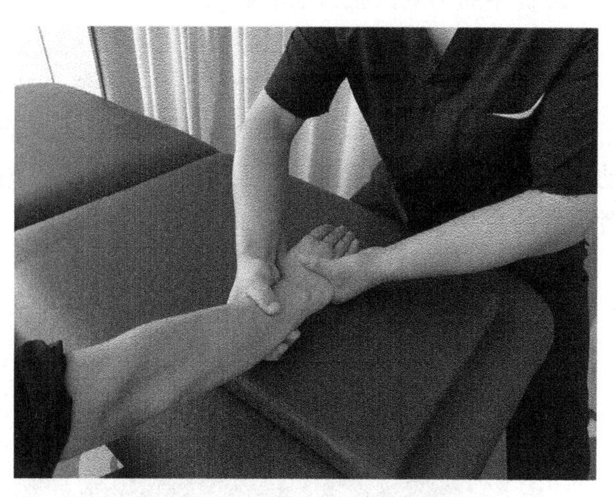

图4-22 腕关节桡偏1～3级、尺偏4～5级

（四）腕关节尺偏肌肌群肌力训练

1. 腕关节尺偏　主要肌群是尺侧腕伸肌、尺侧腕屈肌。

2. 徒手肌力测试肌力水平1～3级

患者体位：卧位或坐位。

治疗师手法：一手固定腕关节，一手托住手掌，去除患者肢体重量和平面摩擦力，起减重效果。

具体操作：嘱患者尽可能全关节活动范围内进行稳定、安全的腕关节尺偏运动，直至腕关节尺偏达30°，然后还原，重复进行。必要时给予一定的言语激励，鼓励患者更多的主动参与。在徒手肌力为1级时，应给予患者一定的助力，帮助患者完成全关节活动范围的运动；在徒手肌力为2～3级时，只需托住患者上肢，协助患者完成腕关节尺偏运动（图4-21）。

3. 徒手肌力测试肌力水平4～5级

患者体位：坐位，前臂旋后置于平面上。

治疗师手法：一手固定腕关节，一手托住手掌。

具体操作：治疗师视患者个人具体能力，给予患者肢体一定的抵抗阻力，嘱患者尽可能全关节活动范围内进行腕关节尺偏运动，然后还原，重复进行（图4-22）。必要时给予一定的言语激励，鼓励患者更多的主动参与。

第4节　下肢常用训练方法

一、髋部肌群肌力训练

（一）髋关节前屈肌群肌力训练

1. 髋关节前屈　主要肌肉是髂腰肌。

2. 徒手肌力测试肌力水平1～3级

患者体位：健侧卧位，伸髋，屈膝90°。

治疗师手法：一手托住患者足踝，一手托住患者膝关节，去除患者肢体重量，起减重效果。

具体操作：嘱患者尽可能全关节活动范围内进行稳定、安全的髋关节屈曲运动，直至髋关节屈曲达120°，然后还原，重复进行。必要时给予一定的言语激励，鼓励患者更多的主动参与。在徒手肌力为1级时，应给予患者一定的助力，帮助患者完成全关节活动范围的运动；在徒手肌力为2～3级时，只需托住患者下肢，协助患者完成髋关节屈曲运动（如图4-23）。

3. 徒手肌力测试肌力水平4～5级

患者体位：仰卧位，微屈膝。

治疗师手法：一手握住患者足踝，一手置于患者大腿远端。

具体操作：治疗师视患者个人具体能力，给予患者肢体一定的抵抗阻力，嘱患者尽可能全关节活动范围内进行髋关节屈曲运动，然后还原，重复进行（图4-24）。必要时给予一定的言语激励，鼓励患者更多的主动参与。

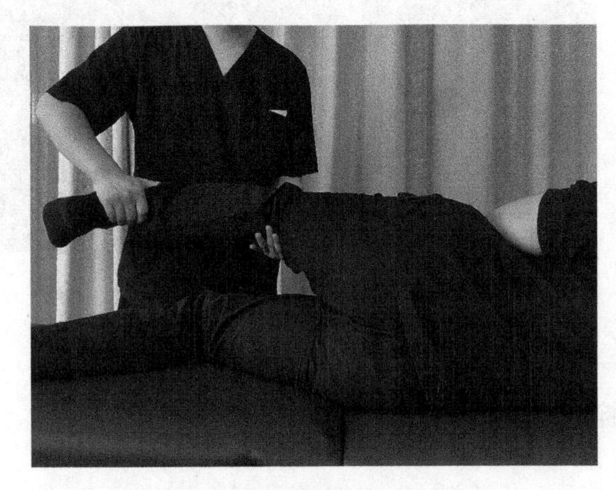

图4-23　髋关节前屈1～3级

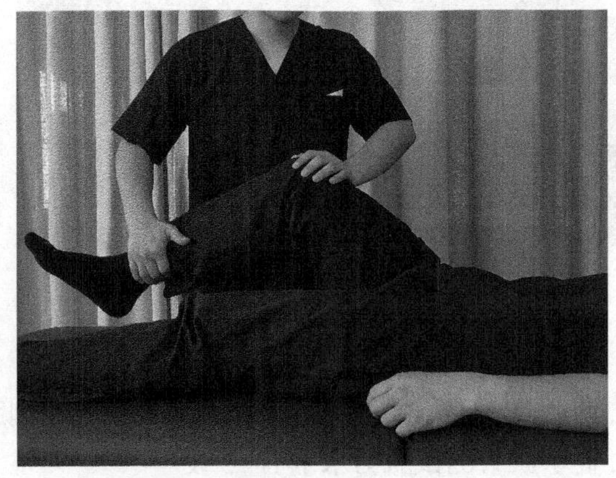

图4-24　髋关节前屈4～5级

（二）髋关节后伸肌群肌力训练

1. 髋关节后伸　主要肌肉是臀大肌、半腱肌、半膜肌、股二头肌长头。

2. 徒手肌力测试肌力水平1～3级

患者体位：健侧卧位，屈髋屈膝90°。

治疗师手法：一手托住患者足踝，一手托住患者膝关节，去除患者肢体重量，起减重效果。

具体操作：嘱患者尽可能全关节活动范围内进行稳定、安全的髋关节后伸运动，直至髋关节后伸达到30°，然后还原，重复进行。必要时给予一定的言语激励，鼓励患者更多的主动参与。在徒手肌力为1级时，应给予患者一定的助力，帮助患者完成全关节活动范围的运动；在徒手肌力为2～3级时，只需托住患者下肢，协助患者完成髋关节后伸运动（图4-25）。

3. 徒手肌力测试肌力水平4～5级

患者体位：俯卧位，下肢伸直。

治疗师手法：一手放置于患者臀部，一手置于患者膝关节上部。

具体操作：治疗师视患者个人具体能力，给予患者肢体一定的抵抗阻力，嘱患者尽可能全关节活动范围内进行髋关节后伸运动，然后还原，重复进行（图4-26）。必要时给予一定的言语刺激，鼓励患者更多的主动参与。

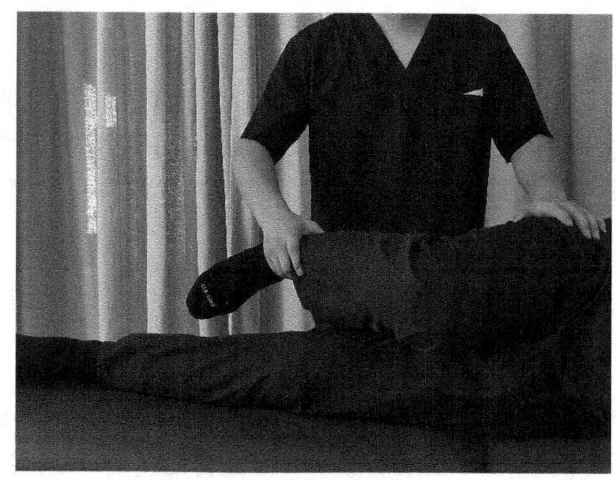
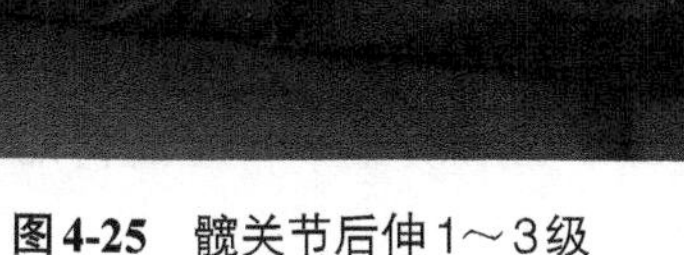

图4-25 髋关节后伸1～3级

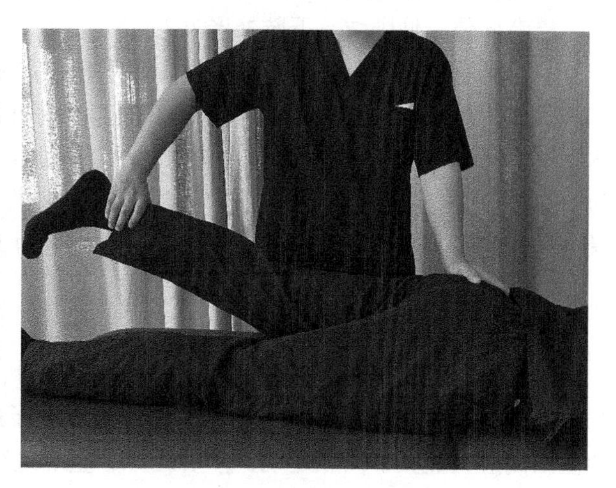

图4-26 髋关节后伸4～5级

（三）髋关节外展肌群肌力训练

1. 髋关节外展 主要肌肉是臀中肌。

2. 徒手肌力测试肌力水平1～3级

患者体位：仰卧位，下肢伸直。

治疗师手法：一手托住患者腘窝，一手托住患者足踝，去除患者肢体重量，起减重效果。

具体操作：嘱患者尽可能全关节活动范围内进行稳定、安全的髋关节外展运动，直至髋关节外展达到45°，然后还原，重复进行。必要时给予一定的言语激励，鼓励患者更多的主动参与。在徒手肌力为1级时，应给予患者一定的助力，帮助患者完成全关节活动范围的运动；在徒手肌力为2～3级时，只需托住患者下肢，协助患者完成髋关节外展运动（图4-27）。

3. 徒手肌力测试肌力水平4～5级

患者体位：侧卧位或仰卧位，下肢伸直。

治疗师手法：一手放于髂前上棘固定骨盆，一手置于膝外侧。

具体操作：治疗师视患者个人具体能力，给予患者肢体一定的抵抗阻力，嘱患者尽可能全关节活动范围内进行髋关节外展运动，然后还原，重复进行（图4-28）。必要时给予一定的言语刺激，鼓励患者更多的主动参与。

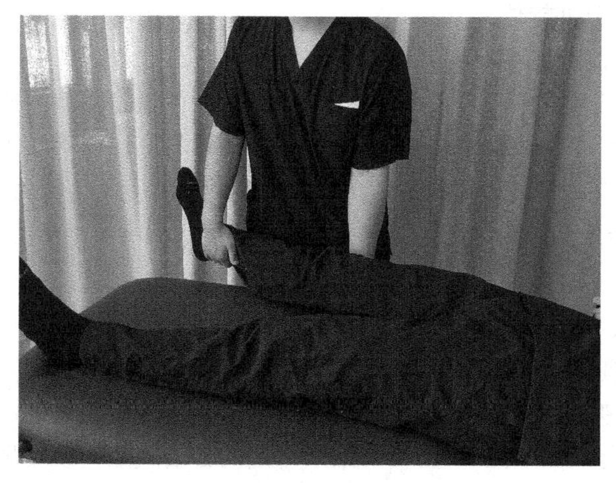

图4-27 髋关节外展1～3级

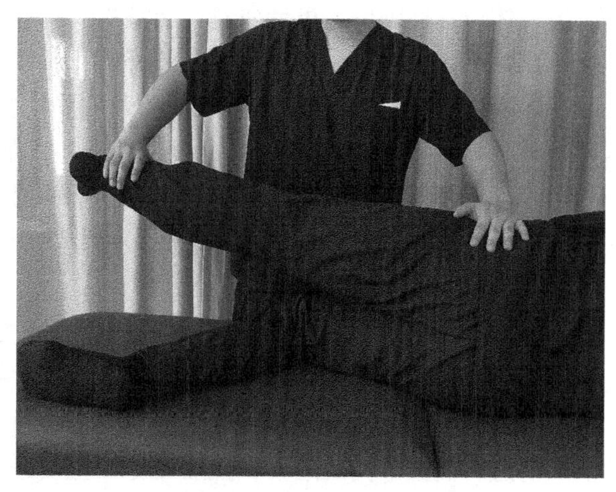

图4-28 髋关节后伸4～5级

（四）髋关节内收肌群肌力训练

1. 髋关节内收　主要肌肉是大收肌、短收肌、长收肌、耻骨肌、股薄肌。

2. 徒手肌力测试肌力水平1～3级

患者体位：仰卧位，下肢外展30°。

治疗师手法：一手托住在腘窝处，一手托住足跟，去除患者肢体重量，起减重效果。

具体操作：嘱患者尽可能全关节活动范围内进行稳定、安全的髋关节内收运动，直至髋关节内收达到30°，然后还原，重复进行。必要时给予一定的言语激励，鼓励患者更多的主动参与。在徒手肌力为1级时，应给予患者一定的助力，帮助患者完成全关节活动范围的运动；在徒手肌力为2～3级时，只需托住患者下肢，协助患者完成髋关节内收运动（图4-29）。

3. 徒手肌力测试肌力水平4～5级

患者体位：仰卧位，下肢外展30°。

治疗师手法：一手放在患者髂前上棘固定盆骨，一手放在膝关节内侧。

具体操作：治疗师视患者个人具体能力，给予患者肢体一定的抵抗阻力，嘱患者尽可能全关节活动范围内进行髋关节内收运动，然后还原，重复进行（图4-30）。必要时给予一定的言语刺激，鼓励患者更多的主动参与。

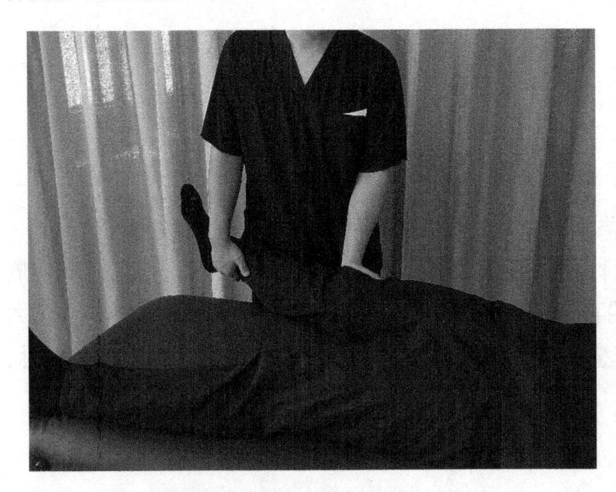

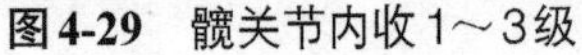

图4-29　髋关节内收1～3级

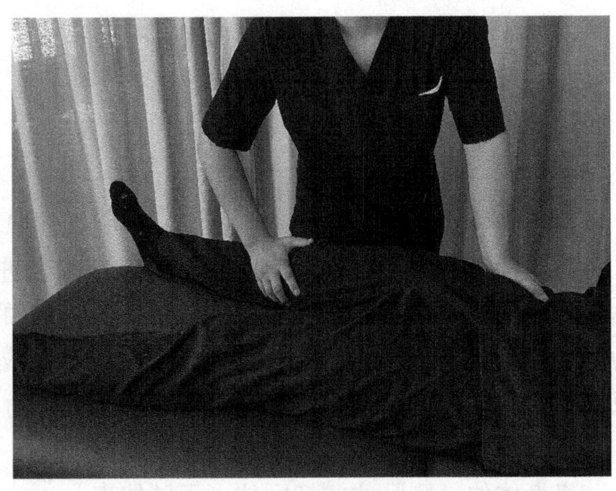

图4-30　髋关节内收4～5级

（五）髋关节内旋肌群肌力训练

1. 髋关节内旋　主要肌肉是阔筋膜张肌、臀小肌。

2. 徒手肌力测试肌力水平1～3级

患者体位：仰卧位，患者屈髋，屈膝90°，髋关节外旋位。

治疗师手法：一手放在患者膝关节外侧，一手握住患者脚踝。

具体操作：嘱患者尽可能全关节活动范围内进行稳定、安全的髋关节内旋运动，直至髋关节内旋达到45°，然后还原，重复进行。必要时给予一定的言语激励，鼓励患者更多的主动参与。在徒手肌力为1级时，应给予患者一定的助力，帮助患者完成全关节活动范围的运动；在徒手肌力为2～3级时，只需辅助固定患侧下肢，协助患者完成髋关节内旋运动（图4-31）。

3. 徒手肌力测试肌力水平4～5级

患者体位：仰卧位，患者屈髋，屈膝90°，髋关节外旋位。

治疗师手法：一手放在患者膝关节内侧，一手握住患者脚踝。

具体操作：治疗师视患者个人具体能力，给予患者肢体一定的抵抗阻力，嘱患者尽可能全关节活动范围内进行髋关节内旋运动，然后还原，重复进行（图4-32）。必要时给予一定的言语刺激，鼓励患者更多的主动参与。

（六）髋关节外旋肌群肌力训练

1. 髋关节外旋　主要肌肉是臀大肌、闭孔内肌、闭孔外肌、股方肌、梨状肌。

2. 徒手肌力测试肌力水平1～3级

患者体位：仰卧位，屈髋，屈膝90°，髋关节内旋位。

治疗师手法：一手放在患者膝关节内侧，一手握住患者脚踝。

具体操作：嘱患者尽可能全关节活动范围内进行稳定、安全的髋关节外旋运动，直至髋关节外旋达到45°，然后还原，重复进行。必要时给予一定的言语激励，鼓励患者更多的主动参与。在徒手肌力为1级时，应给予患者一定的助力，帮助患者完成全关节活动范围的运动；在徒手肌力为2～3级时，只需辅助固定患侧下肢，协助患者完成髋关节外旋运动（图4-32）。

3. 徒手肌力测试肌力水平4～5级

患者体位：仰卧位，屈髋，屈膝90°，髋关节内旋位。

治疗师手法：一手放在患者膝关节外侧，一手握住患者脚踝。

具体操作：治疗师视患者个人具体能力，给予患者肢体一定的抵抗阻力，嘱患者尽可能全关节活动范围内进行髋关节外旋运动，然后还原，重复进行（图4-31）。必要时给予一定的言语刺激，鼓励患者更多的主动参与。

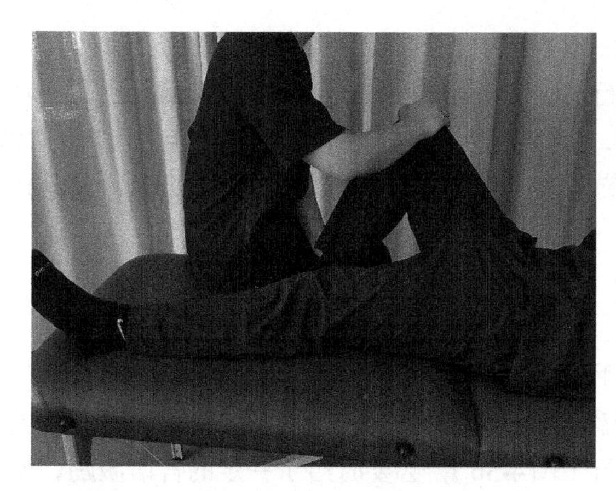

图4-31　髋关节内旋1～3级、外旋4～5级

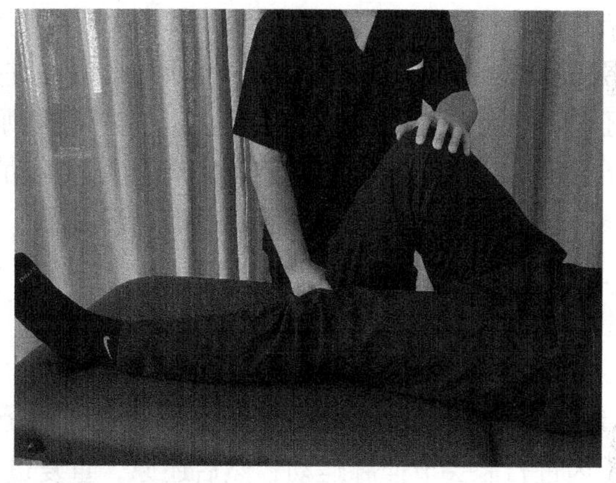

图4-32　髋关节外旋1～3级、内旋4～5级

二、膝部肌群肌力训练

（一）膝关节屈曲肌群肌力训练

1. 膝关节屈曲　主要肌肉是腘绳肌（股二头肌、半腱肌、半膜肌）。

2. 徒手肌力测试肌力水平1～3级

患者体位：健侧卧位，双下肢伸直。

治疗师手法：一手托住患者小腿远端，一手托住患者膝关节，去除患者肢体重量，起减重效果。

具体操作：嘱患者尽可能全关节活动范围内进行稳定、安全的膝关节屈曲运动，直至膝关节屈曲达135°，然后还原，重复进行。必要时给予一定的言语激励，鼓励患者更多的主动参与。在徒手肌力为1级时，应给予患者一定的助力，帮助患者完成全关节活动范围的运动；在徒手肌力为2～3级时，只需托住患者下肢，协助患者完成膝关节屈曲运动（图4-33）。

3. 徒手肌力测试肌力水平4～5级

患者体位：健侧卧位，下肢伸直。

治疗师手法：一手放在患者小腿远端，一手置于患者臀部固定骨盆。

具体操作：治疗师视患者个人具体能力，给予患者肢体一定的抵抗阻力，嘱患者尽可能全关节活动范围内进行膝关节屈曲运动，然后还原，重复进行（图4-34）。必要时给予一定的言语激励，鼓励患者更多的主动参与。

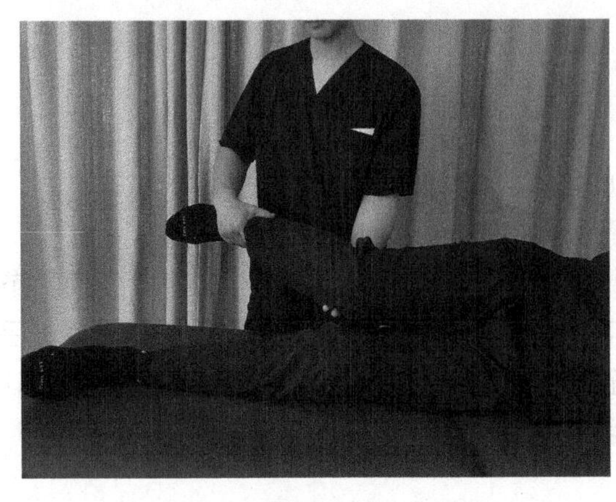

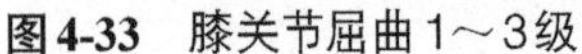

图4-33 膝关节屈曲1～3级

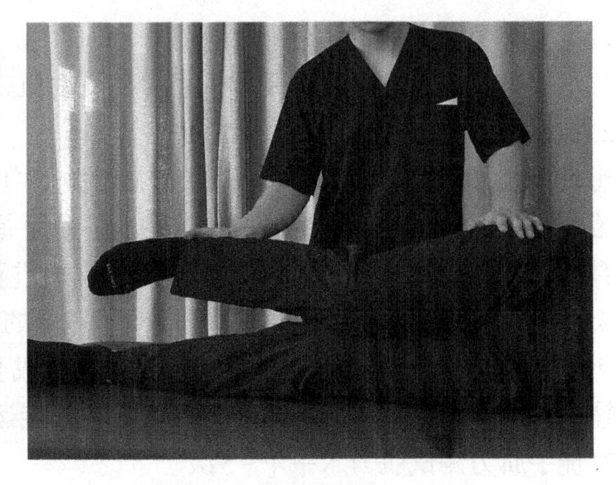

图4-34 膝关节屈曲4～5级

（二）膝关节伸膝肌群肌力训练

1. 膝关节伸膝　主要肌肉是股四头肌（股直肌、股中间肌、股内侧肌、股外侧肌）。

2. 徒手肌力测试肌力水平1～3级

患者体位：健侧卧位，患侧下肢伸髋、屈膝90°。

治疗师手法：一手托住患者膝关节，另一手托住患者小腿远端。

具体操作：嘱患者尽可能全关节活动范围内进行稳定、安全的膝关节伸膝运动，直至膝关节伸直，然后还原，重复进行。必要时给予一定的言语激励，鼓励患者更多的主动参与。在徒手肌力为1级时，应给予患者一定的助力，帮助患者完成全关节活动范围的运动；在徒手肌力为2～3级时，只需托住患者下肢，协助患者完成膝关节伸膝运动（图4-35）。

3. 徒手肌力测试肌力水平4～5级

患者体位：坐位，双下肢自然下垂。

治疗师手法：一手放在患者小腿远端前侧，一手固定患者膝关节。

具体操作：治疗师视患者个人具体能力，给予患者肢体一定的抵抗阻力，嘱患者尽可能全关节活动范围内进行膝关节伸膝运动，然后还原，重复进行（图4-36）。必要时给予一定的言语激励，鼓励患者更多的主动参与。

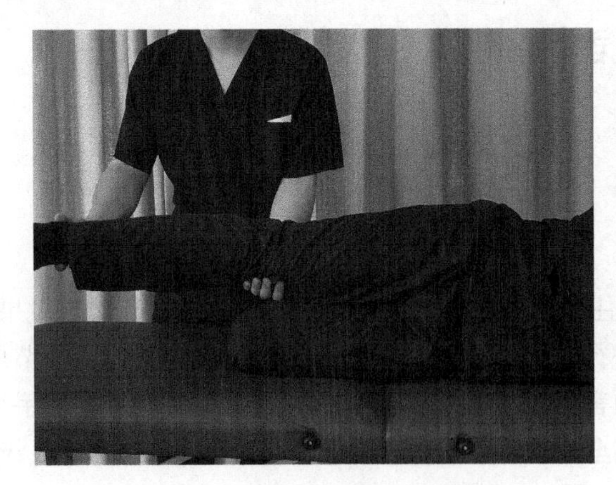

图4-35 膝关节伸展1～3级

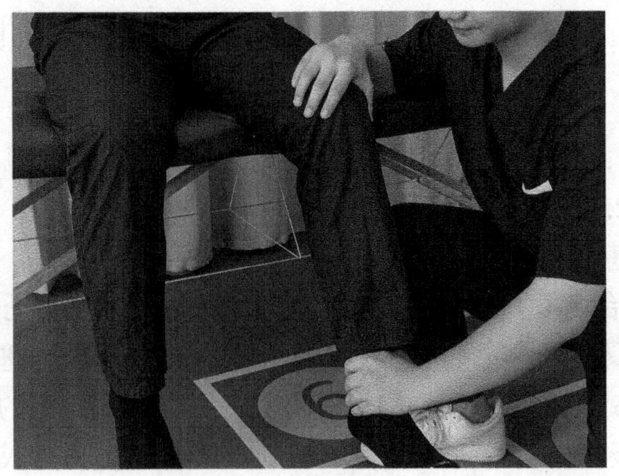

图4-36 膝关节伸展4～5级

三、踝部肌群肌力训练

（一）踝关节背屈肌群肌力训练

1. 踝关节背屈　主要肌群是胫骨前肌。

2. 徒手肌力测试肌力水平1～3级

患者体位：健侧卧位，患侧下肢伸直，踝关节中立位。

治疗师手法：一手固定患者小腿远端，另一手握住患者足背。

具体操作：嘱患者尽可能全关节活动范围内进行稳定、安全的踝关节背屈运动，直至踝关节背屈20°，然后还原，重复进行。必要时给予一定的言语激励，鼓励患者更多的主动参与。在徒手肌力为1级时，应给予患者一定的助力，帮助患者完成全关节活动范围的运动；在徒手肌力为2～3级时，只需托住患者下肢，协助患者完成踝关节背屈运动（图4-37）。

3. 徒手肌力测试肌力水平4～5级

患者体位：仰卧位，患侧下肢伸直，踝关节中立位。

治疗师手法：一手固定患者小腿远端，一手握住患者足背。

具体操作：治疗师视患者个人具体能力，给予患者肢体一定的抵抗阻力，嘱患者尽可能全关节活动范围内进行踝关节背屈运动，然后还原，重复进行（图4-38）。必要时给予一定的言语激励，鼓励患者更多的主动参与。

（二）踝关节跖屈肌群肌力训练

1. 踝关节跖屈　主要肌群是腓肠肌、比目鱼肌。

2. 徒手肌力测试肌力水平1～3级

患者体位：健侧卧位，患侧下肢伸直。

治疗师手法：一手固定患者小腿远端，另一手握住患者足背。

具体操作：嘱患者尽可能全关节活动范围内进行稳定、安全的踝关节跖屈运动，直至踝关节跖屈50°，然后还原，重复进行。必要时给予一定的言语激励，鼓励患者更多的主动参与。在徒手肌力为1级时，应给予患者一定的助力，帮助患者完成全关节活动范围的运动；在徒手肌力为2～3级时，只需托住患者下肢，协助患者完成踝关节跖屈运动（图4-38）。

3. 徒手肌力测试肌力水平4～5级

患者体位：仰卧位或坐位，踝关节中立位。

治疗师手法：一手放固定患者小腿远端，一手握住患者足掌。

具体操作：治疗师视患者个人具体能力，给予患者患侧足掌一定的抵抗阻力，嘱患者尽可能全关节活动范围内进行踝关节跖屈运动，然后还原，重复进行（图4-37）。必要时给予一定的言语激励，鼓励患者更多的主动参与。

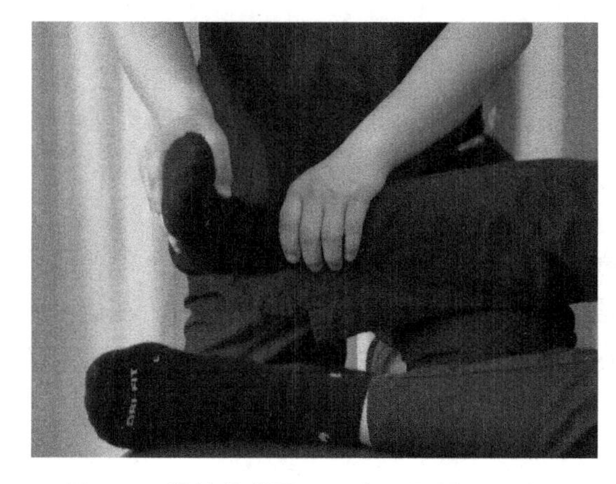

图4-37　踝关节背屈1～3级、跖屈4～5级

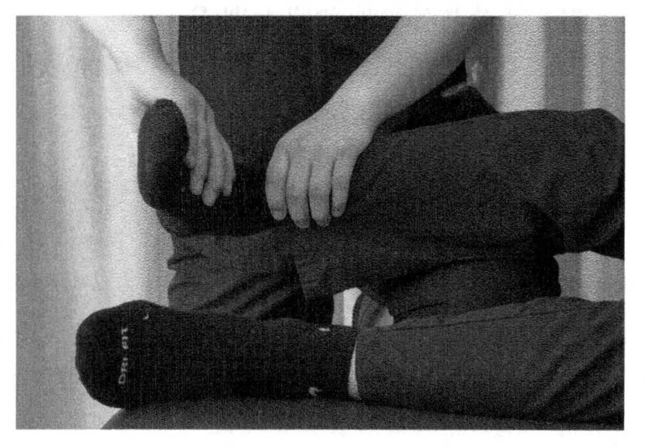

图4-38　踝关节跖屈1～3级、背屈4～5级

（三）踝关节内翻肌群肌力训练

1. 踝关节内翻　主要肌肉是胫骨前肌、胫骨后肌。

2. 徒手肌力测试肌力水平1～3级

患者体位：仰卧位，踝关节中立位。

治疗师手法：一手固定患者小腿，一手握住患者足底。

具体操作：嘱患者尽可能全关节活动范围内进行稳定、安全的踝关节内翻运动，直至踝关节内翻达到35°，然后还原，重复进行。必要时给予一定的言语激励，鼓励患者更多的主动参与。在徒手肌力为1级时，应给予患者一定的助力，帮助患者完成全关节活动范围的运动；在徒手肌力为2～3级时，只需辅助固定患侧下肢，协助患者完成踝关节内翻运动（图4-39）。

3. 徒手肌力测试肌力水平4～5级

患者体位：坐位，小腿自然下垂。

治疗师手法：一手握住患者小腿远端，一手握住患者脚踝内侧缘。

具体操作：治疗师视患者个人具体能力，给予患者脚踝内侧一定的抵抗阻力，嘱患者尽可能全关节活动范围内进行踝关节内翻运动，然后还原，重复进行（图4-40）。必要时给予一定的言语刺激，鼓励患者更多的主动参与。

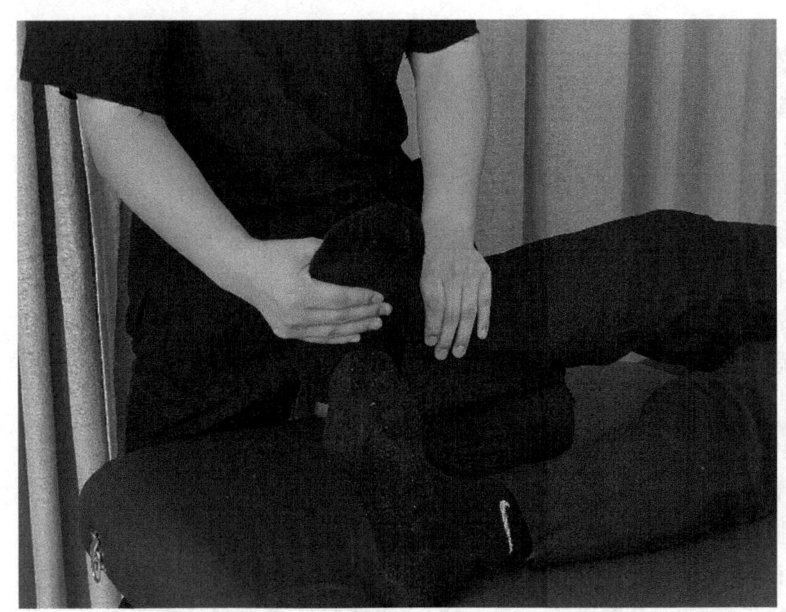

图4-39 踝关节内翻1～3级

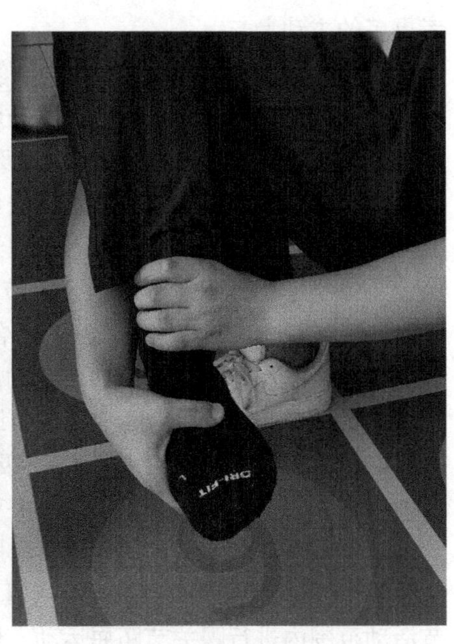

图4-40 踝关节内翻4～5级

（四）踝关节外翻肌群肌力训练

1. 踝关节外翻 主要肌肉是腓骨长肌、腓骨短肌。

2. 徒手肌力测试肌力水平1～3级

患者体位：仰卧位，踝关节中立位。

治疗师手法：一手固定患者小腿，一手握住患者足底。

具体操作：嘱患者尽可能全关节活动范围内进行稳定、安全的踝关节外翻运动，直至踝关节外翻达到15°，然后还原，重复进行。必要时给予一定的言语激励，鼓励患者更多的主动参与。在徒手肌力为1级时，应给予患者一定的助力，帮助患者完成全关节活动范围的运动；在徒手肌力为2～3级时，只需辅助固定患侧下肢，协助患者完成踝关节外翻运动（图4-41）。

3. 徒手肌力测试肌力水平4～5级

患者体位：坐位，小腿自然下垂。

治疗师手法：一手握住患者小腿远端，一手握住患者脚踝外侧缘。

具体操作：治疗师视患者个人具体能力，给予患者脚踝外侧一定的抵抗阻力，嘱患者尽可能全关节活动范围内进行踝关节外翻，然后还原，重复进行（图4-42）。必要时给予一定的言语刺激，鼓励患者更多的主动参与。

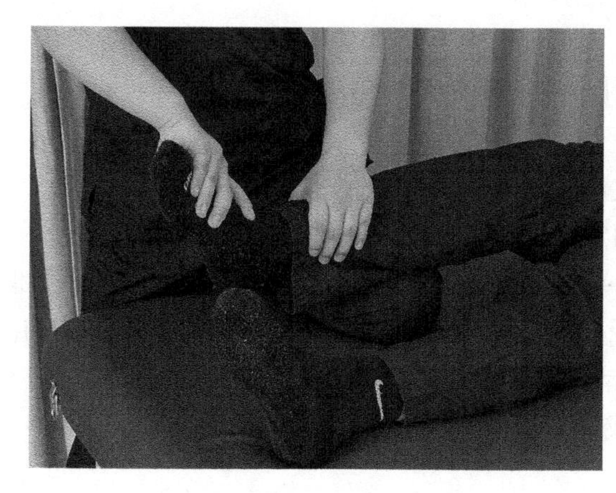
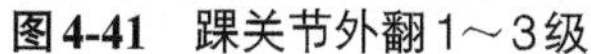

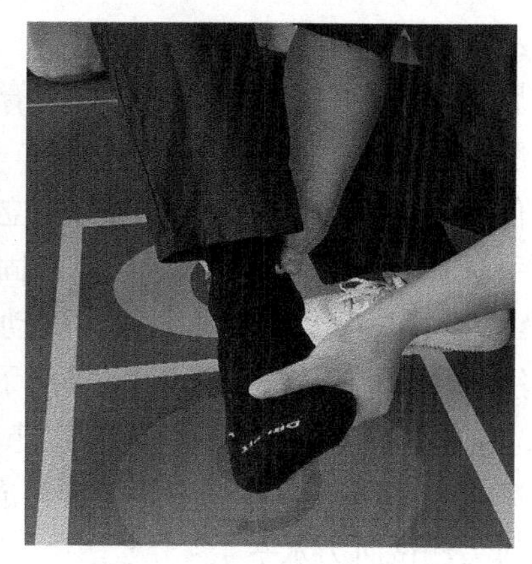

图4-41　踝关节外翻1～3级　　图4-42　踝关节外翻4～5级

第5节　颈部、躯干肌力训练

一、颈部肌力训练

（一）颈部屈曲肌群肌力训练

1. 颈部肌群屈曲　主要肌肉是胸锁乳突肌、头长肌、颈长肌。

2. 徒手肌力测试肌力水平1～3级

患者体位：侧卧位，枕头高度保持头中立位。

治疗师手法：一手托住患者头部，一手固定患者肩部。

具体操作：嘱患者尽可能全关节活动范围内进行稳定、安全的运动，直至颈部屈曲达到30°～45°，然后还原，重复进行。必要时给予一定的言语激励，鼓励患者更多的主动参与。在徒手肌力为1级时，应给予患者一定的助力，帮助患者完成全关节活动范围的运动（图4-43）；在徒手肌力为2～3级时，只需辅助固定肩部，协助患者完成颈部屈曲运动。

3. 徒手肌力测试肌力水平4～5级

患者体位：仰卧位，枕头高度保持颈部水平位。

治疗师手法：一手置于患者头前额部，一手固定患者肩部。

具体操作：治疗师视患者个人具体能力，给予患者前额一定的抵抗阻力，嘱患者尽可能全关节活动范围内进行颈部屈曲运动，然后还原，重复进行（图4-44）。必要时给予一定的言语刺激，鼓励患者更多的主动参与。

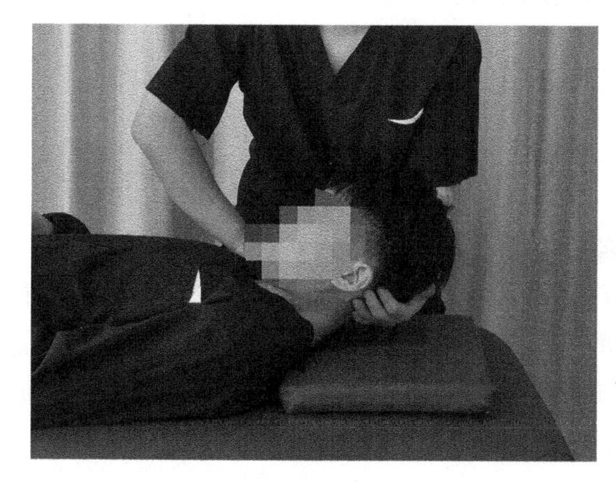

图4-43　颈部前屈1～3级

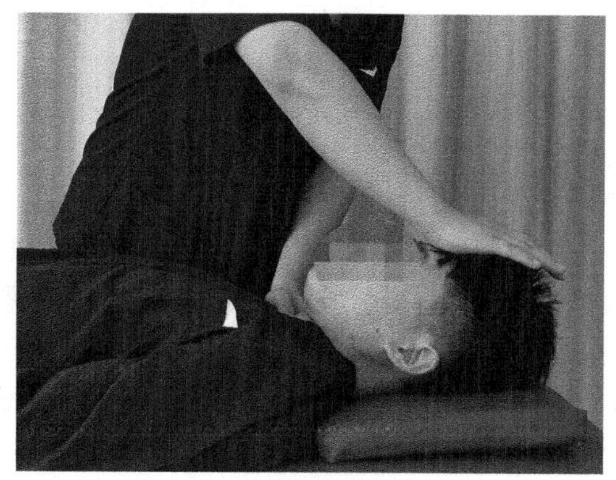

图4-44　颈部前屈4～5级

（二）颈部后伸肌群肌力训练

1. 颈部后伸　主要肌肉是斜方肌、颈竖脊肌、枕下小肌群、横突棘肌。

2. 徒手肌力测试肌力水平1～3级

患者体位：侧卧位，枕头高度保持头中立位。

治疗师手法：一手托住患者头部，一手固定患者肩部。

具体操作：嘱患者尽可能全关节活动范围内进行稳定、安全的运动，直至颈部后伸达到30°～45°，然后还原，重复进行。必要时给予一定的言语激励，鼓励患者更多的主动参与。在徒手肌力为1级时，应给予患者一定的助力，帮助患者完成全关节活动范围的运动（图4-45）；在徒手肌力为2～3级时，只需辅助固定肩部，协助患者完成颈部屈曲运动。

3. 徒手肌力测试肌力水平4～5级

患者体位：俯卧位，枕头高度保持颈部水平位。

治疗师手法：一手置于患者头枕部，一手固定患者肩部。

具体操作：治疗师视患者个人具体能力，给予患者枕部向下施加一定的抵抗阻力，嘱患者尽可能全关节活动范围内进行颈部后伸运动（图4-46），然后还原，重复进行。必要时给予一定的言语刺激，鼓励患者更多的主动参与。

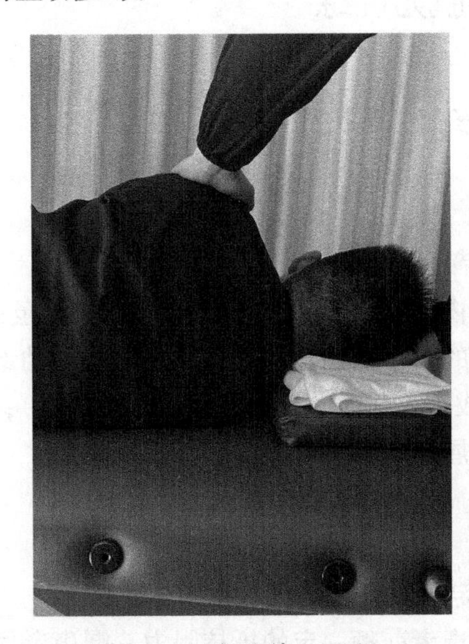

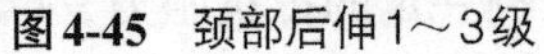

图4-45　颈部后伸1～3级

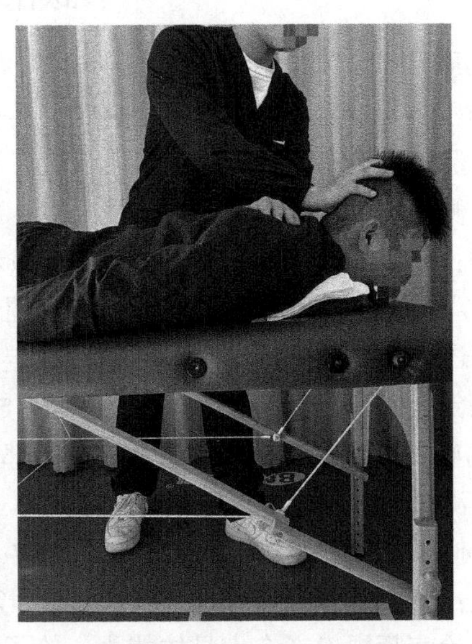

图4-46　颈部后伸4～5级

二、躯干肌群肌力训练方法

（一）躯干屈曲肌群肌力训练

1. 躯干屈肌　主要肌肉是腹直肌。

2. 徒手肌力测试肌力水平1～3级

患者体位：侧卧位，枕头高度保持头中立位。

治疗师手法：一手托住患者头部，一手固定患者肩部。

具体操作：嘱患者尽可能全关节活动范围内进行稳定、安全的躯干前屈运动，直至躯干前屈抬离头、肩部，然后还原，重复进行。必要时给予一定的言语激励，鼓励患者更多的主动参与。在徒手肌力为1级时，应给予患者一定的助力，帮助患者完成抬离头、肩部的运动（图4-47）；在徒手肌力为2～3级时，只需辅助固定下肢，协助患者完成躯干前屈运动。

3. 徒手肌力测试肌力水平4～5级

患者体位：仰卧位，枕头高度保持颈部水平位。

治疗师手法：一手置于患者头前额部，一手固定患者肩部。

具体操作：治疗师视患者个人具体能力，嘱患者尽可能全关节活动范围内进行躯干前屈运动，达到双手向前平举能坐起和双手抱头能做起，然后还原，重复进行（图4-48）。必要时给予一定的言语刺激，鼓励患者更多的主动参与。

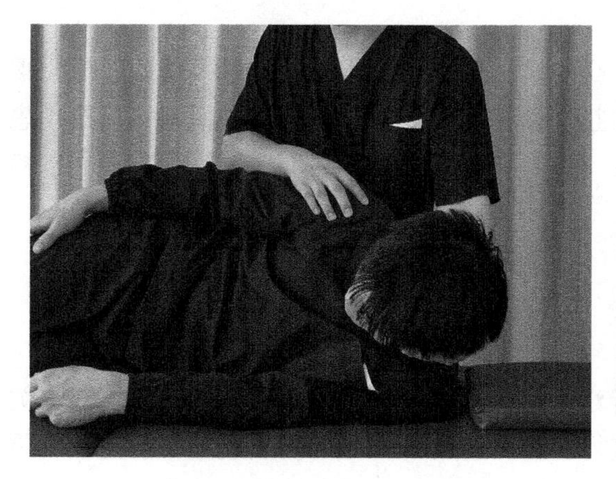

图4-47 躯干前屈1～3级

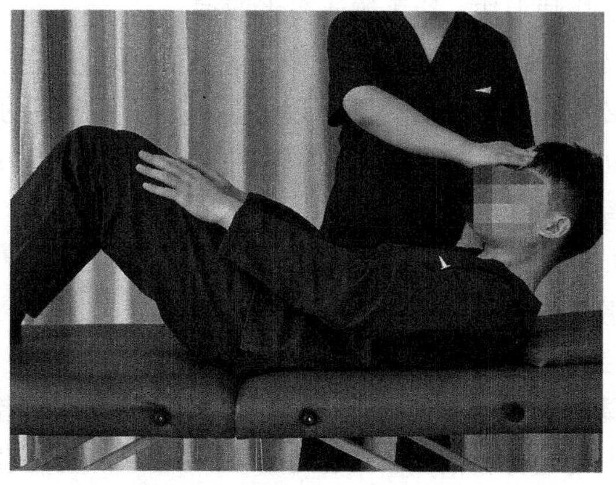

图4-48 躯干前屈4～5级

（二）躯干后伸肌群肌力训练

1. 躯干后伸 主要肌肉是竖脊肌。

2. 徒手肌力测试肌力水平1～3级

患者体位：俯卧位，双手置于体侧。

治疗师手法：一手按在患者臀部，一手托住患者上胸部。

具体操作：嘱患者尽可能全关节活动范围内进行稳定、安全的后伸运动，直至头、胸抬离床面，然后还原，重复进行。必要时给予一定的言语激励，鼓励患者更多的主动参与。在徒手肌力为1～2级时，应给予患者一定的助力，帮助患者完成头、胸抬离运动（图4-49）；在徒手肌力为3级时，只需辅助固定臀部，协助患者完成躯干后伸运动。

3. 徒手肌力测试肌力水平4～5级

患者体位：俯卧位，双手置于体侧。

治疗师手法：一手置于患者上背部，一手固定患者臀部。

具体操作：治疗师视患者个人具体能力，给予患者上背部一定的抵抗阻力，嘱患者尽可能全关节活动范围内进行躯干后伸运动，然后还原，重复进行（图4-50）。必要时给予一定的言语刺激，鼓励患者更多的主动参与。

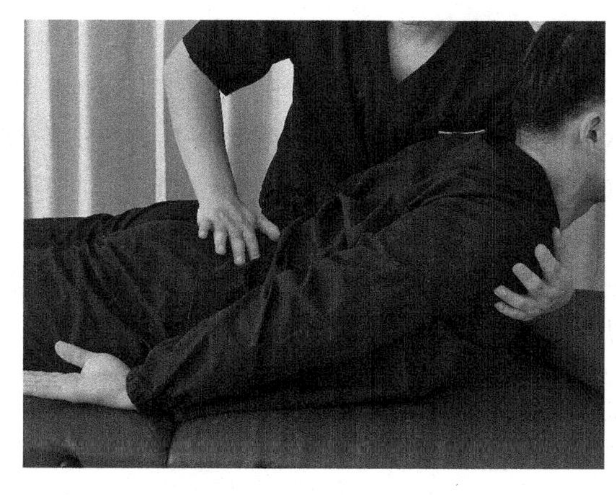

图4-49 躯干后伸1～3级

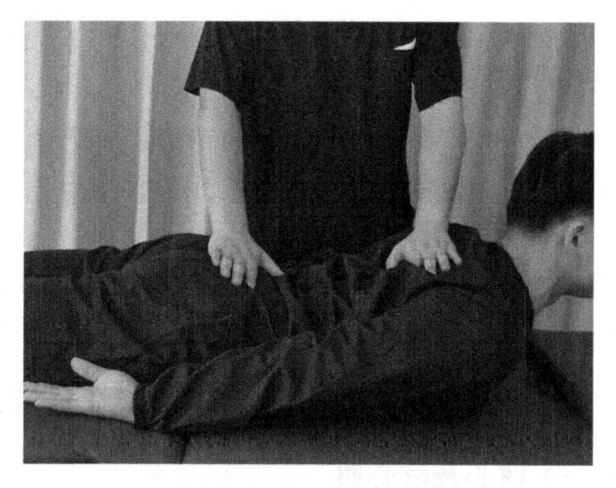

图4-50 躯干后伸4～5级

（三）躯干旋转肌群肌力训练

1. 躯干旋转　主要肌肉是腹内斜肌、腹外斜肌。

2. 徒手肌力测试肌力水平1～3级

患者体位：坐位。

治疗师手法：双手置于患者双肩。

具体操作：嘱患者尽可能全关节活动范围内进行稳定、安全的躯干旋转运动，然后还原，重复进行。必要时给予一定的言语激励，鼓励患者更多的主动参与。在徒手肌力为1～2级时，应给予患者一定的助力，帮助患者完成躯干旋转运动（图4-51）；在徒手肌力为3级时，只需辅助保持躯干平衡，协助患者完成躯干旋转运动。

3. 徒手肌力测试肌力水平4～5级

患者体位：仰卧位，双上肢置于体侧。

治疗师手法：双手固定下肢。

具体操作：治疗师视患者个人具体能力，患者双手抱头或放在合适位置，嘱患者尽可能全关节活动范围内进行相同侧转体坐起，然后还原，重复进行。必要时给予一定的言语刺激，鼓励患者更多的主动参与（图4-52）。

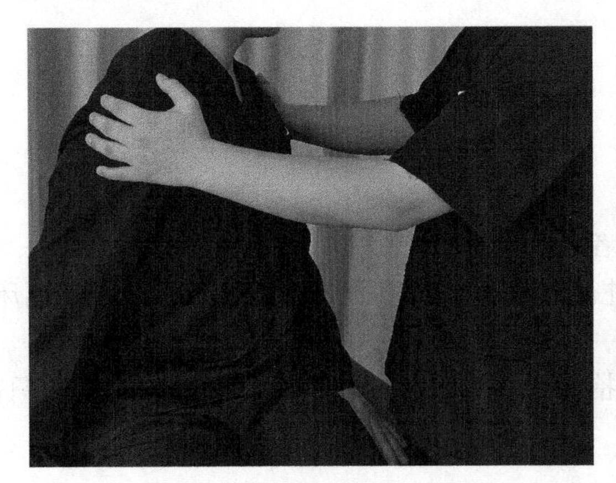

图4-51　躯干旋转1～3级

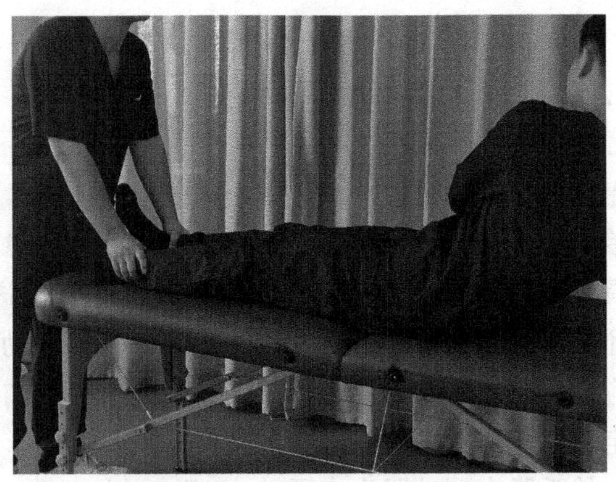

图4-52　躯干旋转4～5级

第6节　核心稳定性训练

一、概　　述

1985年Panjabi首先提出脊柱稳定性的概念，他认为脊柱的稳定涉及被动脊椎骨、主动脊柱肌肉和神经控制三部分内容。之后，Panjabi于1992年又提出核心稳定性和“三个子系统模型”概念。他认为核心稳定是一种“稳定人体系统，以使椎间的中部区域保持在生理极限范围的能力”，并认为脊柱的稳定系统由动态稳定（肌肉）、静态稳定（骨骼和周围的支撑组织）和神经控制三部分组成。而核心稳定性主要由前者提供。

核心稳定性训练能够提高人体在非稳定状态下的平衡能力，激活深层肌群，增强人体的协调性和控制能力，从而达到改善运动能力，预防和减少运动损伤的目的。

二、核心稳定理论体系

（一）核心及核心肌

“核心”是由于其在躯体的运动链中处于中心的位置。核心就如同一个“束带”，无论是否伴有肢体的运动，它始终是作为稳定躯干尤其是脊柱的要素而存在，核心又被形容成一个“能量房”，是所有肢体运动的基础和发动机。核心的范围由前面的腹肌、后面的椎旁肌、顶部的膈肌，以及底部的骨盆肌和髋带肌共同构成。

Panjabi提出的脊柱功能稳定的模型，认为脊柱的稳定系统由静态稳定系统、动态稳定系统和神经控制系统三个子系统组成。

1. 静态稳定系统　由椎体、椎间关节、关节囊、椎体周围的韧带和胸腰筋膜等共同提供脊柱的支持功能及吸收对脊柱的冲击能量，并将应力的变化及时反馈至中枢神经控制系统，为脊柱的稳定提供支撑。

2. 动态稳定系统　核心肌群是指位于腹部前后，环绕着躯干，所有参与维持脊柱稳定的肌群，如腹横肌、盆底肌及下背肌群。Bergmark将核心分为局部核心稳定系统和整体核心稳定系统。有关核心肌群的分类及功能见表4-2。

（1）整体性稳定肌群：这类的肌群是属于较表层的肌群，做动态大范围的屈伸，而且比较有力。包括腹直肌、腹外斜肌、腹内斜肌、竖脊肌、大腿及臀部肌群。

（2）局部性稳定肌群：这类的肌群是属于较深层的肌群，做静态局部性的稳定，微调脊椎的姿势。包括腰部多裂肌、腹横肌、膈肌、盆底肌、腰大肌后束、髂肋肌、最长肌、腰方肌内侧束。

表4-2　核心肌群的分类及功能

	局部核心稳定肌群	整体核心稳定肌群
位置	深层	浅层
形状	羽状	梭状
肌纤维构成	以慢肌纤维为主	以快肌纤维为主
主要工作类型	静力性（肌肉长度不变）	动力性（肌肉长度改变）
收缩影响因子	不受动作方向影响	受动作方向影响
激活阻力	低阻力下激活（30%～40%M5C）	高阻力下激活（＞40%M5C）
主要功能	主要参与稳定和耐力运动	主要参与快速运动

3. 神经控制系统　主要是位于肌肉、肌腱和韧带中的张力传感器，把外来刺激传递至中枢做出反应，通过动态稳定系统来实现脊柱稳定。

（二）腹内压

腹内压是影响脊柱稳定性和刚度的重要参数。膈肌、盆底肌和腹横肌的收缩可调节腹内压。在吸气阶段，膈肌下降，腹内压升高，腹壁和盆底肌会平衡各自的张力；在呼气阶段，脊柱稳定性的肌肉提供与腹内压匹配的张力，同时也保证了脊柱的稳定性。

三、核心稳定性训练的作用

（一）稳定脊柱和骨盆、保持正确的身体姿态

人体的大多数运动都是多关节和多肌群参与的全身运动，在这个整体运动中如何将不同关节肌群的收缩力量整合起来，形成符合专项力学规律的肌肉“运动链”，为四肢末端发力创造理想条件，核心力量发挥着重要作用。核心肌群稳定性的收缩可为四肢肌肉的收缩创建支点，提高四肢肌肉的收缩力量。核心区域起到承上启下的枢纽作用。该环节的稳定性，不但影响四肢动作用力的支点是否牢固，还控制着全身动作的正确与否。核心力量的薄弱会使人体在运动过程中下肢下沉或身体左右过度摆动，由此，加大了阻力，影响了运动效率。通过加强核心控制力的训练，稳定躯干，才能确保肢体围绕运动主轴，提升运动能力，从而保证完美技术动作的完成。

（二）提高身体的控制力和平衡性

如在跑动过程中，跑者下肢会产生一个向前的转动力矩，其他部位必然产生一个相反的转动力矩，这样才能达到平衡。此时对侧上下肢的配合就能保持这样的平衡，而在这个过程中，强有力的核心肌

群力量起着承上启下的作用。

（三）提高运动时由核心向四肢及其他肌群的能量输出

核心力量可以改善近端固定的稳定性，提高末端肌肉的发力，提高不同肌肉之间的协作，以及动员全身不同环节的力量有序地参与运动，加大总体能量的输出。核心区域肌肉系统被视为一个盒子或者汽缸，腹部肌肉在前，背部和臀肌在后，横膈肌作为盖板，盆底肌和环绕髋部的肌群为盒底。当肢体发力时，核心肌群蓄积的能量从身体中心向运动的每一个环节传导。又如挥拍运动和排球的扣球等被称为“鞭打”的动作，都需要核心力量的参与，它可以将下肢和躯干力量快速准确地传递到上肢，集结全身的力量于“鞭打”的动作。

（四）提高肢体协调工作效率，降低能量消耗

专项技术的优劣主要取决于参与运动肌肉之间的协同水平和对高速运动中身体重心的控制能力，以强有力的核心力量作保证，躯干能得到稳固的支持，四肢的应力也能随之减小，由此肢体能游刃有余地进行更加协调的技术动作，加快力量的传递，整体上提高运动效率。例如，赛艇、皮划艇和游泳等体育项目，运动员不仅要具备良好的身体素质，更为重要的是要拥有对水的驾驭能力，运动员躯干及船体的稳定是游泳和划船技术动作能否协调用力的关键，如此才能协调上下肢的发力，使力的产生、传递和控制达到最佳。

（五）预防动作中的损伤

运动员在进行快速发力动作时，强有力的核心肌群能确保肢体在动作过程中保持在正常的位置，深层小肌群的稳定功能起到关键的保护作用，这大大预防了急性损伤的发生。例如，下背痛、腹部扭伤、骨盆倾斜等，这些损伤会直接影响训练效果。同时，核心力量还有助于运动员在运动过程中把握身体重心，使脚在落地时的支点与身体重心的投影点处在一个合理的位置，从而减少了运动员在下地支撑时的受伤概率。例如，在翻转动作后，在落地瞬间能靠核心力量来调整身体重心的位置，加大了成功完成动作的把握，一方面可以提高肌肉收缩的力量水平；另一方面，还能够减小关节的负荷，达到预防损伤的目的。

四、核心稳定性训练的原则

核心稳定性训练的原则包括以下几方面。

1. 功能运动的训练优于单一肌肉的练习。
2. 整体动作的精确控制，优于单关节的动作练习。
3. 神经骨骼肌控制练习优于单纯力量练习。
4. 遵循由稳定到非稳定，由静态到动态，由徒手到负重的难度递增顺序。
5. 核心力量练习前应改善肌肉的柔韧性，矫正肌群间的失衡状况。
6. 运动激活路径的随意调节能力较差和既往因运动损伤而出现恐惧-逃避行为的人需要专门的时间，接受运动模式和肌肉募集的再学习。

五、核心稳定性训练的操作方法

1. 头颈控制训练　脑损伤患者头颈部控制能力差，多与异常的反射及颈部肌肉、躯干肌肉张力异常相关，同时也与颈部肌群无力和肌肉力量不平衡相关。训练时需根据患者的功能状况，制订治疗计划。

常用的方法：①仰卧位下头颈后伸训练：患者仰卧时，令其头部用力下压枕头，并保持10s以上，治疗师的手可放至枕头下，以感受患者头部用力下压的程度，连续做5～10次。②肘支撑位下的抬头控制训练（图4-53）：治疗师在诱导患者肘支撑抬头时可在臀部给予轻轻向下的一个压力，在抑制异常的姿势下，训练头的上抬及左右旋转的活动。为进一步提高患者的稳定控制，可进行手膝位四点支撑抬头的训练（图4-54），也可在患者前上方放置色彩鲜艳的玩具来诱导患者头部的运动。

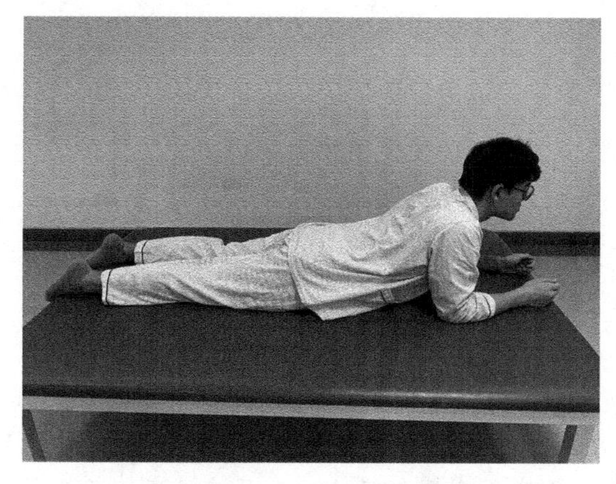

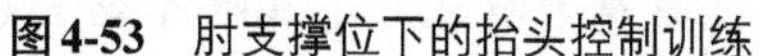

图 4-53　肘支撑位下的抬头控制训练

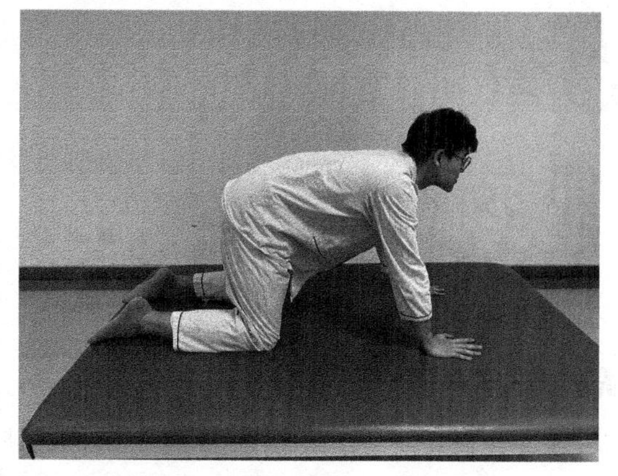

图 4-54　手膝位四点支撑抬头训练

2.“桥式运动”和垫上训练　目的是训练患者腰背肌和提高患者对骨盆的控制能力，诱发下肢分离运动，缓解躯干及下肢的痉挛，提高患者卧床时的生活自理能力。应鼓励患者在病情稳定后尽早进行桥式运动。垫上训练还包括床上翻身和床上移动及独立坐起，并指导患者主动变换体位和进行床上转移。

3. 俯卧核心稳定悬吊训练　利用悬吊装置将患者在俯卧位下吊起，治疗师用手托患者腹部向上，把腰椎由腰前凸顶到轻度后凸位置，让患者尽量维持。此时患者竖脊肌无法发力，就不会对腰椎（主要是腰椎间盘）产生过大的压力，同时此位置椎管变宽。有些慢性腰痛患者主要表现为竖脊肌持续紧张，可用3对弹性吊带将患者完全吊起来，在这个位置上，由于所有可借力的吊带都是不固定、不稳定的，外层肌肉（长、纵形跨越多个关节、力量大、远离关节）无从发力，只能由内层肌肉和腹肌发力，所以也是一个很好的训练方法。

自 测 题

单选题

1. 传递神经冲动训练适用的肌力标准是（　　）
   A. 0～1级　　B. 2～3级
   C. 3～4级　　D. 4～5级
   E. 都可以
2. 肌力训练的生理学基础是（　　）
   A. 适当抗阻力　　B. 超量恢复
   C. 超量负荷　　D. 反复训练
   E. 适度疲劳
3. 为快速增加肌力，应采取下列哪种训练方式（　　）
   A. 高强度，多重复　　B. 低强度，少重复
   C. 高强度，少重复　　D. 低强度，多重复
   E. 都可以
4. 长期制动引起的肌肉萎缩属于（　　）
   A. 失神经性肌肉萎缩　　B. 失用性肌肉萎缩
   C. 缺血性肌肉萎缩　　D. 关节源性萎缩
   E. 肌源性萎缩
5. 离心性收缩时，肌肉的起点和止点之间的距离（　　）
   A. 不变　　B. 缩短
   C. 延长　　D. 线延长，后缩短
   E. 先缩短，后延长
6. 冈上肌的作用是协助肩关节（　　）
   A. 前屈　　B. 后伸
   C. 外展　　D. 内收
   E. 内旋

（胡　翔）

第5章 牵伸技术

案例 5-1

患者，女，40岁，“颈背部疼痛4年，加重伴左肩疼痛1年。”患者于4年前无明显诱因出现颈背部疼痛，间断发作，不甚剧烈，无放射，无头晕、头痛，无恶心呕吐，无耳鸣耳聋，无发热及盗汗。多于劳累后加重，休息后可缓解。1年前无诱因上述症状加重，疼痛显著，伴左肩疼痛，偶有头晕、头痛，无上肢放射性麻木、无力，无发热及盗汗，门诊以“颈椎病”收入院。查体：患者呈现圆肩驼背姿势，头稍向左侧侧弯，双肩不等高，左肩高于右肩。颈部外观正常，颈部向左侧旋转受限，C_4～C_7棘间及棘旁压痛，向左肩放射。臂丛神经牵拉试验（+），椎间孔挤压试验（+），后伸旋转试验（+）。X线检查示：颈椎生理曲度变直，C_3～C_4、C_4～C_5椎间隙前窄后宽。

问题： 1. 结合该案例分析患者身体姿势出现了哪些异常。

2. 如何针对该患者的异常姿势进行牵伸治疗？

第1节 概 述

一、基本概念

牵伸技术（stretching）是指运用外力（人工或机械或电动设备）牵伸短缩或挛缩组织并使其延长，利用该技术能明显改善组织的短缩或挛缩状态，以达到重新获得关节周围软组织的伸展性、降低肌力、改善或恢复关节活动度的目的。

软组织是指肌肉及其辅助结构（肌腱、筋膜、滑囊、腱鞘）和关节辅助装置（关节囊、韧带）及皮肤等连接组织。各种疾病、损伤及其他原因均可以造成这些组织的挛缩，以致引起关节活动的障碍，肢体的灵活性下降。

二、牵伸基本原理与治疗作用

（一）软组织牵伸的解剖生理学基础

1. 解剖学特点　骨骼肌由大量的肌纤维组成，肌腱和韧带从组织学上属于规则的结缔组织，具有很大的抗牵拉性，韧带的结构主要由弹力纤维构成。

2. 骨骼肌的收缩方式　分为等长、等张、等速收缩三种方式。

3. 软组织的柔韧性　是指单个或多个关节完成无限制、无痛关节活动度活动的能力。主动柔韧性涉及主动关节活动度，它有赖于肌肉收缩产生关节活动的能力和主动运动过程中所遇到的软组织的阻力程度；被动柔韧性是指某关节在接受被动运动时关节活动的能力，它有赖于关节或关节周围肌肉和结缔组织的延展性。

（二）软组织对牵伸的反应和影响因素

每种软组织都有各自的生理特性，当牵拉这些软组织时，速度、强度、持续时间和温度都会造成不同的反应结果。

1. 肌肉　当肌肉被牵拉伸长时，牵伸力量会经过相连组织传送到肌纤维。在被动牵伸时，会有纵向和横向力量传导发生，一系列弹性成分开始被拉长。当张力急剧上升到某一点，导致肌节突然被拉长；当牵伸力量释放时，每个肌节恢复静止状态的长度。由于肌肉具有弹性、可朔性及伸展性，因此牵伸力量必须达到并维持一定的时间，肌肉组织才能获得有效的长度。

2. 肌梭　属于本体感受器，肌梭囊内有梭内肌纤维、囊外有梭外肌纤维。当梭外肌纤维收缩时，感受装置所受的牵拉刺激将减少；而当梭内肌纤维收缩时，则感受装置对牵拉刺激的敏感度增高。

3. 腱器官　又称为高尔基腱器官，是一种张力感受器。当肌肉受到牵伸时，首先兴奋肌梭的感受装置发动牵张反射，导致被牵伸的肌肉收缩以对抗牵伸；当牵伸力量进一步加大时，则可兴奋腱器官，抑制牵张反射，以避免被牵伸的肌肉受到损伤。

4. 肌腱与周围组织的结构　肌纤维鞘是与肌肉相连并包绕肌肉的框架，也是肌肉阻止被动拉长的最初抵抗力的来源。当挛缩发生时，肌外膜之间会与胶原相粘连，从而限制了关节运动。

（三）牵伸的治疗作用

1. 预防肌肉挛缩　由于疾病使身体某部位长期制动，软组织出现适应性缩短。通过牵伸治疗可预防肌肉的挛缩，同时恢复和保持关节的正常活动范围。

2. 调节肌张力　姿势异常或制动使肌肉、肌腱的弹性回缩力和伸展性降低，通过牵伸刺激肌梭，可调节肌张力。对于中枢神经系统损伤或疾病导致的肌张力增高、肌痉挛，也可以通过牵伸技术降低肌张力，改善或重新获得关节周围软组织的伸展性。

3. 防止结缔组织发生不可逆性挛缩　被动牵伸技术在拉长挛缩的肌纤维的同时，也能降低韧带肌腱、关节囊这些非收缩成分挛缩的可能性，使结缔组织在牵伸应力作用下逐渐延长。

4. 提高肌肉的兴奋性　对肌肉张力低下的肌群进行快速牵伸，由于传入纤维于脊髓处刺激α运动神经元，促使梭外肌纤维收缩，可以直接或间接反射性地提高肌肉的兴奋性，增强肌力。

5. 预防软组织损伤　躯体在活动或从事某项运动之前，应预先对关节和软组织进行适当的牵伸活动，使肌肉、肌腱等软组织对应力有适应过程，以增加关节的灵活性，降低肌肉和肌腱等软组织的损伤或疼痛。

三、牵伸程序准则

牵伸治疗方案的制订和实施必须要遵循一定的程序，以确保牵伸前、牵伸过程中及牵伸后的安全性和有效性。

（一）检查和评估

1. 牵伸前，康复医师、治疗师必须对患者进行系统的检查和评估。

2. 要认真、全面地审查患者的病史，并与相关人员进行深入的系统性探讨。

3. 进行有针对性的评估，包括受限关节和相邻关节的关节活动度，确定是主动还是被动关节活动受限。

4. 确定活动受限是否与其他损伤相关。

5. 要鉴别是关节囊、关节周围非收缩性软组织，还是肌肉长度受限导致的关节活动受限。

6. 评估受限肌肉的易激惹性，并确定其愈合的阶段。

7. 评估动作受限肌肉的潜在肌力，正常的肌力是控制通过牵伸扩大关节活动度的关键。

8. 要充分考量患者想要达到的目标，不要仅聚焦于关节活动度的改善。

9. 分析可能对牵伸效果产生不利影响的因素。

综合以上各方面因素，从而制订最有效的牵伸治疗方案。

（二）牵伸前准备

与患者充分沟通牵伸治疗的目标，征得患者同意，运用局部热疗或者低强度运动预热被牵伸的组织，增加组织延展性，减少牵伸风险。移除任何限制性衣物、绷带或夹板，向患者解释并确定其明白治疗的程序，嘱咐其尽可能放松，并且务必要向治疗师及时反馈治疗中的不适。患者取一个舒适、稳定的姿势，为牵伸训练提供正确的动作平面。一般选择卧位和坐位，以利于治疗时关节被牵伸至最大的活动范围。

（三）徒手牵伸程序的应用

1. 治疗师位置　治疗时，治疗师应面向患者站在牵伸侧，与牵伸动作平面平行，一侧手固定在被牵伸肌肉的近端附着点，一侧手置于远端附着点。除特别说明外，凡是靠近患者身体的手称内侧手。远离患者身体的手称外侧手；靠近患者头部一侧的手为上方手；靠近患者足部一侧的手为下方手。其他位置术语与标准解剖位相同，即靠近腹部为前，靠近背部为后，靠近头部为上，靠近足部为下。

2. 牵伸具体步骤　首先将肢体缓慢移动，通过自由、未受限的活动范围，直到组织的受限点能明显感受到阻力；一侧手牢固地固定近端，另一侧手移动远端；在牵伸跨关节肌肉时，要先实施单关节牵伸方法，然后再实施多关节牵伸方法，为了尽量减少小关节承受的压力，先牵伸远端关节然后再牵伸近端关节；在牵伸前，可用受限肌肉的等长收缩训练，使肌肉牵伸前反射性放松；然后施加一个缓慢、持久的低强度牵伸应力；请患者协助执行牵伸训练，缓慢牵伸到坚韧的软组织阻力点，继续往前超越这一点，此时患者能明显感受到被牵伸，但并非痛感，当牵伸到粘连的肌腱、腱鞘时，患者可能会感到刺痛；保持牵伸姿势30～60s，在此期间，软组织的张力降低，抵抗减小时，继续牵伸以获得新的关节活动度；然后逐步释放牵伸力，使患者与治疗师都能得到短暂的休息，同时必须要使受限软组织保持在一个延伸和伸长的位置上；如果患者不能耐受持续的牵伸，则在被延伸的肌肉上，也就是新获得的关节活动度末端，使用数个非常缓慢、温和、间歇性的方式牵伸；可适当辅以软组织松动技术。

3. 牵伸后动作　牵伸后，在伸展的位置上冷敷牵伸后的软组织，冰敷可将牵伸时的肌肉微创损伤造成的酸痛减至最低程度，但软组织在延伸的位置上冷却，比较容易维持增加的关节活动度；无论何种模式的牵伸训练，都要提供给患者在新获得的关节活动度做关节活动训练和肌力训练，并且通过模拟在新获得的关节活动度下的日常生活、工作和娱乐活动，以巩固疗效；建立和强化拮抗肌在新的活动度范围内的肌力，以便有足够的神经肌肉控制和稳定。

四、临床应用及注意事项

（一）适应证

1. 适用于肩部、肘部、腕指部和髋部、膝部、踝足部及颈腰部的短缩和挛缩组织的牵伸。例如，肩关节周围炎（冻结肩）、各种原因引起的关节炎（类风湿关节炎、骨关节炎、强直性脊柱炎）。

2. 预防由于固定、制动、失用造成的肌力减弱和相应组织短缩等结构畸形的发生。例如，骨折、肌腱损伤经制动或固定后，外周神经炎或外周神经损伤所致的失用性肌无力造成的挛缩等。

3. 缓解软组织挛缩、粘连或瘢痕形成，如烧伤、软组织、皮肤严重挫伤后所致的粘连和瘢痕，尤其是位于关节周围的损伤影响到肢体的活动。

4. 中枢神经病变或损伤的患者，如脑血管意外、小儿脑瘫、脊髓损伤、颅脑损伤等由于肌张力异常增高而导致的肌肉痉挛或挛缩。

5. 体育锻炼前后牵伸，预防肌肉骨骼损伤，减轻运动后肌肉疼痛。

（二）禁忌证

1. 患者有严重的骨质疏松。

2. 骨性限制关节活动。

3. 神经损伤或神经吻合术后1个月内。

4. 关节活动或肌肉被拉长时疼痛剧烈；挛缩或软组织短缩已经造成关节固定，形成了不可逆性挛缩。

5. 新近发生的骨折、肌肉和韧带损伤，组织内有血肿或其他创伤因素存在时。

6. 关节内或关节周围组织有感染性炎症、结核或肿瘤，特别是各种炎症急性阶段。

7. 严重肌无力患者，为了维持关节的稳定性，保持一定的肌肉力量而发生代偿性挛缩。

（三）注意事项

1. 明确目标　通过评估明确需要牵伸的肌肉和关节，明确需要限制可能出现代偿作用的肌肉和关节。

2. 避免过度牵伸　过度牵伸是指牵伸超过正常的关节活动度，导致运动过度。长时间制动或不活动的组织已失去了正常的张力，若使用大强度、短时间的牵伸更容易引起损伤，会造成关节不稳定，又增加了骨骼肌再次损伤的风险。

3. 避免牵伸水肿组织　水肿的组织比正常组织更易受到损伤，同时，牵伸后水肿加剧，可增加疼痛和肿胀。

4. 避免过度牵伸肌力较弱的肌肉　对肌力较弱的肌肉，应与肌力训练结合起来，使患者在伸展性和力量之间保持平衡。

5. 避免挤压关节，对关节可先稍加分离牵引力，牵伸力量要适度、缓慢、持久，一般不采用跳跃性牵伸，避免因弹动关节而诱发牵张反射，导致反射性收缩。

6. 患者需放松被牵伸部位，使牵伸力作用在治疗部位。了解治疗反应，牵伸后肌肉酸痛不能持续超过24h。并要教会患者牵伸后保暖，以巩固牵伸效果。

第2节　上肢肌肉牵伸技术

上肢的肌肉包括肩胛带肌、肘部、腕部及手部肌肉。上肢的关节活动范围广，功能性活动丰富与人体的日常生活活动关系密切，因而牵伸技术较为复杂，需要有扎实的运动解剖学基础才能掌握。本节将从徒手被动牵伸和自我牵伸来论述。

一、徒手被动牵伸

（一）肩部肌肉

肩关节肌群可分为肩前屈、后伸、外展、内收、内旋和外旋等肌群；其中许多与肩关节运动有关的肌肉附着于肩胛骨，因此，许多肩部肌肉被牵伸时需要强制地固定肩胛骨，保持肩胛骨在没有外展、外旋的位置上。在牵伸肩部肌肉时，要预防肩胛骨的代偿性运动，否则很容易引起肩部肌肉过度牵伸。

1. 增加肩关节前屈（牵伸肩后伸肌群）

患者体位：仰卧位，上肢前屈，屈肘，前臂及手放松。

治疗师手的位置：上方手从内侧握住患者肘关节或肱骨远端的后方，下方手放在患者肩胛骨的腋缘以固定肩胛骨。

牵伸手法：上方手将患者上肢沿矢状面向上高举过头，肱骨被动前屈到最大范围，以拉长肩后伸肌群，牵伸大圆肌，或者固定胸椎或骨盆上部以牵伸背阔肌（图5-1）。

2. 增加肩关节后伸（牵伸肩前屈肌群）

患者体位：俯卧位，上肢放在体侧，前臂及手放松。

治疗师手的位置：上方手放在患者肩胛骨上固定肩胛骨，防止代偿运动，下方手从掌侧握住患者肘关节。

牵伸手法：下方的手从掌侧托起肱骨远端，将肱骨被动后伸至最大范围，以拉长肩前屈肌群，注意固定好肩胛骨后部并防止代偿运动（图5-2）。

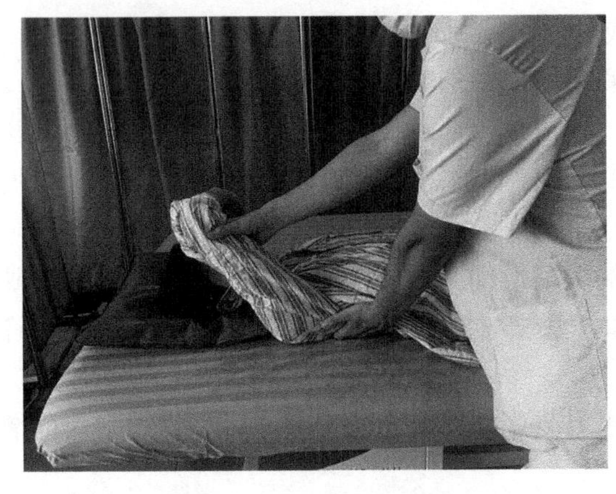
图5-1　牵伸肩后伸肌群

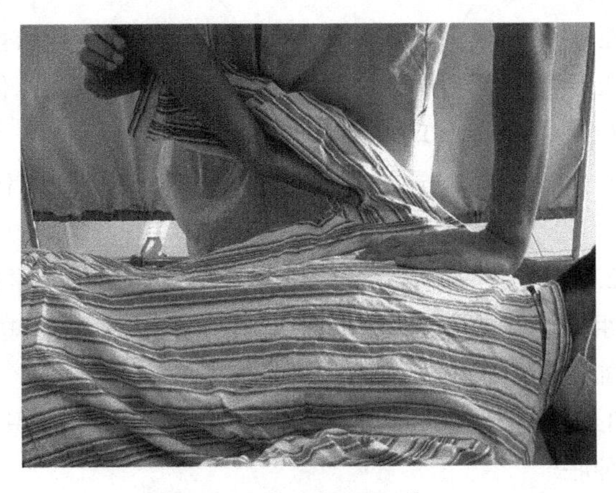
图5-2　牵伸肩前屈肌群

3. 增加肩关节外展（牵伸肩内收肌群）

患者体位：仰卧位，肩外展，屈肘90°。

治疗师手的位置：上方手握住患者肘关节或肱骨远端，下方手放在患者肩胛骨的腋缘以固定肩骨。

牵伸手法：上方手将患者肱骨被动外展到最大范围，以牵伸肩内收肌群（图5-3）。

4. 增加肩关节外旋（牵伸肩内旋肌群）

患者体位：仰卧位，外展肩关节至一舒服的位置（30°～45°），或肩关节稳定则外展至 90°，屈肘90°。

治疗师手的位置：内侧手握住患者肱骨远端，外侧手握住患者前臂远端。

牵伸手法：内侧手移动患者前臂使肩关节外旋，以肘关节为原点，将前臂向头方向朝床面被动运动至最大范围，充分拉长肩关节内旋肌群（图5-4）。

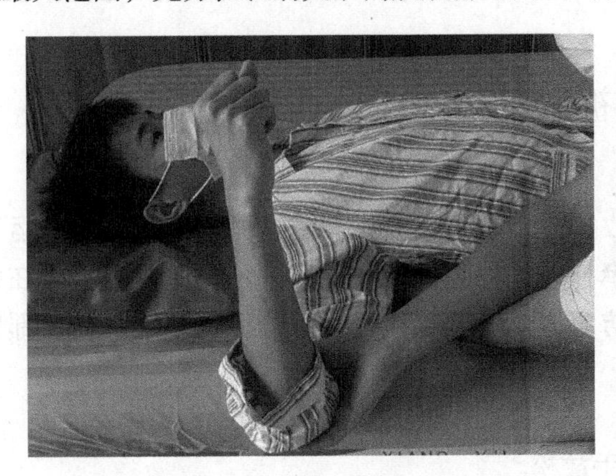
图5-3　牵伸肩内收肌群

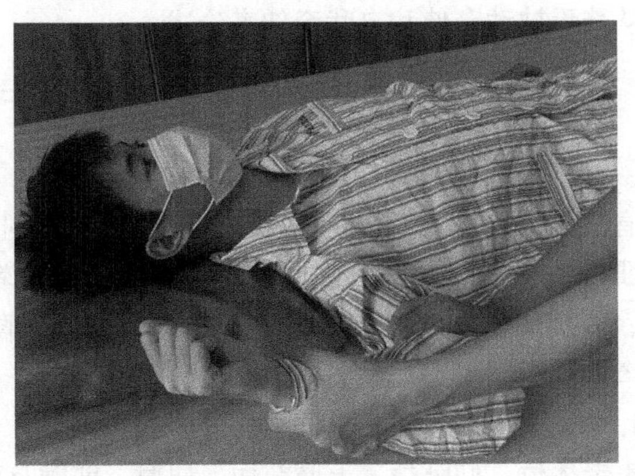
图5-4　牵伸肩内旋肌群

5. 增加肩关节内旋（牵伸肩外旋肌群）

患者体位：仰卧位，外展肩关节至一舒服的位置（30°～45°）或肩关节稳定则外展至90°，屈肘90°。

治疗师手的位置：内侧手握住患者肱骨远端，外侧手握住患者前臂远端。

牵伸手法：外侧手移动患者前臂使肩关节内旋，以肘关节为原点，将前臂向足方向朝床面被动运动至最大范围，充分拉长肩关节外旋肌群（图5-5）。

注意：当牵拉肩内、外旋肌肉时，施加的牵拉力通过肘关节达到肩关节，必须确保肘关节良好固定且无痛。

6. 增加肩关节水平外展（牵伸胸肌）

（1）方法一：牵伸单侧胸肌

患者体位：仰卧位，患侧肩部位于床沿，肩关节外展60°～90°，肘关节可以屈曲。

治疗师手的位置：内侧手固定患者肩部，外侧手握住患者肱骨远端。

牵伸手法：肩关节完全水平外展至最大范围，以牵伸水平内收肌——胸肌（图5-6）。

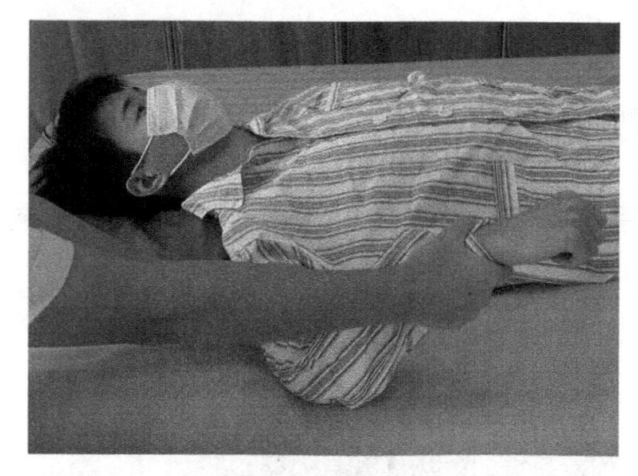

图5-5 牵伸肩外旋肌群

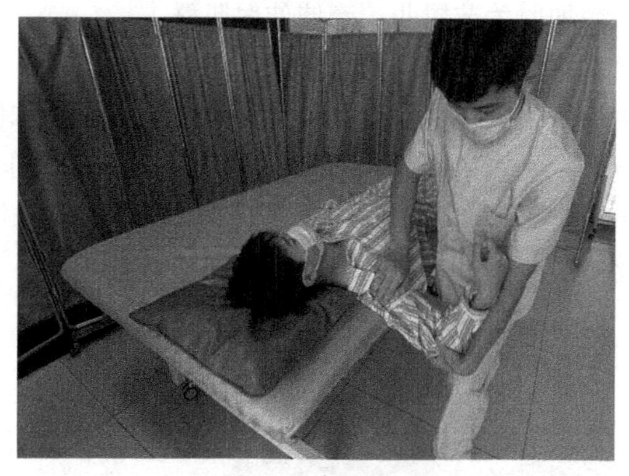

图5-6 牵伸单侧胸肌

（2）方法二：牵伸双侧胸肌

患者体位：坐位，患者双手五指交叉放在头后部（图5-7）；也可取仰卧位。

治疗师位置：治疗师位于患者身后，双手分别握住其肘关节。

牵伸手法：治疗师双手握住患者肘关节并使其被动向后运动（水平外展），同时嘱患者配合呼吸。

7. 增加肩胛骨的活动（牵伸肩胛提肌）

患者体位：坐在椅上，头转向非牵伸侧，收下颌且头稍向前屈，直至颈部后外侧有酸胀感。

治疗师手的位置：站在患者身后牵伸侧，一手置于患者头部牵伸侧，一手置于患者牵伸侧颈肩部交界处。

牵伸手法：一手将头部向对侧膝关节方向施力，另一手下压肩部，同时让患者深呼吸，以牵伸肩胛提肌（图5-8）。

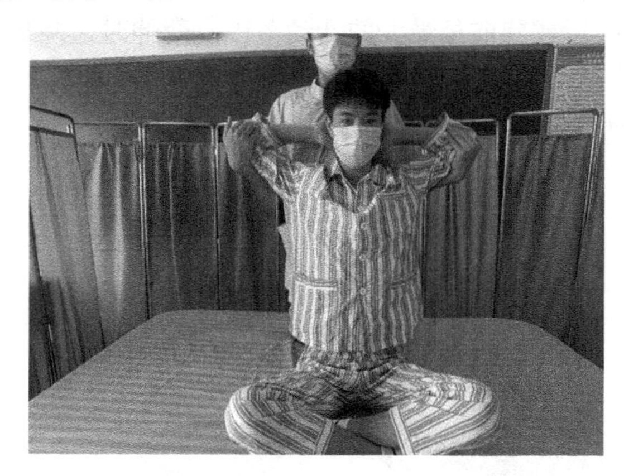

图5-7 坐位，牵伸双侧胸肌

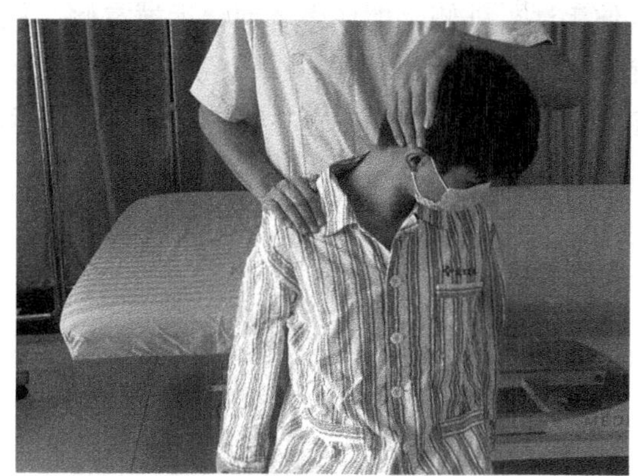

图5-8 牵伸肩胛提肌

（二）肘部肌肉

保持前臂旋后、旋前和中立位，以牵伸各个不同的屈肘肌群（如肱二头肌、肱桡肌）。肘部肌肉的牵伸力量过大，特别是暴力牵伸，很容易引起肌肉创伤，导致骨化性肌炎的发生。预防：被动牵伸肘部需要格外谨慎，尤其是牵伸儿童的肘部肌群，手法应轻柔、缓慢，牵拉时力量应时间稍长，或应用主动抑制技术，这样可以避免发生新的损伤。

1. 增加肘关节伸直（牵伸屈肘肌群）

患者体位：仰卧位，上肢稍外展。

治疗师手的位置：内侧手放在患者肱骨近端，外侧手握住患者前臂远端掌侧。固定患者肩胛骨和肱骨近端。

牵伸手法：外侧手牵伸患者肘关节至最大范围，以牵伸屈肘肌群（图5-9）。

2. 增加肘关节屈曲（牵伸伸肘肌群）

患者体位：仰卧位，上肢稍外展。

治疗师手的位置：内侧手握住患者前臂远端掌侧，外侧手托住患者肘部，注意固定肱骨。

牵伸手法：内侧手屈曲患者肘关节至最大范围，以牵伸伸肘肌群（图5-10）。

患者也可取坐位，手放在颈后部。治疗师外侧手握住患者肘部向上牵伸，内侧手握住腕部向下牵伸。此法对牵伸肱三头肌长头的效果较好。

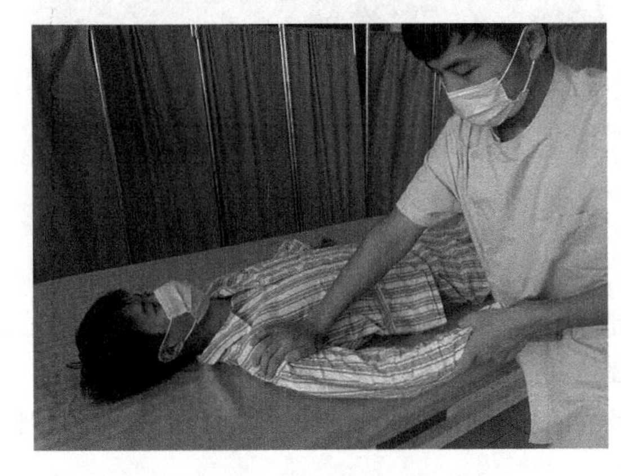

图5-9 牵伸屈肘肌群

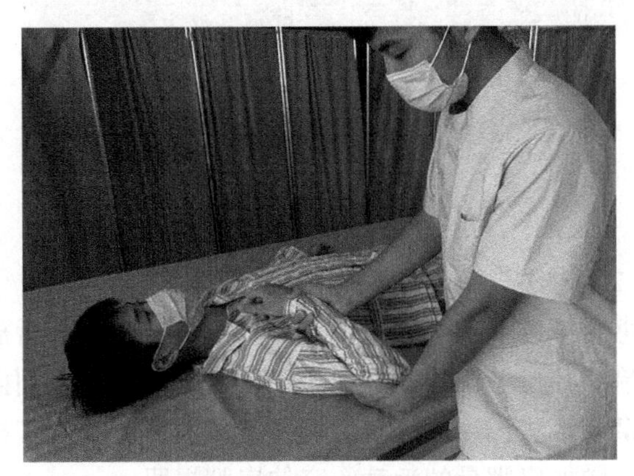

图5-10 牵伸伸肘肌群

3. 增加前臂旋前和旋后

牵伸肌群：牵伸旋后肌群可增加旋前活动范围；牵伸旋前肌群可增加旋后活动范围。

患者体位：仰卧位或坐位，屈肘90°，患者肱骨放于床面上或桌面上屈肘90°。

治疗师手的位置：外侧手握住患者前臂远端，内侧手握住患者肘关节以固定肱骨。

牵伸手法：外侧手握住患者前臂远端掌侧，做旋后或旋前至最大的活动范围。牵伸时，桡骨围绕尺骨旋转，不要让手发生扭曲（图5-11、图5-12）。

注意：固定肱骨以防止肩关节内、外旋代偿运动，牵伸的力量使桡骨围绕尺骨旋转。

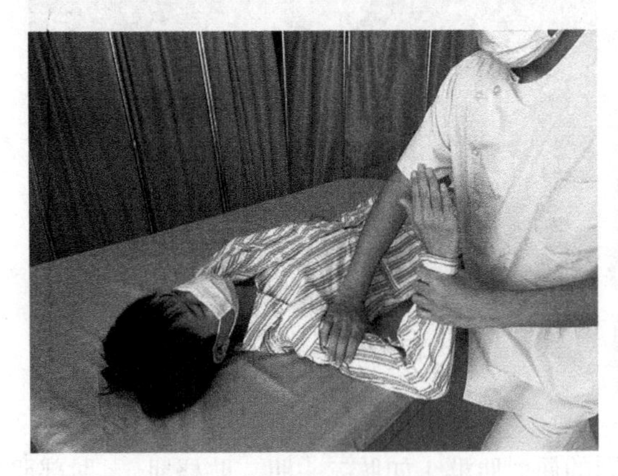

图5-11 牵伸前臂旋后肌群

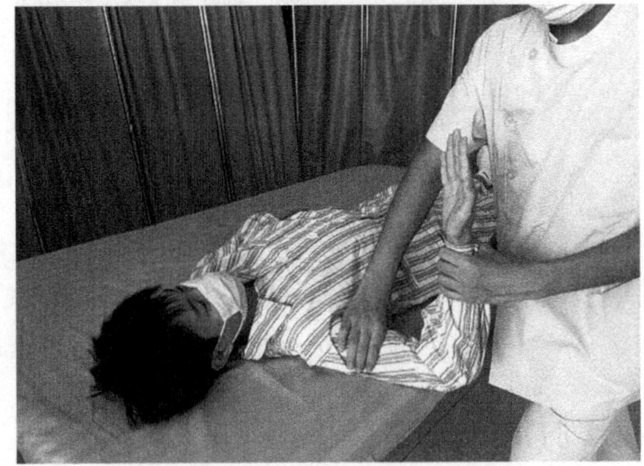

图5-12 牵伸前臂旋前肌群

（三）腕及手部肌肉

手部肌肉通过腕关节，在牵伸腕部肌肉时，牵伸力应集中在腕掌关节的近端，手指放松。治疗时应对腕关节、掌指关节进行充分的伸展和屈曲，并注重拇指外展方向的运动。手指关节挛缩需分别进行牵伸，不能同时牵伸，如果是外部的肌肉限制了运动，在一个关节上牵拉肌肉时需要稳定其他的关节，然后维持被拉长时的位置，越过第二个关节牵伸肌肉，直至被牵伸到正常的长度。

1. 增加腕关节伸展（牵伸屈腕肌群）

患者体位：仰卧位或坐在治疗台旁，肘关节屈曲位。

治疗师手的位置：治疗师一手握住患者前臂远端固定，另一手握住患者的手掌。

牵伸手法：牵伸患者腕屈肌，使被动伸腕至最大范围。允许手指被动屈曲（图5-13）。

2. 增加腕关节屈曲（牵伸伸腕肌群）

患者体位：仰卧位或坐在治疗床旁，上肢放在治疗床上，前臂旋后或中立位，手指放松。

治疗师手的位置：一手握住患者前臂远端固定，另一手握住患者手掌背面。

牵伸手法：屈曲患者腕部，并允许手指自然伸直，使被动屈腕至最大范围。进一步牵伸腕伸肌（图5-14）。

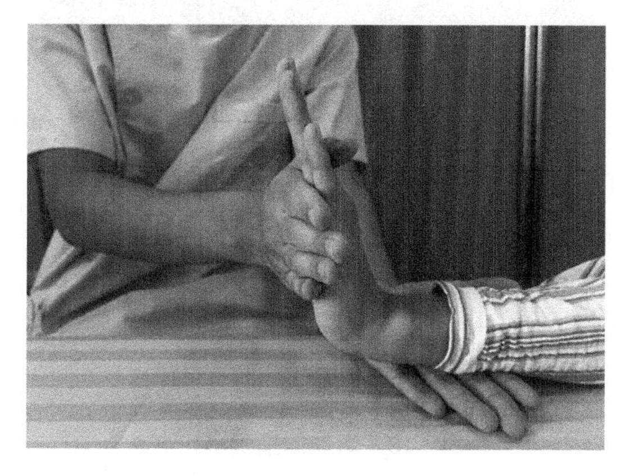

图5-13 牵伸屈腕肌群

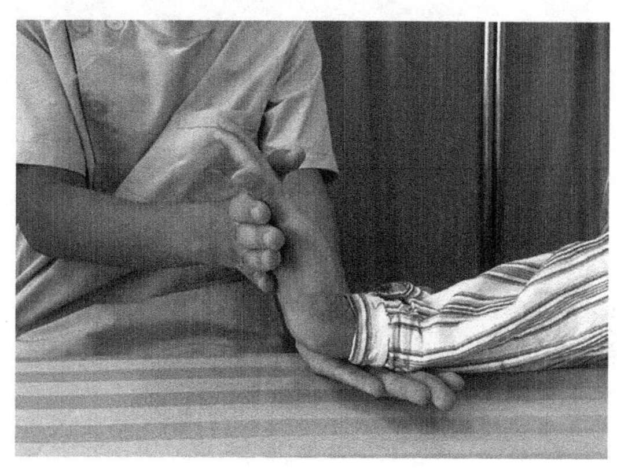

图5-14 牵伸伸腕肌群

3. 增加手腕桡侧偏（牵伸尺侧偏肌群）

牵伸目的：增加桡侧偏活动范围。

患者体位：患者取坐位，前臂支撑于治疗台上。

治疗师手的位置：取坐位，上方手握住患者前臂的远端，下方手从尺侧手握住患者手掌骨远端。

牵伸手法：上方手固定患者前臂的远端，下方手向桡侧偏，以牵伸尺侧肌群（图5-15）。

4. 增加手腕尺侧偏（牵伸桡侧偏肌群）

牵伸目的：增加尺侧偏活动范围。

患者体位：患者取坐位，前臂支撑于治疗台上。

治疗师手的位置：取坐位，上方手握住患者前臂的远端，下方手从桡侧握住患者手掌骨远端。

牵伸手法：上方手固定患者前臂的远端，下方手向尺侧偏，以牵伸桡侧肌群（图5-16）。

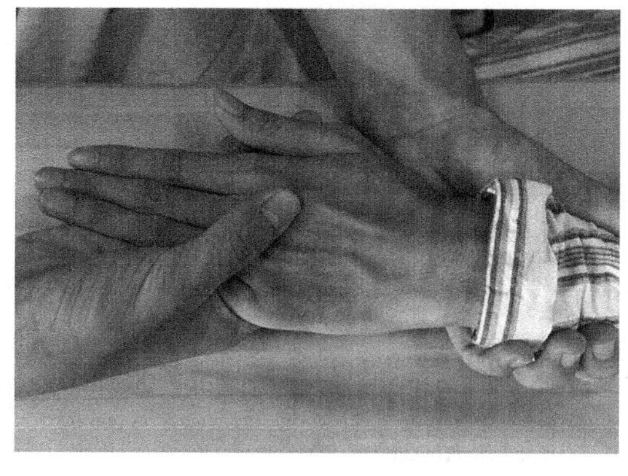

图5-15 牵伸尺侧偏肌群

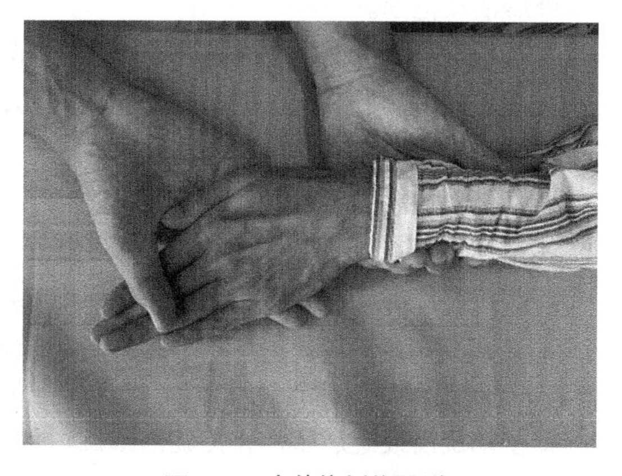

图5-16 牵伸桡侧偏肌群

5. 增加指关节伸展（牵伸屈指肌群）

患者体位：仰卧位或坐位，上肢稍外展，屈肘90°。

治疗师手的位置：上方手握住患者前臂远端，下方手放在患者手指掌侧与患者五指相接触。

牵伸手法：下方手助患者被动伸腕至最大范围，再将手指完全伸直（图5-17）。

6. 增加指关节屈曲（牵伸伸指肌群）

患者体位：仰卧位或坐位，牵伸侧上肢稍外展，屈肘90°。

治疗师手的位置：上方手握住患者前臂远端，下方手握住患者手指。

牵伸手法：下方手助患者被动屈腕至最大范围，再将手指完全屈曲，上述手法也可以在坐位下进行，牵伸手法与卧位相同（图5-18）。

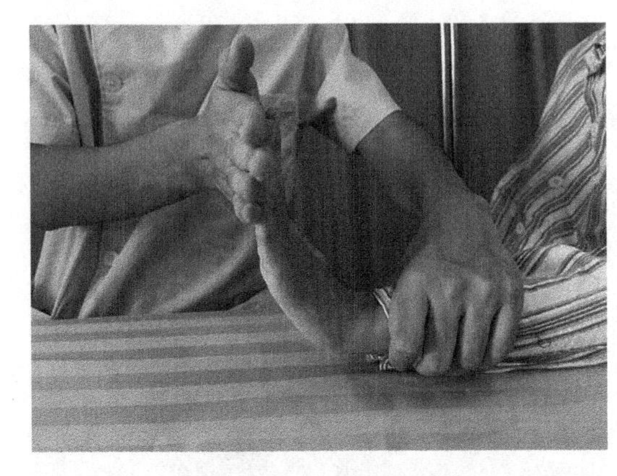

图5-17 牵伸屈指肌群

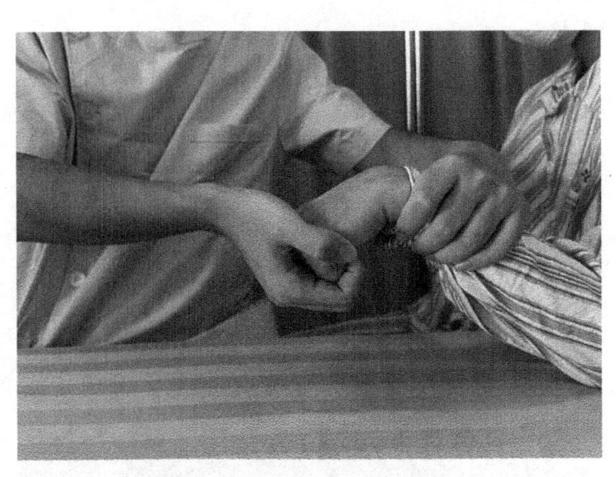

图5-18 牵伸伸指肌群

二、自我牵伸

自我牵伸是患者在通过治疗师的讲解后，在治疗师的指导下独自完成的一种牵伸技术。患者可应用自身体重作为牵伸力量，也可利用辅助装置，使患者可独立地保持或增加关节活动度。

（一）肩部肌肉

1. 增加肩前屈活动范围　当上肢前屈不到90°时，可坐在桌旁，牵伸侧上肢放在桌上，伸肘，前臂旋前，非牵伸侧手放在牵伸侧上方，身体向前方及桌子方向倾斜，以牵伸肩后伸肌群。当上肢前屈大于90°时，双上肢前举，手握肋木，以牵伸肩后伸肌群。

2. 增加肩后伸活动范围　患者背对肋木而站。双侧上肢后伸，手握肋木，身体向前并向下运动，以牵伸前屈肌群。

3. 增加肩外展活动范围　当上肢外展不到90°时，利用体操棒，进行肩关节的侧方推举动作，扩大肩关节外展活动范围。

4. 增加肩旋转活动范围　患者仰卧位，肩关节外展90°，屈肘90°，牵伸内旋肌群时，前臂背侧向床面运动；牵伸外旋肌群时，前臂掌侧向床面运动，可佩戴沙袋于前臂远端作为负重。

（二）肘部肌肉

1. 增加屈肘活动范围　患者取坐位，患侧上肢前臂屈肘置于桌面，屈肘至最大范围，以牵伸伸肘肌群。

2. 增加伸肘活动范围　患者背向肋木，双手握住肋木。伸肘，上身向前，借助上身重量牵伸屈肘肌群，或悬吊肋木或双手握住单杠，双足悬空，借助身体重量牵伸肩、肘部肌群。

3. 增加旋前或旋后　牵伸侧手握住体操棒一端，非牵伸侧手握住体操棒另一端，非牵伸侧固定，牵伸侧前臂主动旋前或旋后牵伸，使旋前或旋后活动达到最大的范围。

（三）腕及手部肌肉

1. 增加屈腕活动范围　双肘关节屈曲、双手手背相贴放于胸前，手指向下，肘关节做向下运动，以牵伸伸腕肌群。

2. 增加伸腕活动范围　双肘关节屈曲、双手手掌相贴放在胸前，手指向上，肘关节做向上运动，以牵伸屈腕肌群。

3. 增加掌指关节屈、伸活动范围　牵伸侧手握拳，非牵伸侧手放在牵伸侧手背上（掌指关节处），将近端指骨向手掌方向屈曲，牵伸掌指关节伸肌群，以增加掌指关节屈曲。牵伸侧四指并拢，非牵伸侧拇指放在牵伸侧背侧（掌指关节处），四指放在手指掌侧向背侧伸展，牵伸掌指关节屈肌群，以增加掌指关节伸展。

4. 增加指间关节屈、伸活动范围　牵伸侧手屈曲近端及远端指间关节，非牵伸侧手握住牵伸侧手指背侧，同时屈曲近端及远端指间关节，以牵伸伸指肌腱。牵伸侧手指伸直，非牵伸侧拇指放在近端或远端指骨背面，示指放在近端或远端指骨掌面，同时牵伸近端或远端关节屈指肌腱。

链接

自我牵伸原则

在家庭中通过日常自我牵伸训练，会使患者的整个柔韧性得到改善或康复恢复过程进展得更快。为确保自我牵伸安全有效进行，治疗师应对患者进行正确自我牵伸指导。自我牵伸通常遵循以下原则与技巧：①选择适合的体位以预先拉长靶肌肉；②自我固定防止代偿；③正确配合呼吸，采用腹式呼吸模式；④肌肉等长收缩期用力要适当；⑤通过收缩拮抗肌放松靶肌肉；⑥保持牵伸全范围无痛。

第3节　下肢肌肉牵伸技术

下肢肌肉牵伸主要涉及髋关节、膝关节和踝关节。髋部肌肉附着在骨盆和腰椎椎体上，当牵伸髋部肌肉时，必须固定好骨盆以避免代偿运动，使牵伸力量真正作用在髋部。

一、徒手被动牵伸

（一）髋部肌肉

1. 增加屈膝时的屈髋（牵伸臀大肌）

患者体位：仰卧位，下肢稍屈髋、屈膝。

治疗师手的位置：远端手握住患者足跟，近端手托住患肢股骨远端。

牵伸手法：双手托起患侧下肢，同时被动屈曲髋关节和膝关节达最大范围。在牵伸过程中注意固定非牵伸侧骨盆，使牵伸侧充分屈曲以牵伸髋关节的伸肌群（图5-19）。

2. 增加伸膝时的屈髋（牵伸腘绳肌）

患者体位：仰卧位，健侧下肢伸直，患肢放在治疗师肩上。

治疗师手的位置：上方手放在患肢的膝部并注意加压使膝关节挺直，下方手置于对侧肢体的股骨远端。

牵伸手法：保持患肢膝关节的充分伸展，治疗师用自身的肩部支撑患侧下肢，上方手放在牵伸侧大腿的前面，下方手放在对侧股骨远端，固定对侧的下肢于伸膝位，髋关节中立位，同时尽量屈曲牵伸侧髋关节至最大范围（图5-20）。

注意：髋外旋时，屈髋的牵伸力量作用于腘绳肌外侧（股二头肌），髋内旋时，屈髋的牵伸力量作用于腘绳肌内侧（半腱肌、半膜肌）。

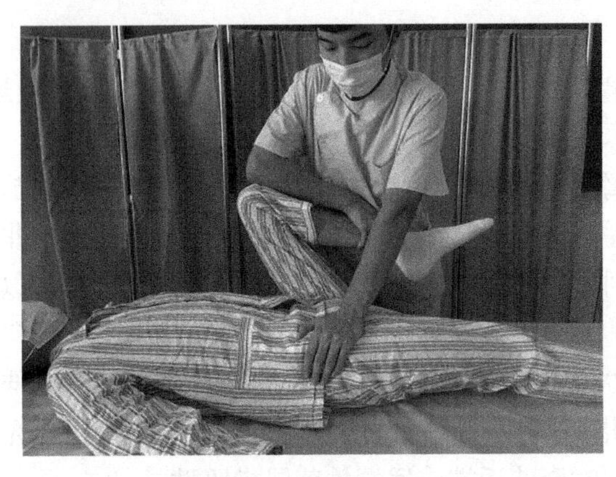

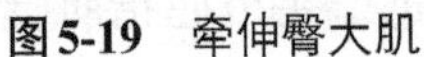

图5-19 牵伸臀大肌

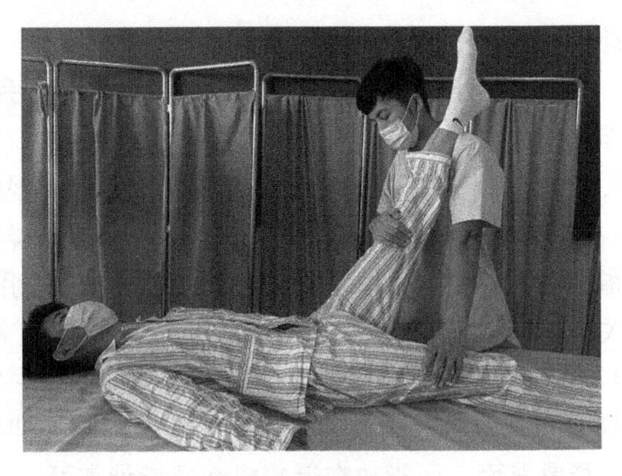

图5-20 牵伸腘绳肌

3. 增加伸髋（牵伸髂腰肌）

（1）方法一：

患者体位：俯卧位，牵伸侧下肢屈膝，非牵伸侧下肢伸膝。

治疗师手的位置：上方的手放在臀部固定骨盆，防止骨盆运动；下方的手放在股骨远端托住大腿。

牵伸手法：下方的手托起大腿离开治疗床面进行牵拉，后伸髋关节至最大范围。

（2）方法二：

患者体位：仰卧位（患者俯卧位有困难时），牵伸的下肢悬于治疗床沿，非牵伸侧下肢伸直置于床面。

治疗师手的位置：一手固定患者非牵伸侧骨盆，另一只手置于牵伸侧髌骨前上方。

牵伸手法：牵伸侧手向下压大腿，使髋关节后伸至最大范围，以牵伸髂腰肌（图5-21）。

4. 增加髋关节内旋（牵伸髋外旋肌群）

患者体位：俯卧位，髋0°，屈膝90°，非牵伸侧下肢伸直。

治疗师手的位置：上方手按压于臀部固定骨盆，下方手握住小腿远端。

牵伸手法：上方手固定骨盆，下方手将小腿向外转，至髋部内旋最大范围，以牵伸髋外旋肌群（图5-22）。

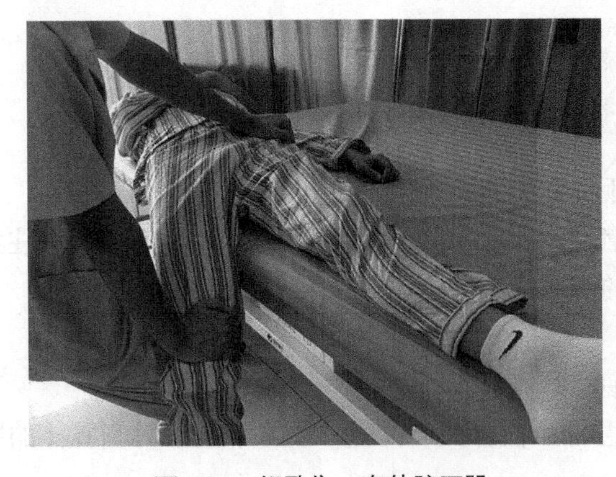

图5-21 仰卧位，牵伸髂腰肌

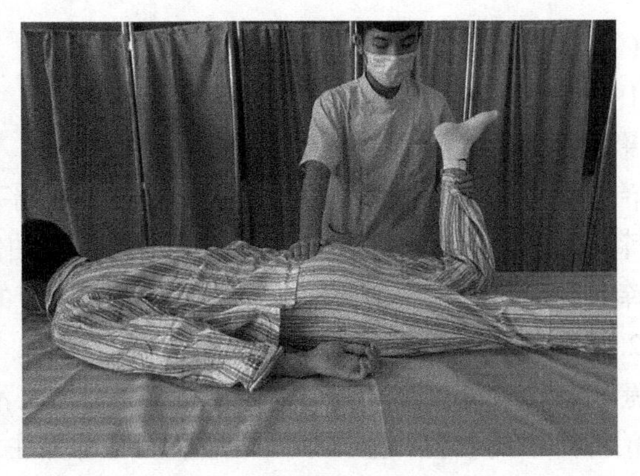

图5-22 牵伸髋外旋肌

5. 增加髋关节外旋（牵伸髋内旋肌群）

患者体位：俯卧位，髋0°，屈膝90°，非牵伸侧下肢伸直。

治疗师手的位置：上方手按压于臀部固定骨盆，下方手握住小腿远端。

牵伸手法：上方手固定骨盆，下方手将小腿向内转，至髋部外旋最大范围，以牵伸髋内旋肌群（图5-23）。

6. 增加髋外展（牵伸髋内收肌群）

患者体位：仰卧位，下肢伸直。

治疗师手的位置：一手放在对侧大腿内侧，一手从腘窝下托住牵伸侧大腿。

牵伸手法：一手固定对侧大腿，一手托住牵伸侧大腿，尽可能外展髋关节至最大范围，以牵伸内收肌群（图5-24）。

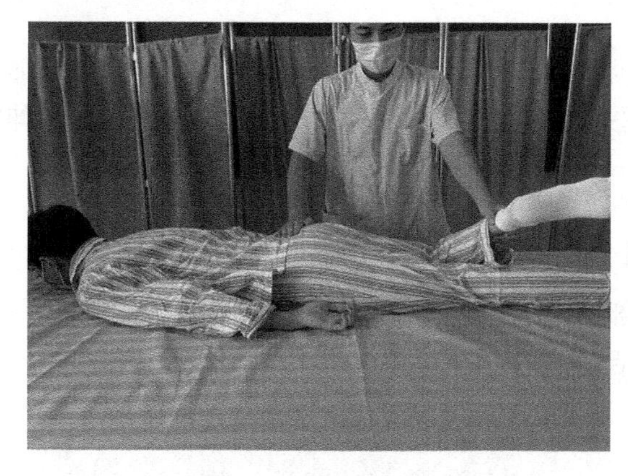

图5-23 牵伸髋内旋肌群

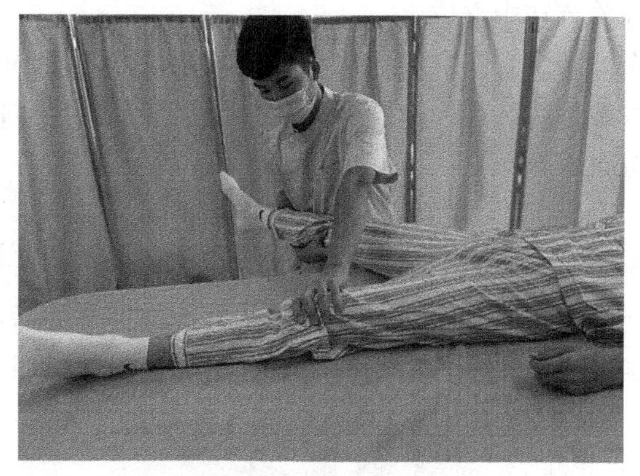

图5-24 牵伸髋内收肌群

（二）膝部肌肉

1. 增加膝关节屈曲（牵伸伸膝肌群）

患者体位：俯卧位。牵伸侧下肢屈膝于床面，非牵伸侧下肢伸直。

治疗师手的位置：上方手放在臀部固定骨盆，下方手握住小腿远端。

牵伸手法：下方手被动屈膝至最大范围，以牵伸伸膝肌群（图5-25）。

牵伸伸膝肌群也可以在坐位下进行：患者坐在床沿，屈髋90°，尽量屈膝于床的边缘；治疗师站在牵伸侧的下肢外侧，上方手放在大腿远端固定，下方手握住内外踝上方，尽量向后推小腿使膝关节尽量屈曲，牵伸伸膝肌群。

取坐位时，对增加屈膝0°～90°效果最好，取俯卧位时，对增加屈膝90°～135°效果最佳。

2. 增加膝关节伸直（牵伸屈膝肌群）

患者体位：仰卧位，双下肢伸直置于床面。

治疗师手的位置：上方手放在牵伸侧髌骨上方，下方手握住牵伸侧小腿远端。

牵伸手法：上方手固定，下方手握住小腿远端踝关节后方，向上抬起小腿，治疗师双手反方向用力，以最大限度地伸展膝关节，以牵伸膝关节屈膝肌群（图5-26）。

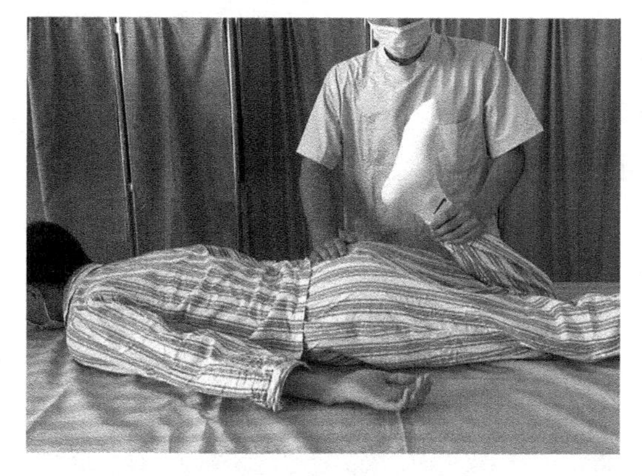

图5-25 牵伸伸膝肌群

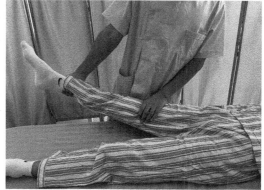

图5-26 牵伸屈膝肌群

（三）踝与足部肌肉

踝关节和足部有跨越多关节的肌肉群，当增加踝部和足部的关节活动度时，要考虑到这些关节的生理活动功能。

1. 增加踝关节背屈（牵伸踝跖屈肌群）

患者体位：仰卧位，膝关节伸直。

治疗师手的位置：上方手握住患者内外踝处固定小腿，下方手握住患者足跟，前臂掌侧抵住足底，使距腓关节在中立位。

牵伸手法：下方手一方面用拇指和其他手指向远端牵拉患者足跟，另一方面用前臂向头端加压运动，以牵伸腓肠肌，使踝背屈至最大的活动范围（图5-27）。如在屈膝时采用上述手法，主要牵伸的是比目鱼肌。

2. 增加踝关节跖屈（牵伸踝背伸肌群）

患者体位：坐位或者仰卧位。

治疗师手的位置：上方手托住患者踝关节的后部固定小腿，下方手握住患者足背。

牵伸手法：下方手用力向下活动足至最大跖屈活动范围（图5-28）。

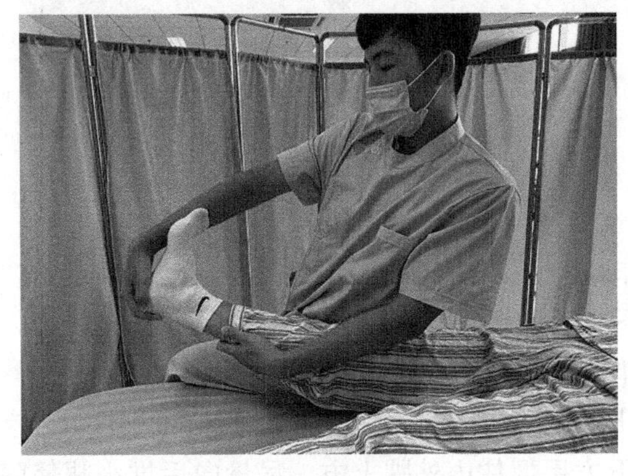

图5-27 牵伸踝跖屈肌群

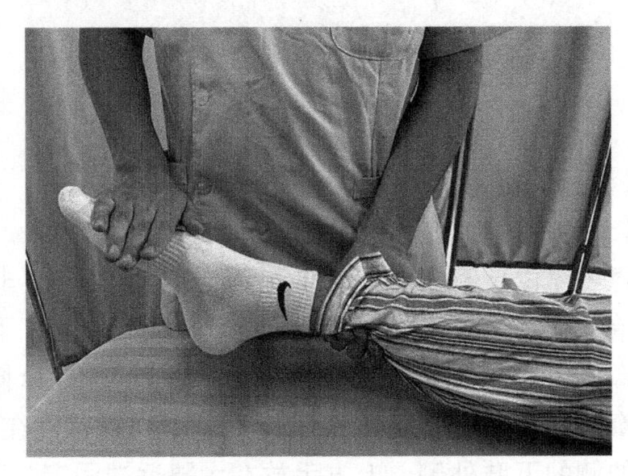

图5-28 牵伸踝背伸肌群

3. 增加踝外翻活动（牵伸足内翻肌群）

患者体位：仰卧位，下肢伸直。

治疗师手的位置：上方手固定胫骨远端，下方手握住足的背面。

牵伸手法：跖屈、足外翻牵伸胫骨前肌，使足外翻踝关节达到最大的活动范围。如果牵伸胫骨后肌，上方手固定胫骨远端，下方手握住足底部，背屈、足外翻牵伸胫骨后肌，在肌腱拉力的反方向上调整运动和力量，使足外翻踝关节达到最大的活动范围（图5-29）。

4. 增加踝内翻活动（牵伸足外翻肌群）

患者体位：仰卧位，下肢伸直。

治疗师手的位置：上方手固定胫骨远端，下方手握住足的背面。

牵伸手法：下方手内翻踝关节达到最大的活动范围（图5-30）。

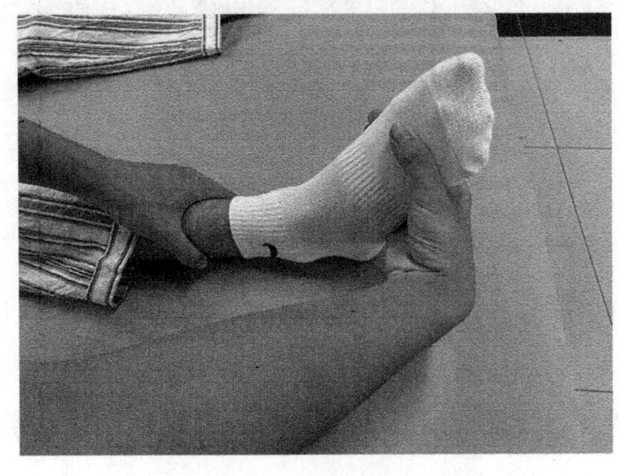

图5-29 牵伸足内翻肌群

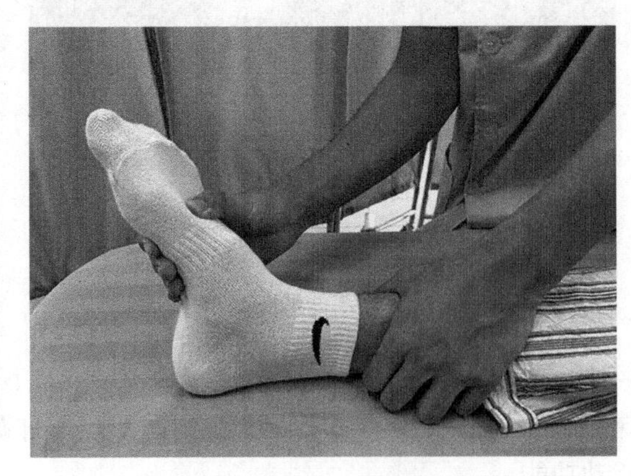

图5-30 牵伸足外翻肌群

5. 增加足趾屈伸活动（牵伸脚趾的屈曲和伸直肌群）

牵伸目的：增加脚趾的屈伸活动范围。

患者体位：仰卧位或坐位。

治疗师手的位置：上方手固定跖骨以限制关节代偿活动，下方手（活动指）握住趾骨的远端。

牵伸手法：朝着需要的方向活动，使脚趾的屈曲和伸直达到最大的活动范围。要分别牵伸每一块限制脚趾活动的肌肉组织。

链接

三步牵伸步骤

有关牵伸的主要步骤如下：①患者主动拉长要牵伸的肌肉（靶肌肉）；②患者等长收缩靶肌肉，持续6s；③患者主动牵伸靶肌肉达到一个新的活动范围。

二、自我牵伸

（一）髋部肌肉（针对单块肌肉的牵伸）

1. 臀大肌　站立于一把坚固的椅子或凳子之前。柔韧性越好，凳子的高度就越高，牵伸侧的脚踩在凳子上，尽量保持背部挺直，腹部收紧。屈曲另一侧下肢，牵伸肌肉5～10s，直至整个右臀部出现牵伸感。放松肌肉5～10s。前腿往下踩压5～10s，以产生抗阻力。重复2～3次。

2. 臀中肌和臀小肌　找一个与腹股沟同高的桌面，牵伸侧屈髋屈膝，髋外旋置于桌面上，注意膝关节对齐肚脐，保持腰背部的拱度，上半身慢慢前向倾斜，牵伸5～10s。右臀部有拉伸感或轻微刺痛感时停止动作。放松肌肉5～10s。膝关节向下压桌面，以产生抗阻力，坚持5～10s，放松肌肉5～10s。重复2～3次。

3. 梨状肌　找一个与腹股沟同高的桌面，抬起牵伸侧腿，该侧膝放在臀的正前方，膝屈曲90°。大腿和骨盆之间也应形成直角。最大限度地增加下腰背的拱度，保持腹部收紧。上半身小心地向前倾斜，保持下腰背的拱度，直至肌肉出现轻微刺痛感，牵伸肌肉5～10s。放松肌肉5～10s。脚和膝关节小心地向下压5～10s，以产生抗阻力。重复2～3次。

4. 髂腰肌　仰卧于床面或桌面，非牵伸侧屈髋屈膝，患者环抱该侧腿以固定。背部挺直，牵伸侧腿自然下垂保持5～10s，需要增加牵伸效果时也可以将沙袋固定于脚踝以负重。牵伸侧向上朝天花板方向抬起5cm的距离以产生抗阻力。重复2～3次。

5. 股直肌　取立位，牵伸侧伸髋0°位屈膝，足部置于桌面上，非牵伸侧下肢保持直立，牵伸5～10s。牵伸侧小腿抵抗桌面5～10s，以产生抗阻力。重复2～3次。

6. 腘绳肌　坐于床面或桌面，牵伸侧屈髋伸膝置于平面，非牵伸侧支撑身体保持稳定。上半身慢慢向前、向下移动，保持膝关节伸直，牵伸股后肌群，直至大腿后侧出现轻微刺痛感。放松肌肉5～10s。右腿小心地向下压以产生抗阻力，坚持5～10s。重复2～3次。

7. 股内收肌群　取单腿跪姿，非牵伸侧髋外展90°，膝屈曲90°，脚尖指向膝关节方向。牵伸侧跪地，股骨与非牵伸侧呈90°夹角，腰背挺直，腹部收紧。牵伸侧膝向外展压腿，直至大腿内侧出现轻微刺痛感，拉伸5～10s，放松肌肉5～10s。重复2～3次。

（二）膝部、踝部肌肉（针对单块肌肉的牵伸）

1. 腓肠肌　找一台阶边缘，右脚脚掌踩在平面上（约1/3脚长），足弓和脚后跟悬空。放松小腿，让脚后跟顺势落下进行拉伸。放松肌肉5～10s。腓肠肌发力上提身体2.5～5.0cm的距离以产生抗阻力。放松肌肉5～10s。重复2～3次。

2. 比目鱼肌　找一个平面（墙、肋木、门都可以），牵伸侧前脚掌抵住墙壁，脚后跟接触地面。非牵伸侧的腿保持身体平稳。小心地弯曲右膝。收紧腹部并挺直上半身。膝关节保持弯曲，腿部和上半身小心地向前倾斜，牵伸肌肉5～10s，直至小腿出现轻微刺痛感。放松肌肉5～10s。牵伸侧的脚小心地踩压墙面，试着绷直脚尖5～10s以产生抗阻力。放松肌肉5～10s。重复2～3次。

第4节　躯干牵伸技术和机械被动牵伸

脊柱肌肉主要为颈部肌肉及竖脊肌，主要附着在头部及整个脊柱，控制人体头部和躯干的活动，一旦出现痉挛或挛缩，影响头部、躯干的关节活动度。同样可通过徒手被动牵伸、自我牵伸来缓解挛缩，维持正常的关节活动度。

一、徒手被动牵伸

（一）颈部肌肉

1. 增加颈椎屈曲（牵伸颈部伸肌群）

患者体位：患者取坐位。

治疗师手的位置：上方手放于患者顶枕部，下方手放于患者上段胸椎部位。

牵伸手法：下方手固定患者脊柱；上方手放置于患者头部，轻柔地向下压患者颈部伸肌群，使颈部屈曲达到最大的活动范围（图5-31）。

2. 增加颈椎后伸（牵伸颈部屈肌群）

患者体位：患者取坐位。

治疗师手的位置：上方手放于患者前额部，下方手放于患者上段胸椎部位。

牵伸手法：下方手固定患者脊柱；上方手在患者前额部轻柔地向后推，牵拉患者颈部屈肌群，使颈部后伸达到最大的活动范围（图5-32）。

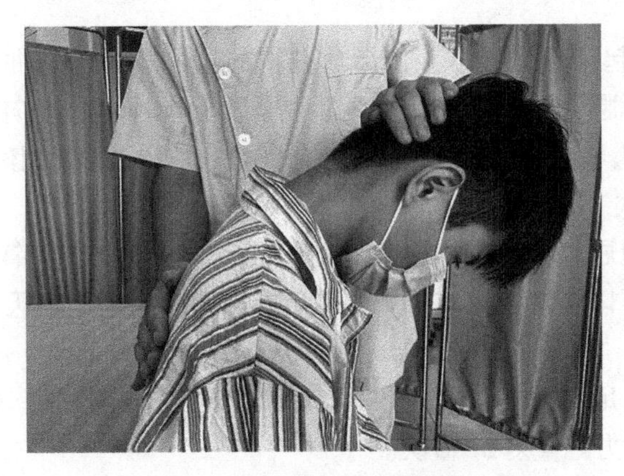

图5-31　牵伸颈部伸肌群

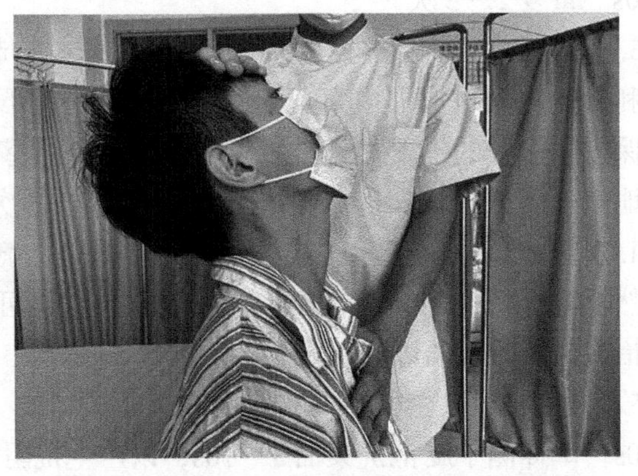

图5-32　牵伸颈部屈肌群

3. 增加颈椎侧屈（牵伸颈部侧屈肌群）

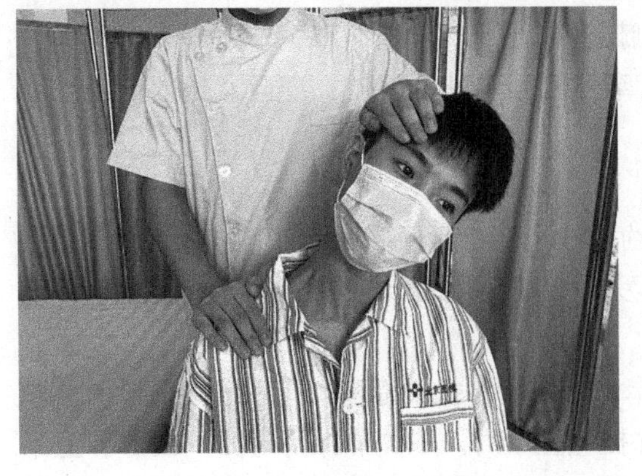

图5-33　牵伸颈部侧屈肌群

患者体位：患者取坐位。

治疗师手的位置：上方手放于患者牵伸侧的颞部，下方手放于同侧的肩部。

牵伸手法：下方手固定患者牵伸侧肩部，防止肩关节代偿运动；上方手轻缓地向对侧推动患者头部，以牵伸同侧颈侧屈肌群，使颈部侧屈运动达到最大的活动范围（图5-33）。

（二）腰部肌肉

1. 增加腰椎后伸（牵伸腰部屈肌群）

患者体位：站立位。

治疗师手的位置：上方手放于患者胸骨前，下方手放于患者腰骶部。

牵伸手法：下方手固定患者腰骶部；上方手在患者胸前轻轻向后推，牵伸腰部肌群，使腰椎后伸达到最大的活动范围。注意动作应缓慢，保持患者平衡（图5-34）。

2. 增加腰椎前屈（牵伸腰部伸肌群）

患者体位：站立位。

治疗师手的位置：上方手放于患者背侧胸椎，下方手放于患者腰骶部。

牵伸手法：下方手固定患者腰骶部，上方手在患者胸背部，轻轻向下压，牵伸腰背部伸肌群，使腰椎前屈达到最大的活动范围（图5-35）。

3. 增加腰椎侧屈（牵伸腰部侧屈肌群）

患者体位：站立位。

治疗师手的位置：上方手放于牵拉侧肩膀，下方手放于非牵伸侧髋部。

牵伸手法：下方手固定髋部，上方手在肩部轻轻向对侧推，牵伸同侧腰屈肌群，使腰椎侧屈达到最大的活动范围（图5-36）。

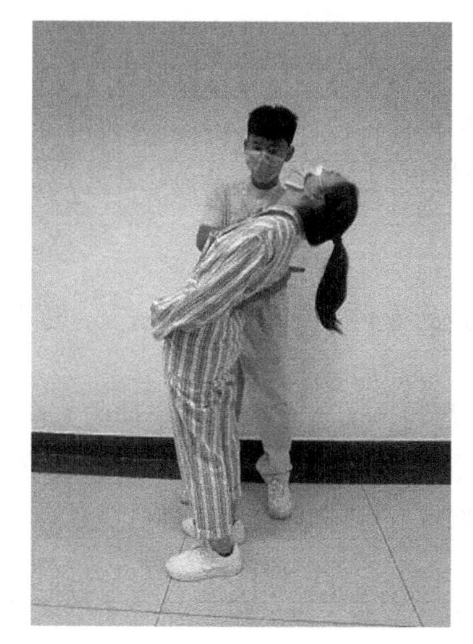

图5-34 牵伸腰部屈肌群

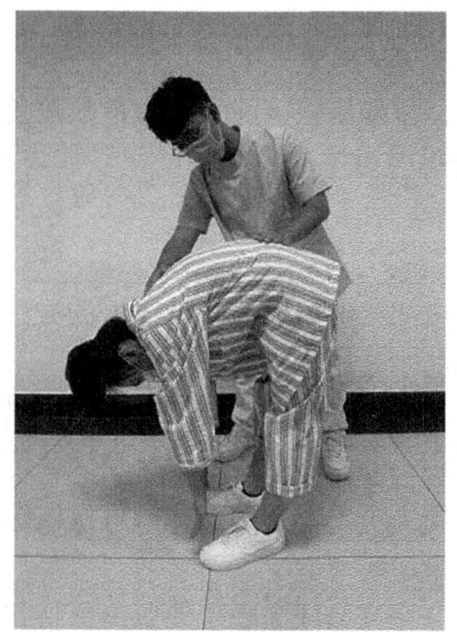

图5-35 牵伸腰部伸肌群

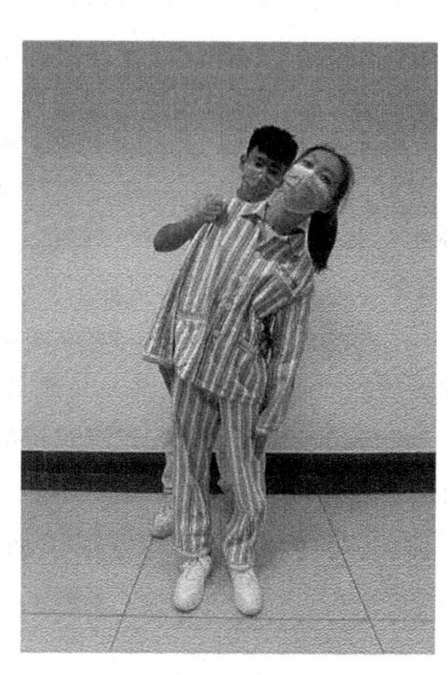

图5-36 牵伸腰部侧屈肌群

二、自我牵伸

（一）颈部自我牵伸

1. 针对肌群的牵伸

（1）颈椎后伸肌群牵伸：坐在靠背椅子上，双上肢放松于躯干的两侧，前屈颈椎，牵伸颈部后伸肌群，增加颈椎前屈活动范围。

（2）颈椎前屈肌群牵伸：患者体位同上，后伸颈椎，牵伸颈部前屈肌群，增加颈椎后伸活动范围。

（3）颈侧屈肌群牵伸：患者体位同上，颈部向一侧做侧屈运动，牵伸对侧颈屈肌群。

2. 针对肌肉的牵伸

（1）胸锁乳突肌：患者取坐位，一手置于牵伸侧胸锁乳突肌起点处，另一手叠放其上，将头部向牵伸一侧肌肉的对侧侧屈，脸转向同侧，同时头后仰。直到颈部有轻微的灼热感。然后，放松肌肉5～10s。重复2～3次。

（2）斜角肌：分为前、中、后三部分，此处描述动作为三者一起拉伸。患者取坐位，头向非牵伸侧侧屈，非牵伸侧手抱头，施加向下的压力，牵伸5～10s，牵伸侧颈部感到轻微刺痛时停止动作，放松肌肉5～10s。重复2～3次。

（二）腰部自我牵伸

1. 针对肌群的牵伸

（1）腰椎后伸肌群牵伸：站立位，双上肢放松于躯干的两侧，做腰椎前屈运动至最大的活动范围，牵伸腰部后伸肌群。

（2）腰椎前屈肌群牵伸：站立位，双手叉腰，做后伸腰运动至最大的活动范围，牵伸腰部前屈肌群。

（3）腰侧屈肌群牵伸：站立位，双手叉腰，一手上举，向对侧做腰部侧屈运动至最大的活动范围，牵伸腰部侧屈肌群。

2. 针对肌肉的牵伸

腰方肌：以拉伸右侧腰方肌为例。身体右侧侧卧，前臂支撑身体，保持身体挺直。屈曲左腿，下方腿置于床面。右手撑床放在右手肘之前所处的位置牵伸5～10s。慢慢地伸直手臂。可以用左手帮助身体保持平衡。右侧腰部出现轻微刺痛感或拉伸感时停止动作。放松肌肉5～10s。位于下方的腿发力压床板，以产生抗阻力，保持5～10s。重复2～3次。

三、机械被动牵伸

机械被动牵伸是借助机械装置，增加小强度的外部力量，较长时间作用于缩短组织，常利用重力牵引、滑轮系统、动态夹板及石膏等装置来牵伸挛缩的组织。牵伸时间可持续20～30min或数小时，较徒手被动牵伸更为有效、舒适。

可以选择的牵伸形式如下。

1. 重力　利用沙袋、哑铃直接或间接地放在患者肢体上的方法进行牵伸，可根据患者情况，逐渐加大或减少重物的重量或延长牵伸的时间。

2. 滑轮系统　这是利用间接的重力并组成滑轮系统，根据滑车与身体的位置、滑车牵伸的方向，可以调节患者的位置。患者通过滑轮牵伸肢体，使之超出受限的范围，达到牵伸挛缩组织的目的。利用重锤滑车法可以做较长时间的牵伸，可使用中等强度的重量，长时间持久牵伸，来弥补牵伸有困难或效果欠佳的不足。

3. 支具和夹板　可在牵伸之后应用支具或夹板，使肌肉保持在最大有效长度，进行长时间持续的牵伸，达到牵伸挛缩部位、增加关节活动度的目的。夹板主要用于上肢，支具主要用于躯干或下肢。

自 测 题

单选题

1. 下列不是肌肉牵伸适应证的是（　　）
   A. 软组织挛缩、粘连或瘢痕形成
   B. 肌肉、结缔组织和皮肤缩短
   C. 预防肌肉骨骼损伤
   D. 关节内或关节周围组织有炎症、感染、结核或肿瘤
   E. 由于固定、制动、失用造成的肌力减弱和相应组织短缩等结构畸形

2. 下列不是肌肉牵伸禁忌证的是（　　）
   A. 新近发生的骨折、肌肉和韧带损伤
   B. 神经损伤或神经吻合术后1个月内
   C. 体育运动后肌肉产生的疼痛
   D. 关节活动或肌肉被拉长时疼痛剧烈
   E. 严重的骨质疏松

3. 根据挛缩发生的组织及其性质，下列哪个不属于软组织挛缩（　　）
   A. 肌静力性挛缩肌　　B. 瘢痕粘连
   C. 纤维性粘连　　D. 可逆性挛缩
   E. 假性肌静力性挛缩

4. 根据牵拉方式分类，牵伸方法可分为（　　）
   A. 徒手牵伸、主动牵伸和自我牵伸
   B. 徒手牵伸、机械牵伸和主动牵伸
   C. 徒手牵伸、机械牵伸和被动牵伸
   D. 徒手牵伸、机械牵伸和主动牵伸
   E. 徒手牵伸、神经抑制技术和自我牵伸

5. 徒手被动牵伸，使肩关节前屈，下列说法错误的是（　　）

A. 牵伸肌群：肩关节前屈肌群
B. 牵伸目的：增加肩关节前屈的活动范围
C. 患者体位：仰卧位，上肢前屈，屈肘，前臂及手放松
D. 治疗师位置：面向患者站在牵伸一侧，上方手从内侧握住肘关节或肱骨远端的后方，下方手放在肩胛骨腋缘固定肩胛骨
E. 牵伸手法：上方手将肱骨被动前屈到最大范围，以拉长肩后伸肌群

6. 有关牵伸肩部肌肉，下列说法错误的是（ ）
A. 在被动牵伸肩部肌肉时，必须固定肩胛骨
B. 肩胛骨固定是指保持肩胛骨在没有外展、外旋的位置上
C. 肩部肌肉中，最容易引起紧张或挛缩的肌肉是那些防止肩关节全范围前屈、外展和旋转的肌群
D. 肩部肌肉中，最容易引起紧张或挛缩的肌肉是那些防止肩关节内收和伸展到中立位的肌群
E. 包括徒手被动牵伸和自我牵伸

7. 腰椎牵伸技术中，有关腰椎前屈下列说法错误的是（ ）
A. 牵伸肌群：腰背部伸肌群
B. 牵伸目的：增加腰椎后伸活动范围（以牵伸腰部伸肌群）
C. 患者体位：站立位
D. 治疗师位置：站立位，上方手放于胸椎背部，下方手放于腰骶部
E. 牵伸手法：下方手固定腰骶部，上方手放在胸背部，轻轻向下压，牵拉腰椎伸肌群，使腰椎前屈达到最大范围

8. 以下哪项不是牵伸的治疗目的（ ）
A. 降低肌张力
B. 增强肌肉力量
C. 改善软组织的伸展性
D. 增加或恢复关节的活动范围
E. 防止发生不可逆的组织挛缩

9. 牵伸训练和关节活动度训练的区别是（ ）
A. 牵伸训练能够维持关节活动范围
B. 关节活动度训练能够扩大关节活动范围
C. 牵伸训练能够扩大关节活动范围
D. 牵伸训练一般不引起患者疼痛
E. 关节活动度训练时患者会有轻微疼痛

10. 以下关于牵伸的注意事项，不正确的是（ ）
A. 通过评估明确需要牵伸的肌肉和关节
B. 避免牵伸水肿组织
C. 牵伸之前不必放松肌肉
D. 对关节活动过伸的不能过度牵伸
E. 对肌力弱的肌肉，要和肌力训练相结合

（陈 睿）

第6章
牵引技术

案例 6-1

患者，男，65岁，因跌倒致左侧大腿疼痛、肿胀6h就诊。患者6h前在自家厨房不小心滑倒而左侧臀部着地，左大腿剧痛不能活动，家人呼叫120救护后用平车抬送入院。X线检查显示左侧股骨颈骨折。查体示：左下肢肿胀，呈外旋姿势，大腿上段压痛，神疲，面白，便秘并伴有发热，纳差，汗出，舌暗红，苔黄腻，脉弦。医嘱建议行骨牵引技术。

问题：1. 什么是牵引技术？

2. 牵引有哪些治疗作用？

第1节 概　　述

一、基本概念

（一）定义

牵引（traction）技术是指运用作用力与反作用力的力学原理，通过外力（手法、器械或电动装置）作用于人体脊柱或四肢关节，使关节面发生一定的分离、关节周围软组织得到适当的牵伸，从而达到治疗目的的一种方法。

作用于脊柱（颈椎或腰椎）的力为人体轴向牵引力，而四肢关节一般为切线牵引力。牵引治疗的效果与牵引角度、重量、时间即力学基本三要素密切相关。牵引与牵伸的区别在于牵引的主要目的是牵拉关节，而牵伸的目的是牵拉肌肉、韧带等软组织。

（二）分类

1. 根据治疗部位不同，牵引分为脊柱牵引（颈椎牵引、胸椎牵引、腰椎牵引）、四肢关节牵引（包括皮牵引、骨牵引）。

2. 根据牵引力来源不同，牵引分为滑车-重锤牵引、电动牵引、自重牵引、徒手牵引。

3. 根据牵引力作用的连续性不同，牵引分为持续牵引和间歇牵引。

4. 根据牵引时体位不同，牵引分为坐位牵引（颈前屈、中立、后伸）、卧位牵引（仰卧位、俯卧位）。

二、牵引的治疗作用

1. 加大椎间隙、椎间孔和增加椎管容积，减轻椎间盘压力，缓解对神经根的压迫。
2. 纠正椎间关节突关节的紊乱，恢复脊柱的正常排序。
3. 解除肌肉痉挛、缓解疼痛，促进炎症消退，有利于病损组织的修复。
4. 增加关节活动度，调节和恢复已破坏的颈椎和腰椎平衡。
5. 牵伸挛缩的关节囊和韧带，松解粘连的软组织，改善脊柱和四肢的关节活动度。
6. 外伤骨折或关节脱位时的早期制动和复位固定作用。

三、常用牵引装置

（一）颈椎牵引装置的常用器具

1. 颈椎牵引带　大多数颈椎牵引带的设计均以头的形状、枕骨和下颌之间的关系为出发点。一般颈椎牵引带可由三大部分组成，前方为下颌带，后方为后枕带，两者在左、右两侧向上汇合形成枕、颌延长带。两侧枕、颌延长带的挂钩分别挂于牵引弓，即可完成牵引（图6-1）。

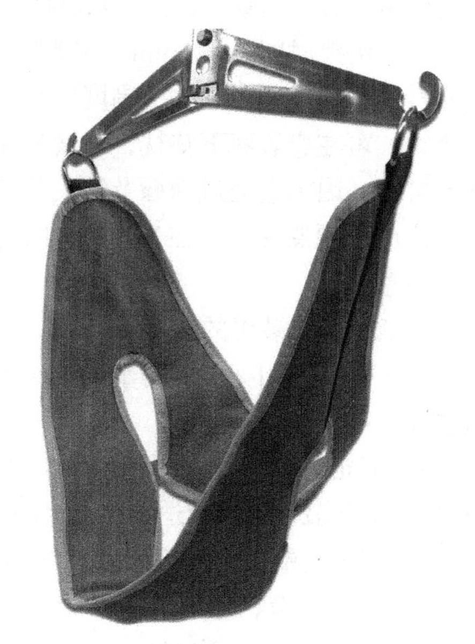

图6-1　颈椎牵引带

2. 其他的颈椎牵引用具　包括牵引弓、牵引绳、滑轮及固定架和牵引重物等。其中牵引弓甚为重要，其宽度仅稍大于头颅宽度，以避免牵引带束夹颞部，导致颞部疼痛。

（二）腰椎牵引装置的常用器具

1. 腰椎牵引床　腰椎牵引床的设计首先要以消除摩擦力、增加牵引重量的效果为目的，最常用的是滑动分离牵引床（图6-2）。腰椎牵引床一般以滑轮-重量系统为牵引力来源。在腰椎牵引床的床头应配有固定带。固定带固定的高度最好也可调节。商用牵引床基本均具备自动补偿牵引重量的装置。

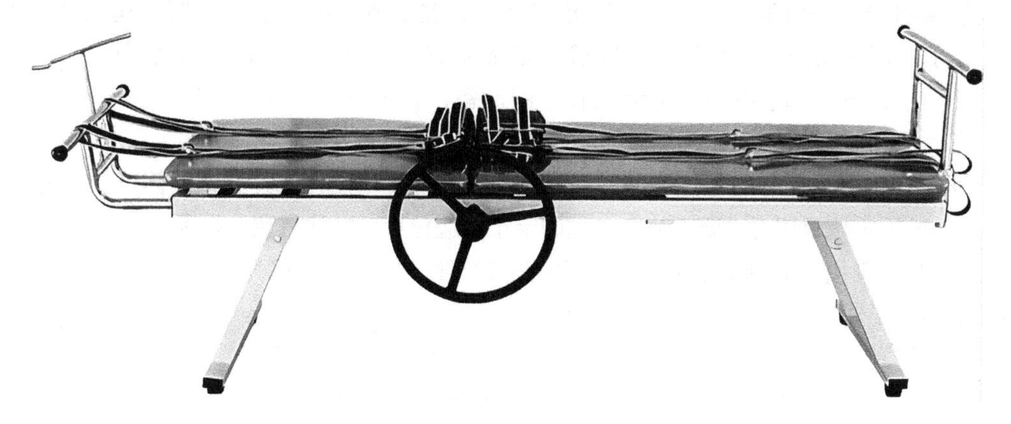

图6-2　滑动分离牵引床

2. 其他腰椎牵引用具

（1）骨盆牵引带：形状类似腰围。就其质地要求而言，除了应柔软使患者感到舒适之外，更重要的是应具有承受高负荷、抗滑动的性能。此外，对有关骨盆牵引带是否采用左、右侧对称牵伸或不对称牵伸存在争议，通常认为左、右侧不对称的骨盆牵引带可以在治疗过程中改变腰椎的生理曲度。因此，具体应用上可视情况而定。骨盆牵引带合适的佩戴位置是其上端的扣眼皮带位于髂嵴之上，系好左右两侧皮带后，皮带的上缘通过脐线。应用骨盆牵引带时，最好能使其或其衬垫与患者皮肤相贴。如果牵引带与患者之间隔有衣服，则十分容易造成滑动，而且，当衣服紧贴于牵引带的皮带下时，可消耗部分牵引重量。

（2）固定带：也称为反向牵引带。为了更好地获得牵引效果，在应用骨盆牵引带时，需固定躯干。最常用的固定带是胸廓带。胸廓带合适的佩戴位置是放置于胸廓外下缘，两根扣眼皮带位于剑突之下，使之固定于胸廓的第8、9、10肋下缘；患者双臂展开，穿过胸廓带的左右吊带部分。若胸廓带佩戴合适，其左右吊带的前部应位于患者的肩前部，骨盆牵引带和胸廓带可有小部分的叠盖。另一种固定带通常用于固定患者的双侧腋下，但此时应防止臂丛神经损伤。

（3）其他腰椎牵引带：在采用其他腰椎牵引方法时，如单腿或双腿牵引时，可能会用到踝部牵引带。踝部牵引带与踝套基本相似。若应用双侧踝部牵引带可行双腿牵引，此时腰椎牵引总的力量为1/4患者体重。若单腿牵引，则先双侧踝部牵引1～2min后，放松非治疗侧踝部牵引带，以1/8体重进行单腿牵引，治疗时间7～10min。在单腿牵引结束前，通常再进行双腿牵引1～2min。这可能有助于左右侧肌群的平衡。患者踝关节围度较小时，可在踝部牵引带内垫上一泡沫垫。为避免对患者膝关节的直接牵拉，可在患者膝下垫枕，以增加膝关节屈曲角度而改变牵拉角度。需要提醒的是，踝部牵引方法并不常用，因为它通过踝膝及髋关节韧带等起作用，常使腰椎牵引的效果明显下降。但针对伴有坐骨神经痛的下腰痛患者，在X线、肌肉测试等全面检查确诊后尝试性地应用踝部牵引带，可能会有缓解疼痛的意义。

3. 四肢牵引装置的常用器具

（1）简易牵引架：简易牵引方法简单，操作简便，甚至在条件受限时可用单个沙袋放置在受限关节肢体远端进行牵引。

1）固定近端肢体：用牵引架、牵引器或固定带等器具将受限关节的肢体近端固定在床面或桌椅（视患者受限肢体选择合适的体位）的合适位置。

2）固定远端肢体：按照受限关节的受限方向用牵引绳将沙袋或重锤固定或悬挂在远端肢体上。

3）参数调节，重量选择：以不引起疼痛感为度，同时能让受限关节达到一定的紧张感；时间：10～20min/次，1～3次/日。

（2）电动牵引器：是由电脑内置控制部分和机械装置组成，可在显示器控制端调节牵引力大小、牵引角度、牵引时间和持续或间断牵引，能够在正常关节屈伸范围内定时多角度牵引，达到扩大关节活动度的目的。上、下肢和手指等小关节均有专用设备，根据设备不同，可单一关节或两个关节同时运行，且大多数仪器均有过载保护，相对简易牵引更为安全、可控。

1）固定肢体：选择和治疗关节相匹配的治疗仪器，按照受限肢体选择合适的体位，将受限关节的两端肢体按照正确的固定位置用运动臂上的魔术贴固定于相应位置，并注意调节松紧，避免过松或过紧。

2）参数调节，牵引重量选择：以不引起疼痛感为度，同时能让受限关节达到一定的紧张感；时间：1～20min/次，1～3次/日。

4. 其他牵引器具

（1）衬垫和护垫：牵引过程中某些不适有时并非来自于牵引操作本身，而是由于牵引带束缚过紧和衬垫不合适所致，衬垫不合适有时可使患者不能耐受而放弃牵引。合适的衬垫一方面可以使牵引带不致过紧地束缚，另一方面又可产生轻微的摩擦力以使牵引带与患者之间不发生滑动。而且，在牵引某些过窄的部位或贴于骨性突起之处应用衬垫可有效地减少压迫作用，如采用约1.2cm厚耐磨的橡胶海绵或棉布作为衬垫，将折叠后的小毯子等作为护垫置于患者腹部和腰椎骨盆牵引带之间也同样有效。

（2）枕头、脚凳

1）枕头：在脊柱牵引过程中，枕头的作用不容忽视。作为常用的脊柱牵引用具之一，其主要目的不仅是让患者舒适、放松，而且可有效地改变脊柱的曲度或髋、膝等关节的位置使脊柱牵引更为有的放矢。因此，充分地、合理地应用枕头绝对是脊柱牵引临床上的一个小技巧。

2）脚凳：其作用主要是在腰椎牵引时放置于患者双下肢，通过双髋、双膝的屈曲改变腰椎的曲度，降低屈髋肌张力，提高牵引的效果。脚凳的高度最好是可以调节的，这样可使其与患者的身材相适应。在运用脚凳的同时，为了进一步使患者获得附加的支持和放松，还可采用尼龙搭扣宽条松松地绑于患者双大腿上，以使患者下肢屈曲并置。

第2节 颈椎牵引技术

案例 6-2

患者，女，33岁，因颈痛伴活动受限1天入院。1天前与小孩玩耍时不慎被踩到颈部，出现颈痛、自觉颈部僵硬，因既往有多次落枕经历，未立即就诊。现查体：颈部C_2～C_7椎体棘间隙普遍压痛（+），斜方肌压痛（+），颈部屈伸左右旋转范围均受限，臂从牵拉试验（+）。颈椎正侧位+张口位X线片示：齿状突与寰椎侧块关节间隙欠对称，左侧稍变窄，后纵韧带骨化。CT检查已排除寰枢关节脱位。诊断：颈痛原因待查？

问题：1. 该患者适合用颈椎牵引治疗吗？颈椎牵引适应证有哪些？

2. 颈椎牵引的作用有哪些？

一、颈椎牵引的生理效应

（一）颈椎椎间隙的增大

1. 牵引时颈椎椎间隙增大值与牵引的重量有关。牵引重量9.08～11.35kg（20～25Ib）时颈椎的生理性前凸开始变直，牵引重量20.43kg（45Ib）时椎间隙增大值达到最大，在这一力量下C_2～C_7总的增大值为3～14mm，平均值为5mm。

2. 牵引时颈椎间隙增大的部位因节段和屈曲程度而不同。在颈椎牵引中椎间隙增大值最大的节段通常为C_6～C_7，其次为C_4～C_5。上颈段不如下颈段那样容易分离。椎间隙分离最大的部位在后部，且随着屈曲角度的增大而加大。

3. 椎间隙增大效应发生的时间通常仅出现在牵引的最初几分钟，并不随牵引时间的延长而增加。因此，与持续牵引比较，间歇牵引所发生的分离效应是同样牵引重量持续牵引的2倍。

4. 椎间隙增大效应有年龄差异。50岁以上老年患者由于退行性改变的缘故，分离现象较少发生。

（二）调节颈椎椎间孔大小

这种生理效应往往是通过颈椎屈曲位获得的。在颈椎从10°伸展位至20°屈曲位的运动过程中，C_5～C_6椎间孔的垂直径可增加1.5mm，故在颈椎屈曲位用较小的牵引重量（2.27～3.78kg，5～7Ib）就很容易地获得缓解根性疼痛的效果。

（三）其他方面的生理效应

颈椎牵引也有其他的生理效应，包括缓解神经根刺激或压迫；最佳牵引重量时，可解除肌肉痉挛；通过休息和制动消除炎症、缓解症状等。

二、常用牵引方法

（一）机械牵引

1. 坐位牵引操作程序　坐位牵引不需要很大的空间和复杂的设备，简便易行，易于调整重量、角度。便于在牵引状态下施行手法或配合其他物理因子治疗。

（1）牵引体位：患者取稳定舒适坐位，躯干直立，椅子高度以患者坐位双脚平放地面为宜。用枕颌套托住下颌和枕部，枕颌套的松紧度调节以患者舒适为准（图6-3）。

（2）牵引参数：在治疗过程中要根据患者的具体情况（年龄、性别、体质、病变部位、病情严重程度、治疗反应等）进行调整。

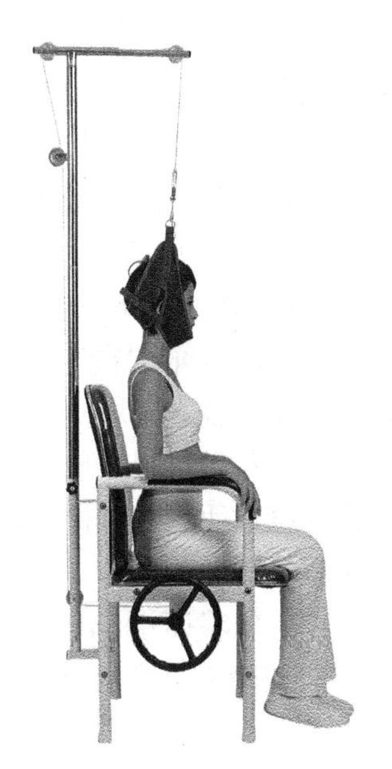

图6-3　坐位颈椎牵引

1）牵引角度

前屈位颈椎牵引：前屈0°～5°最大应力作用于C_4～C_5；10°～15°可以使C_5～C_6椎间隙和椎间孔产生最大的分离；20°～25°时作用于C_6～C_7；25°～30°时在C_7～T_1椎间隙。颈椎前屈24°时达到颈椎生理曲度变直而不出现反弓的平衡点。如前屈位超过30°，其向上的作用力减少，水平方向的力增加，难以维持颈椎生理平衡。

中立位（垂直位）颈椎牵引：中立位（前屈0°）牵引可使颈部肌肉获得较好的放松，使颈椎生理曲度逐渐消失、变直，使扭曲的椎动脉舒展、伸直，血液通畅，改善脑组织血液供应，常用于椎动脉型和脊髓型颈椎病。

后伸位颈椎牵引：后伸位（5°～10°）牵引可以防止寰椎向前滑动，加强寰枢关节的稳定性。主要应用于枕枢关节半脱位和颈椎生理曲度变直或反弓状态的颈椎病。后伸位牵引可使椎间隙后部变窄和椎管前后径变小，导致椎管相对狭窄；还有增加颈椎平面关节不稳和椎基底动脉供血不足的危险性，在牵引过程中要特别注意。临床上一般不选择后伸位颈椎牵引，尤其是脊髓型颈椎病，以防止意外情况发生。

2）牵引重量：牵引重量以正常成年人体重的10%开始，逐渐增量。研究证实，当牵引力达到体重的7%时，即可使椎间隙产生分离，牵引力达到20kg时椎间隙增至最大值。坐位牵引需要较大的牵引重量，才能克服地球引力达到椎间隙分离的目的。

3）牵引时间：最佳的牵引时间是15～20min。牵引重量大则牵引时间可缩短，牵引重量轻则牵引时间可延长。牵引1～2次/天，10次为一个疗程。

（3）临床应用：适合于各型颈椎病。但是椎动脉型、交感型颈椎病的急性发作期及神经根型颈椎病的急性神经根水肿期暂缓牵引，脊髓型颈椎病有硬膜囊受压时谨慎牵引，如有脊髓严重受压时则禁止牵引。牵引治疗1周症状无改善则需重新评估，调整牵引治疗参数。颈椎牵引有预防颈椎病复发的作用，但是过长疗程或常年在家自行牵引有可能导致颈椎关节不稳、颈部软组织劳损等。

2. 卧位牵引操作程序　卧位牵引有床上重锤持续牵引（又称床头牵引）和床上斜面自重牵引两种。床头牵引指利用枕颌套通过床头滑轮直接悬挂重量进行牵引的方法。卧位牵引与坐位牵引相比，肌肉易放松，较小的牵引重量就可克服肌肉张力，达到牵引目的。一般在医院、门诊或病房进行。床上斜面自重牵引指利用自身体重作为对抗牵引重量达到治疗目的方法。

（1）牵引体位：患者仰卧位，颈部垫一个枕头，固定好枕颌牵引套，利用枕头调整牵引角度（常用颈前屈20°～30°），使颈部保持在正常生理曲度或自然、舒适的前屈位下做持续或连续牵引。

（2）牵引参数：持续牵引重量为体重的5%～10%，每次20～30min，1～2次/天。首次牵引重量从2～3kg开始，待患者适应后以每天1kg的速度逐渐增加至症状改善。维持牵引一段时间后根据患者的治疗反应适当调整牵引重量。

连续牵引重量从2～3kg开始，逐渐增加至为4～5kg。牵引时间为6h/d以上，每2h需休息10～15min，牵引治疗2～3d或症状缓解后，可逐渐减少重量至2～3kg并缩短牵引时间，维持牵引以巩固疗效。对重症或疑有颈椎脱位者，可持续牵引达24h以上。此种牵引基本作用是制动。

（二）徒手牵引技术

徒手牵引技术是用手法对患者颈部进行牵伸达到治疗目的的一种治疗方法。优点是牵引的角度和患者头部的位置可很好地控制。分徒手坐位牵引和徒手卧位牵引两种。适用于各型颈椎病，在治疗过程中配合推拿手法。颈椎的徒手牵引主要有两方面的作用：一是治疗作用；二是作为实施牵引前的尝试性手段。

（三）自我牵引与辅助治疗

1. 自我牵引　是指患者症状明显时，借助于自身双手向上的力量临时缓解症状的一种方法。具体操作是：患者取坐位或卧位，双手十指交叉后置于枕部，尺侧贴紧枕下和乳突，然后双手向头顶方向渐进用力提拉头部，持续5～10s，连续3～4次；也可在用力同时自行调整头的位置，寻找缓解症状的最佳牵引角度。注意椎管狭窄尤其伴有黄韧带肥厚者不宜使用。

另外，针对轻度颈椎病，就医困难的患者，可选择简易家庭牵引设备，进行家庭牵引，但一定需在医生指导下应用。患者治疗过程中需有人看护，防止意外发生。

2. 肌力训练姿势养成　脊柱牵引主要应用于颈、腰椎牵引，而颈、腰椎病最主要的原因就是慢性劳损与退行性变。长期异常姿势局部肌肉失代偿，出现局部缺血缺氧导致疼痛，甚至后期发生生理曲度的改变造成压迫症状的出现。应用牵引可以恢复一部分原有生理曲度和组织供养，但为了从根本上治疗颈、腰椎病，必须纠正日常生活中的劳损样姿势，通过姿势养成、核心肌力训练强化并巩固治疗效果，在运动时使脊柱能维持躯体的稳定，才能做到真正意义上的防止复发。

3. 物理因子治疗　应用电疗法中的干扰电疗法辅助治疗，通过中频电流作用缓解肌肉紧张，促进血液循环，内生低额电流产生止痛作用。除此之外石蜡疗法、光疗法、磁疗法也有较好的治疗作用。

三、临床应用及注意事项

（一）适应证

各型颈椎病，轻度脊髓型颈椎病但脊髓受压症状不明显。颈椎关节功能紊乱；颈部肌肉痉挛、颈椎退行性病变、肌筋膜炎等引起的颈肩部疼痛和麻木；寰枢关节半脱位。

在骨科临床中颈椎外伤脱位、骨折术前或保守治疗多采用卧位颈牵复位制动，甚至用颅骨牵引。

（二）禁忌证

1. 颈椎结构完整性受损害时　如颈椎及其邻近组织的肿瘤、结核等疾病；颈椎邻近有血管损害性疾病；颈内动脉严重狭窄有斑块形成及出血性疾病。

2. 牵引治疗后症状易加重的疾病　如颈部肌肉等周围软组织急性拉伤、扭伤、急性炎症等；强直性脊柱炎，类风湿关节炎，先天性脊柱畸形等。

3. 相对禁忌　椎动脉硬化、畸形，心肌梗死恢复期，脑动脉硬化，重度高血压和心脏病患者；以及脊髓型颈椎病脊髓严重受压的患者应慎用或不主张采取牵引治疗。

（三）注意事项

1. 治疗师应熟悉牵引技术和牵引装置，根据患者病情和个体差异选择牵引方式并设置牵引参数。向患者阐明牵引治疗的目的、注意事项、可能出现的不良反应及预防方法。

2. 调整好枕颌牵引套的松紧度，两侧悬吊带要等长，作用力要相等。枕带的受力部位应集中在枕骨粗隆中下部，颌带应兜住下颌正下方。可用毛巾作垫以预防牵引对下颌软组织压迫引起的疼痛。枕颌带的摆放位置要注意避开颈动脉窦和喉部，防止压迫颈动脉窦引起晕厥或发生意外。

3. 牵引时患者体位应舒适，坐位牵引时，患者应注意全身放松，双上肢自然下垂于身体两侧，脊柱略前屈。患者要解开衣领，自然放松颈部肌肉，除去耳机、眼镜等影响放置牵引带的物品。

4. 牵引过程中应注意了解患者反应，若患者出现头晕、心慌、胸闷、出冷汗、四肢麻木、无力加重等症状应立即停止牵引，及时进行处理。经检查如无重要器质性疾病，次日可在严密观察下调整牵引角度和重量后试行短时间牵引。

5. 坐位牵引结束时，应逐渐地减轻重量，再取下牵引套。休息1～2min，同时缓慢、轻柔地活动颈部数次，再离开治疗室。避免突然解除重量站立，可能会引起头痛或头晕等不适反应。

6. 牵引不能耐受者应考虑其他物理治疗方法。

7. 为缓解牵引中局部肌肉痉挛可同步配合颈部温热疗法，以增进疗效。但必须注意，如果是急性关节突关节紊乱或关节突关节滑膜嵌顿，则不宜同步温热疗法。

第3节　腰椎牵引技术

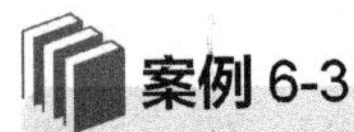

案例 6-3

患者，男50岁，因“摔伤致腰背部疼痛活动受限1h”入院，神志清，精神萎靡，痛苦貌，测BP120/80mmHg，P80次/分，R18次/分，T36℃，腰背部肿胀、压痛、腰部活动受限，双下肢肌力正常，感觉正常，予平卧硬板床，腰部X片提示：第1腰椎椎板骨折可疑，建议进一步CT检查。

问题： 1. 为紧急缓解该患者的腰背疼痛，可以进行腰椎牵引吗？

2. 腰椎牵引的禁忌证有哪些？

大多数非外伤引起的腰痛均可通过腰椎牵引达到缓解疼痛的目的。腰椎牵引治疗过程中因其固定带上端固定在胸肋部，下端固定在骨盆上，故又名骨盆牵引。

一、腰椎牵引的生理效应

（一）腰椎椎间隙增大

1. 腰椎间隙增大效应仅发生在腰椎牵引过程中和牵引停止后10min内，停止牵引后30min则这种机械效应消失。

2. 产生腰椎间盘增大效应所需的牵引重量应＞25%体重的牵引重量方可有此作用。

3. 一般认为这种使椎间隙增大的作用可进一步使腰椎生理曲度变直、椎间盘高度增加、腰椎旁肌肉及韧带展长和椎间孔增大。

（二）腰部肌肉的放松

牵引可使腰部肌肉较好地放松，＜25%体重的牵引重量也有这一作用。

（三）突出的椎间盘还纳

这是一个有争议的问题。一般认为突出的间盘缩小或还纳的机制是椎间隙的增大。但长时间持续牵引的机械效应，也会降低腰椎间环行纤维和韧带的保护能力。因此，在牵引后应借助一些支持方式加强对腰部的保护，否则在环行纤维和后纵韧带没有完全恢复之前椎间盘突出复发的可能性很大。

二、常用牵引方法

腰椎牵引是用骨盆带固定腹部和骨盆，胸肋部以反向牵引带固定，利用牵引床和牵引装置沿腰段脊柱纵轴施加牵引力，以达到缓解神经根性疼痛的治疗方法。

（一）骨盆重锤牵引

1. 牵引体位　患者仰卧于硬板床（可利用普通病床），小腿处垫高，呈屈髋屈膝约90°。骨盆牵引带固定于腰部（髂嵴上方），牵引带两端连接牵引绳分别通过安装在足端床头的滑轮装置悬挂重量。两个滑轮的高度距床面15～20cm，间距与人体宽度相近。该方法适用于需要长时间持续牵引的绝对卧床患者，也可以在病房、家庭或缺乏牵引设备的环境下使用。

2. 牵引重量　根据个体差异在7～15kg。首次牵引从每侧7kg开始，两侧共14kg；以后根据患者的治疗反应每1～3d增加1～2kg，直至合适的重量。

3. 牵引时间　通常每牵引1h，休息20min，共2周。待患者适应后逐渐延长牵引持续时间。夜间停止牵引，以利于睡眠。

4. 临床应用　适合于较轻的腰椎疾病。要根据病情不同和个体差异，选择不同的牵引重量和时间组合。通过调节滑轮与床面高度可调节牵引作用力的角度。绝对卧床患者的长时间牵引，要防止压力性损伤形成。牵引时双侧髂前上棘、股骨大粗隆部放置棉垫以保护皮肤。

（二）斜位自重牵引

利用患者自身腰部以下或以上的体重进行牵引，方法简便，易于掌握。有两种体位的牵引方法。

1. 头高足低位牵引　患者仰卧于倾斜的床板上，胸部用胸肋牵引带固定于床头两侧，腰部及下肢不固定，利用腰部以下的自身重量进行牵引。初次牵引时从床面与水平面夹角30°开始，以后每天增加5°，一般8～10d倾角可达70°～90°。牵引时间一般比较长，每日牵引4h。该方法仅适合于不方便去医院治疗的患者家庭牵引。

2. 头低足高位牵引　患者头低足高俯卧于倾斜的床板上，双踝固定于斜板上端，利用腰部以上自身重量对腰椎进行牵引。牵引可从床面与水平面夹角30°开始，逐渐增加至70°～90°。每日一次，每次30～60min。牵引过程中还可用双手支撑，做腰部旋转、后伸屈曲等动作，以增强牵引效果，该方法多在医院治疗室或有治疗师在场的情况下进行。老年人、心脑血管病患者慎用。

（三）电动骨盆牵引

电动骨盆牵引床由电动控制台、牵引床、牵引动力源及胸背板和可滑动的臀腿板组成（图6-4）。电动控制台可预先设定牵引参数，可精确地设定重量和时间组合，做持续或间歇的腰椎牵引。

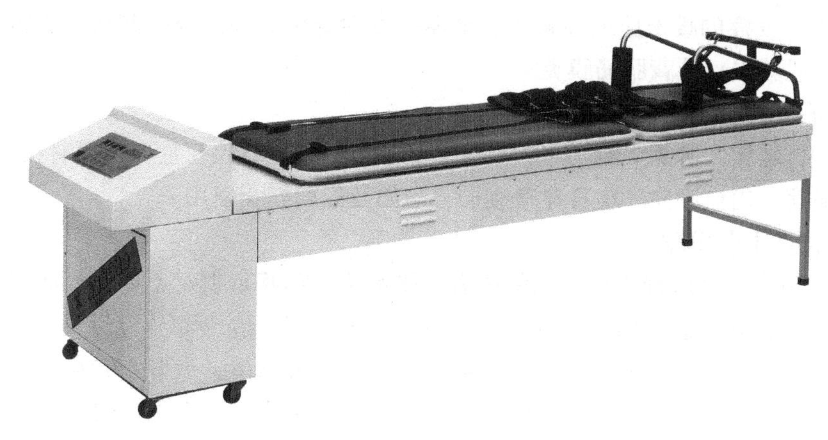

图6-4　电动骨盆牵引床

1. 牵引体位与角度　患者可取仰卧位或俯卧位，无论是仰卧位或俯卧位，均要使腰椎处于伸展状态，即保持生理前凸变平的位置。研究提示髋关节屈曲角度从0°至90°的过程中，椎间隙后部的分离程度逐渐增大，尤以L_4～L_5、L_5～S_1最为明显。一般选择髋关节与膝关节分别屈曲约70°使腰大肌松弛。胸肋带和骨盆带分别固定于季肋部和骨盆髂嵴上方。通过调整骨盆牵引带两侧牵引绳位置，可以调节腰椎牵引作用力的角度。

（1）仰卧位牵引：双下伸直平卧牵引使腰椎伸展，有利于牵引力更好地作用于腰椎上段病变部位。而屈髋、屈膝90°时可使腰椎前凸变平处于中立位，牵引力主要作用于腰椎下段，在此体位的牵引可更充分地放松腰部肌肉，使腰椎生理前凸变平，产生更好的治疗效果。

（2）俯卧位牵引：俯卧位牵引使腰椎伸展，腹部垫枕使腰椎前凸变中立位，通过所垫枕头的高低来调节腰椎屈曲度。腰椎伸展疼痛时，可选择使腰椎生理前凸变平的体位进行牵引；伸展疼痛缓解时，可选择伸展位牵引。在俯卧位牵引下可同时实施脊柱按压或踩跷等操作手法。

2. 牵引参数　具体设置及其调节如下。

（1）牵引重量：为自身体重的30%（10～20kg）开始，一般每3～5d可以增加3～5kg，最大不能超过体重。一般认为当牵引力超过体重的25%时即可有效地增宽椎间隙，而治疗量应至少大于体重的50%，待患者适应后可逐渐增加重量和时间，当症状改善时，以此重量维持牵引。

（2）牵引时间：通常持续20～30min，轻重量牵引时间可适当延长，大重量牵引时间可适当缩短。间歇牵引的力、时间、通断比可预先设置，如牵引1～3min，间歇30s，节律性牵拉、放松，周期性进行，直至牵引治疗结束；1～2次/天，2周为1个疗程，一般1～2个疗程。

3. 临床应用　电动骨盆牵引是临床最常用的腰椎牵引方式。主要用于急性腰椎间盘突出症、腰椎关节紊乱或各种类型的急慢性腰痛。牵引后在2h内腰部有不适感是正常的，为减轻患者牵引的治疗反应，应注意观察患者的反应并随时调整姿势、重量和时间，如出现严重不适，应该停止牵引并给予相应处理。牵引后不要马上站立，应该稍休息后佩戴腰围慢慢下床，平卧休息2h以上（提醒腰围不能长期使用，不然会引起腰背肌萎缩，应加强腰背肌锻炼进行预防）。

（四）腰椎的自我牵引与辅助治疗

1. 腰椎的自我牵引　适用于青壮年，利用肋木或门框等使身体悬空，双下肢进行相应前后、左右摆动，利用自身重力牵引。每次数秒至数分钟，重复2～3次，隔日一次，常与医疗体操同用。

2. 腰椎牵引的常用辅助治疗　与颈椎牵引相同，详见颈椎的自我牵引与辅助治疗。

三、临床应用

（一）适应证

适用于腰椎间盘突出症、腰椎管狭窄症、腰椎小关节紊乱、腰椎小关节滑脱嵌顿、腰椎退行性疾病、腰椎滑脱、无并发症的腰椎压缩性骨折、早期强直性脊柱炎等；脊柱前凸、侧屈、后凸畸形；亦可用于腰扭伤、腰肌劳损、腰背肌筋膜炎。

（二）禁忌证

脊髓疾病、腰椎结核、肿瘤、有马尾神经综合征表现的腰椎管狭窄症、椎板骨折、重度骨质疏松、严重高血压、心脏病、出血倾向、全身显著衰弱，孕妇及经期妇女慎用。

（三）腰椎牵引注意事项

1. 牵引前　向患者做好解释工作，消除患者紧张情绪，嘱其牵引时不要屏气或用力对抗。胸肋固定带和骨盆固定带要扎紧，避免妨碍患者正常呼吸和卡压腋窝，造成臂丛神经损伤；两侧牵引绳应对称，松紧一致。对进行屈曲旋转快速牵引者，需详细了解患者病情，最好与骨科医生共同制订治疗方案，以免造成损伤。高龄或体质虚弱者以电动牵引床轻度牵引为宜。牵引前可进行腰部热疗，有助于放松腰部肌肉，避免拉伤。

2. 牵引中　牵引时患者应取屈髋、屈膝卧位，以减少腰椎前突，使腰部肌肉放松，腰椎管横截面扩大，有利于症状的缓解。牵引过程中如果患者症状、体征加重，应减轻牵引重量或停止牵引。牵引中或牵引后可配合其他治疗，以增强疗效。牵引治疗期间需适当卧床或休息。

3. 牵引后　不要突然松开牵引带，应缓慢放松，并嘱患者卧床休息数分钟，再缓慢起身。必要时可佩戴腰围以巩固疗效。牵引后，如果患者症状、体征加重，应减轻牵引重量或停止牵引。肥胖和呼吸系统疾病慎重使用牵引。孕妇、严重高血压、心脏病患者禁止牵引。

4. 牵引反应的处理　腰椎牵引结束即刻有时发生疼痛加重的现象，称为牵引反应，其发生原因如下。①腰部牵引力突然消失、骨盆固定带突然松解时，原本拉开的腰椎小关节突然回位，可能造成对合不良，即一过性小关节紊乱。预防方法：结束治疗时应缓慢减低牵引作用力直至消除，松解牵引带时，先嘱患者屏气，随后慢慢放开辅带。处理方法：以相当于治疗牵引力的50%重量，重复缓慢再次牵引、短暂停顿后再次慢慢松解牵引带。②腰肌痉挛，通常发生于首次牵引后，且牵引力较大时。预防方法：首次牵引力宜小，告知患者注意事项，消除其紧张不安心理，或牵引同步配合腰部温热疗法。处理方法：牵引后实施腰部低中频电疗或者实施温热疗法，放松痉挛肌群。

四、不良反应及预防措施

1. 肥胖者用较大的牵引重量易发生晕厥　较大重量（＞50%体重）的腰椎牵引可能会发生危险，特别是肥胖患者会有晕厥的倾向。推测晕厥的原因可能是因为胸廓及骨盆牵引带在牵引时压迫胸、腹部使静脉回流受限、吸气减少所致。

2. 伴有呼吸系统疾病者可能出现呼吸不适体征　伴有呼吸系统疾病的患者可能在最初的几次腰椎牵引时出现呼吸不适的表现。在使用胸廓牵引带、50%体重牵引重量时，正常人的吸气量、潮气量显著高于伴有呼吸系统疾病的人。

3. 倒立牵引可使患者血压升高　倒立牵引可使患者收缩压和舒张压显著地升高，也有可能造成眶周与咽部的淤血点、持续性头痛、视物模糊、角膜接触镜佩戴不适等其他不良反应。青光眼和视网膜脱离者应禁止使用。

第4节　四肢关节牵引

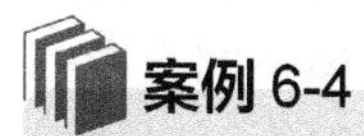
案例 6-4

唐某，男，62岁，因“摔伤致右髋部肿胀活动受限2h”于急诊平车入院，入院时左髋部肿胀，叩痛明显，活动受限，右下肢外旋缩短畸形，左下肢末梢血运感觉正常，患者疼痛剧烈，医嘱予曲马多0.1mg静脉滴注后疼痛缓解。X线片提示：右股骨颈头下型骨折。入院后在局麻下行右胫骨结节牵引，拟于5d后行右髋关节置换术。

问题：1. 骨牵引的作用是什么？

2. 四肢牵引的临床应用有哪些？

一、四肢关节牵引的治疗作用

1. 增大关节腔间隙，扩大活动度。
2. 预防并治疗关节周围软组织的牵缩和粘连，保持或恢复正常的关节活动度。
3. 保持或恢复正常骨与关节的对位和对线。

二、常用方法

（一）四肢关节功能牵引器具

四肢关节功能牵引是利用杠杆力学原理将挛缩、罹患关节的近端肢体固定于特制的支架或牵引装置上，在肢体远端按所需的方向施加重量进行牵引，从而达到牵伸关节或增大关节生理运动范围的治疗方法。四肢关节功能牵引器具也因病变关节部位不同而不同。

1. 机械式关节训练器　主要用于肌力训练，当肌肉放松时即可达到关节牵引的目的。综合训练器可用于上肢和下肢各关节。

2. 电动式关节运动器　由机械和微电脑控制部分组成，操作方便。参数设置有牵引力值、角度、频率和时间，并可在关节屈伸范围内定时扩大伸展范围，有连续或间歇两种工作模式，同时还有过载保护功能。有用于上、下肢，甚至手指等各关节的专门设备。

3. 简易制作牵引架　在缺乏上述牵引设备的场合，可利用身边的材料如滑轮、绳索、沙袋、哑铃或杠铃片、墙式拉力器等，因陋就简地自制各种临床需要的牵引装置。在远端肢体上按需要方向施加重力进行牵引。亦可在罹患关节上直接放置配重进行牵引。

（二）牵引器具操作要点

1. 牵引方法　将挛缩关节的近、远端肢体固定于支架或特定牵引器具的相应位置，设置牵引参数，启动电动牵引，或在远端肢体上按需要的方向施加重力进行牵引。不同的关节及相同关节不同方向的牵引可依次进行。

2. 牵引体位　根据病损关节部位的不同，可取仰卧位、俯卧位或坐位等不同体位进行关节牵引。牵引时尽量使患者处于稳定、舒适、持久的体位，能充分放松局部肌肉。

3. 牵引重量　牵引力以引起一定的紧张感或轻度疼痛感觉，但不引起反射性肌肉痉挛为度，患者能从容忍受并完成治疗。牵引力量应稳定而柔和，从小重量、间歇性牵引过渡到持续牵引。

4. 牵引时间　每次10～20min，使挛缩的肌肉和受限的关节缓缓地伸展开，每日至少1～2次，有条件还可增加次数。

5. 牵引疗程　取决于每次牵引的效果，只要牵引后肌肉紧缩或关节活动受限再现，则均可考虑再行牵引。

（三）持续皮肤牵引和持续骨牵引

持续皮肤牵引和持续骨牵引临床应用目的相同，只是牵引方法和临床应用场合不同，因此一并介绍。

1. 持续皮肤牵引　是利用粘贴在患肢皮肤上的宽胶布条或乳胶海绵条，通过滑轮装置，施加持续牵引力来对抗患肢肌肉的力量，以达到治疗的目的。持续皮肤牵引可同时应用于相邻肢体不同方向的牵引，如股骨、胫骨同时骨折可在屈膝的体位下分别牵引，既保证股骨、胫骨的有效牵引力，又能保护膝关节。持续皮肤牵引还可在肩外展支架固定的同时做上臂的持续牵引。牵引重量不超过5kg，时间一般为2～3周。

2. 持续骨牵引　是通过贯穿骨端松质骨内的骨圆钉、不锈钢针或手巾钳，通过滑车装置，在肢体的远端施加持续牵引，以对抗患肢肌肉的牵拉力。牵引重量和时间：闭合性股骨干骨折在胫骨结节处做持续骨牵引时（图6-5），一般用体重1/8～1/7的重量作牵引力，老年人股骨颈骨折一般需牵引6～8周。

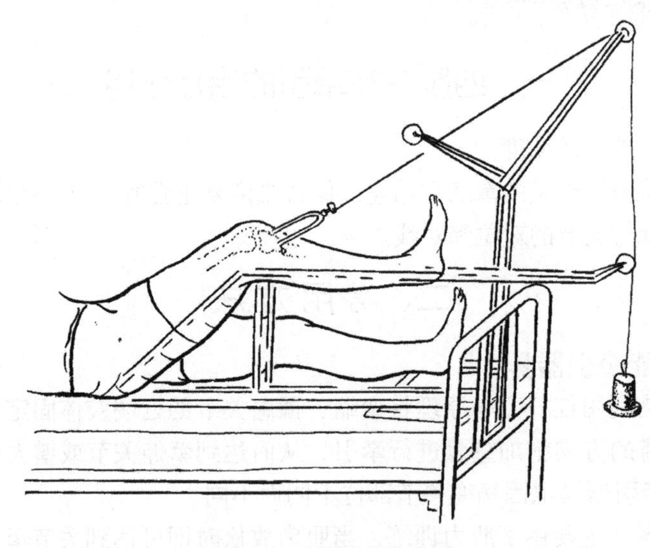

图6-5　胫骨结节骨牵引

三、临床应用

皮肤牵引和骨牵引常与牵引支架同时使用，牵引可使患肢各关节处于肌肉松弛位，除复位作用外，还可防止骨折复位再发生成角、旋转和缩短等移位。一般不需其他外固定，仅在股骨下骨折还有较多的侧方移位时，需再加小夹板周定。对新鲜、闭合性骨干骨折也可先行手法复位，小夹板固定，再做持续牵引。股骨、胫骨开放性骨折于清创术后，用持续骨牵引做复位与固定，有利于观察创口和换药，便于关节功能锻炼。持续牵引的缺点是不能随时离床活动。

（一）适应证

四肢骨折、脱位后关节功能障碍；肌肉带外伤手术后软组织挛缩；关节附近烧伤后瘢痕粘连；软组织损伤性骨化（骨化性肌炎）稳定期；前臂缺血性肌挛缩和小腿骨筋膜隔室综合征的恢复期。

（二）禁忌证

骨性关节强直；关节内及其周围的炎症或感染；关节运动或肌肉拉长时疼痛剧烈；牵引部位有血肿或其他组织损伤征兆时。

四、注意事项

1. 牵引前　详细阅读牵引设备操作手册，了解设备性能、特点及注意事项。根据患者个体情况设定牵引参数。牵引前先采取局部牵伸等技术，使挛缩关节周围的软组织放松，提高牵引效果。牵引局部需要暴露，衣着应舒适、宽松，以免限制肢体的牵引。

2. 牵引中　患者局部应尽量放松，避免和牵引力对抗。牵引力不能强迫关节超过其正常的关节活动度，避免用较大的力量牵引长期制动的肌肉和结缔组织。发生运动的关节之间要加以固定保护，对存在骨质疏松的患者操作要小心。牵引时受力部位应有衬垫保护，以免出现压力性损伤。避免牵引水肿组织和过度牵引无力的肌肉。

3. 牵引后　要询问、观察治疗后的反应，如出现疼痛、肿胀加重，特别是关节周围温度增高要及时减轻牵引重量，预防过度牵引而导致骨化性肌炎的发生。关节功能牵引亦可作为关节主动运动、被动运动等功能训练的准备。当挛缩或缩短的软组织替代正常结构对关节起稳定作用时，或当挛缩或缩短的软组织有增大功能作用时（尤其是瘫痪或严重肌无力患者），关节牵引必须慎重或取消。

自 测 题

单选题

1. 牵引疗法运用的力学原理是（　　）
A. 作用力与反作用力　B. 重力
C. 吸引力　D. 摩擦力
E. 重力和摩擦力

2. 牵引的生理学效应是（　　）
A. 脊柱机械性拉长　B. 椎体周围小关节的松动
C. 脊柱肌肉放松，缓解肌肉痉挛
D. 缓解疼痛　E. 以上均有

3. 牵引的最终目的是（　　）
A. 牵拉关节　B. 牵拉肌肉
C. 牵拉带　D. 牵拉神经
E. 牵拉皮肤

4. 坐位颈椎牵引首次牵引重量一般为正常成年人体重的（　　）
A. 30%　B. 5%
C. 20%　D. 10%
E. 以上均不对

5. 颈椎曲度变直患者坐位牵引角度选择（　　）
A. 前屈位　B. 中立位
C. 后伸位　D .前屈位或后伸位
E. 以上均不对

6. 神经根型颈椎病下颈段病变时采用前屈（　　）
A. 0°～5°　B. 10°～20°
C. 25°～30°　D. 15°～20°
E. 5°～15°

7. 在颈椎牵引中椎间隙增大值最大节段通常为（　　）
A. C_6～C_7　B. C_4～C_5　C. C_5～C_6
D. C_3～C_4　E. 以上都不是

8. 腰椎牵引一般需要至少多大的自身力量才能将椎体拉开（　　）
A. 40%　B. 50%　C. 60%
D. 70%　E. 80%

9. 具有定时、定量、定角度等优点的腰椎牵引方式是（　　）
A. 骨盆重锤牵引　B. 斜位自重牵引
C. 电动骨盆牵引　D. 三维多功能牵引
E. 徒手腰椎牵引

10. 仰卧位腰椎牵引时，要求患者仰卧在牵引床上同时（　　）
A. 髋关节屈曲90°　B. 髋关节伸直
C. 屈曲髋关节45°　D. 屈曲髋关节65°
E. 屈曲踝关节90°

11. 下列哪项不是有关四肢牵引的作用（　　）
A. 放松痉挛的肌肉
B. 保持肌肉的休息态长度
C. 利用牵引的重力，使挛缩和粘连的纤维产生更多的塑性缩短
D. 治疗和预防肌肉、带和关节囊挛缩和粘连形成，恢复和保持关节的正常活动范围
E. 使病损关节恢复到正常或接近正常的活动范围

（彭松波）

第7章 平衡与协调功能训练

案例 7-1

患者杨某，男，46岁，因“左侧肢体乏力3月余”入院。患者自诉3个多月前凌晨突发左侧肢体无力，不能抬举，急诊行头颅CT示“右侧基底节脑出血”，以“高血压脑出血”收入我院神经外科，给予保守治疗，病情稳定后出院。出院后未进行系统康复治疗，仍存左侧肢体乏力、步态平衡障碍、日常生活部分依赖。专科检查：神清，言语流利。Brunnstrom分期左上肢Ⅳ期、左手Ⅱ期、左下肢Ⅲ期。坐位平衡3级，站立平衡2级。左手轮替试验不能完成，左下肢跟膝胫试验欠稳准。今日收入康复医学科以求进一步康复治疗。

问题： 1. 什么是平衡？

2. 平衡训练的方法有哪些？

3. 如何进行下肢协调功能训练？

平衡和协调都属于运动功能的范畴。很多疾病会引起平衡和协调功能障碍，最常见的是中枢神经系统的疾病，如脑卒中、脑外伤、小儿脑瘫、脊髓损伤、帕金森病等，其他如骨科疾病、外周神经系统疾病等也会影响平衡与协调功能。

第1节 概　　述

临床上如果发现平衡功能和协调功能出现障碍，要对其进行积极的治疗，而治疗方法应是综合性的，除了针对病因进行药物或手术等治疗外，最为直接有效的治疗就是进行平衡功能训练和协调功能训练。要更好地掌握平衡功能训练和协调功能训练的方法，首先要对平衡和协调的定义、分类、维持机制和评定方法等知识有所了解。

一、平　　衡

（一）基本概念与平衡功能的分类

1. 基本概念

（1）平衡：在力学上是指物体所受到来自各个方向的作用力与反作用力大小相等，使物体处于一种稳定的状态（即牛顿第一定律）。人体平衡比自然界物体的平衡复杂得多，平衡在临床上是指身体所处的一种姿势状态，并能在运动或受到外力作用时自动调整并维持姿势的一种能力。

（2）质量中心（center of mass，COM）：是总身体质量的中心，在该点身体处于最佳平衡状态，由身体每个部位质量中心的加权平均值计算得来。

（3）重心（center of gravity，COG）：是质量中心在地面的垂直投影，从解剖位置来说，大多数成年人重心落在第2骶椎稍前方。

（4）支撑面（base of support，BOS）：是人体在各种体位（卧、坐、站立、行走）时能稳定支持身体的重量所依靠的接触面。

（5）稳定极限（limits of stability，LOS）：是指人体不改变支撑面能够维持平衡时身体所能倾斜的最大角度，或在能够保持平衡的范围内倾斜时与垂直线形成的最大角度。LOS是判断平衡功能的重要指标。LOS的大小取决于支撑面的大小和性质，LOS还受任务、人体生物力学和所处环境影响。正常成年人前后方向的LOS约为12.5°，左右方向LOS可达16°。

2. 平衡功能的分类　人体需要不同类型的平衡来完成功能活动，平衡可分为静态平衡和动态平衡两大类。

（1）静态平衡：指的是人体或人体某一部位处于某种特定的姿势，如坐或站等姿势时保持稳定的状态。

（2）动态平衡：包括两个方面。①自动态平衡：指的是人体在进行各种自主运动，如由坐到站或由站到坐等各种姿势间的转换运动时，能重新获得稳定状态的能力。②他动态平衡：指的是人体对外界干扰，如推、拉等产生反应、恢复稳定状态的能力。

3. 平衡反应　指当平衡状态改变时，机体恢复原有平衡或建立新平衡的过程，包括反应时间和运动时间。反应时间是指从平衡状态的改变到出现可见运动的时间；运动时间是指从出现可见运动到动作完成、建立新平衡的时间。

平衡反应使人体不论在卧位、坐位、站立位均能保持稳定的状态或姿势，是一种自主反应，受大脑皮质控制，属于高级水平的发育性反应。人体可以根据需要进行有意识的训练，以提高或改善平衡能力，如体操、技巧等项目的运动员，或舞蹈杂技演员的平衡能力明显高于普通人群；各种原因引起平衡功能障碍后，通过积极的治疗和平衡训练，可以使平衡功能得到改善或恢复。

4. 平衡反应形成规律　通常在出生6个月时形成俯卧位平衡反应，7～8个月形成仰卧位和坐位平衡反应，9～12个月形成蹲起反应，12～21个月形成站立反应。

5. 特殊平衡反应　除了一般的平衡反应之外，尚有两种特殊平衡反应。

（1）保护性伸展反应：是指当身体受到外力作用而偏离原支撑点时，身体所发生的一种平衡反应，表现为上肢和（或）下肢伸展，其作用在于支持身体，防止跌倒。

（2）跨步及跳跃反应：是指当外力使身体偏离支撑点或在意外情况下，为了避免跌倒或受到损伤，身体顺着外力的方向快速跨出一步，以改变支撑点，建立新平衡的过程，其作用是通过重新获取新的平衡，来保护自己避免受到伤害。

（二）平衡的维持机制

平衡是一项很复杂的运动控制任务，需要感知和整合感觉信息来判断身体在空间的位置和运动，并在环境和任务背景下调动肌肉做出恰当反应以控制身体位置。人体平衡能力主要依赖于视觉、前庭觉、本体感受器系统的信息输入和神经中枢对其信息的整合与对运动效应器的控制。

1. 感觉输入　正常情况下，人体通过视觉、躯体觉、前庭觉的传入来感知站立时身体所处的位置及与地球吸引力和周围环境的关系。因此，适当的感觉输入，特别是躯体、前庭和视觉信息对平衡的维持和调节具有前馈和反馈的作用。

2. 中枢整合　三种感觉信息输入在包括脊髓、前庭核、内侧纵束、脑干网状结构、小脑及大脑皮质等多级平衡觉神经中枢中进行整合加工，并形成产生运动的方案。

3. 运动控制（输出）　中枢神经系统在对多种感觉信息进行分析整合后下达运动指令，运动系统以不同的协同运动模式控制姿势变化，将身体重心调整回到原来的范围内或重新建立新的平衡。

当平衡发生变化时，人体可以通过三种调节机制或姿势性协同运动模式来应变，包括踝调节、髋调节及跨步调节机制。

（1）踝调节：是指人体站在一个比较坚固和较大的支持面上，受到一个较小的外界干扰（如较小的推力）时，身体重心以踝关节为轴进行前后转动或摆动（类似钟摆运动），以调整重心，保持身体的稳定性。

（2）髋调节：正常人站立在较小的支持面上（小于双足面积），受到一个较大的外界干扰时，稳定性明显降低，身体前后摆动幅度增大。为了减少身体摆动使重心重新回到双足的范围内，人体通过髋关节的屈伸活动来调整身体重心和保持平衡。

（3）跨步调节：当外力干扰过大，使身体的摇动进一步增加，重心超出其稳定极限，髋调节机制不能应答平衡的变化时，人体启动跨步调节机制，自动地向用力方向快速跨出或跳跃一步，来重新建立身体重心支撑点，为身体重新确定稳定站立的支持面，避免跌倒。

此外，前庭神经系统、内侧纵束向头部投射影响眼肌运动，经前庭脊髓通路向尾端投射维持躯干和下肢肌肉兴奋性，经γ运动纤维传出的冲动调整梭内肌纤维的紧张性；而经运动纤维发放的冲动调整骨骼肌的收缩，使骨骼肌保持适当的肌张力，能支撑身体并能抗重力运动，但又不会阻碍运动。交互神经支配或抑制可以使人体保持身体某些部位的稳定，同时有选择性地运动身体的其他部位，产生适宜的运动，完成大脑所制订的运动方案，其中静态平衡需要肌肉的等长运动，动态平衡需要肌肉的等张运动。上述几方面的共同作用结果，使得人体保持平衡或使自己处于一种稳定的状态。

（三）平衡的影响因素

1. 生物力学机制对平衡功能的影响

（1）重心：经过重心所作的垂线必须落在支撑面的范围内才有可能保持平衡，否则不利于平衡。重心越低，越容易保持平衡；重心越高，越难保持平衡。

（2）平衡角：是重心垂直投影线和重心与支撑面边缘相应点连线的夹角，此夹角越大，平衡越好；反之越差。

（3）支撑面：站立时，支撑面为包括两足底在内的两足间的表面，此时改变两脚放置位置会改变支撑面从而影响人体平衡。支撑面的面积大小和质地均影响身体平衡。支撑面越宽，平衡越好，如老年人站立时通常会通过加大支撑面增加稳定性。支撑面越窄，平衡越难，如两脚前后站立或在步行时。支撑面质地柔软或表面不规整等使得双足与地面接触面积减少，身体稳定性下降。不论何种情况，只要人体重心没有超出稳定极限即仍处在支撑面内，人体就不会跌倒，仍然能够保持平衡。

2. 生理学机制对平衡功能的影响

（1）与平衡有关的感觉的作用：视觉、躯体感觉和前庭觉对平衡有重要作用。正常情况下，在睁眼时控制平衡以本体感觉和视觉为主，反应灵敏，而在闭目时则需依靠前庭感觉，但反应不如躯体感觉、视觉灵敏。

（2）与平衡有关的中枢整合：中枢神经系统对视觉、躯体感觉和前庭感觉三大感觉系统的传入感觉信息进行复杂的整合，并通过前庭眼反射进行视觉定位和前庭脊髓反射进行姿势反射。中枢整合功能异常（如颈椎病及颅脑损伤引起的中枢神经系统损伤、脑干卒中、后循环缺血及小脑变性等疾病引起的平衡中枢受损）可能导致平衡障碍甚至跌倒。

（3）与平衡有关的运动控制协调：主要有牵张反射、不随意运动和随意运动3个系统。运动系统功能下降，则平衡功能下降。

3. 其他因素　如注意力和心理因素等对平衡的影响。注意力是维持平衡的必要因素，姿势难度越大，注意力要求越高。精神心理因素也是影响平衡的重要因素，焦虑等情绪会影响平衡功能。

（四）平衡功能评定

平衡功能评定包括主观评定和客观评定两个方面。主观评定以观察和量表为主，客观评定主要是指平衡测试仪评定。

1. 观察法　观察坐、站和行走等过程中的平衡状态。

2. 量表法　虽然属于主观评定，但由于不需要专门的设备，评定简单，应用方便，临床仍普遍使用。信度和效度较好的量表主要有伯格平衡量表（Berg balance scale），Tinnetti量表及“站起-走”计时测试。

3. 平衡测试仪　是近年来国际上发展较快的定量评定平衡能力的一种测试方法，其种类包括Balance Performance Monitor（BPM）、Balance Master、Smart Balance、Equitest等。平衡测试仪能精确地测量人体重心位置、移动的面积和形态，评定平衡功能障碍或病变的部位和程度，其结果可以保存，不仅可以定量评定平衡功能，还可以明确平衡功能损害的程度和类型，有助于制订治疗和康复措施，评价治疗和康复效果，同时，平衡测试仪本身也可以用作平衡训练，因此，临床应用范围广泛。

平衡的具体评定方法详见本套教材《康复评定学》中有关内容。

二、协　调

（一）定义

协调（coordination）是指人体产生平滑、准确、有控制地运动的能力。所完成运动的质量应包括按照一定的方向和节奏，采用适当的力量和速度，达到准确的目标等几个方面。协调与平衡密切相关。协调功能障碍又称为共济失调。

（二）分类

小脑、脊髓和锥体外系共同参与而完成精确的协调运动，因此根据中枢神经系统的病变部位不同而将共济失调分为以下三个类型：小脑性共济失调、大脑性共济失调和感觉性共济失调。

1. 小脑性共济失调　小脑是重要的运动调节中枢，其主要功能是维持身体的平衡、调节肌张力和随意运动，因此小脑的损伤除了出现平衡功能障碍外，还可出现共济失调。共济失调是小脑病变的主要症状，急性小脑病变（如脑卒中、炎症）因无代偿，临床症状较慢性病变更为明显。小脑半球损害导致同侧肢体的共济失调。患者由于对运动的速度、力量和距离的控制障碍而产生辨距不良和意向性震颤，上肢较重，动作越接近目标震颤越明显，并有快速及轮替运动异常，字越写越大（大写症）；在下肢则表现为行走时的酩酊步态。

2. 大脑性共济失调　额桥束和颞枕桥束是大脑额、颞、枕叶与小脑半球的联系纤维，其病变可引起共济失调，但较小脑病变的症状轻。可包括以下几种类型。

（1）额叶性共济失调：见于额叶或额桥小脑束病变。表现类似小脑性共济失调，如平衡障碍、步态不稳、对侧肢体共济失调，肌张力增高、腱反射亢进和出现病理征，伴额叶症状如精神症状、强握反射等。

（2）顶叶性共济失调：对侧肢体出现不同程度共济失调，闭眼时明显，深感觉障碍不明显或呈一过性。

（3）颞叶性共济失调：较轻，表现为一过性平衡障碍，早期不易发现。

3. 感觉性共济失调　脊髓后索的病变会造成深感觉障碍，从而引起感觉性共济失调。此类患者的协调障碍主要表现为站立不稳，行走时迈步不知远近，落脚不知深浅，有踩棉花感，并需要视觉补偿，常目视地面行走，在黑暗处则难以行走。检查时会发现震动觉、关节位置觉障碍，龙贝格（Romberg）征阳性。

（三）协调的维持机制

简单来说，保持人体协调与平衡一样，也需要三个环节的参与：感觉输入、中枢整合、运动控制。但与平衡有所不同，协调的感觉输入主要包括视觉和本体感觉，而前庭觉所起的作用不大；中枢的整合作用依靠大脑反射调节和小脑共济协调系统，其中小脑的协调系统起了更为重要的作用，小脑的损伤除了出现平衡功能障碍外，还可出现共济失调；运动控制要依靠肌群的力量。

以上三个环节共同作用，就可以保证协调功能的正常，无论哪一个环节出现问题，都会导致协调功能障碍的产生。

第2节　平衡功能训练

一、平衡训练的基本原则

（一）循序渐进

1. 支撑面由大到小　训练时支撑面积逐渐由大变小，即从最稳定的体位逐步过渡到最不稳定的体位。开始时可以在支撑面积较大或使用辅助器具较多的体位进行训练，当患者的稳定性提高后，则减小支撑面积或减少辅助器具的使用。例如，开始时进行坐位训练，再逐步过渡至站位，站位训练时两足之间距离逐渐变小至并足，然后单足站立再到足尖站立，逐渐增加平衡训练的难度。开始训练时除了支撑面由大变小外，还应由硬而平整的支撑面逐步过渡到软而不平整的支撑面下进行。例如，开始时在治疗床上进行训练，平衡功能改善后，过渡到软垫上和治疗球上训练。

2. 重心由低到高　仰卧位→前臂支撑下的俯卧位→肘膝跪位→双膝跪位→半跪位→坐位→站立位，这样重心由低到高，逐渐增加平衡训练的难度。

3. 从睁眼到闭眼　视觉对平衡功能有补偿作用，因而开始训练时可在睁眼状态下进行，当平衡功能改善后，可增加训练难度，在闭眼状态下进行。

4. 从静态平衡到动态平衡　首先恢复患者保持静态平衡的能力，即能独自坐或独自站。

可以通过训练维持坐或站立的躯干肌肉保持一定的肌张力来达到静态平衡。当患者具有良好的静态平衡能力之后，再训练动态平衡。

（二）综合训练

存在平衡功能障碍的患者往往同时具有肌力、肌张力、关节活动度或步态等异常，如果是脑卒中或脑外伤的患者还可能存在认知、言语等功能障碍，因此，在平衡训练同时，也要进行肌力、言语、认知、步态等综合性训练，如此才能促进平衡功能的改善，促进患者各项功能的恢复。

（三）注意安全

训练平衡功能的原则是在监护下，先将患者被动地向各个方向移动到失衡或接近失衡的点上，然后让他自行返回中位或平衡的位置上。训练中要注意从前面、后面、侧面或在对角线的方向上推或拉患者，让他达到或接近失衡点；要密切监控以防出现意外，但不能扶牢患者，否则患者因无需做出反应而失去效果；一定要让患者有安全感，否则患者会因为害怕而诱发全身痉挛出现联合反应，加重病理模式。进行平衡训练时避免患者跌倒和受伤的措施如下。

1. 训练时确保地面清洁无杂物，不要在有尖锐边缘的设备或物体周边进行平衡训练。

2. 在进行平衡训练时使用训练用安全腰带；治疗师在患者身后或患侧，一手握住或紧挨着训练用安全腰带，另一手放在或紧靠患者的肩上（或躯干其他部位而非在前臂处）。

3. 可以选择在扶手旁边或平行杠里进行平衡训练，当有跌倒危险时患者可以抓住扶手或平行杠。

4. 对高跌倒危险患者或进行有很高受伤风险的平衡训练时，应由两位治疗师共同协助完成，一人在患者前面，一人在患者后面进行保护。

5. 使用设备进行平衡训练前检查所需设备是否能够正常运转，在上下设备时应保护好患者的安全。

二、平衡训练方法

（一）仰卧位平衡训练

仰卧位平衡训练常采用的方法是桥式运动。

1. 桥式运动的目的　训练腰背肌和提高骨盆的控制能力，诱发下肢分离运动，缓解躯干及下肢的痉挛，提高躯干肌肌力和平衡能力。故应鼓励患者于病情稳定后尽早进行桥式运动。

2. 桥式运动的方法　患者仰卧位，双手放于体侧，或双手Bobath握手在胸前上举，下肢屈曲双脚支撑于床面。令患者将臀部抬离床面，尽量抬高，完成伸髋、屈膝、足平放于床面的动作，注意两侧骨盆应尽量保持在同一平面上。此为双桥运动，当患者功能改善后，可逐渐过渡到将一侧下肢伸直的单桥运动。

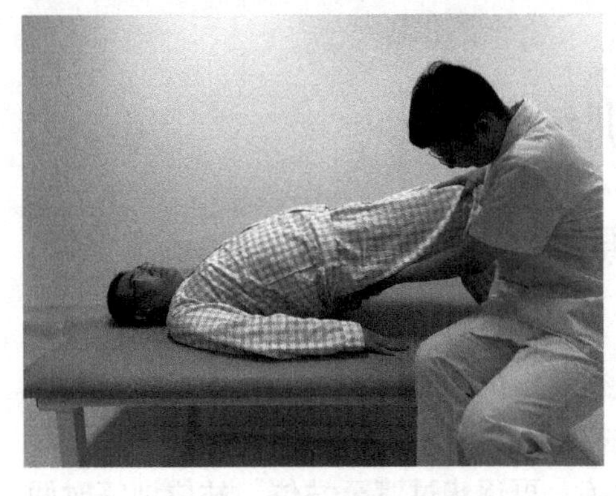

图7-1　仰卧位平衡训练

3. 桥式运动的训练方法　当患者不能主动完成抬臀动作时，可给以适当的帮助。治疗师可将一只手放在患者的患膝上，然后向前下方拉压膝关节，另一只手拍打患侧臀部，刺激臀肌收缩，帮助患髋伸展（图7-1）。在进行桥式运动时，患者两足间的距离越大，伸髋时保持屈膝所需的分离性运动成分就越多。随着患者控制能力的改善，可逐渐调整桥式运动的难度，如由双桥运动过渡到单桥运动。

（二）前臂支撑下的俯卧位平衡训练

此种训练能够强化上肢和肩部控制能力，可为持拐步行做准备。

1. 静态平衡训练 患者取俯卧位，前臂支撑上肢体重，保持静态平衡（图7-2）。

2. 自动态平衡训练 患者取俯卧位，前臂支撑上肢体重，自己向各个方向活动并保持平衡。

3. 他动态平衡训练 患者取俯卧位，前臂支撑上肢体重，治疗师向各个方向推动患者肩部。治疗师推动的力度和范围应适度，使患者失去静态平衡状态，又能够自行恢复到平衡状态。

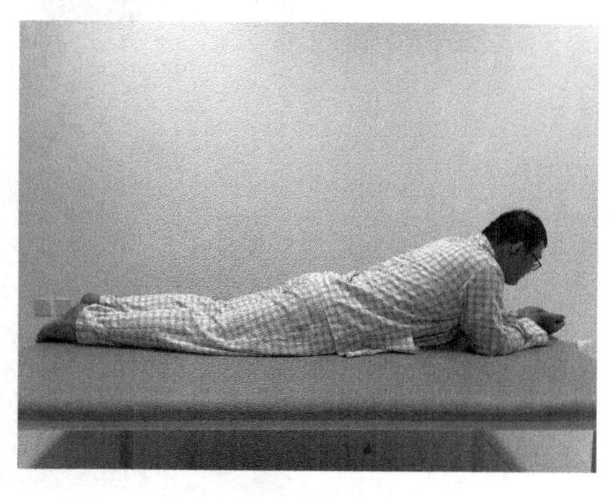

图7-2 前臂支撑下的俯卧位静态平衡训练

（三）肘（手）膝跪位平衡训练

1. 静态平衡训练 患者取肘（手）膝跪位，由肘部（或手）作为体重支撑点，在此体位下保持平衡。

2. 自动态平衡训练 患者取手膝跪位，自己向各个方向活动身体并保持平衡。待平衡功能改善后，可增加运动要求，如抬起一侧上肢或下肢并保持平衡，随着稳定性增强，可加大难度，让患者同时抬起一侧上肢和另一侧下肢并保持平衡（图7-3）。

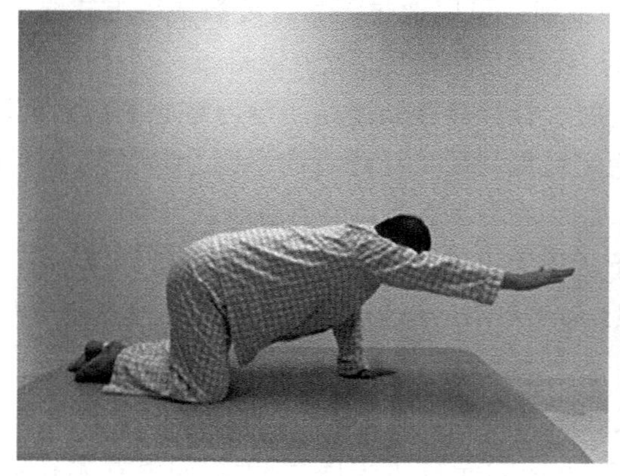

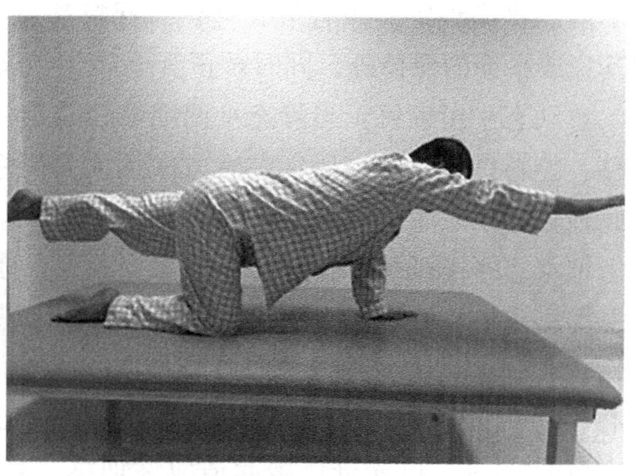

图7-3 肘（手）膝跪位自动态平衡训练

3. 他动态平衡训练 患者取手膝跪位，治疗师向各个方向推动患者，推动的力度和范围逐渐加大。

（四）双膝跪位和半跪位平衡训练

双膝跪位和半跪位主要用于截瘫患者平衡训练。

1. 静态平衡训练 在辅助或患者双手支撑下双膝跪立，头颈、躯干直立，重心居中，保持平衡。如跪立不稳可给予一定扶持。

2. 自动态平衡训练

（1）向各个方向活动：患者自己向各个方向活动身体，然后保持平衡。

（2）抛接球训练：患者取双膝跪位或半跪位，让患者向不同方向触摸治疗师手中的物体或轻轻地接住治疗师从不同方向抛过来的球，逐渐加大训练难度。

3. 他动态平衡训练

（1）治疗床上训练：患者跪于治疗床上，治疗师向各个方向推动患者（图7-4）。

（2）平衡板上训练：患者跪于平衡板上，治疗师向各个方向推动患者。由于平衡板会随着患者身体的倾斜而出现翘动，从而提供了一个活动的支持面，增加了训练的难度。

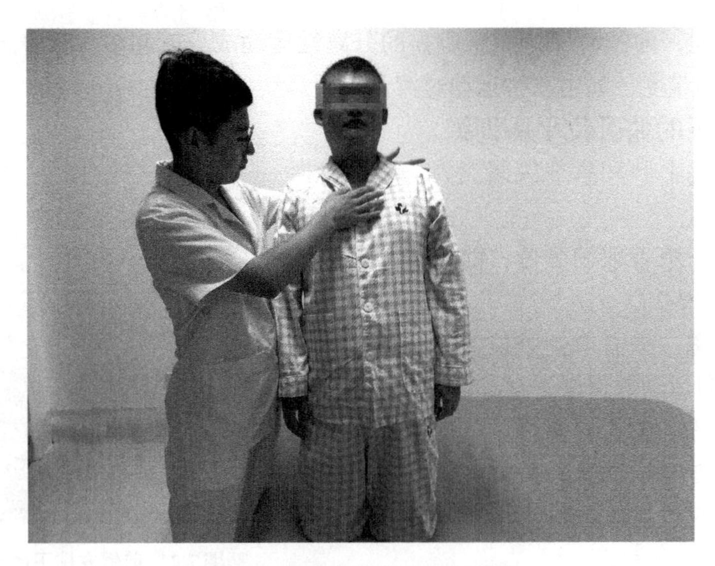

图7-4 膝跪位他动态平衡训练

（五）坐位平衡训练

坐位平衡训练可分为长坐位平衡训练和端坐位平衡训练，截瘫患者一般采用长坐位平衡训练，偏瘫患者多采用端坐位平衡训练。

1. 长坐位平衡训练

（1）静态平衡训练：患者取长坐位，保持静态的平衡，可以通过语言、姿势镜等方式给予辅助，除了促其完成平衡的保持外，同时矫正其姿势，要求其姿势自然端正，减少偏斜。

（2）自动态平衡训练：当静态平衡能够轻易维持时，让患者在长坐位下学习重心的前后、左右方向的转移，能够进行躯干前后、左右方向运动。待稳定性加强后，让患者向不同方向触摸治疗师手中的物体或轻轻的接住治疗师从不同方向抛过来的球，加大训练难度。

（3）他动态平衡训练：治疗师在患者身后，给予适当大小的不同方向的力量以破坏其平衡，促其通过反射等完成平衡的维持。待稳定性加强后，让患者坐在平衡板上，治疗师向各个方向推动患者。

2. 端坐位平衡训练　年老体弱者或长期卧床者，突然从卧位坐起易于出现直立性低血压，导致头晕、恶心、呕吐、血压下降、面色苍白、出冷汗、心动过速、脉搏变弱等，严重者甚至出现休克。为预防直立性低血压，可先进行坐起适应性训练。具体方法为先将床头摇起30°，如患者无异常反应，2～3d后可增加摇起的高度，一般每次增加15°，直至90°。对一般情况良好的患者，也可直接利用起立床，逐渐增加起立床的角度，帮助患者达到站立状态。当患者能够适应体位变化后，可进行端坐位平衡训练。

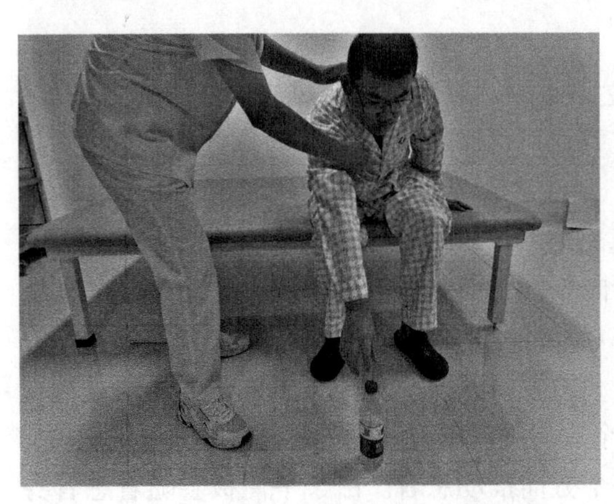

图7-5 端坐位自动态平衡训练

（1）静态平衡训练：患者取端坐位，保持静态平衡，对于维持静态平衡困难者，治疗师给予适当辅助。待静态平衡功能改善后，可进行动态平衡训练。

（2）自动态平衡训练：患者取端坐位，自己向各个方向活动身体并保持平衡。待稳定性加强后，让患者向不同方向触摸治疗师手中的物体或轻轻地接住治疗师从不同方向抛过来的球，逐渐加大训练难度（图7-5）。

（3）他动态平衡训练：患者取端坐位，治疗师在患者身后，给予适当大小的不同方向的力量以破坏其平衡，促其通过反射等完成平衡的维持。待稳定性加强后，让患者坐在平衡板或治疗球上，治疗师向各个方向推动患者，增加训练难度（图7-6）。

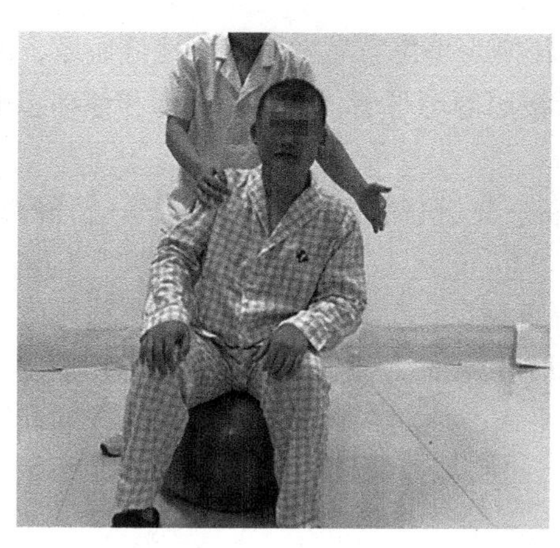
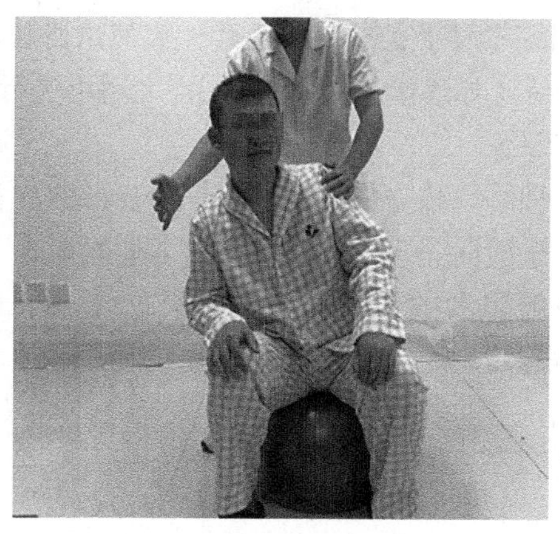

图7-6 端坐位治疗球上他动态平衡训练

（六）站位平衡训练

站位平衡训练因为涉及头颈、躯干、髋、膝、踝等的协调控制，在站立平衡训练之前，需要患者下肢具有较好的负重和协调控制能力，因此站位平衡训练更加复杂一些。

1. 静态平衡训练　让患者在保护下完成静态的站立，用姿势镜、语言的方式给予反馈纠正其站立姿势，使头颈、肩部保持中立位，腰背伸直，双下肢均匀负重。运用视觉生物反馈治疗仪也可帮助患者完成静态的站立平衡训练。

2. 自动态平衡训练　待患者能够保持静态平衡后，可让患者慢慢将双上肢往两侧外展至水平；向前前屈至90°以上；头颈、躯干向两侧转动向后看；让患者在治疗师的诱导下完成髋部前后运动；将重心逐渐在两条腿之间转移，慢慢使患腿能够单独支撑；让患者在平衡板上做前后和左右方向的训练，增加平衡训练的难度，训练时，治疗师应在后方或侧方诱导患者的髋关节和膝关节运动，并做好保护工作。

3. 他动态平衡训练　治疗师在患者后方，在充分安全保护下，对肩、骨盆突然向前后、左右方向推动，要求患者恢复并保持平衡。

三、平衡训练的临床应用

（一）注意事项

在进行平衡训练前，治疗师要明确的注意事项如下。

1. 平衡功能训练适用于具有平衡功能障碍的患者，也适用于正常人群和体操、杂技等特殊专业人群。

2. 若患者具有严重的心律失常、心力衰竭、严重感染或严重的痉挛等，则暂不宜进行平衡训练。

3. 训练时，治疗师要在患者旁边密切监护，以免发生跌倒；并且在训练中要给患者口令，以提示、指导或鼓励患者完成相应的动作或任务；要让患者面对镜子进行姿势矫正。

4. 训练前、训练中和训练疗程结束后，要注意平衡功能评定，以了解存在的问题、制订或修改训练方案。

5. 要注意综合训练。平衡训练不是单独进行的，要保持平衡还需要患者有适当的肌力、肌张力和关节活动度等，因此在进行平衡训练的同时，还要进行相关的肌力等其他方面的训练。

（二）偏瘫患者的平衡训练

对于偏瘫患者，可以按照不同体位进行平衡功能训练，训练体位顺序为由仰卧位到坐位最后为站立位。具体方法如下。

1. 仰卧位训练　仰卧位下可采用桥式运动训练患者躯干及骨盆的平衡能力；也可以在床上进行向上、下、左、右方向的移动，训练重心转移能力。

2. 坐位训练　对于长期卧床患者，突然由卧位转换为坐位容易发生直立性低血压，因此应先进行坐起适应性训练（如逐渐抬高床头等），之后可进行按照静态平衡、自动态平衡和他动态平衡的顺序进行端坐位平衡训练。

3. 站立位训练　站立位平衡训练是为步行做准备。先进行静态站立平衡训练，待静态平衡改善后，再进行自动态平衡训练，最后进行他动态平衡训练。

（三）截瘫患者的平衡训练

对于截瘫患者，可按照前臂支撑下的俯卧位、肘膝跪位、双膝跪位、半跪位、坐位、站立位的顺序进行平衡训练。每种体位按照静态平衡、自动态平衡、他动态平衡的顺序逐渐开展训练，具体方法参照前文所述。

第3节　协调功能训练

协调功能训练强调动作的完成质量，要掌握协调功能训练方法，需先了解协调的影响因素和协调功能训练的原则。

一、协调功能训练原则

1. 协调功能训练的目的　是改善动作的质量，即改善完成动作的方向和节奏、力量和速度，以达到准确的目标。

2. 协调功能训练的基本原则

（1）由易到难，循序渐进：先进行简单动作的练习，掌握后，再完成复杂的动作，逐步增加训练的难度和复杂性。

（2）重复性训练：每个动作都需重复练习，才能起到强化的效果，这种动作才能被大脑记忆，从而促进大脑的功能重组，而进一步改善协调功能。

（3）针对性训练：针对具体的协调障碍而进行针对性的训练，这样更具有目的性。

（4）综合性训练：协调训练不是孤立进行的，即在进行针对性训练的同时，也需要进行相关的训练，如近端稳定控制、高张力肌群牵伸、肌力增强训练、平衡功能改善等训练。

二、协调功能训练方法

（一）与平衡功能训练的区别

协调功能训练的方法与平衡功能训练方法基本相同，二者的区别在于侧重点不同。

平衡功能的训练侧重于身体重心的控制，以粗大动作、整体动作训练为主；协调功能训练侧重于动作的灵活性、稳定性和准确性，以肢体远端关节的精细动作、多关节共同运动的控制为主，同时强调动作完成过程的质量，如动作的完成是否正确、准确、在完成过程中有没有出现肢体的震颤等。协调功能评定的方法包括指鼻试验、轮替试验等，这些动作既可以用来进行评定，同时也可以用来进行协调功能训练。具体的训练方法主要包括轮替动作的练习和定位的方向性动作练习两个方面。

（二）上肢协调训练

上肢协调训练包括轮替动作练习、方向性动作练习、节律性动作练习和手眼协调练习。

1. 轮替动作练习　主要根据关节的活动方向进行。

（1）双上肢交替上举：左、右侧上肢交替举过头顶高度，手臂尽量保持伸直，并逐渐加快练习的速度。

（2）双上肢交替摸肩上举：左、右侧上肢交替屈肘、摸同侧肩，然后上举。

（3）双上肢交替前伸：上肢要前伸至水平位，并逐渐加快速度。

（4）交替屈肘：双上肢起始位为解剖位，然后左、右侧交替屈肘，手拍同侧肩部。逐渐加快速度。

（5）前臂旋前、旋后：肩关节前屈90°，肘伸直，左右侧同时进行前臂旋前、旋后的练习。或一侧练习一定时间，再换另一侧练习。

（6）腕屈伸：双侧同时进行腕屈伸练习，或一侧练习一定时间，再换另一侧练习。

（7）双手交替掌心拍掌背：双手放于胸前，左手掌心拍右手掌背，然后右手掌心拍左手掌背，如此交替进行，逐渐加快速度。

2. 方向性动作练习　包括以下几方面。

（1）指鼻练习：左、右侧交替以示指指鼻，或一侧以示指指鼻，反复练习一定时间，再换另一侧练习。

（2）对指练习：双手相应的手指互相触碰，由拇指到小指交替进行；或左手的拇指分别与其余四个手指进行对指，练习一定时间，再换右手，或双手同时练习。以上练习同样要逐渐加快速度。

（3）指敲桌面：双手同时以五个手指交替敲击桌面，或一侧练习一定时间，再换另一侧练习。

（4）其他：画画、下跳棋等。

3. 节律性动作练习　以上的轮替动作和方向性动作练习过程中，每一个动作练习都需注意节律性，先慢后快反复多次练习，逐步改善协调能力。

4. 手眼协调练习

（1）插木棒、拔木棒：从大到小、依次将木棒插入孔中，然后再将木棒拔出，反复多次练习。

（2）抓物训练：如将小球放在桌子上，让患者抓起，然后放在指定的位置；或者将花生、黄豆等排放在桌子上，让患者抓起放入小碗中。

（3）画画或写字：无论画画或写字，开始可以让患者在已有的画上或字上描写，然后在白纸上画或写。

（4）下跳棋、拼图或堆积木等：这些作业训练均有助于提高手眼协调能力。

（三）下肢协调训练

下肢协调训练包括轮替动作练习、整体动作练习和节律性动作练习。

1. 轮替动作练习

（1）交替屈髋：仰卧于床上，膝关节伸直，左右侧交替屈髋至90°，逐渐加快速度。

（2）交替伸膝：坐于床边，小腿自然下垂，左右侧交替伸膝。

（3）坐位交替踏步：坐位时左右侧交替踏步，并逐渐加快速度。

（4）拍地练习：足跟触地，脚尖抬起作拍地动作，可以双脚同时或分别做。

2. 整体动作练习

（1）原地踏步走：踏步的同时双上肢交替摆臂，逐渐加快速度。

（2）原地高抬腿跑：高抬腿跑的同时双上肢交替摆臂，逐渐加快速度。

（3）其他：跳绳、踢毽子等。

3. 节律性动作练习　同上肢协调训练一样，下肢的轮替动作和整体动作练习过程中，也需注意节律性，先慢后快反复多次练习，逐步改善协调能力。

协调训练开始时均在睁眼的状态下进行，当功能改善后，可根据具体情况，将有些训练项目改为闭眼状态下进行，以增加训练的难度，如指鼻练习、对指练习等。

三、协调功能训练的临床应用

（一）注意事项

在进行协调功能训练时，治疗师要明确以下注意事项。

1. 协调功能训练适用于具有协调功能障碍的患者。

2. 若患者具有严重的心律失常、心力衰竭、严重感染或严重的痉挛等，则暂不宜训练。

3. 训练前、训练中要注意协调功能评定，以了解问题所在，制订或修改训练方案。

4. 协调功能训练不是孤立进行的，要同时进行相应的肌力训练、平衡功能训练等其他训练。

（二）小脑性共济失调的训练

患者由于对运动的速度、力量和距离的控制障碍而产生辨距不良和意向性震颤，上肢较重，并有快速及轮替运动异常，大写症；在下肢则表现为行走时的酩酊步态。因此具体训练方法如下。

1. 上肢协调训练

（1）轮替动作练习：双上肢交替上举或交替摸肩上举、双上肢交替前伸、交替屈肘、前臂旋前、旋后、腕屈伸、双手交替掌心拍掌背。动作练习注意节律性，先慢后快。

（2）方向性动作练习：指鼻练习、对指练习、指敲桌面、画画、下跳棋等。动作练习注意节律性，先慢后快。

（3）手眼协调：插拔木棒、抓物训练、画画、写字、下跳棋、拼图或堆积木等。这些作业训练均有助于提高手眼协调能力。

2. 下肢协调训练

（1）轮替动作：交替屈髋、交替伸膝、坐位交替踏步、拍地练习。

（2）整体动作：原地踏步走、原地高抬腿跑、跳绳、踢毽子等。

下肢协调训练时也需注意动作的节律性，先慢后快逐渐练习。

训练开始时在睁眼的状态下进行，功能改善后，将有些训练项目改为闭眼状态下进行，如：指鼻练习、对指练习等等。

自 测 题

单选题

1. 以下哪个不属于平衡的类型（　　）
   A. 静态平衡　　B. 自动态平衡
   C. 他动态平衡　　D. 反应性平衡
   E. 以上都不是

2. 以下属于自动态平衡的是（　　）
   A. 站立姿势下抵抗外力保持平衡
   B. 站立姿势下外力支撑情况下保持身体平衡
   C. 站立姿势下，独立完成身体重心转移、躯干运动等保持平衡
   D. 不受外力前提下保持独立站姿
   E. 无身体动作前提下保持独立站姿

3. 下列哪项与平衡的维持机制无关（　　）
   A. 视觉　　B. 本体感觉
   C. 前庭觉　　D. 肌肉骨骼系统
   E. 味觉

4. 当平衡发生变化时，人体可以通过以下哪种调节机制重新获得平衡（　　）
   A. 踝调节　　B. 髋调节
   C. 跨步调节　　D. 综合调节
   E. 以上都是

5. 影响平衡的外界因素不包括（　　）
   A. 支撑面大小　　B. 重心的高低
   C. 前庭功能是否受损　　D. 支撑面材料
   E. 有无外力作用

6. 平衡训练的基本原则不包括（　　）
   A. 重心由高到低　　B. 由睁眼到闭眼
   C. 由静态平衡到动态平衡　　D. 支撑面由大到小
   E. 由简单到复杂

7. 患者可以在站立姿势下，独立完成身体重心转移、躯干屈伸、左右倾斜级旋转运动，并保持平衡，此为（　　）
   A. 自动态坐位平衡训练
   B. 自动态立位平衡训练
   C. 他动态坐位平衡训练
   D. 他动态立位平衡训练
   E. 静态立位平衡训练

8. 以下哪项不是协调训练的原则（　　）
   A. 由易到难　　B. 重复性训练
   C. 针对性训练　　D. 综合性训练
   E. 由睁眼到闭眼

9. 以下哪项不属于整体性协调训练（　　）
   A. 原地踏步走　　B. 原地高抬腿跑
   C. 功率自行车练习　　D. 对指练习
   E. 打球

（朱小棠）

第8章 有氧训练

案例 8-1

张某，女，55岁，154cm，60kg，BMI 25.3kg/m^2，因反复发作性胸闷、胸痛1年到医院就诊，经查体：心尖搏动正常，心浊音界大致正常，心率70次/分，主动脉瓣听诊区可闻及2/6级收缩期杂音，冠脉CT示左右冠脉粥样硬化、狭窄改变，诊断为冠心病、稳定型心绞痛，患者自述平日工作多居家伏案，运动少。

问题： 1. 结合该案例分析患者除进行临床治疗，还可进行哪些康复治疗？

2. 如患者需进行手术治疗，手术后可进行哪些运动治疗？

第1节 概 述

一、基本概念

有氧训练又称有氧耐力训练（aerobic exercise），或耐力性运动，指活动能量主要来自于有氧代谢的训练，特征是大肌群节律性、中等或较小强度、持续时间较长的动力性运动。有氧训练是日常生活中最基本的运动形式之一，可以提高机体氧化代谢能力，是日常运动锻炼的主要方式之一，除健康人外，有氧训练在多种疾病的康复过程中作为主要运动训练的方式之一被广泛应用。

有氧训练的强度多为中等强度，即50%～80%最大运动能力（即最大摄氧量）或60%～90%最大心率，每次运动15～60min，每周训练3次以上，运动方式多为四肢大肌群、周期性的动力性运动，如走、跑等。参与的肌群数量及体积越大与训练效应成正比，即肌群数量越多，训练效应越明显。此外，非周期性动力性运动如果达到一定的强度和持续时间，也属于有氧耐力训练，如球类运动。

二、有氧训练的治疗作用

1. 增强心肺功能，调节血压　有氧训练可以提高机体的摄氧量、增强肺活量和肌力、提升耐力水平，增加机体功能性做功能力，改善心脏循环功能，降低心肌耗氧量，提高心肌收缩力，进而增强心肺功能，同时持续有氧训练可降低患者的血脂水平，促进脂肪分解，改变患者的血液流变性，升高血浆中的一氧化氮水平，改善内皮功能障碍，增强血管扩张作用，减小周围血管阻力，使血压降低，对原发性高血压有明显降压效果。

2. 改善身体代谢功能　有氧训练可增强机体对胰岛素的敏感性，调节血脂血糖的代谢。研究表明，长期有氧训练可使血清甘油三酯水平下降，高密度脂蛋白水平升高，血胰岛素水平降低，血糖降低，从而减少代谢性疾病的发生，对患2型糖尿病、脂肪肝、心律失常、心脑动脉血管硬化及年龄较大的患者，长期坚持可提高生活质量，减少发病率。

3. 提高纤维蛋白的溶解活性　中低强度的有氧训练可通过影响血细胞比容、纤维蛋白原、血小板功能和纤维蛋白溶解作用及部分凝血因子功能降低血栓形成的危险性。

4. 适当的有氧训练可提高机体免疫功能　长期坚持每日适当的有氧训练有增加体内血红蛋白的数量，减少随年龄增长出现的免疫功能下降等效果，进而提高机体免疫功能。

5. 增进人们对生活的良好感觉，延缓衰老，增加寿命　长期进行有氧训练可调节情感、稳定情绪，减少心理应激，促进机体内激素水平的平衡，改善睡眠，有利于提高人们对生活的积极性，同时抑制蛋白质降解，延缓肌肉萎缩等症状，达到延缓衰老，增加寿命的目的。

三、有氧训练的应用

（一）适应证

1. 不同年龄阶段健康人群和亚健康人群的健身锻炼。

2. 心血管疾病及术后恢复　包括陈旧性心肌梗死、稳定型心绞痛、轻-中度原发性高血压、轻度慢性充血性心力衰竭、心脏移植术后、冠状动脉腔内扩张成型术后等。

3. 各种代谢性疾病　包括糖尿病、单纯性肥胖症等。

4. 慢性呼吸系统疾病　包括慢性阻塞性肺疾病和慢性支气管炎、哮喘（非发作状态）、肺气肿、肺结核恢复期、胸腔手术后恢复期等。

5. 其他慢性疾病状态或影响心肺功能的情况　包括慢性肾衰竭稳定期、慢性疼痛综合征、慢性疲劳综合征、手术或重病后恢复期及长期卧床恢复期等。

（二）禁忌证

1. 各种疾病急性发作期或进展期、癌症晚期及恶病质。

2. 认知、感知功能严重障碍，精神疾病发作期间或严重神经症等不能配合的患者。

3. 严重骨质疏松患者或情况不明的脊椎损伤患者。

4. 临床要求制动的各类患者　如骨折愈合期、伤口愈合期、严重感染期、高热不退、抽搐发作、低血糖反应、休克等。

5. 各种心血管疾病不稳定阶段　包括未控制的心力衰竭、急性心力衰竭、严重心律失常、不稳定型心绞痛，急性心包炎、心肌炎、心内膜炎、未控制的严重高血压等。

（三）注意事项

1. 根据患者情况选择适当的运动方式及运动量。

2. 做好充分的准备活动和结束活动，预防运动损伤和心血管意外。

3. 训练中注意观察患者情况，适时询问，如有异常反应，要立即停止运动，及时处理。

第2节　运动处方

一、基本概念

运动处方是在运动功能评定的基础上，根据患者或运动者的身体需要或康复目的，以及体力、心血管功能状况等情况，为其提供以书面语形式制订的含有运动方式、运动时间、运动频率、运动强度、运动程序及注意事项的处方，该处方有明确的指导性、计划性和目的性。

二、运动处方的制订

1. 运动处方的目的　增强体质，提高心、肺、代谢功能及神经肌肉、内分泌功能，促进机体适应性变化能力，防治疾病、促进身心健康，同时保证运动训练的有效性和安全性。

2. 运动形式　在运动处方中，合适的运动项目是训练的有效性和持久性的基础。首先考虑运动目的，通过有目的的训练达到预期的效果，如提高心肺功能的有效途径是选择大肌群参加的有氧训练；然后考虑运动条件及运动者的兴趣爱好等，选择快走、慢跑、游泳、骑自行车等耐力项目，也可选择球类运动及传统养生功法项目；力量训练项目可选择拳击、举重、肌力器械训练等；速度训练项目可选择短跑、短距离游泳等。对年老体衰者，或有残疾妨碍从事上述活动者，力所能及的日常生活活动同样可产生有益的作用，如打扫卫生等。

3. 运动强度　运动强度是指运动时的剧烈程度，是运动处方的核心部分，也是最困难且最需要控制的部分，是衡量运动量的重要指标之一。具体强度通常参考心率、代谢当量（METs）、最大摄氧量（VO_{2max}）、主观自感劳累程度分级（RPE）等指标，并用此表示。由于运动强度直接关系到患者的安全和治疗效果，故运动强度的选择有个体性和安全性。

（1）心率：和运动强度之间存在线性关系，且易于检测，是国际通用的方法。主流有计算最高心率的百分比（$\%HR_{max}$）及靶心率两种方式，两种计算结果类似，对心脏病及老年人靶心率应适当降低。

1）最高心率的百分比（$\%HR_{max}$）：最高心率指机体运动至力竭时每分钟的心跳次数（maxium heart rate，HR_{max}），可在极量运动试验中直接测得，也可根据公式计算，年龄相关的最大心率=220–年龄。目前推荐60%～90%HR_{max}的强度为有氧训练强度。

2）靶心率：运动中允许达到的安全心率为靶心率，常用的计算方法有Jungman法、Karvonen法、心电运动实验法等。其中Jungman法的计算公式为：靶心率=180（170）–年龄，以60岁及身体情况为基数选择标准。Karvonen法：靶心率=（最大心率–安静心率）×（60%～80%）+安静心率。心电运动实验法是按症状限制性心电运动实验中停止运动时的最高心率的70%~85%来计算靶心率，计算公式：靶心率=（220–年龄）×（70%～85%）。

（2）代谢当量（MET）：是指单位时间内单位体重的耗氧量，是康复医学中常用的运动强度指标，以ml/（kg・min）表示，1MET=3.5ml/（kg・min）。一般认为2～7MET的运动强度适宜有氧耐力训练。本书截取了2011年4月最新版的体力活动能量消耗编码表部分内容（表8-1），可据此选择适合患者情况的活动进行训练。

表8-1　2011体力活动能量消耗编码表（摘录）

编码	代谢当量（MET）	分类	体力活动
01003	14.0	骑车	骑车，山地，上坡，吃力
01020	6.8	骑车	骑车，16.1～19.2km/h，休闲，缓慢，轻松
02052	5.0	体能锻炼	抗阻（负重）运动，蹲起，慢速或爆发性练习
03010	5.0	舞蹈	芭蕾，现代舞或爵士舞，一般，练习或课程
05042	2.5	家务劳动	刷碗，从桌上收拾盘子，步行，轻松
06144	3.0	家庭维修	维修用具
07020	1.3	非活动状态	静坐，看电视
09106	3.5	杂项	观光/旅行/度假（包括步行）
11580	1.5	职业活动	坐位，轻松（办公室、实验室、小物件修理、阅读、伏案工作）
12020	7.0	跑步	慢跑，一般
13009	1.8	生活自理	坐便，不包括站位和蹲位

（3）最大摄氧量（VO_{2max}）：最大摄氧量是机体竭尽全力运动或在运动试验中出现症状限制（如呼吸急迫、心绞痛、血压或心电图异常等）时，单位时间内收集的代谢气体，用L/min或ml/（kg・min）表示，客观反映人体极限运动时的心肺功能和肌肉代谢水平，受年龄、性别、有氧训练水平、遗传和疾病的影响。最大摄氧量的百分比（% VO_{2max}）可由心电运动实验中直接或间接计算得出，是国际公认的通用指标，通常取50%～70%VO_{2max}作为运动处方适宜的强度范围。

（4）自觉疲劳程度量表（RPE）：Borg建立的自觉疲劳程度量表（the rating of perceived exertions，RPE）是由受试者主观报告疲劳程度，与前述客观检查和计算的各项指标有良好的相关关系，是衡量患者相对运动水平的半定量指标。一般用15个级别的RPE分级量表（表8-2）。症状限制性运动试验要求RPE的运动强度达到15～17级，健康者推荐运动强度为12～16级，级别分值的乘10约为运动时的正常心率，此分级适用于简易判别指标，适用于家庭和社区康复锻炼等缺乏监测设备及条件的情况。

表8-2 RPE分级量表

级别	7	9	11	13	15	17	19
主观用力程度	轻微用力	稍用力	轻度用力	中度用力	明显用力	非常用力	极度用力
自感劳累程度	非常轻	很轻	有点累	稍累	累	很累	非常累

（5）无氧阈（anaerobic threshold，AT）：是指机体运动过程中清除无氧代谢产物乳酸的能力不能满足机体运动的需要，使乳酸在血液中累积，当乳酸含量达到酸中毒水平时的功率水平或需氧量（分别有乳酸无氧阈和通气无氧阈）。当超过无氧阈时，说明机体无氧代谢供能占优势，运动强度较大，所以有氧耐力训练要在低于无氧阈的水平进行。具体数值可通过呼吸商和血乳酸水平的测定来确定无氧阈。

4. 运动持续时间　运动持续时间需结合运动强度、患者健康状况及体力适应等情况来确定，是影响锻炼效果的重要因素。运动持续时间的长短与运动强度呈反比，强度大，持续时间可相应缩短，强度小，运动时间应适当延长。患者健康状况好，体力适应佳，可采用较长时间的活动，而体力弱、高龄的患者可采用短时间，一日多次，累计运动时间的方式活动。一般在基本训练部分需要达到靶强度的运动，至少应持续10～20min以上。

运动训练4～8周为一个基本疗程，在这一时期之后，可逐渐增量至目标时间。运动效应只能维持一段时间，一旦停止2周后机体的功能就会退缩，因此长期坚持运动效果更佳。

5. 运动频率　即每周运动的次数。运动时间间隔过长或过短都会影响训练效果，运动量若大，使机体产生的变化持续时间长，可达运动后24～48h，每周训练3次即可达到理想效果。若运动量小，应增加每周运动次数，甚至可每天都活动，目前一般推荐运动频度为每周3～7次，少于每周2次的训练不能提高机体有氧耐力，每周超过5次的训练，不一定能增加训练效果。训练效果一般在8周以后出现，坚持训练才能达到最佳效果。

6. 注意事项　为说明运动时的安全问题，提醒训练者加以注意，以防止意外发生，是每个完整的运动处方都必须包含的内容。

（1）身体检查：为保证训练的安全，参加运动前要认真地进行全面的身体检查。其中患有各种慢性疾病，或男性大于40岁，女性大于50岁，有其他疾病危险因素者，应在治疗师的监督指导下进行锻炼。

（2）有关运动训练的具体要求：①穿戴宽松、舒适、透气的衣物；②掌握个人能力的限制，定期检查、调整运动处方，避免过度或训练不足；③饭后及空腹时不做剧烈运动；④运动时如发现不适，应停止运动及时送医；⑤药物及其他治疗发生变化时，要相应调整运动处方；⑥训练后不宜立即洗澡，冷水、热水均不宜。

第3节　有氧训练的临床应用

一、代谢性疾病的有氧训练

1. 有氧训练在代谢性疾病中的作用　代谢性疾病是物质代谢过程的紊乱所引起的疾病，常见如糖尿病、高血脂、痛风等。以糖尿病为例，运动是缓解胰岛素抵抗的有效方法，具有糖尿病风险人群通过规律的体力活动和低脂低能量饮食使体重减少5%～7%可预防或延缓糖尿病。

2. 注意事项　①身体检查适宜，遵从医嘱，对于部分病情未得到控制的患者待病情稳定后在医生许可下再进行。②遵照运动靶强度选择中低强度、持续时间较长但循序渐进的运动原则，使运动强度或运动时长逐步增加到30min以上。③因代谢性疾病患者普遍存在体重问题，因此有氧训练方式需选择避免对膝关节负荷增加的运动。④定期复查，调整训练方案。⑤不要在饥饿状态下进行训练。同时注意不要使用刚刚注射胰岛素的肌群大量参与运动，避免胰岛素和运动的双重效应在短时间内集中发挥。

二、心肺疾病的有氧训练

1. 有氧训练在心肺疾病中的作用　心肺疾病是指主要发生在呼吸系统及心脏方面的疾病，常见如慢性阻塞性肺疾病、支气管哮喘、冠心病等，患有心肺疾病的患者运动能力明显降低，生活质量明显下降，而研究表明，有氧训练能明显缓解患者呼吸困难情况，改善活动能力，提高生活质量。

2. 注意事项　①遵从医嘱，按时服药，在病情控制稳定下进行，且严格控制运动量，以低强度运动为主，必要时可在心电监护下进行训练，如有不适立即暂停休息，稍有缓解后就医。②每次运动前询问患者当日状态，如果状态不佳，可相应减少运动量、降低运动强度，有必要时可暂停一日。其余同代谢性疾病的有氧训练的注意事项。

三、有氧训练在神经系统疾病中的作用

有氧训练可改善神经系统功能，促进认知的恢复及情绪水平的平稳。在脑损伤患者中，有氧训练可促进神经功能恢复，减少并发症，因此被广泛应用于脑卒中、痴呆、抑郁等神经疾病中。有氧训练通过改善脑组织血液循环和脑血容量促进血管生成，提高海马可塑性，改善神经炎症等参与调节认知、神经系统，提高生活自理能力，促进日常活动能力的恢复，在康复中产生积极效应。

四、心功能康复训练方案

1. 住院患者运动方案（Ⅰ期）　此方案适用于心肌梗死后、心血管手术后、肺部疾病、周围血管疾病和其他心血管疾病的住院患者。进行本方案时应在监测条件下进行，监护人员与患者的比例约为1∶1，并应具备心电监测和抢救的条件。目的是消除由于卧床引起的生理、心理不良反应，提高患者日常生活活动能力，改善心肺功能，提高体能，回归家庭。

2. 出院患者或家庭运动方案（Ⅱ期）　Ⅱ期运动方案是从出院后1周开始，持续8～12周，是Ⅰ期运动方案的继续，多在患者出院后立即进入Ⅱ期运动方案。训练时应具有心电监测和抢救的条件，工作人员和患者的比例由1∶1到1∶5，具体取决于患者的心脏功能、症状和心电图变化。如果患者参加Ⅱ期运动方案不便，可在家中进行，但应定期参加Ⅱ期运动方案的评定。目的是恢复体力、指导作业活动和正确的生活方式。

Ⅱ期运动处方要根据患者的功能来制订。如＞5MET，应当用心率和自觉疲劳分级来规定运动强度，运动时间从10～15min逐渐增加到30～60min，每周3～4次。

完成Ⅱ期运动方案的条件如下。①患者的功能达5MET时，才能安全地进行3MET的活动。②病情稳定，表现在对运动有正常的血流动力学反应，适当的血压上升，心电图有明显变化，如缺血、传导阻滞或心律失常；心绞痛稳定或无心绞痛地，安静心率＜90次/min，血压＜140/90mmHg。③具备完成日常生活活动或作业活动所具有的体能，如肌力、耐力和心脏功能等。④患者应了解心血管疾病的基本病理生理学、合理的干预措施、心血管药物的作用和不良反应、进行作业活动和娱乐活动的安全范围。⑤有能力维持运动处方规定的内容。

3. 社区运动方案（Ⅲ期）　参加者来自住院患者、出院后患者或从未参加过运动方案者。一般在出院后6～12周进行。

参加Ⅲ期运动方案应具备的条件：临床稳定或心绞痛减轻、心律失常已得到控制、了解运动中症状反应且有自我调节能力。Ⅲ期运动方案应提供急救措施、设备和召之即来的急救队伍，工作人员和患者的比例为1∶10，逐渐减少监测。运动试验和医学评定应持续3～6个月，以后每年一次或根据需要进行。

4. 运动处方　参加者的运动能力＞5MET。开始的3～6个月，运动强度为50%～80% HRmax，运动时间逐渐增加到45min，每周3～4次。体能达8MET或大于8MET时，继续维持Ⅲ期运动方案，目的是终生坚持运动。

自 测 题

单选题

1. 下列关于有氧训练叙述错误的是（　　）
   A. 是大肌群节律性、中等或较小强度、持续时间较长的动力性运动
   B. 有氧代谢可以提高机体氧化代谢能力
   C. 多为中等强度的耐力性运动
   D. 参与的肌群数量及体积越大与训练效应成正比
   E. 人们在日常生活中最基本的运动
2. 下列不属于有氧训练适应证的是（　　）
   A. 健康人　B. 骨折患者
   C. 慢性呼吸系统疾病患者　D. 代谢性疾病患者
   E. 亚健康人
3. 下列属于有氧训练禁忌证的是（　　）
   A. 认知、感知功能严重障碍　B. 严重骨质疏松患者
   C. 精神疾病发作期　D. 心绞痛发作期
   E. 以上都是
4. 下列关于有氧训练注意事项叙述错误的是（　　）
   A. 根据患者情况选择适当的运动方式
   B. 因人而异选择运动量
   C. 训练前后应做好充分的准备活动和结束活动
   D. 训练过程中要叮嘱患者努力坚持，迎难而上
   E. 如训练过程中患者有异常反应，要立即停止运动
5. 下列不属于运动强度的表示方法的是（　　）
   A. 心率　B. 最大摄氧量
   C. 疼痛分级　D. 主观自感劳累程度分级
   E. 代谢当量
6. 下列属于运动处方制订的要素的是（　　）
   A. 运动频率　B. 运动强度
   C. 运动持续时间　D. 运动目的
   E. 以上都是

（陈宝迪）

第9章 呼吸训练

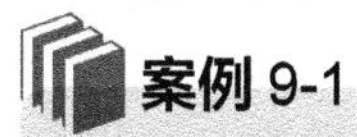

案例 9-1

李某，男，57岁，患者因间断咳嗽、咳痰、喘息5余年加重4天就诊。经查体温38.2℃，心率88次/分，呼吸24次/分，血压正常，精神差，口唇发绀，呼吸急促，颈静脉怒张，肝-颈静脉回流征阳性，桶状胸，双肺呼吸音减弱，无药物过敏史，诊断为慢性阻塞性肺疾病。

问题：1. 该患者生命体征平稳后主要进行哪项康复治疗？

2. 该治疗还有哪些适应证？

第1节 概　　述

呼吸训练是保证呼吸道通畅、提高呼吸肌功能、促进排痰和痰液引流、改善肺和支气管组织血液代谢、加强气体交换效率的锻炼方法。广泛用于呼吸系统疾病、胸部手术后及其他合并呼吸功能障碍疾病的康复。

一、呼吸训练的基本原理

呼吸是机体与外界环境之间的气体交换过程，由外呼吸、气体运输和内呼吸3个环节组成。正常的呼吸必须具备：完整而扩张良好的胸廓，通畅的气道；健全的呼吸肌；富有弹性的肺组织及与之相匹配的肺血循环；调节灵敏的呼吸中枢与神经传导系统。故呼吸功能的训练作用机制是：调节呼吸，增强呼吸肌肌力；放松辅助呼吸肌，增加肺容量；改善胸廓和肺组织的顺应性。

二、呼吸训练的目标、适应证和禁忌证

呼吸训练是肺疾病患者整体肺功能康复方案的一个组成部分，开始训练前，治疗师必须明确呼吸训练的目标，选择呼吸训练的适应证。

（一）呼吸训练的目标

改善通气功能，建立有效呼吸方式；增加咳嗽机制的效率；改善呼吸肌的肌力、耐力及协调性；保持或改善胸廓的活动度；教育患者处理呼吸急促；增强患者整体的功能。

（二）呼吸训练的适应证

1. 急、慢性肺疾病　慢性阻塞性肺疾病、肺炎、急性呼吸窘迫综合征、肺结核等。
2. 胸肺部疼痛　因手术、外伤所造成的胸部或肺部疼痛。
3. 支气管痉挛或分泌物滞留造成的继发性气道阻塞　包括慢性支气管炎、哮喘等。
4. 中枢神经系统损伤后肌无力　包括脑卒中、高位脊髓损伤、颅脑损伤等。
5. 严重骨骼畸形　如胸廓畸形、脊柱侧弯等。

（三）呼吸训练的禁忌证

1. 病情不稳、感染未控制及认知功能障碍的患者。
2. 合并严重肺动脉高压或充血性心力衰竭、呼吸衰竭。

3. 不稳定型心绞痛及近期心肌梗死发作。

4. 明显肝功能异常及晚期癌转移的患者。

5. 近期脊柱损伤、肋骨骨折、咯血、呕血等。

三、呼吸训练的原则和注意事项

（一）呼吸训练的原则

1. 顺其自然　呼吸的根本方式是顺其自然，过度吸气或过度呼气，易产生胸闷、头晕等不适和副作用，所以要因势利导。

2. 循序渐进　由于呼吸的过程是有顺序的，做到一步之后，下一步才能在此基础上发生，所以必须循序渐进。

3. 持之以恒　呼吸训练的效果需要长期坚持，持之以恒。

（二）呼吸训练的注意事项

1. 根据病情选择适当的准备姿势（仰卧或侧卧、坐位、半坐位、立位、行走或运动中）。

2. 因人而异选择合适的呼吸训练，限制性疾病做吸气比呼气长的吸气练习；阻塞性疾病做呼气比吸气长的呼气练习。

3. 鼻吸口呼，自然均匀、有节律、深长适度。

4. 吸气后不宜长时间憋气。

5. 支气管扩张、慢性支气管炎等患者禁忌过度深吸气，以免引起肺泡破裂。

第2节　呼吸训练的方法

指导患者掌握正确的呼吸方法，须在开始运动锻炼之前进行，并融入日常生活活动中去。呼吸训练的要点：建立膈肌呼吸；减少呼吸频率；协调呼吸，让吸气不在呼气完成前开始；调整吸气与呼气的时间比例。

呼吸训练的方法包括深呼吸技术、气道廓清技术、呼吸肌训练技术、胸腔松动技术等。

一、深呼吸技术

（一）膈肌呼吸训练

膈肌呼吸训练又称腹式呼吸训练，是呼吸训练的重要内容，也是其他呼吸训练的基础，具体方法：①患者取半卧位，尽量放松，仰卧或半卧位时，膝下垫枕，髋、膝关节屈曲，使腹肌放松；②评估患者呼吸模式，并示范膈肌呼吸的正确方法；③治疗师的手置于患者前胸肋骨下方的腹直肌上；④患者用鼻缓慢地深吸气，患者肩部及胸廓保持平静，只有腹部鼓起；⑤令患者有控制地呼气，将空气缓慢地排出体外；⑥重复上述动作3～4次后休息，不让患者换气过度；⑦患者将手放置于腹直肌上，体会腹部的运动（图9-1），吸气时手上升，呼气时手下降；⑧当患者学会膈肌呼吸后，需用鼻吸气，以口呼气；⑨让患者在各种体位下及活动时练习膈肌呼吸，如平地步行及下台阶时吸气和呼气的比例为1∶2，而上台阶则为迈步时呼气，停止迈步时吸气。

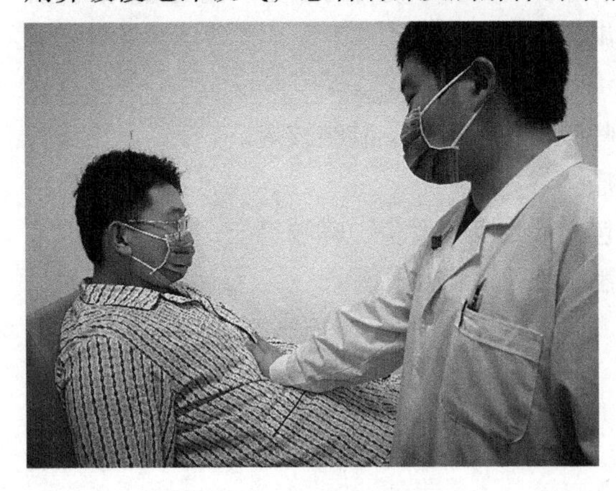

图9-1　膈肌呼吸训练

（二）吹笛式呼吸训练

吹笛式呼吸训练又称缩唇呼吸训练，该呼吸方法可增加呼气时的阻力，增加的阻力向内传至支气管，使支气管内保持一定的压力，防止支气管及小支气管被增高的胸膜腔内压过早压瘪，增加肺泡内气体排出，减少肺内残气量，降低呼吸速率，增加潮气量及呼吸肌耐力，从而改善通气，增加肺活量，缓解缺氧症状。

具体训练方法：①患者处于舒适、放松姿势；②呼气时必须被动放松，并且避免腹肌收缩；③指导患者经鼻腔缓慢地深吸气；④然后让患者呼气时将嘴缩紧，轻松地做出吹笛姿势，将气体缓慢呼出。

（三）局部呼吸训练

1. 单侧或双侧肋骨扩张训练　适用于手术后疼痛容易诱发肌肉萎缩，肺部扩张受限、在局部特定区域出现换气不足的患者。具体训练方法：①患者取屈膝仰卧位或坐位，治疗师双手置于患者下部肋骨侧方，令患者呼气并感受肋骨向下向内移动时，治疗师置于肋骨上的手掌轻柔地向下施压；②在患者呼气末、吸气前快速地向下向内牵张胸廓，诱发肋间外肌收缩，从而产生吸气动作，嘱患者吸气时抵抗治疗师手掌的阻力，以扩张下肋，治疗师可给予下肋区轻微阻力以增强患者抗阻意识；③当患者再次呼气时，治疗师用手再度向下向内轻柔地协助挤压胸腔（图9-2）。

2. 侧肋呼吸训练　用毛巾提供阻力进行徒手侧肋扩张训练，吸气时用布带自行施加阻力，呼气时沿下肋施压（图9-3），也可用相同方法自己徒手进行单侧低胸扩张训练或双侧低胸扩张训练（图9-4）。

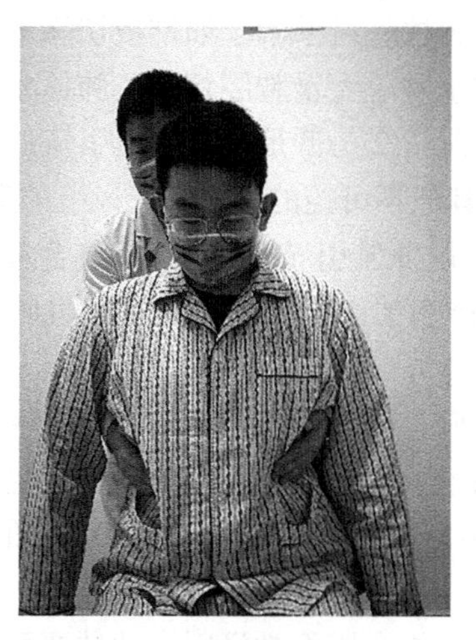

图9-2　双侧肋骨扩张训练

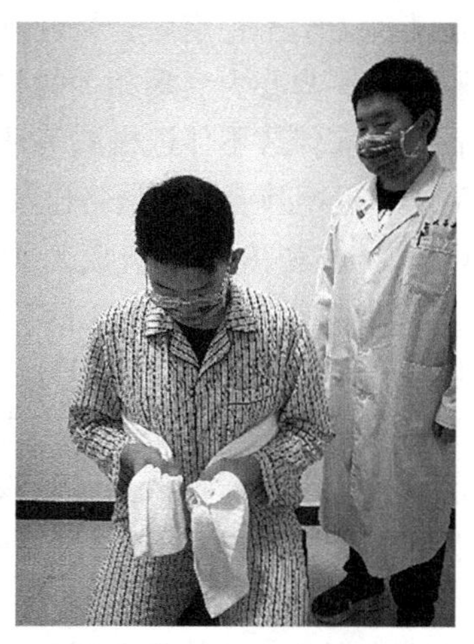

图9-3　用毛巾侧肋呼吸训练

3. 后侧底部扩张训练　适用于手术后需长期在床上保持半卧位的患者，因为分泌物易堆积在肺下叶的后侧部分。具体训练方法：患者取坐位，身体前倾，髋关节屈曲；治疗师双手置于患者下肋后侧，按照上述“单侧或双侧肋骨扩张训练”方法操作（图9-5）。

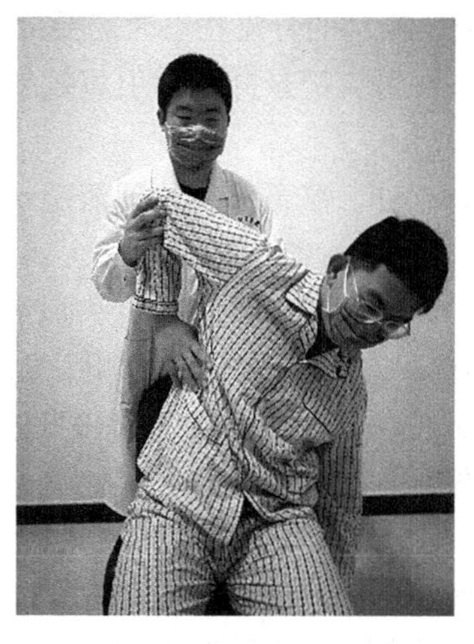

图9-4　单侧低胸扩张训练

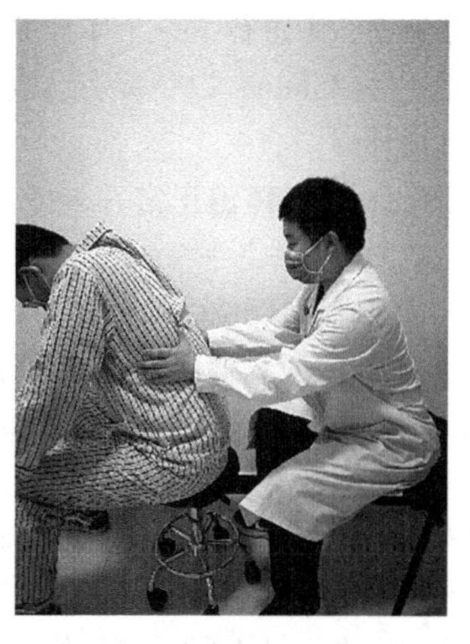

图9-5　后侧底部扩张训练

二、气道廓清技术

气道廓清技术是指利用物理或机械方式作用于气流，帮助气管、支气管内的痰液排出或诱发咳嗽使痰液排出，这里主要介绍体位引流、咳嗽训练、自主循环呼吸技术。

（一）体位引流

体位引流是根据气管、支气管树的解剖特点，将患者摆放于一定的体位，借助重力作用促使各肺叶、肺段支气管内痰液向中央大气道移动。

1. 引流原则　引流的体位主要取决于病变的部位，病变部位在上，使某一特殊的肺段向主支气管垂直的方向引流为宜，如肺上叶引流可取坐位或半卧位，并根据各引流部位的不同转动身体角度；身体倾斜度超过25°效果较好，在患者能耐受的情况下逐步增大；避免污染物进入健侧肺。

2. 适应证　①气道黏液过多、过于黏稠、每天超过30ml，咳痰无力或痰量中等难以咳出者；②慢性阻塞性肺疾病急性加重、肺不张、肺部感染等各种呼吸系统疾病伴大量咳痰等患者；③年老体弱、长期卧床或有术后并发症不能咳出肺内分泌物者。

3. 禁忌证　①所有体位的体位引流禁忌证：颅内压＞20mmHg或头部和颈部受伤稳定前的患者；活动性出血或咯血伴血流动力学不稳定者；最近有脊柱外科手术（如椎板切除术）或急性脊髓损伤患者；有脓胸、支气管胸膜瘘、与心力衰竭相关的肺水肿、大量胸腔积液、肺栓塞等患者；年老、意识不清，或焦虑、肋骨骨折，有伴或不伴连枷胸等情况。②头低足高位体位引流的禁忌证：有不可控的高血压、腹胀、食管手术、近期肺癌的大量咯血及其他不可控的气道吸气风险的患者。

4. 治疗时机及频率　通常在餐前引流，为了加强引流效果，可结合超声雾化吸入，每次15～30min，不宜超过45min，每日2～4次，依具体病情而定。患者通常清晨咳痰较多，睡前进行体位引流可使肺部较干净，使患者容易入睡。

5. 治疗前准备　患者穿轻便衣服，不必露出皮肤；准备痰杯、面巾纸、足够的枕头；向患者解释治疗方法；开始引流前，先教患者深呼吸及有效咳嗽；如果患者有大量的痰产生，则指导患者体位摆放前先咳嗽几次或先吸痰；调整好患者的导管及导线。如引流管、尿管、心电图导线等，以免影响体位摆放。

6. 治疗程序　①检查患者的生命体征及呼吸音，结合影像学资料，评估要引流部位。②将患者置于正确的引流姿势，尽量让患者放松，处于舒适体位，随时观察患者脸色及表情。③每次引流一个部位，应维持姿势5～10min，引流时让患者轻松呼吸，不能过度换气或呼吸急促；在引流过程中，可结合使用叩击、振动手法等技巧，如有需要，应鼓励患者做深度急剧的双重咳嗽。④如果上述方法不能使患者自动咳嗽，可指导患者做几次深呼吸，在呼气时给予振动，可诱发咳嗽；如患者一个体位引流10min后仍未咳出分泌物，则进行下一个体位引流，松动的分泌物有时需要30～60min后才会咳出，每次体位引流时间不宜超过45min，以免疲劳。⑤作好引流记录并评估引流效果，治疗结束后应缓慢坐起，以防止直立性低血压。

7. 终止体位引流指征　患者体温正常并维持24～48h，胸部X线纹理清楚；胸部呼吸音正常或基本正常。

8. 引流体位摆放　肺部不同部位引流的体位摆放不同，分别为：上叶尖段前部，后靠坐位；上叶尖段后部，伏案坐位；上叶前段，仰卧位，膝下垫枕；左上叶后段，右侧卧位，床头抬高30°～45°；右上叶后段，1/4俯卧位；左肺舌叶，右侧3/4仰卧位，床尾抬高15°～30°，头低足高位；右肺中叶，左侧3/4仰卧位，床尾抬高15°～30°，头低足高位；下叶前底段，仰卧位，膝下垫枕，床尾抬高30°～45°，头低足高位；下叶后底段，俯卧位，腹部垫枕，床尾抬高30°～45°，头低足高位；左下叶外侧底段，右侧卧位，床尾抬高30°～45°，头低足高位；右下叶外侧底段，左侧卧位，床尾抬高30°～45°，头低足高位；左右下叶上段，俯卧位，腹部垫枕，背部平直体位。

9. 体位引流手法技巧　体位引流时可通过机械原理，采取叩击、振动等手法协助患者排出肺内痰液。①叩击法：手指并拢，掌心空虚呈杯状，运用腕关节摆动在引流部位胸壁上轮流轻叩，边拍边鼓励患者咳嗽，每一部位叩击2～5min。拍背和叩击是用杯状手或治疗仪器给胸壁一个外在作用力，使分泌物从支气管壁松动。②振动法是指双手重叠放置于外胸壁，靠肩部和手臂肌肉用力，在患者呼气时缓和地压迫并急速地振动胸壁，帮助分泌物排出。在涉及的肺段部分，治疗师双手成杯状对胸部做有节律的叩拍，以从气道移除或松动支气管分泌物为目的。③摇法是治疗师两拇指互扣，张开的手直接置于胸壁，同时压迫并摇动胸壁，是一种较剧烈的振法。

（二）咳嗽训练

咳嗽训练：①先进行深吸气，以达到必要吸气容量；②吸气后要有短暂闭气，以使气体在肺内得到最大分布，同时气管到肺泡的驱动压尽可能保持持久；③关闭声门，当气体分布达到最大范围后再紧闭声门，以进一步增强气道中的压力；④通过增加腹内压来增加胸膜腔内压，使呼气时产生高速气流；⑤声门开放，当肺泡内压力明显增高时，突然将声门打开，即可形成由肺内冲出的高速气流，促使分泌物移动，随咳嗽排出体外。

（三）自主循环呼吸技术

自主循环呼吸技术（active cycle of breathing techniques，ACBT）使用交替节律或放松的呼吸控制、胸廓扩张技术来调动分泌物，并结合用力呼气技术促进分泌物排除。ACBT广泛用于胸腹部术后、慢性支气管炎、慢性阻塞性肺疾病等疾病的康复治疗，只要存在支气管分泌物过量的问题，都可以单独应用ACBT或辅以其他技术，具体操作流程见图9-6。

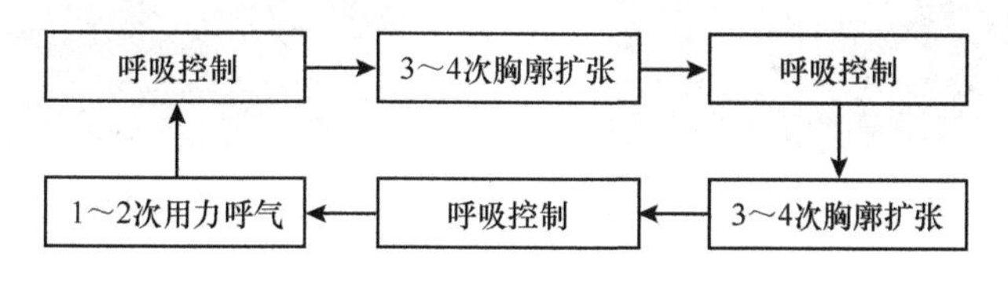

图9-6 自主循环式呼吸技术操作流程

1. 呼吸控制　患者使用自己的节奏平静呼吸，将手放于腹部，用鼻子慢慢吸气，嘴巴慢慢呼气，吸气时腹部鼓起，呼气时腹部下降，重复4～6次。呼吸控制可以减少呼吸做工，有助于缓解呼吸急促、疲劳、支气管痉挛等症状。

2. 胸廓扩张运动　经鼻进行缓慢深吸气，在最大深吸气末屏气3s，然后慢慢呼气。可以将双手放于胸廓处感受胸廓的运动，吸气时胸廓向外扩张，呼气时胸廓内收，重复3～5次。

3. 用力呼气技术　保持嘴和声门开放，用力呼气，发出“哈”的声音，重复2次。

三、呼吸肌训练技术

改善呼吸肌的肌力和耐力的过程称为呼吸肌训练。重点是进行吸气肌肌力训练，并以建立膈肌呼吸方式为呼吸肌肌力训练的前提，适用于各种急性和慢性肺疾病。

1. 吸气膈肌阻力训练技术　患者取仰卧位，治疗师在患者上腹部放置1～2kg沙包作为阻力，令患者做膈肌呼吸训练，并试着保持上胸廓平静，阻力必须以不妨碍膈肌活动，并有上腹部鼓起为宜。逐渐延长呼吸时间，当患者可以保持膈肌呼吸模式且呼气不会使用到辅助呼吸肌约15min时，可增加阻力重量。

2. 吸气阻力训练　治疗师选择适当的吸气阻力训练器完成，每次训练时间逐渐增加到20～30min用以改善吸气肌的肌力及耐力，减少吸气肌的疲劳，每日2～3次，当患者的吸气肌力和耐力有所改善时，逐渐将训练器的直径减少或增加弹簧力。

四、胸腔松动技术

胸腔松动技术具有维持或改善胸壁、躯干及肩关节的活动度，增强吸气深度或呼气控制，提高呼吸功能的作用，是躯干或肢体结合深呼吸完成的主动运动。一种胸腔松动训练每组可完成5～10次，一日多次进行。常用的胸腔松动技术如下所述。

1. 松动单侧胸腔　具体训练方法：患者取坐位，在吸气时朝紧绷的相反侧弯曲，以拉长紧绷的组织（图9-7）；然后当患者朝紧绷侧侧屈并呼气时，将握拳的手朝胸腔侧边推（图9-8）；以渐进的方式上举紧绷侧的上肢过肩，并弯向对侧，使紧绷侧组织做额外的牵张。做3～5次，休息片刻再训练，一日多次被动松动，可由治疗师辅助推紧绷侧胸壁和上肢上举过肩及侧屈。

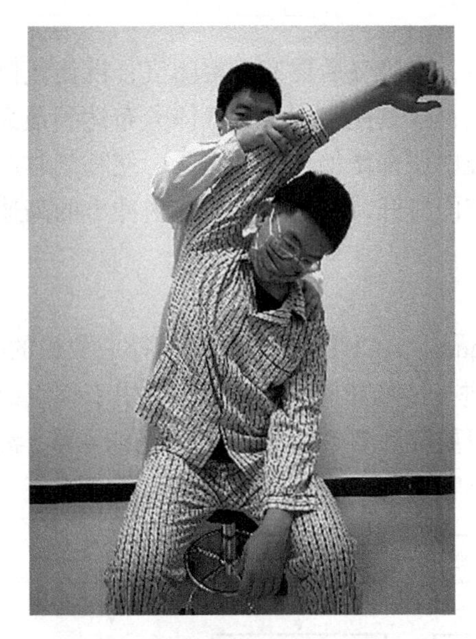

图9-7　右侧胸腔松动训练（吸气时）

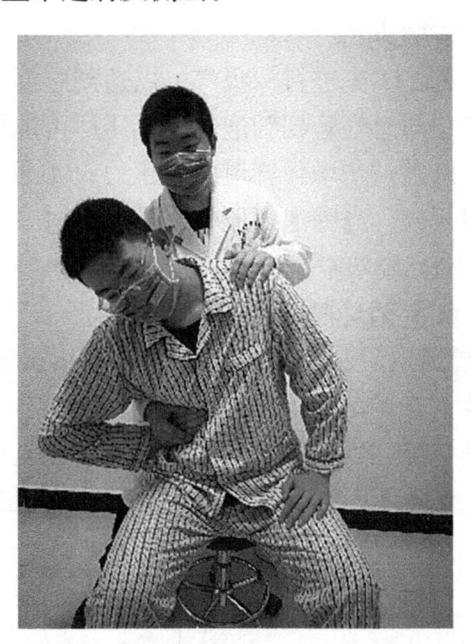

图9-8　右侧胸腔松动训练（呼气时）

2. 松动上胸部及牵伸胸肌　具体训练方法：患者取坐位，两手在头后方交叉相握；深吸气时挺胸，做手臂水平外展的动作（图9-9）；呼气时将手、肘并拢，低头缩胸，身体向前屈曲（图9-10）。

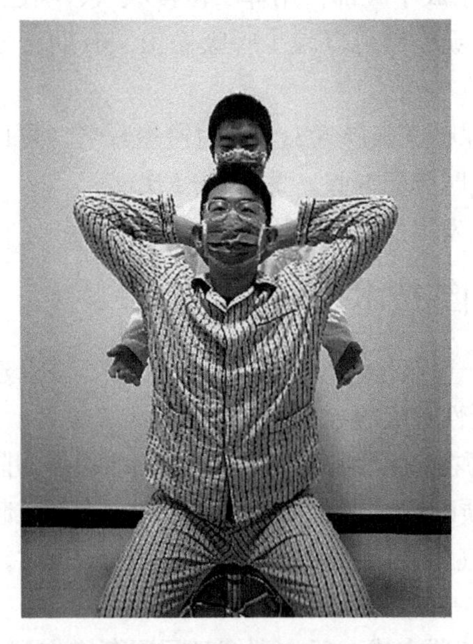

图9-9　松动上胸部及牵伸胸肌（吸气时）

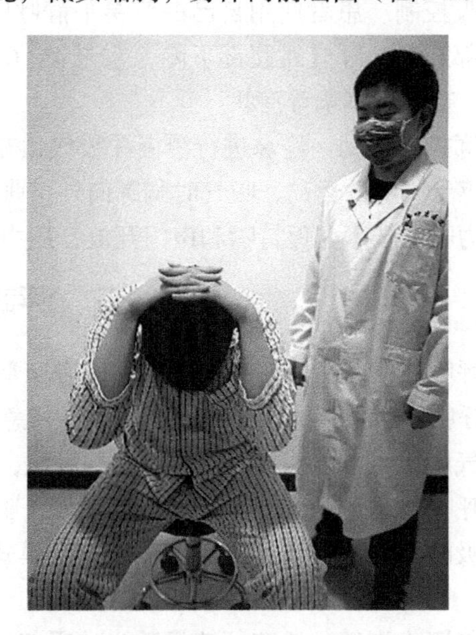

图9-10　松动上胸部及牵伸胸肌（呼气时）

3. 松动上胸部及肩关节　具体训练方法：患者坐于椅上或站立位；吸气时上肢伸直，两臂上举，掌心朝前举高过头（图9-11）；呼气时弯腰屈髋同时两手下伸触地，或尽量下伸（图9-12）。

4. 深呼吸时增加呼气练习　具体训练方法：患者仰卧屈膝姿势下先吸气，然后呼吸时将双膝屈曲靠近胸部（一次屈曲单侧膝关节以保护下背部）。该动作将脏器推向膈肌以协助呼气。

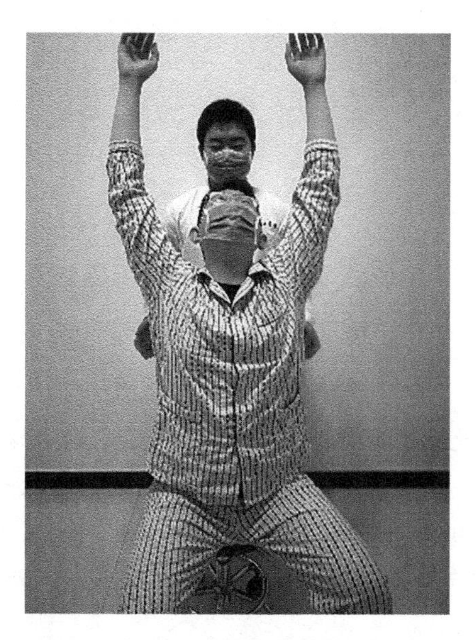

图9-11 松动上胸部及肩关节（吸气时）

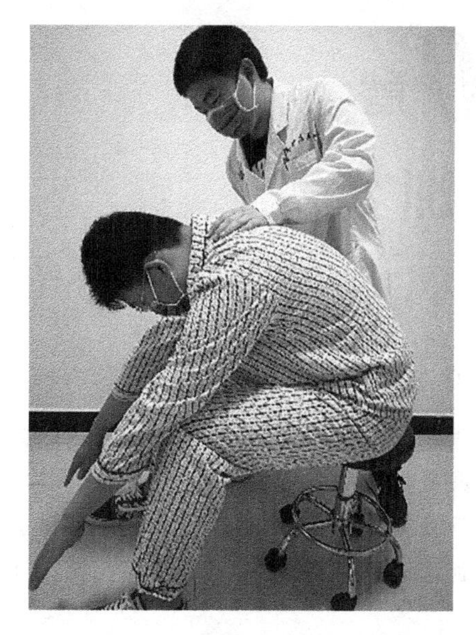

图9-12 松动上胸部及肩关节（呼气时）

自 测 题

单选题

1. 下列不属于呼吸训练的禁忌证是（ ）
   A. 合并严重肺动脉高压或充血性心力衰竭、呼吸衰竭
   B. 胸肺部疼痛　C. 肋骨骨折
   D. 不稳定型心绞痛　E. 肝功能明显异常
2. 下列有关呼吸训练正确的是（ ）
   A. 呼吸训练可在坐位、卧位进行，不宜在运动中进行
   B. 吸气后应憋住气，时间越长越好
   C. 支气管扩张、慢性支气管炎等患者宜用力深吸气
   D. 呼吸训练时鼻吸口呼
   E. 限制性疾病作呼气比吸气长的呼气训练
3. 下列不属于呼吸训练的是（ ）
   A. 胸腔松动技术　B. 咳嗽训练
   C. 吸气阻力训练　D. 体位引流
   E. 有氧运动训练
4. 下列属于胸腔松动技术的是（ ）
   A. 松动单侧胸腔　B. 松动上胸部及牵张胸肌
   C. 松动上胸部及肩关节　D. 深呼吸时增加呼气训练
   E. 以上都是
5. 下列不属于体位引流适应证的是（ ）
   A. 肋骨骨折咳痰无力者
   B. 年老体弱又不能咳出肺内分泌物者
   C. 痰量中等难以咳出者
   D. 长期卧床不能咳出肺内分泌物者
   E. 慢性阻塞性肺疾病急性加重伴大量咳痰等患者
6. 正常的呼吸必须具备的是（ ）
   A. 完整而扩张良好的胸廓，通畅的气道
   B. 健全的主动呼吸肌
   C. 稳定坚固的肺组织及与之相匹配的肺血循环
   D. 调节迟缓的呼吸中枢与神经传导系统
   E. 以上都是

（陈宝迪）

第10章 放松训练

案例 10-1

患者刘某，男，72岁，于4个月前突发左侧肢体乏力，握物不稳伴头晕，送急诊后诊断：右侧基底节区及丘脑急性出血，原发性高血压2级，经外院治疗后生命体征稳定，肢体功能有所改善，为求进一步康复，转入我院，首次接诊功能评估：Brunstrom分期：左上肢及手Ⅱ期、左下肢Ⅲ期；部分肌群肌张力增高：左侧肩关节屈曲肌群1级，肘关节屈曲、伸展肌群均为2级，腕关节掌曲肌群1^+级。

问题：1. 该患者左上肢适合进行哪项康复治疗？

2. 该治疗还有哪些适应证？

第1节 概 述

异常肌肉紧张可导致疼痛或功能障碍；异常的精神紧张可使机体出现应激。过强的应激反应会破坏机体内在的平衡，出现相应的病理状态或疾病。而肌肉紧张和精神紧张往往又相互联系和影响。放松训练可以改善紧张所带来的不利影响，是临床康复中一种重要的方法。

一、基本概念

放松训练又称松弛疗法，是通过精神放松和肌肉放松，缓解肌肉痉挛、缓解疼痛、降低身体和心理应激、调节自主神经、改善睡眠的锻炼方式。

二、治疗作用

放松训练可以使机体产生生理、生化和心理方面的变化。不仅对于一般的精神紧张、神经症有显著疗效，对运动障碍和某些与应激有关的身心疾病也有一定疗效。

（一）提高运动能力作用

放松训练通过增大肌肉收缩的力量，提高关节的灵活性和柔韧性，加快能量合成，减少能量消耗，提高速度耐力，有利于全身协调运动，加速运动技能形成，提高动作完成质量，达到提高运动能力的作用。

（二）抗应激作用

机体在应激反应时，交感神经兴奋可提高骨骼肌张力，增强激素的分泌，如肾上腺素、去甲肾上腺素等，提高分解代谢，并使个体处于积极的准备状态。放松后，机体趋向于保持能量，副交感神经兴奋，心率减慢、血压下降、皮肤温度升高、胃肠运动和分泌功能增强等，促进合成代谢及有关激素的分泌，因此，肌肉放松训练可用于神经功能失调、神经症等疾病的治疗，也可用于因精神、躯体的过度应激所导致的疾病，如强迫症等。

（三）缓解疼痛的作用

当肌肉紧张时，其刺激就会传入脊髓，作用于突触的易化区，这种状态下即使没有疼痛刺激也可引起疼痛。当肌肉松弛时，其刺激也被传导至脊髓，但作用于突触的抑制区，即使有疼痛的刺激也可以不引起疼痛。如果疼痛持续存在，可因继发性肌紧张，导致局部血液循环障碍，使疼痛进一步加重，进而形成恶性循环。肌肉放松后，可阻断恶性循环，以缓解疼痛，进一步消除不安，改善睡眠，调整全身状态，使病情向治愈方向发展。

三、适应证与注意事项

1. 适应证　肌张力增高性运动障碍：焦虑症、强迫症、恐怖症等神经症；失眠；疼痛；性功能障碍；高血压、冠心病、支气管哮喘、消化性溃疡等身心疾病；某些慢性病等。

2. 注意事项　放松训练可在专业技术人员的指导下进行，也可使用录音机等电子设备进行练习。在训练过程中如出现各种异常感觉，或者丧失平衡感、眩晕、幻觉、失眠等不良反应，应停止练习。

第2节　放松训练的方法

放松训练是通过各种固定程式的反复训练，使患者的思想、情绪及全身肌肉处于完全松弛、宁静状态的一种行为治疗方法，目前应用较广的是肌肉松弛法、意念松弛法和肌电生物反馈松弛法。

一、肌肉松弛法

肌肉松弛法是以肌肉调整为主，通过肌肉适当收缩和放松训练，达到肌肉松弛的方法。常用的有对比法、交替法、下垂摆动法和放松体操。

进行肌肉松弛法的训练前需要在安静、无他人干扰的环境下进行；松解患者所有束缚身上的带子，包括皮带、手表、眼镜等；根据松弛的不同部位取坐或卧位。

（一）对比法

对比法是根据肌肉强力兴奋收缩后，将使同一肌肉产生相同程度放松的原理进行的一类放松训练。此方法是从肢体的远端开始训练，然后再到肢体的近端；从一侧肢体开始再到另一侧肢体按顺序进行的放松训练。具体方法如渐进性松弛法，又称Jacobson法，即从一个肌群向另一个肌群，有意识地反复练习骨骼肌的紧张和松弛，提高肌肉的感觉，使全身肌肉逐渐进入松弛状态的训练方法。

需要注意的是，在进行渐进性肌肉松弛法训练前应闭眼安静休息3～4min，训练时注意肌肉由紧张到放松要保持适当的节奏并与呼吸相协调；每次练习应完整，每组练习间应有一个短暂的停顿；每天练习1～2次，每次约15min；此方法可对重点部位作放松，也可作全身肌肉的放松，对后者则须伸肌、屈肌均放松；训练需持之以恒；训练后一般会感到头脑清醒、心情平静、全身舒适等，但个别患者可能会出现肌肉局部颤动、皮肤的异常感觉，甚至眩晕、幻觉失衡感等现象，一般认为这是正常表现。

（二）交替法

交替法是以收缩拮抗肌来促使原先紧张肌群松弛的训练方法。其原理是通过拮抗肌的收缩紧张，对原动肌产生相应的负诱导，使处于紧张状态的原动肌出现抑制和松弛。

具体方法如下：缓慢且稍用力地收缩拮抗肌，尽可能放松紧缩的部位，保持30s，然后放松，20s后做下一个动作。注意不可过度用力，否则会出现拮抗肌和原动肌同时收缩和紧张的情况，达不到放松紧张部位的目的。训练按照从近端至远端的操作程序进行，各部位收缩的动作如下。①肩部：肩下沉，手向脚的方向伸。②手臂：向外抬起上臂，伸直肘部。③手：张开手掌和手指。④髋：分开双腿。⑤膝：伸直双腿。⑥脚：足趾向下屈曲。⑦头：头后仰。⑧背部及腰部：向后压。⑨下颌：不要张嘴，将下颌向下牵拉。⑩呼吸：做“叹气”动作，感到腰部在缩小似的。

（三）下垂摆动

将上肢或下肢均置于下垂位，做前后和放松摆动，直至肢端出现明显麻胀感为止，此类摆动特别适宜缓解强直性震颤麻痹，也可加0.5～1kg重量于肢体，再做摆动。本法也适用于肩、髋、膝部的放松。

气功中的震颤放松法和该法相似，具体方法是：自然站立，均匀呼吸，想象全身如网状通透，将体内病气、浊气向下抖动排出。全身震颤、抖动，重点在两手腕和两脚踝及脚跟，每次震颤2～5min，每分钟震颤频率为140～160次。震颤后静立3～6min，根据身体状况也可适当延长时间。

（四）放松体操

多用于明显紧张而又无法放松者，如颈、肩、胸、背部的肌群。在体操前先进行热敷或放松按摩，可促进肌肉松弛。可在卧、坐、站各种姿势下进行。要求和呼吸配合，吸气时收缩肌群，呼气时放松还原。

二、肌电生物反馈松弛法

肌电生物反馈松弛法是生物反馈疗法中最常用的方法。它是利用特殊仪器，把无法感觉到的肌电活动转变成各种能看到或听到的信号，从而让患者能客观地了解到肌肉松弛和紧张时的各种肌电活动，通过训练，找到能使电压降低的方法，从而达到肌肉松弛。

（一）设备

肌电生物反馈治疗仪能描记并显示肌电的数值，可发出不同颜色的灯光和声音信号，并附有3个表面电极，其中2个是肌电记录电极，1个是地极。有的仪器还有供患者使用的耳机。其他用品有75%乙醇、细砂纸、导电膏、固定带等。

（二）操作步骤

1. 准备工作　治疗人员检查治疗仪各开关旋钮是否在适当的位置，能否正常工作。让患者取舒适适当的体位，充分暴露治疗部位。治疗人员用肥皂水清洁拟安放电极部位的皮肤，然后用75%乙醇脱脂（部分角质层厚的部位可先用细砂纸轻擦皮肤）。在电极表面涂以导电膏并固定于治疗部位皮肤上。如治疗头痛时电极放在额部，治疗肢体瘫痪时将电极放在患肢上。通常3个电极排成一行，将地极放在两个记录电极中间。将电极导线与治疗仪相连，患者戴耳机。

2. 治疗操作　将治疗仪接通电源，启动后调节旋钮测定肌电基线，显示肌电数值，发出灯光和声音信号。按治疗要求，由治疗人员或录音带的指导语引导患者学会根据视听反馈信号，通过自我控制调节肌电电压，从而使治疗部位肌肉放松或紧张。一般每次先训练5min，休息5min后再训练，反复训练4次，达到每次总共训练10～15min，肌肉收缩75～100次（图10-1）。

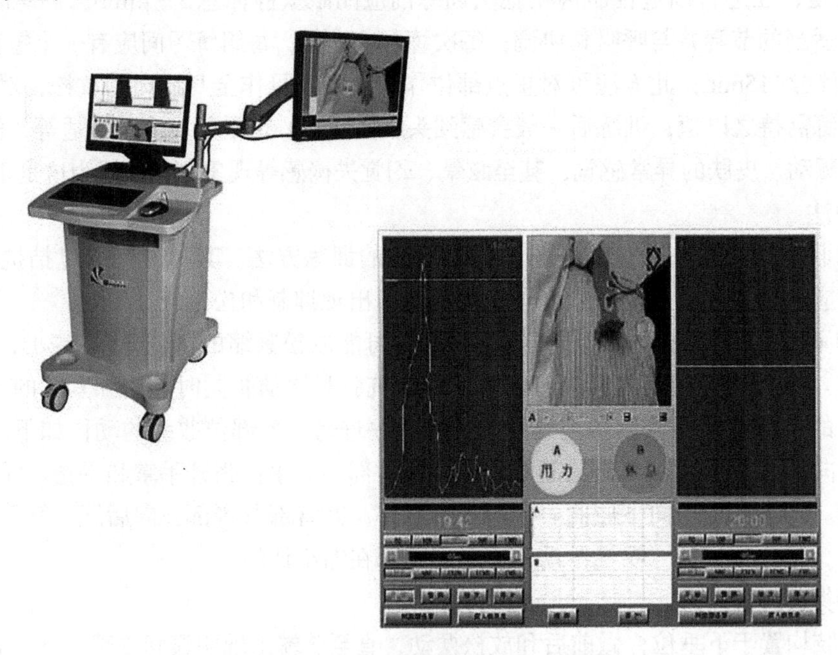

图10-1　生物肌电反馈治疗仪及操作

3. 治疗完毕　关闭电源，从患者身上取下电极。

4. 频率　每日治疗训练1～3次，疗程无严格限制。进行若干次治疗后，可让患者自己默诵指导语，按照在治疗室学会的感受和自我控制技术，在家中不用治疗仪进行自我训练，每次15～20min，以强化认识和记忆，巩固和提高疗效，最后过渡到完全不用治疗仪进行自我训练治疗。

（三）注意事项

1. 治疗前要找出最合适的电极放置部位，治疗后在皮肤上作好电极放置的记号，以便再次治疗时保证疗效。

2. 治疗训练环境应安静，治疗时患者要集中注意力，仔细体会肌肉放松与紧张的感觉，注意视听信号和治疗人员或录音带的指导语。

3. 治疗中指导语的速度、音调、音量要适宜。

自 测 题

单选题

1. 下列不属于放松训练中肌肉松弛法的是（　　）
   A. 对比法　B. 交替法
   C. 下垂摆动法　D. 放松体操
   E. 循环法
2. 下列属于放松训练的是（　　）
   A. 抗阻训练　B. 等速训练
   C. 等张训练　D. 下垂摆动法
   E. 有氧训练
3. 下列关于生物肌电反馈治疗操作错误的是（　　）
   A. 将治疗仪接通电源
   B. 先调节旋钮，然后启动测定肌电基线
   C. 按治疗要求，由治疗人员或录音带的指导语引导患者学会根据视听反馈信号
   D. 通过自我控制调节肌电电压
   E. 一般每次先训练5min，休息5min后再训练
4. 下列属于意念松弛训练的是（　　）
   A. 放松功　B. 等速训练
   C. 等张训练　D. 下垂摆动法
   E. 有氧训练

（陈宝迪）

第11章 功能活动的训练

第1节　概　　述

功能活动的训练是为实现人体转移和移动能力进行的训练。驱动和借助轮椅等辅助移动工具进行参与性活动，可减少活动时的能量消耗，帮助步行功能减退或丧失者实现移位能力。选配合适的轮椅，进行规范化的轮椅训练和体位转移训练至关重要。轮椅有许多种类，按驱动方式分为手动轮椅和电动轮椅，按构造分为折叠式轮椅和固定式轮椅，按使用的对象分为成人轮椅和儿童轮椅，按用途分为普通轮椅、偏瘫用轮椅、高靠背轮椅和竞技轮椅等。

一、轮椅结构

普通轮椅一般由轮椅架、车轮、车闸、座椅、靠背、扶手等部分组成。轮椅架是轮椅结构的核心部分，可分为固定式和折叠式两种。固定式强度和刚度均较好，结构简单。折叠式在折叠后体积较小，便于携带。轮椅上通常装有一对大轮和一对小轮。大轮的外侧都装有驱动手环，使用者双手推动手环可以使轮椅移动行进。普通轮椅采用制动手柄刹住大轮。使用者在上下轮椅或在坡道上停留时，均需将轮椅刹住。轮椅的椅座对于长期使用轮椅者非常重要，它直接与乘坐者接触，应具有均匀分散压力的特性和良好的吸湿性和透气性。靠背承托乘坐者的背部，分为固定式和可调角度式。按其高度可分为低靠背、中靠背、高靠背、高靠背加头托。脚托与腿托用来支托小腿部和足部，分为固定式、可拆卸式和膝部角度可调式等。扶手分为固定扶手与活动扶手，有些活动扶手可调节高度，还可在扶手上架上小桌板，以便患者读书和用餐时使用。根据使用者的具体情况，有时还需要配备安全绑带、坐垫、靠背垫、轮椅桌、头靠等附件（图11-1）。

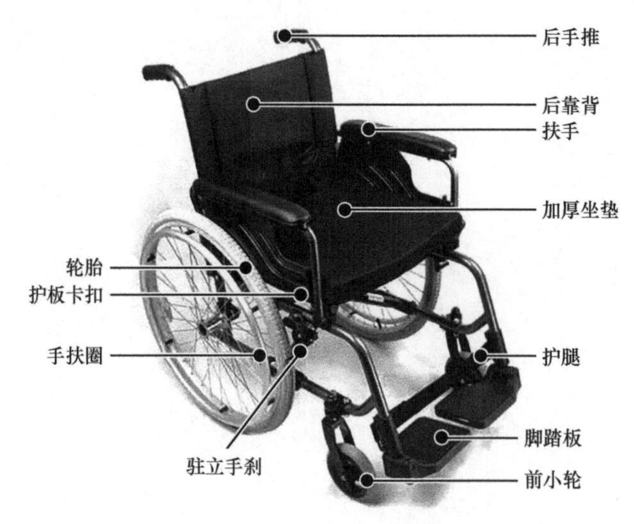

图11-1　普通轮椅

二、定制轮椅处方的方法

开具轮椅处方前首先要了解使用者的运动功能、感觉功能、认知功能，以及对使用轮椅的态度、能力等，并测量使用者的身体数据，最后由康复医生、治疗师、护士、轮椅使用者及家属等共同商议，确定轮椅的种类、类型、规格及对某些部件的特殊要求等。常规轮椅处方见表11-1。

表11-1 轮椅处方

姓名	性别	年龄	职业
住址			联系电话
残疾类型：肢体残疾（ ）			
使用者的类型	成年人、儿童、幼儿、下肢截肢者		
轮椅的类型	普通型、前轮驱动型（室内用）、单手驱动型（左、右）、下肢截肢用轮椅、竞技用轮椅		
驱动方式	手动（双轮、单轮：左、右） 电动（手控、颊控、颏控、气控）其他		
座席	宽度 cm（标准：臀部各有2.5cm的空隙） 高度 cm（标准：膝关节屈曲90°，测量腘窝至地面高度） 深度 cm（标准：臀部向后最突出处至小腿腓肠肌间的水平距离减去5cm）		
大轮	规格 cm，轮胎（充气，实心）		
脚轮	规格 cm，轮胎（充气，实心），脚轮锁（要，不要）		
靠背	普通型、可拆卸式，后倾靠背（要，不要） 可开式靠背（要，不要），头托（要，不要）		
手轮	规格 cm；普通型、推把（水平、垂直、加粗）		
扶手	长扶手、短扶手；可卸式（是，否）、扶手垫（要，不要） 高度 cm（标准：上臂自然下垂肘关节屈曲90°时，测量肘下缘至椅面的距离再加2.5cm		
脚托	固定式、抬起式、分开式、可卸式、左右（分别、共用）； 脚跟环（要，不要）、脚踝带（要，不要）、脚缓冲器（要，不要）		
腿托	横跨两侧式、两侧分开式		
车闸	凹口式、肘节式、延长杆（右 cm，左 cm）、运动用可卸式		
颜色	轮椅架（ ）色；座位（ ）色		
附属品	坐垫 靠背垫 扶手垫 轮椅桌 安全带		
注意事项			
处方者	日期 年 月 日		

年老、体弱、病情严重者一般选用他人推动轮椅，为使其他患者残存功能充分发挥，还应评估患者功能活动能力，进行轮椅适配和规范化训练。C_4及以上脊髓损伤者可选择气控或下颌控电动轮椅，或由他人推动的轮椅。C_5及以下损伤者可通过上肢的屈曲力量操作水平把手，故可选择前臂控制的高靠背电动轮椅，功能较好者可选用轻便的手动轮椅。有直立性低血压者应选用可倾斜式高靠背轮椅，安装头托，并配合选用膝部角度可调的开合可卸式脚托。车轴要尽可能靠后，安装防倾倒杆，并选择防压力性损伤坐垫。偏瘫患者如果无严重认知障碍、理解能力和协调性较好者可选择单侧驱动轮椅。为同时使乘坐者能耐受长时间的轮椅坐位，需要选用各种垫子来提供足够的支撑，以利于保持稳定的坐姿，使乘坐舒适，增加受压部位的承重面积以减少局部受压，使压力分配均匀，降低皮肤擦伤和压力性损伤的概率。

三、适用范围

凡借助轮椅能离开床，最大限度恢复或代偿功能，提高独立性，扩大生活范围，参加各种社会及娱乐休闲活动者都属于可使用轮椅的对象。特别是在近代，轮椅对于双下肢瘫痪及下肢功能障碍者回归社会发挥着重要的作用。一般认为，具有下列情况者可以考虑使用轮椅。

1. 各种原因引起的步行功能减退或丧失者　如截肢、下肢骨折未愈合、截瘫、严重的关节炎症或疾病导致下肢负重时疼痛者等，如不能使用手杖或其他助行器步行时应考虑使用轮椅。

2. 禁止步行者　非运动系统疾病，但步行对全身状态不利者常需暂时性使用轮椅代步，如严重的心脏疾病需要限制活动量者。

3. 独立步行有危险者　中枢神经疾病如严重的帕金森病步行困难者。

4. 高龄老人　随着人口的老龄化，长期卧床的老年人也不断增多。老年人通过使用轮椅不仅可以保持坐位，改善循环、呼吸等系统的功能，还可以用少量的上下肢活动来驱动轮椅，达到调节生活、改善生存质量的效果。

四、注意事项

1. 选择与患者身高、臂长相适应的长度和高度，有利于患者操作。

2. 足够的空间和平整的地面，保证轮椅的使用和使用时的安全。

3. 患者具有充分的体力和良好的平衡协调能力，避免发生意外。

4. 个性化定制轮椅时，既要考虑外观，还要考虑使用者的功能、使用地点、经济能力及更换零件的费用等。

5. 顾及患者习惯和爱好，尊重患者对轮椅款式、重量、颜色等方面的选择。

6. 经常做好轮椅及其配件的保养。

第2节　轮椅训练的操作方法

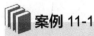

案例 11-1

患者李某，男，47岁。外伤致C_7爆裂性骨折术后并四肢瘫4周，为进一步康复，转康复医院住院治疗。经评估患者轮椅长期依赖。

问题：1. 常规轮椅训练的操作方法有哪些？

2. 四肢瘫患者如何进行轮椅上减压训练？

一、脊髓损伤患者轮椅操作方法

1. 轮椅部件操作

（1）刹闸动作：患者双脚放在脚踏板上，坐稳；身体前倾，双手握住手柄，用力向下推动，完成刹闸动作。

（2）松闸动作：患者双脚放在脚踏板上，坐稳；身体前倾，双手握住手柄，用手掌或旋后位的前臂下部向上拉动手柄，完成松闸动作。

（3）拆卸或安装扶手：一侧肘弯曲钩住轮椅后方推动把手，对侧手拆卸或安装扶手。

2. 向前驱动轮椅　双手从身体稍后方握住轮环，两侧均匀用力向前驱动，若能同时用力前屈头和肩部，就可增加向前的驱动力的动量。

3. 大轮平衡技术　大轮平衡技术是指由大轮支持，脚轮抬起悬空并保持平衡的一种技巧，是轮椅使用者完成上下坡路、上下台阶、越过障碍物、在不平衡的路面通行等技能操作的基础，也是使用轮椅在社区通行的基本技能。分为准备、启动、保持平衡3个步骤。①准备动作：头稍后仰，上身挺直，双臂后伸，肘微屈，手抓紧驱动手轮。②启动：将驱动手轮在驱动起始点快速推进，脚轮离地。③保持平衡：调整身体和驱动手轮以维持平衡，即将轮椅前倾时上身后仰，同时向前推手轮；当轮椅后仰时上身前倾，同时向后拉手轮。训练时注意保护，以免向后翻倒造成危险。

4. 转弯训练（以左转弯为例）　左臂跨过轮椅把手，从下面将左手置于轮胎的后部。左臂外旋，左手按在轮子的内侧，并靠体重使左轮向后转；右手则同时向前转动右轮。

5. 轮椅上下斜坡

（1）轮椅上斜坡时，患者应将身体适当前倾，以防轮椅后倾，并为驱动轮椅提供更多动力；将肘部发力位置适当向前调节，以避免轮椅后倾。重复上述动作，直到完成轮椅上坡活动。对于坐位平衡不佳或上肢力量不足易发生轮椅后倾的使用者，可安装防倾倒轮以避免发生摔倒。

（2）轮椅下斜坡时，患者应将身体适当后倾或紧贴椅背，以防止向前倾倒；上肢夹紧，尽量伸直，手握驱动圈，利用轮椅惯性缓慢下滑至下坡结束。对于陡斜坡，使用者可利用大轮平衡技术下斜坡，以减少前倾风险，但需进行专门的轮椅技能训练、轮椅技能评估。

6. 轮椅上下台阶的技巧

（1）轮椅上台阶时，患者应在轮椅前轮即将要驶向台阶前，躯干稍后倾，利用前轮抬起技术，驱动前轮上台阶；前轮上台阶后，再调节躯干适度前倾并向前驱动大轮，使后轮上台阶。上台阶的技巧需要使用者躯干重心、抬起前轮技巧、上肢力量等能力的协调配合，需在治疗师的指导下进行训练。

（2）轮椅下台阶时，患者身体适当后倾或紧贴椅背，上肢夹紧，缓慢推动前轮下台阶，利用轮椅惯性至后轮下台阶。注意应尽量使轮椅行进方向垂直于台阶，以减少轮椅侧倾的风险。对于高度差较高的台阶，可利用大轮平衡技巧安全下台阶，但需进行专门的轮椅技能训练。

7. 减压训练　减压训练的目的是预防压力性损伤。由于久坐轮椅者坐骨结节等处压力很大，从乘坐轮椅的第一天起就应掌握减压动作并养成减压的习惯。减压方法有很多种，作业治疗师要根据乘坐者的能力，指导患者进行有效的减压。减压动作可两侧交替进行，一般每隔30min左右减压一次。

8. 轮椅翻倒时的自我保护

（1）无腹背肌功能的患者的练习要领：以右手撑地动作为例，当轮椅向后翻倒不能将轮椅恢复平衡时头向右侧扭转，左手握住轮椅的右扶手，右手向轮椅的右后方向地面做支撑的动作，这3个动作需要在很短的时间完成。

（2）有腹背肌功能患者的练习要领：当轮椅向后翻倒不能将轮椅恢复平衡时，左手抓住轮椅的右扶手，头屈曲，躯干向前屈曲靠近大腿，轮椅的手握把着地，后背与头部均未接触地面。

二、偏瘫患者轮椅操作方法

（一）单手、单脚操作

健侧脚着地和健侧手配合，或进行前进、后退、控制方向等的操作。驱动轮椅前进时，用脚掌握方向，健手驱动；后退时，脚着地向前伸腿用力后蹬，驱动轮椅后退；转弯时，手、脚并用，相互配合可完成转弯。

（二）单手操作

单手操作型轮椅有两个手轮圈在同一侧，分别与两个大轮连接，可通过练习单手操动两个手轮圈，分别活动左右车轮，实现前进、后退、转弯、刹车等操作。

第3节　体位转移训练

案例 11-2

患者吕某，女，67岁，脑出血后偏瘫2周，为进一步康复，转康复医院住院治疗。经评估患者为软瘫期。

问题： 1. 患者如何左右翻身？

2. 患者如何翻身坐起？

一、概　　述

（一）定义

体位转移（transfer）是指人体从一种姿势转移到另一种姿势的过程，包括卧→坐→站→行走。正常人在日常生活及工作中每天要完成的各种体位转移活动有上千次之多，并可在潜意识状况下轻而易举地完成。但对瘫痪患者而言，轻者不能顺利完成，重者则完全不能完成。因此，为了使瘫痪患者能够独立地完成各项日常生活活动，必须教会他们从卧位到坐位、从坐位到立位、从床到轮椅、从轮椅到卫生间等各种转移方法。

（二）分类

体位转移方法一般分为主动转移、辅助转移和被动转移三大类。

1. 主动转移　是指患者独自完成、不需他人帮助的转移方法。

2. 辅助转移　是指由治疗师或护理人员协助的转移方法。

3. 被动转移　即搬运，是指患者因瘫痪程度较重而不能对抗重力完成独立转移及辅助转移时，完全由外力将患者整个抬起从一个地方转移到另一个地方。一般分为人工搬运和机械搬运。人工搬运至少需要两个人，机械搬运即借助各种器械（如升降机）进行转移。无论人工还是机械搬运，都有帮助者介入，也需要被帮者配合。

（三）基本原则

1. 主动转移的基本原则

（1）水平转移时，相互转移的两个平面之间的高度应尽可能相等，尤其是四肢瘫患者转移时。

（2）相互转移的两个平面的物体应稳定。轮椅转移时必须先制动；使用活动床转移时应先锁住活动床的脚轮；椅子转移时应将其置于最稳定的位置。

（3）相互转移的两个平面应尽可能靠近，若两者之间有距离，可使用转移滑板。

（4）床垫和椅面应有一定的硬度。一般越硬越好，以利患者转移。

（5）应当教会患者利用体重转移，如利用倾斜力、翻滚力、摆动惯性以增加起身的动量。

（6）转移时应注意安全。患者应尽量避免被家具或轮椅大轮、脚踏板碰伤肢体或臀部。例如，轮椅和床之间转移时，靠床一侧的轮椅扶手要卸下，轮椅脚踏板要向旁移开，否则会碰到患者踝部，导致皮肤擦伤。

2. 辅助转移的基本原则

（1）治疗师或护理人员与患者之间应互相信任。在进行转移前，治疗师或护理人员应作自我介绍，并清楚解释转移的目的、方向、方法和程序，使患者处于最好的起始位置。

（2）治疗师或护理人员应熟知患者病情。如应知道患者有什么缺陷，体形、体重、瘫痪程度和认知力如何，需要何种方式和多少力度的帮助。如果患者具有一定的能力，则转移的速度必须按患者的能力而定。

（3）转移前治疗师或护理人员必须准备好必要的设施与空间，使转移得以安全、有效地进行。若要由床移向椅子或由椅子移向轮椅，要先将椅子或轮椅放在适当的位置，以缩短距离及减少转换方向。轮椅或活动床要锁住，拆去阻碍转移的扶手及脚踏板。并让患者尽量排空大小便，使其在转移过程中不会发生大小便失禁。

（4）治疗师或护理人员需要相当的技巧而不能单独依靠体力。帮助时主要依靠下肢力量，因此治疗师或护理人员应双腿分开与肩同宽，双脚一前一后，髋、膝关节可以微屈但腰背部及头颈必须伸直，旋转时不用腰力而用足的转动来实现，同时身体要循着转移方向移动，并保持患者身体左右对称。同时，治疗师或护理人员必须清楚自己的体力和技能，没有把握时不要单独帮助患者转移。

（5）为了安全，治疗师或护理人员必须穿合适的鞋子或赤足，必要时可穿防滑平底鞋。为防止打滑，不可只穿袜子进行转移。衣着要方便活动，头发、饰物和戒指不能伤到患者。

（6）治疗师或护理人员的指令应简单、明确，以便患者能正确理解、接收和执行。转移过程中治疗师或护理人员与患者应当相互支持，协同用力。治疗师或护理人员与患者有语言、文化差异时尤应注意。

3. 被动转移的基本原则

（1）患者应当消除紧张、对抗的心理，从身心上放松自己，对帮助者要有信心，以配合转移。

（2）搬运时患者应当向前看，而不是向地板或向帮助者看。

（3）搬运过程中患者应当保持转移开始的姿势，不再改变。

（4）若搬运过程需要两个以上治疗师或护理人员，则每一位都必须清楚地了解整个转移程序及方向。开始转移时，由其中一位负责喊口号，如“一、二、三，起”，然后同时把患者扶起。

（5）利用机械搬运时，转移前应检查器械是否完好，准备并固定好，并保证空间通畅，没有障碍。

（6）无论是人工搬运还是机械搬运，转移时均不能增加患者的痛苦，不能影响或加重病情。

（四）转移前的准备条件

转移前要充分评估患者的功能状况、充分考虑已具备的转移条件，做好转移前的准备。

1. 患者能够独立转移时则尽量不要帮助，能提供少量帮助时则不要提供大量帮助，而被动转移作为最后选择的转移方法。

2. 患者残疾较重或存在认知障碍时不要勉强训练其独立转移活动。

3. 转移距离过远时难以依靠一个人的帮助，需要多人辅助。

4. 必要的管线、大小便情况要预先给予处理。

二、主动转移训练

（一）偏瘫患者的体位转移方法

1. 床上转移训练

（1）向患侧翻身：患者仰卧位，患侧上肢外展，健侧上肢向患侧伸展，同时健侧下肢屈曲并向下蹬床，将健侧肢体及躯干推向患侧。因向患侧翻身主要是由健侧帮助完成的，所以这种翻身方法易被患者掌握并接受。由于此方法简单、省力，不会诱发患侧的痉挛和联合反应，故应反复练习并嘱咐患者和家属落实在日常生活活动中。但需注意勿使患肩受损。

（2）向健侧翻身：患者用健足从患侧腘窝处插入并沿患侧小腿伸展，将患足置于健足上方。然后健手托住患侧手腕进行上举后向健侧斜上方摆动，同时健足带着患足旋转，利用躯干的旋转和上肢摆动的惯性向健侧翻身。开始训练时，治疗师可辅助其骨盆旋转，协助完成翻身动作，在此基础上利用上肢摆动的惯性完成翻身动作。一般患者通过数次训练大多可以掌握。

2. 由卧位到床边坐起

（1）从健侧坐起：患者健侧卧位，用健侧前臂支撑自己的体重，头、颈和躯干向上方侧屈→用健腿将患腿移到床缘下→改用健手支撑，使躯干直立，完成床边坐起动作。如有困难，治疗师从健侧向患侧推其头部辅助完成（图11-2）。

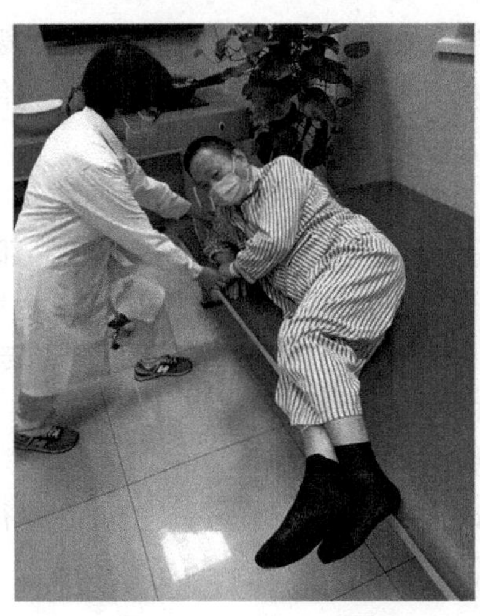
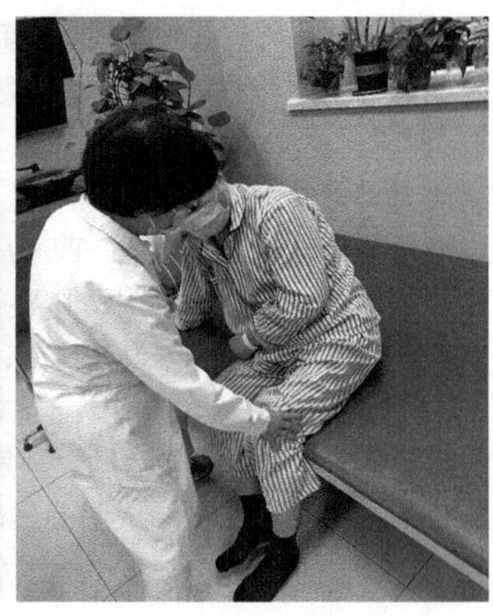

图11-2　从健侧坐起

（2）从患侧坐起：难度比从健侧坐起稍大，但对患者是更好的训练。要点是患侧卧位后利用患肢前臂支撑完成坐起。患者用手将患臂置于胸前，提供支撑点。头、颈和躯干向上方侧屈。在健腿帮助下将双腿置于床缘下。先向患侧翻身，后将健侧上肢横过胸前置于床面上支撑并向下推床，躯干向健侧侧屈起身。患者坐直，调整好姿势。治疗师可在其患侧支持他的头部，并帮助他向健侧直立（图11-3）。

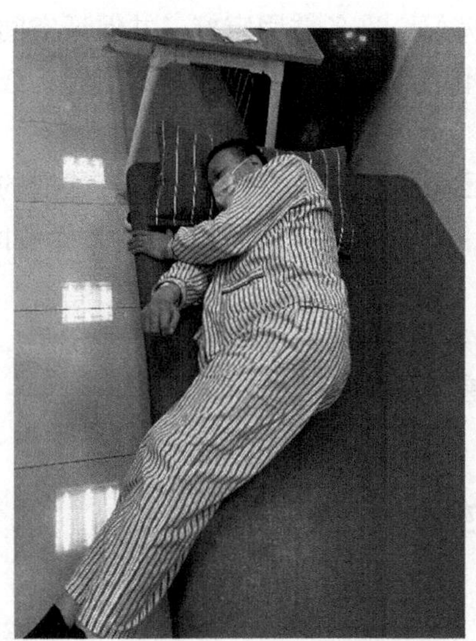
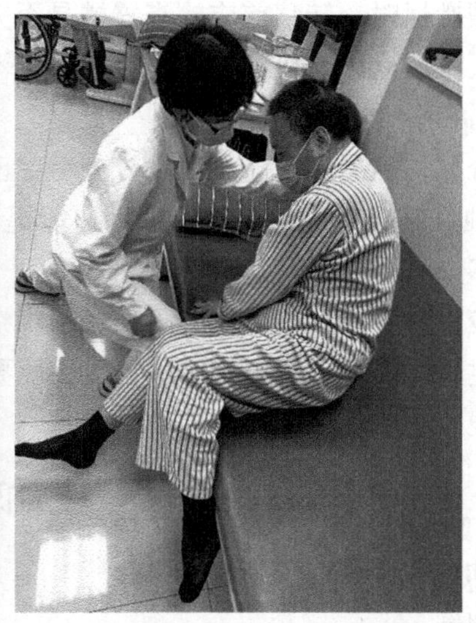

图11-3　从患侧坐起

3. 由床边坐位到卧位

（1）从患侧躺下：患者坐于床边，将患手放在大腿上，健手从前方横过身体，置于患侧髋部旁边的床面上。患者将健腿置于患腿下方，并将其上抬到床上。此过程中注意保持躯干屈曲，以对抗向后倒的趋势。当双腿放在床上后，患者逐渐将患侧身体放低，最后躺在床上。此过程中患者双腿一直保持屈曲。

（2）从健侧躺下：患者坐于床边，将患手放在大腿上，健腿置于患腿后方。躯干向健侧倾斜，健侧肘部支撑于床上，用健腿帮助患腿上抬到床上。当双腿放在床上后，患者逐渐将身体放低，最后躺在床上，并依靠健足和健肘支撑使臀部向后移动到床的中央。

4. 坐位与立位之间的转移

（1）由坐位到立位的转移：患者体位：坐于床边。双足分开与肩同宽，双侧足底着地，两足跟落后于两膝，患足稍后，以利负重及防止健侧代偿。操作方法：①患者健手在下方托住患手，双臂前伸；

②躯干前倾，使重心前移，患侧下肢充分负重；③臀部离开床面；④双膝前移，双腿同时用力慢慢站起，立位时双腿同等负重。完成动作的过程中，患者不得低头，起立后防止膝关节过伸或伴有踝关节跖屈内翻的髋关节后撤。

（2）由立位到坐位的转移：从立位到坐位方法与上述顺序相反，但更难完成。因为这主要通过股四头肌的离心性收缩来控制，要求更好的下肢肌群的协调作用。同时，当从立位返回坐位时，臀部往往重重地落下，双下肢对体重的控制对于偏瘫患者而言是难度较大的事情，尤其是在下肢屈曲位时体重负荷更难控制，要在治疗师的辅助下反复练习。患者体位：背靠床站立，双下肢平均负重，健手在下方托住患手，双臂前伸。操作方法：①患者躯干前倾，同时保持脊柱伸直，两膝前移，屈膝、屈髋；②慢慢向后、向下移动臀部和髋部，坐于床上；③当患者坐下时，确信患腿承受一定重量。

5. 床与轮椅之间的转移

（1）由床到轮椅的独立转移：患者体位：坐在床边，双足平放于地面上。操作方法：①将轮椅放在患者的健侧，与床成45°夹角。关闭轮椅手闸，移开近床侧脚踏板；②患者健手支撑于轮椅远侧扶手，患足位于健足稍后方；③患者向前倾斜躯干，健手用力支撑，抬起臀部，以双足为支点旋转身体直至背靠轮椅；④确信双腿后侧贴近轮椅后正对轮椅坐下。由轮椅返回病床的转移与上述顺序相反（图11-4）。

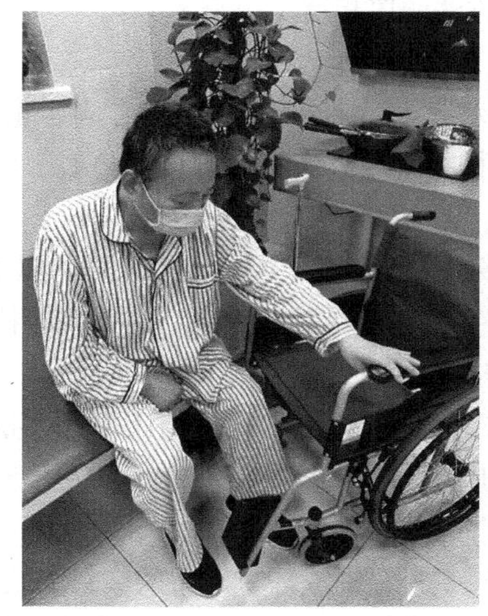
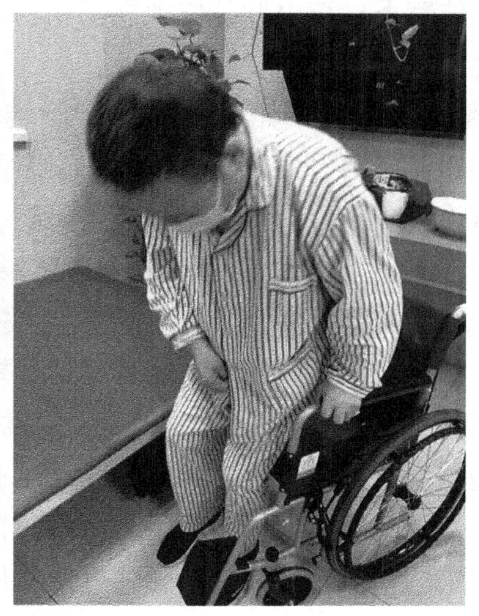

图11-4 由床到轮椅的独立转移

（2）辅助下由床到轮椅的转移：患者体位：坐在床边，双足平放于地面上。操作方法：①将轮椅放在患者的健侧，与床成45°夹角，关闭轮椅手闸，移开近床侧脚踏板；②治疗师面向患者站立，双膝微屈，腰背挺直，双足放在患足两边，用自己的膝部在前面抵住患膝，防止患膝倒向外侧；③治疗师双手抓住患者腰部使其躯干向前倾，然后将患者的重心前移至其脚上，直至患者的臀部离开床面。如果患者抬头，将有助于体重转移到腿上；④治疗师引导患者转身坐于轮椅上。患者不应环抱治疗师颈部，因为他将用力拉，易产生下肢全伸模式，并用这种模式站立。由轮椅返回病床，方法同前。应鼓励患者由患侧转移，因为这可以增加患者对患侧的认识及使用。

6. 轮椅与坐厕之间的转移

（1）由轮椅到坐厕的独立转移患者体位：驱动轮椅正面接近坐厕，关闭轮椅手闸，移开脚踏板。操作方法：①患者双手支撑于轮椅扶手站起。②先将健手移到对侧坐厕旁的对角线上的扶栏上，然后健腿向前迈一步，健侧上下肢同时支撑，向后转身，背向坐厕。③先将患手置于轮椅另一边扶手上，然后再移到坐厕旁的另一侧扶栏上。④脱下裤子，确信腿的后侧贴近坐厕，然后坐下。由坐厕返回轮椅与上述相反。

（2）辅助下由轮椅到坐厕的转移：①将轮椅放在患者的健侧，与坐厕成45°夹角，关闭轮椅手闸，移开脚踏板。②治疗师面向患者站立，双膝微屈，腰背挺直，双足放在患足两边，用自己的膝部在前面抵住患膝，防止患膝倒向外侧。③治疗师双手抓住患者腰部使其躯干向前倾。患者的重心前移至其脚上，健手扶坐厕墙上扶手站起。④治疗师协助患者脱下裤子后，帮助患者臀部向后、向下坐于坐厕上。由坐厕返回轮椅与上述相反。

（二）截瘫与四肢瘫（C_7）患者的体位转移操作方法

截瘫患者的体位转移能力与脊髓损伤平面及损伤程度有关，损伤平面越低，损伤程度越轻，体位转移能力越强。截瘫患者由于上肢功能完好，经过正规康复训练，基本能达到生活自理，在轮椅上能独立活动，能够较为容易地独立完成床上翻身、床椅转移等各项功能性活动。C_7患者虽然由于手内肌部分麻痹，抓握释放和灵巧度受限，不能捏，但有完好的伸肘、伸腕功能，经过严格训练后，亦可独立完成床上翻身、床椅转移等各项功能性活动。

1. 卧位与坐位之间的转换

（1）独立由仰卧位坐起：截瘫患者（包括C_7患者）可先向侧方翻身，利用翻身侧肩关节的支撑及对侧肘关节的伸展将上身抬离床面，后调整身体重心，完成坐起动作。该类患者由仰卧位坐起一般不需要依靠吊环，但在下列情况下可考虑用吊环：年龄较大、超重、既往有心肺疾病、髋关节周围有骨化性肌炎等。

（2）独立由坐位躺下：与由仰卧位独立坐起的方法顺序相反。

2. 床与轮椅之间的独立转移

（1）从轮椅到床的侧方成角转移（从右侧转移）：患者驱动轮椅从右侧尽量靠近床，与床成20°～30°角，关闭手闸，移开脚踏板，卸下右侧轮椅扶手。患者在轮椅中先将臀部向前移动，右手支撑床面，左手支撑轮椅扶手，同时撑起臀部并向前、向右侧方移动到床上。

（2）从床到轮椅的侧方成角转移（从右侧转移）：患者坐于床边，将轮椅从其右侧尽量靠近床，与床呈20°～30°角，关闭手闸，卸下轮椅靠床侧扶手，移开足踏板。患者右手扶轮椅远侧扶手，左手支撑床面，同时撑起躯干并向前、向右侧方移动到轮椅上。

（3）从轮椅到床的侧方平行转移（左侧身体靠床）：患者驱动轮椅与床平行放置，关闸；卸下近床侧扶手，将双腿抬上床；躯干向床缘方向前倾，应用侧方支撑移动的方法，左手支撑于床上，右手支撑于轮椅扶手上，头和躯干前屈，双手支撑抬起臀部并向床移动。

（4）从轮椅到床的正面转移：这种转移方法适用于年轻的或体重超重的或双下肢痉挛严重的患者。患者驱动轮椅正面靠近床，其间距离约为30cm，以供抬腿之用，然后关闭手闸。将手腕置于一侧膝下，通过屈肘动作，将下肢抬起，放到床上，用同样方法将另一侧下肢放到床上。打开轮椅手闸，向前推动轮椅紧贴床缘，再关闭手闸。双手扶住轮椅扶手向上撑起，同时向前移动坐于床上，此过程中要保持头和躯干屈曲。然后双手支撑于床面将身体移于床上正确位置，并用上肢帮助摆正下肢的位置。由于双腿要在床上滑动，故床垫不宜太软，必要时可临时在床上使用滑板，转移完毕后撤除（图11-5）。

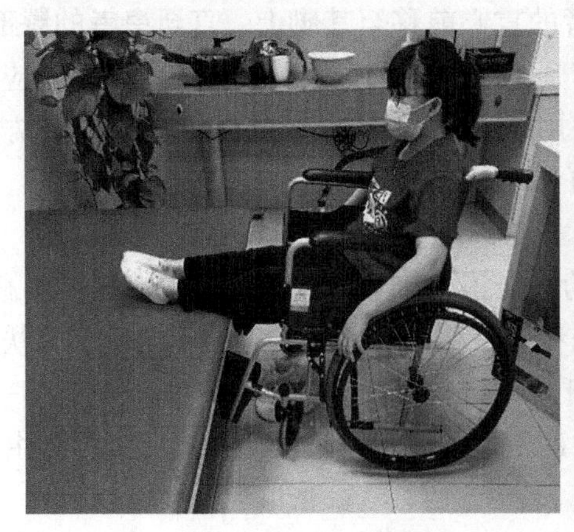
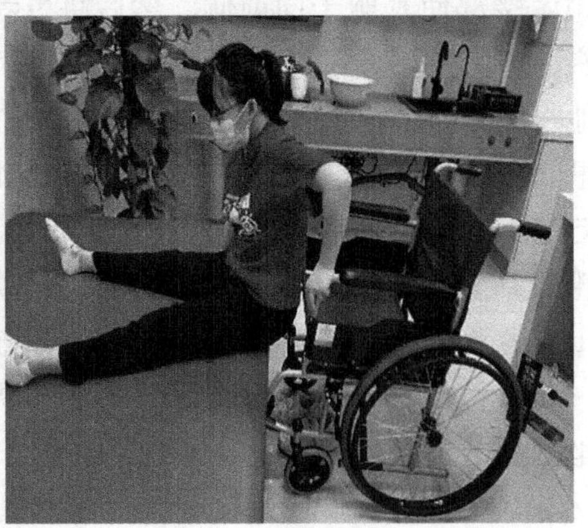

图11-5 从轮椅到床的正面转移

（5）利用滑板由轮椅向床的侧方平行转移：患者驱动轮椅与床平行靠近，关闭手闸，卸下轮椅靠床侧扶手，将滑板架在轮椅和床之间，滑板的一端插入患者臀下；将双下肢抬到床上；患者一手支撑于置于轮椅坐垫上的滑板一端，另一手支撑于置于床垫上的滑板一端，抬起上身，将臀部通过滑板移至床上；然后撤去滑板。

（6）利用滑板由轮椅向床的后方转移：轮椅的后方转移只适用于椅背可以拆卸或安装有拉链的轮椅。患者驱动轮椅从后方靠近床沿，关闭手闸，拉下轮椅靠背上的拉链或卸下靠背；在轮椅与床之间架上滑板，滑板的一端插入患者臀下并固定好；患者用双手支撑于床面将身体抬起，向后移动坐于床上；再用双手将下肢抬起移至床上并摆正；最后撤除滑板。

（7）利用上方吊环由轮椅向床的转移（左侧身体靠床）：患者驱动轮椅从左侧靠近床，轮椅与床平行，关闭手闸，卸下轮椅靠床侧扶手；先将双腿移到床上，再将左手伸入上方吊环，右手支撑于轮椅扶手；在右手用力撑起的同时，左手腕或前臂向下拉住吊环，臀部提起，向床上转移。由床返回轮椅与上述相反。

3. 轮椅与地板之间的转移　患者移到地上或从地上移回轮椅，拥有这个能力可扩大患者的活动范围，丰富患者的生活，如能使患者在海滩上下水，在地板上与孩子玩耍。这项技术也是一个重要的自救措施，当患者从轮椅上摔下时，他就能应用此项技术从地板上、大街上、篮球场上回到轮椅中。下面介绍T_1完全性损伤患者轮椅与地板之间转移的步骤。

（1）独立由轮椅到地板的转移

1）关闭轮椅手闸，卸下轮椅扶手。

2）用手将双足放到地板上，移开脚踏板。患者左肘支撑于轮椅靠背，右手支撑于轮椅大轮，抬起上身，左手将轮椅坐垫拉出。

3）将膝关节伸直，将轮椅坐垫置于两前轮之间的地板上，以便患者坐于地板时起保护作用。

4）双手支撑轮椅坐位前方，上抬躯干并将臀部向前滑动越过轮椅的前沿。

5）逐渐放低重心坐到置于地板上的轮椅坐垫上。腹肌力弱的患者需伸展头部及肩部以帮助臀部向前越过轮椅边沿。保持下肢伸展可防止患者放低身体时向前抛出。治疗师站在患者前面，纠正其位置，必要时帮助他维持平衡（图11-6）。

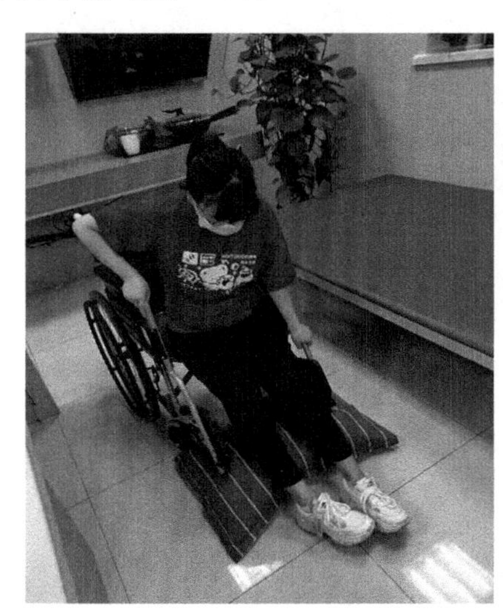
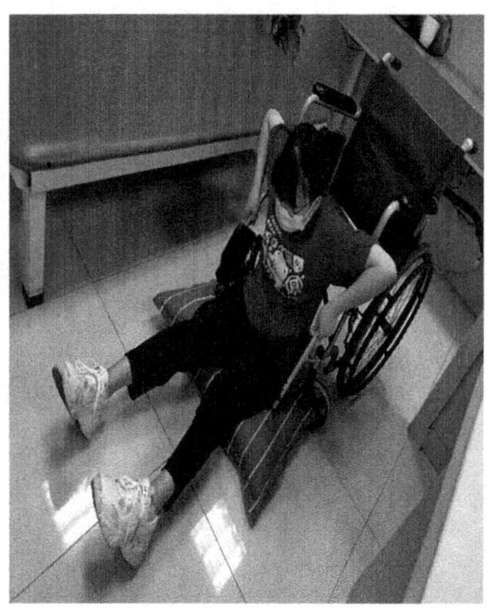

图11-6　独立由轮椅到地板的转移

（2）独立由地板到轮椅的转移

1）患者背向轮椅坐在地板上的轮椅坐垫上，将轮椅制动。患者两手支撑于轮椅坐位前缘，或重新安好脚踏板，将双手置于脚踏板顶端以支撑。

2）用力支撑上抬躯干，注意头、颈要伸展。

3）可能的话，收缩腹肌，下降肩部，向后拉骨盆坐到轮椅座位上。

4）将轮椅坐垫对折，置于大轮和髋部之间的轮椅扶手上，患者双手支撑于大轮上，上抬身体，坐垫弹向臀下，调整坐垫位置；或将对折的坐垫置于轮椅靠背与患者腰部之间，患者双手支撑于轮椅扶手上，向上抬起躯干，坐垫弹入座椅调整好坐垫位置。

5）用双手将双腿上抬放于脚踏板上。

自 测 题

单选题

1. 四肢瘫痪的患者选用轮椅时，最适合的选择为（　　）
   A. 普通轮椅　　B. 站立式轮椅
   C. 单侧驱动式轮椅　　D. 电动式轮椅
   E. 竞技用轮椅
2. 下列哪类患者不宜使用坐式轮椅（　　）
   A. 严重臀部压力性损伤患者
   B. 骨盆骨折未愈合患者
   C. 腰椎间盘突出患者
   D. 截肢患者
   E. 偏瘫患者
3. 患者自己操作轮椅时，正确的操作是（　　）
   A. 上坡时，头后仰，肩部后伸，将双手置于车轮前方或在维持腕关节背伸时将掌骨顶在手动圈下方进行制动
   B. 下坡时，身体前倾，双手分别置于手动圈之后，腕关节背伸、肩关节屈曲并内收
   C. 平地上向后推轮椅时候，臀部坐稳，身体保持平衡，头仰起
   D. 平地上向前推动轮椅时，双臂在轮把之间绕过椅背，伸肘置双手于手动圈上
   E. 转向左侧时，以左手将左侧车轮向后转动，同时右手在正常姿势下将右侧车轮转向前方
4. 当转移相关的主要关键肌的肌力≥3级时，主要应该进行的训练是（　　）
   A. 部分帮助转移练习　　B. 主动转移练习
   C. 关节活动度练习　　D. 牵伸技术
   E. 康复工程
5. 无法经常由治疗师、护士或其他照顾者进行转移的高位截瘫患者可借助什么进行转移（　　）
   A. 滑板　　B. 轮椅　　C. 悬吊架
   D. 升降机　　E. 起立床

（孙天宝）

第12章 步行功能训练

案例 12-1

患者吴某，男，47岁。脑梗死后4个月，右侧肢体运动功能障碍，为进一步康复，转康复医学科住院治疗。患者神清，言语流利，一般情况良好。查体：BP110/70mmHg，目前在辅助下可缓慢行走50～100m，生活部分自理。专科检查：右侧上肢肌力3+级，肘关节、腕关节及手指屈肌张力升高，改良Ashworth评分：1+级；左下肢屈髋、屈膝欠充分，踝关节背屈不能，肌力1～3级，膝关节及踝关节伸肌张力升高，改良Ashworth评分：1+级。左侧肢体肌力5级，右侧偏身感觉减退，右侧膝反射及肱二头肌反射活跃；双下肢Babinski征、Chaddock征（—）。站位平衡Ⅱ级。经讨论，拟行步行训练等康复训练。

问题： 1. 步行训练的基本步骤有哪些？

2. 步行应具备的基本条件有哪些？

3. 偏瘫步态常用的矫治方法有哪些？

直立行走是人区别于猿的重要标志，也是人类区别于其他动物的关键特征，步行是人类生存的基础，人类的社会活动离不开步行，许多因素都会对步行产生影响甚至造成步行功能障碍，给患者的日常生活、学习和工作带来很大的困难。所以，步行能力是病伤残者最迫切需要恢复的功能之一。

第1节　概　　述

步行是通过双脚的交互动作移行身体的人类特征性活动，是上肢、躯干、骨盆、下肢各关节及肌群之间协调完成的周期性运动。步行的控制十分复杂，包括中枢命令、身体平衡和协调控制，涉及下肢各关节和肌肉的协同运动，也与上肢和躯干的姿态有关，任何环节的失调都可能影响步态，造成步行功能障碍。步态是人类步行的行为特征，是一个人行走时的表现形式，又称为行走模式。

一、自然步态

1. 定义　自然步态是人在正常的条件下移动身体，交替迈出脚步定型的姿态，是最佳能量消耗或最省力的步行姿态，要求步长、步宽、步频合理，上身姿势稳定。

2. 步态的动力定型　步态动力定型的形成使步态活动变得容易和自动化，同时使步态活动更加迅速和精确，使正常人的走路不用考虑。当动力定型形成得非常稳定的时候，改变也是非常困难的，所以在步态训练时，一旦发现错误动作，一定要及时纠正，防止错误动力定型的形成。

3. 基本要素　合理的步行周期、步长、步宽、步频、足角；躯干平衡稳定；降低能量消耗及省力等。

4. 生物力学因素　具有控制人体向前运动的肌力或机械能；当足触地时能缓冲对下肢各关节的撞击力；充分的廓清；髋关节、膝关节、踝关节合理的关节运动等。

二、步行周期

（一）基本概念

步行周期是指完成一个完整步行过程所需要的时间，即指一侧足跟着地起至该侧足跟再次着地时所用的时间。在每个步行周期中，每一侧下肢都要经历一个与地面由接触到负重，再离地腾空向前挪动的过程，根据下肢在步行时的位置，步行周期可分为支撑相和摆动相（图12-1）。

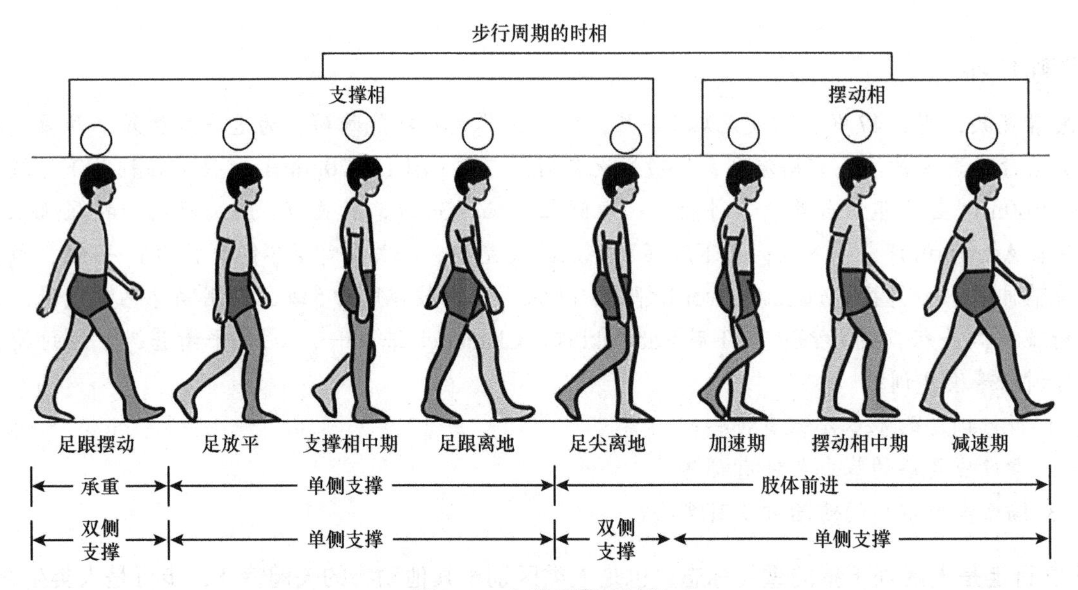

图12-1 步行周期的时相

1. 支撑相 指下肢接触地面和承受重力的时间，即指从足跟着地到足趾离地的过程，占整个步行周期的60%。支撑相大部分时间是单足支撑，小部分时间是双足支撑。双支撑相的时间与步行速度成反比。步行障碍时往往首先表现为双支撑相时间延长，以增加步行的稳定性。支撑相分期：足跟着地、全足底着地、支撑相中期、足跟离地、足趾离地。

2. 摆动相 指足趾离开地面腾空向前迈步到该足再次落地的时间，占整个步行周期的40%。摆动相分期：摆动初期（又称加速期）、摆动中期、摆动末期（又称减速期）。

（二）步行的时间、距离参数

1. 步长 是指行走时一足跟着地至对侧足跟着地的平均距离。以厘米（cm）为单位表示。步长与身高有关，身材越高，步长越大。自然步速时，正常人为50～80cm，左、右步长基本相等，它反映步态的对称性与稳定性。

2. 步长时间 指一足着地至对侧足着地的平均时间。

3. 步幅 也可称为跨步长（国内亦有人称之为复步长），是指一足着地至同一足再次着地之间的距离，以cm为单位表示。正常人的步幅即跨步长是步长的两倍，为100～160cm。

4. 步宽 指两脚跟中心点或重力点之间的水平距离，也有采用两足内侧缘或外侧缘之间的最短水平距离。左右足分别计算，以cm为单位表示。正常人为5～10cm。步宽也称为支撑基础，反映行走时身体的稳定性。

5. 步频 是指单位时间内行走的步数，以步数/分钟表示。也可采用步频＝60（s）÷步长平均时间（s）计算。由于步长时间两足不同，所以一般取其均值。亦有人按左右步长单独计算步频，以表示两侧步长的差异。正常人平均自然步速时的步频为95～125步/分钟。

6. 步行周期 指平均步幅时间，相当于支撑相与摆动相之和。

7. 步速 是指单位时间内行走的距离称为步行速度，以m/s表示。步速＝步幅÷步行周期。正常人平均自然步速约为1.2m/s。步行速度与步幅和步频相关，步幅增加，步频加快，步行速度亦加快，反之亦然。

8. 足偏角　指贯穿整个足底的中心线与同侧步行直线之间所形成的夹角，正常人足角为7°～8°，左右足分别计算。

三、参与的肌肉和关节活动

1. 正常步行周期中肌肉活动　肌肉收缩是人体活动的动力基础因素。步行时下肢各肌群在不同的步行周期参与工作（表12-1）。

表12-1　正常步行周期中主要肌肉的作用

步行周期	肌肉
支撑相中期至蹬离，首次触地	腓肠肌和比目鱼肌
摆动相末期，首次触地至支撑相中期	臀大肌
支撑相早期	臀中肌和臀小肌等
摆动相中期，首次触地至承重反应结束	腘绳肌
足离地至摆动相早期	髂腰肌和股内收肌
摆动相末期，首次触地至支撑相中期 足离地至摆动相早期	股四头肌
首次触地至承重反应结束 足离地至再次首次触地	胫骨前肌

2. 正常步行周期中骨盆和下肢各关节运动时的角度变化　观察骨盆、髋关节、膝关节、踝关节及足趾关节角度在步行周期中不同阶段的变化（表12-2）。

表12-2　正常步行周期中骨盆和下肢各关节运动时的角度变化

步行周期	关节运动角度			
	骨盆	髋关节	膝关节	踝关节
首次着地	5°旋前	30°屈曲	0°	0°
承重反应	5°旋前	30°屈曲	0°～15°屈曲	0°～15°跖屈
支撑相中期	中立位	30°屈曲～0°	15°～5°屈曲	15°跖屈～10°屈曲
足跟离地	5°旋后	0°～10°过伸展	5°屈曲	10°屈曲～0°
足趾离地	5°旋后	10°过伸展～0°	5°～35°屈曲	0°～20°跖屈
迈步初期	5°旋后	0°～20°屈曲	35°～60°屈曲	20°～10°跖屈
迈步中期	中立位	20°～30°屈曲	60°～30°屈曲	10°跖屈～0°
迈步末期	5°旋前	30°屈曲	20°～30°屈曲	0°

第2节　步行的基本条件

人的步行是在神经系统对运动系统的支配与控制下完成的高度自动化的协调、对称、均匀、稳定的运动，也是高度节约能耗的运动。

一、步行的条件

1. 肌力　是完成关节运动的基础，为了保证步行周期的支撑相稳定，单侧下肢必须能够支撑体重的3/4以上。以60kg体重的正常成人为例，单腿必须能支撑45kg以上的体重。或者双下肢的伸肌（主要是指股四头肌、臀大肌等）应达3级以上，才能保证另一侧下肢能够从容完成向前摆动的动作。

2. 平衡能力　步行时人的身体重心随着步行的速度不同，进行着复杂的加速与减速运动，为了保持平衡，人体重心必须垂直地落在支撑面的范围内，所以平衡能力是步行得以完成的基本保证。

3. 协调能力及肌张力均衡　为了保证双下肢各关节在步行周期的各个不同时期发挥正常作用，双侧上、下肢的肌肉的协调配合，特别是拮抗肌之间的肌张力和肌力的协调匹配，是完成正常步行的必备条件。

4. 感觉功能及空间认知功能　感觉是运动的基础，任何运动都是在感觉反馈的基础上进行的，特别是本体感觉直接影响步行的进行。步行中上下肢各关节所处的位置，落步时的步幅及深浅高低等均直接影响步行完成的质量。

5. 中枢控制　中枢神经系统在对多种感觉信息进行分析、整合以后，下达运动指令，任何原因导致的中枢神经系统损伤或破坏，都会影响对步行的调控，产生异常步态，甚至造成步行障碍。

二、影响步行的因素

1. 骨关节因素　由于运动损伤、骨关节疾病、先天畸形、截肢、手术等造成的躯干、骨盆、髋关节、膝关节、踝关节、足静态畸形和两下肢长度不一致。韧带、肌腱异常，疼痛和关节松弛等也会对步态产生明显影响。

2. 神经肌肉因素　中枢神经损伤，包括脑卒中、脑外伤、脊髓损伤、脑瘫、帕金森病等造成的痉挛步态、偏瘫步态、剪刀步态、共济失调步态、蹒跚步态等。原发性因素主要是肌肉张力失衡和肌肉痉挛；继发性因素包括关节和肌腱挛缩畸形、肌肉萎缩、代偿性步态改变等；外周神经损伤包括神经丛损伤、神经干损伤、外周神经病变等导致的特定肌肉无力性步态等；儿童患者可伴有激发性骨骼发育异常。

3. 其他因素　感觉障碍、认知障碍、心理障碍、心肺功能下降等都会影响患者安全步行。

三、注意事项

如果患者步行不稳，站立平衡功能障碍者及各种原因所致的关节不稳、检查不配合、下肢骨折未愈合者均要注意保护，防止跌倒和继发性损伤，同时要防止训练过量引起的相关关节肌肉损伤、耗能过度诱发的意外突发及强化错误模式导致的误用综合征等。

第3节　步行功能训练

步行功能训练是针对患者疾病的特点，利用各种康复手段，最大限度地帮助患者提高步行能力，矫治异常步态，促进患者独立转移，提高生活质量，早日回归家庭和社会的训练方法之一。

一、常用训练措施

1. 基础训练　主要针对关节挛缩、肌肉软弱无力、关节活动度受限、平衡协调障碍等进行训练。而对于中枢性损伤引起的偏瘫步态、共济失调步态等，则应以步态矫正即矫正异常步行模式为主。

2. 辅助用具使用　对双侧下肢长度不等，可用垫高鞋矫正；而对于关节挛缩畸形或肌肉软弱无力，造成下肢支撑障碍的患者，可配以适当的矫形器或辅助用具，如踝足矫形器、膝踝足矫形器、拐杖、助行器等。

二、步行训练方法

步行训练方法包括步行基础训练、步行分解训练、减重支撑步行训练、下肢机器人辅助步行训练和室内步行训练等。

（一）步行基础训练

步行基础训练包括体位适应性训练、核心力量训练、躯干和下肢肌力训练、耐力训练、平衡协调性训练、步态训练、过障碍物步行训练、辅助用具步行训练等。步行训练前进行必要的评估，掌握患者的一般情况，再有针对性地进行适应性训练，包括心肺功能、关节、肌肉等的适应性训练。这里主要介绍体位适应性训练和核心力量训练两种常用训练方法。

1. 体位适应性训练　对有步行障碍的患者来说，不管是因疾病或是外伤，大多经历了较长的卧床期，特别是年老体弱的患者，如突然从卧位站起，很容易发生直立性低血压，轻者出现头晕、恶心、血压下降、面色苍白、出冷汗、心动过速、脉搏变弱等，严重的导致休克。为预防突然体位变化造成的直立性低血压，应先进行站起适应性训练。开始先将床头摇起30°，进行靠坐训练，并维持15～30min，观察患者的反应，2～3d未有明显异常反应者即可增加摇起的角度，一般每次增加15°左右，逐渐将床摇至90°。如患者在坐起时感觉头晕、心率加快、面色苍白等应立即将床摇平，以防止直立性低血压。对一般情况良好的患者，可直接利用直立床，调整起立的角度，帮助患者达到站立状态。

2. 核心力量训练　核心稳定性是人体在运动过程中通过核心部位的稳定为四肢肌肉的发力建立支点，为上下肢力量的传递创造条件，为身体重心的稳定和移动提供力量的能力。训练的原则：①由稳定到非稳定；②由静态到动态；③由助力到抗阻；④先内后外、先小后大、先稳定后运动（具体训练内容详见第4章第6节）。

（二）步行分解训练

根据步行周期的特点，结合多年临床工作经验，按照由易到难、由简单到复杂的原则，将偏瘫患者的步行训练分解为以下基本步骤。

1. 单侧下肢负重　主要是提高下肢的支撑能力，促进机体平衡稳定。方法：嘱患者立于肋木前，健侧下肢置于肋木上，患侧下肢站立负重，并根据患者情况，选择负重程度（图12-2）。一般单侧下肢站立可从持续1min开始，逐渐延长单侧下肢站立的时间，且站立时最好不要用手扶持。

2. 患侧下肢上下台阶　目的是强化下肢肌力，促进下肢拮抗肌协调收缩，利于摆动相顺利完成屈髋、屈膝、迈步。方法：患侧下肢先上楼梯，健侧下肢先下楼梯，或将患侧下肢直接置于台阶上，让健侧下肢连续上下台阶，最好在靠墙伸髋的条件下，练习患侧下肢上下台阶（图12-3）。一般10～20次/组，重复3～5组。

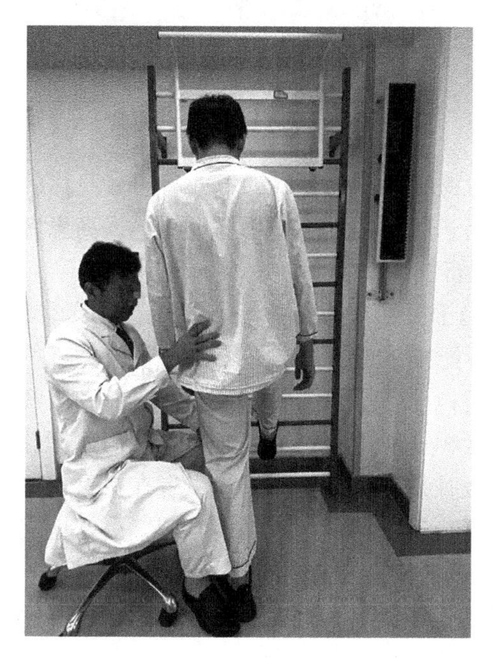

图12-2　单侧下肢负重训练

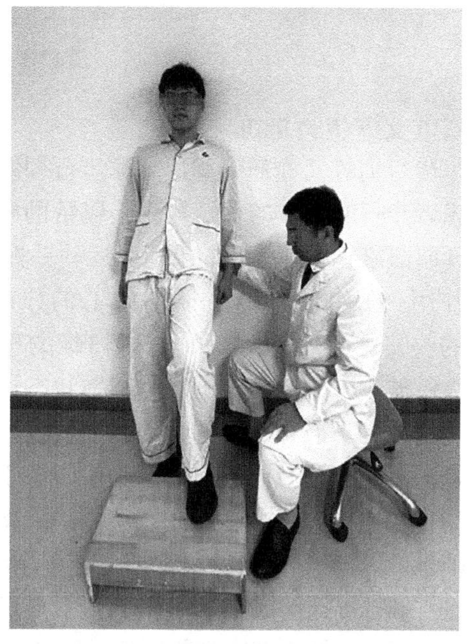

图12-3　患侧下肢上下台阶

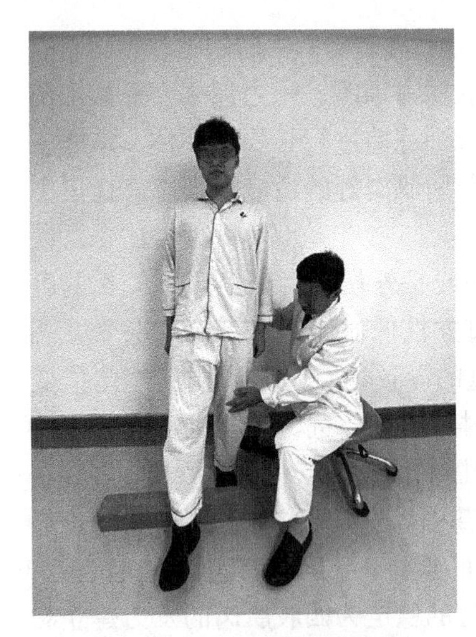

图12-4 健侧下肢跨越障碍

3. 患侧下肢支撑伸髋站立，健侧下肢跨越障碍（图12-4） 目的是强化髋部和膝部控制，提高下肢支撑能力，抑制痉挛，打破协同运动模式，促进正确的步行模式的建立。方法：背靠墙站立，脚跟离墙20cm，使髋向前挺出，同时健侧下肢跨越障碍。一般10～20次/组，重复3～5组。注意健侧下肢跨越障碍时，患侧髋关节必须保持充分伸展状态，不可后缩。

4. 侧方迈步、原地迈步（图12-5） 目的是使患者学会正确的重心转换，建立正常的步行模式，为独立步行做好准备。方法：选择在平行杠内或靠墙进行训练，其一端放置一面矫正镜，使患者能够看到自己的姿势、步态，以便及时矫正。现以左侧步行训练为例，嘱患者背靠墙或肋木，先将身体重心移至右侧下肢，左脚提起向左侧方迈一步，再将身体重心移至左腿，右脚跟上放置于左脚内侧，如此往复，左右侧向交替进行转移重心和迈步训练。当患者能够顺利完成左右重心转移后，即可进行前后原地迈步训练。

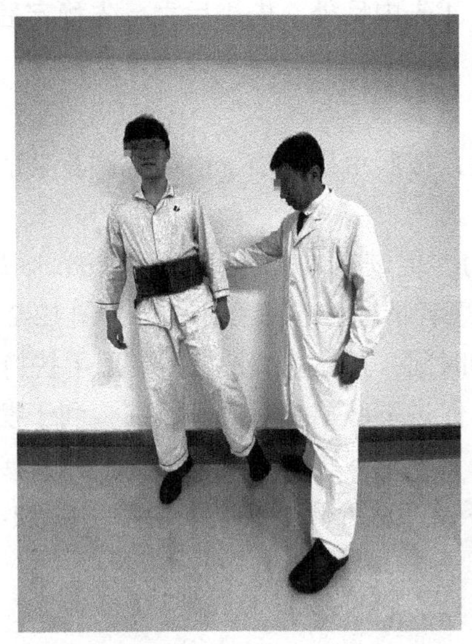
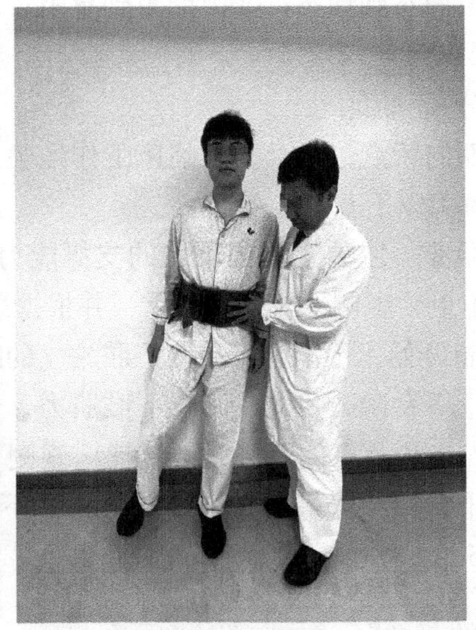

图12-5 侧方迈步

（三）减重支撑步行训练

减重支撑步行训练又称部分重量支撑步行训练，是通过器械悬吊的方式将患者身体的部分重量向上吊起，使患者步行时下肢的负担减轻，以帮助患者进行步行训练、平衡训练，提高患者日常生活活动能力，早日回归家庭和社会。如果配合运动平板进行训练，效果更好。

1. 治疗作用 ①使患者步行中身体重心的分布趋于对称，提高患者步行稳定性；②减少步行中下肢相关肌群的收缩负荷，使下肢肌力不到3级的患者能提早进行步态训练；③下肢关节负荷的减轻可以改善和加大下肢关节的活动范围；④减重状态下可以调节下肢的肌肉张力，避免和缓解由于早期负重行走带来不必要的下肢伸肌协同运动和由这种异常模式导致的足下垂、足内翻等病理性步态，及早输入符合正常人的生理步行模式，促进正常步态恢复，提高步行能力；⑤患者在减重支撑装置的保护下，增加了平衡稳定性，安全性提高，可以消除患者步行中的紧张和恐惧心理，更好地配合治疗师的训练，治疗师也可以把精力主要放在对下肢异常步态矫治上。

2. 适应证 由于神经系统、骨关节疾病、运动创伤恢复期、脊柱及腰椎间盘病变等引起下肢肌无力的步行训练，假肢、矫形器穿戴前后的下肢步行训练等。

3. 禁忌证 脊柱不稳定；下肢骨折未充分愈合或关节损伤处于不稳定阶段；患者不能主动配合；

运动时诱发过分肌肉痉挛；直立性低血压；严重骨质疏松症；慎用于下肢主动收缩肌力小于2级，没有配置矫形器者，以免发生关节损伤。

4. 组成　减重步行训练系统由减重悬吊系统和步行系统两部分组成。

5. 操作程序　向患者说明悬挂减重训练的目的、过程和患者配合事项；检查悬挂减重机电动或手动升降装置，确认处于正常状态；如果使用活动平板训练，必须使平板速度处于最慢（最好为静止状态）；确定悬吊带无损坏，各个连接部件无松动或损坏；给患者佩戴悬吊带，注意所有连接部位牢靠；将患者送到减重悬臂下，连接悬吊带；采用电动或手动方式，通过减重悬臂将患者的悬吊带上拉；根据患者能够主动或在协助下向前迈步的情况，确定减重程度；让患者站在训练场地或活动平板上，保持身体稳定2～3min，使患者适应直立体位；开启平板活动开关或从患者站立的地面，由患者主动或辅助的方式向前迈步（图12-6）；活动平板的速度逐步加快到患者可以适应的最快节奏；达到训练时间后逐步减速，最后停止；准备好坐椅或轮椅，逐步降低悬吊带，让患者坐下；解除悬吊带；关机，让患者休息3～5min，完成治疗过程。

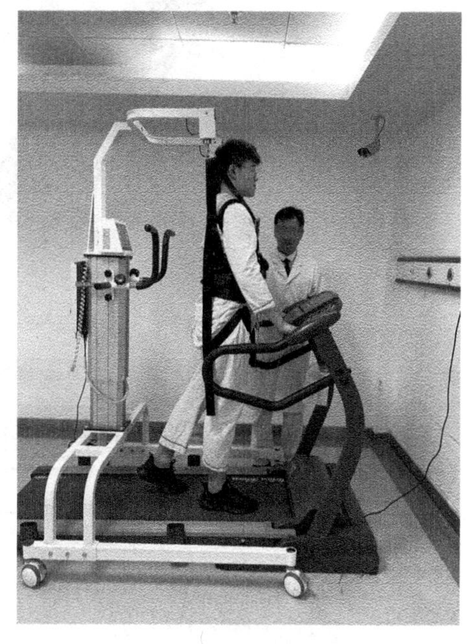

图12-6　减重步行训练

常用治疗参数：①减重程度，一般为体重的0～30%。这是因为这时的步态参数最接近于完全负重下的步态参数，如果减重过大，患者就将失去足够的地面的反作用力，不利于推进他们的步行。每次步行所减的重量可根据患者情况，调节减重的程度。②减重步行速度，因平板的起始速度不同，目前没有统一的规定，可根据患者的具体情况设定。③训练时间30～60min/次，可分为3～4节，不超过15min/节，各节之间适当休息。严重患者可以缩短到3～5min/节，休息5min，对每次减重较多的患者，训练的时间可＜15min。④训练频率一般为门诊治疗不低于3～5次/周，住院3～5次/周。⑤疗程8～12周。

6. 注意事项　①悬吊固定带要适当，不能诱发患者痉挛，也要注意避免局部过分压力而导致压力性损伤。男性患者特别注意吊带不能压迫睾丸。悬吊重量不能落在腋下，以免造成臂丛神经损伤。吊带一般也不宜固定在大腿，以免影响步态。②减重程度要适当，一般减重不超过体重的30%～40%。过分减重将导致身体摆动幅度增大，下肢本体感觉反馈传入减少，而减重不足将导致患者步行困难。③悬吊装置必须可靠，避免吊带松动或滑脱而导致患者跌倒。④训练过程中必须有治疗师在场进行指导和保护。⑤避免活动平板起始速度过快或加速过快而造成危险。⑥步行时患者可以佩戴矫形器。

（四）下肢机器人辅助步行训练

下肢康复机器人是指能够辅助下肢运动功能障碍患者进行康复训练，向患者和治疗师提供反馈信息的辅助康复治疗自动化设备，能够定量地为患者提供客观有效的训练方式，记录翔实的治疗数据，以提供患侧肢体运动的反馈信息及康复评定参数，有助于改善康复效果、提高康复效率。

1. 分类　依据患者在康复训练中的身体姿势，主要分为坐卧式下肢康复机器人（图12-7）、直立式下肢康复机器人（图12-8）、辅助起立式下肢康复机器人、多体位式下肢康复机器人。

2. 训练要素　①机器人辅助步行训练的目标是重新获得独立的步行能力，提高步行速度，改善步态质量。步行训练中的训练强度、训练任务的针对性、患者的积极参与，以及运动协调性训练等因素，是确保有效康复的关键。②训练因素包括强度、任务导向性训练、主动参与、运动协调性训练、反馈，注意避免异常步态。

3. 下肢机器人辅助训练系统　外骨骼式矫正器、减重支持系统、运动跑台。

4. 适用人群　有行走障碍的患者（功能性步行分级≤2级），步行功能分级见表12-3。

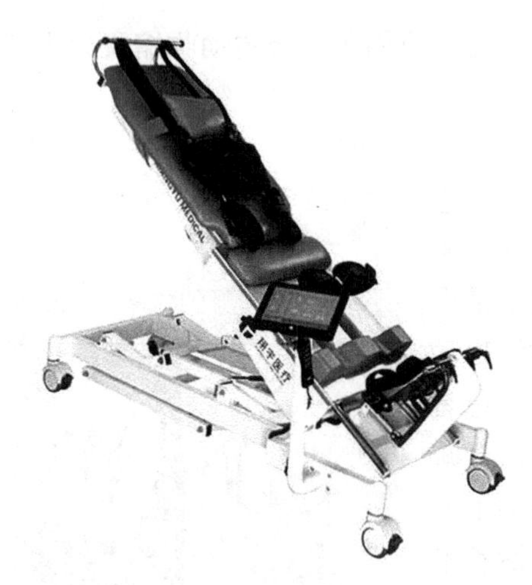

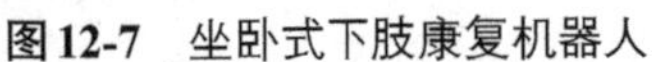

图12-7 坐卧式下肢康复机器人

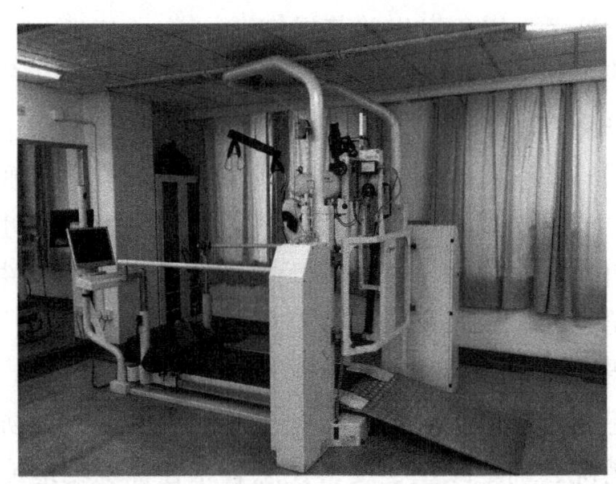

图12-8 直立式下肢康复机器人

表12-3 功能性步行分级（不考虑行走辅助用具使用与否）

分类	依赖程度	特性
0	无步行能力	患者不能行走或只能在2人帮助下行走
1	依赖性/等级Ⅱ	患者需在1人持续扶持下维持行走
2	依赖性/等级Ⅰ	患者在1人间断扶持下行走
3	监督	患者只需口头鼓励，而不用身体扶持
4	独立性/等级Ⅰ	患者可在平坦地面上独立行走，但在上下楼梯、上下坡和不平路面行走时需要帮助
5	独立性/等级Ⅱ	患者在任何路况都能独立行走

5. 注意事项 使用前须先确定患者是否有运动治疗禁忌，以及是否满足跑台行走条件。训练开始时以低速进行，指导患者训练时不要对抗设备，而要花一定时间来适应设备。突发安全状况时，可使用跑台紧急制动。在训练过程中要求患者目光平视，对着镜子调整身体姿势，在支撑相末期时完全伸展髋关节，强调训练时的节奏。控制好训练强度，如果患者有跌倒风险则要降低训练速度；对于有协调障碍的患者，如帕金森病，可额外进行横向移动训练。

（五）室内步行训练

室内步行训练包括治疗性步行和家庭性步行。在完成基础步行训练特别是髋关节、膝关节、踝关节控制能力训练后，对以上关节控制肌的肌力仍然达不到3级以上水平者，为了保证步行的稳定、安全，可使用适当的支具。患者首先在平行杠内训练站立和步行，包括三点步、四点步、两点步，并逐渐过渡到依靠助行器或拐杖行走。注意耐力训练，待耐力增强以后可以训练跨越障碍、上下台阶、摔倒及摔倒后起立等。

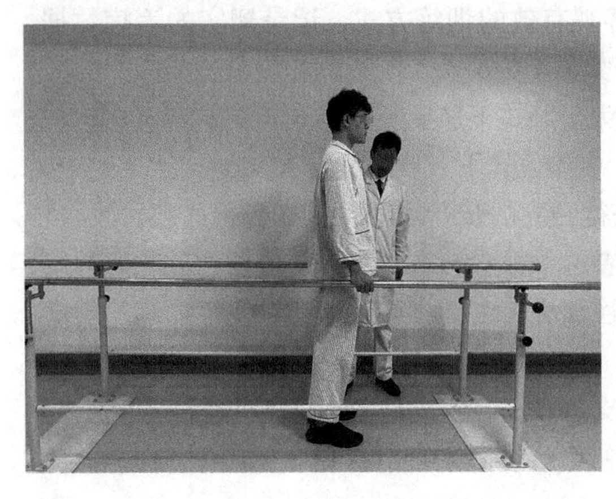

图12-9 平行杠内训练

1. 平行杠内步行训练 步行训练可以从自平行杠内训练开始（图12-9）。由于平行杠结构稳固，扶手的高度和平行杠的宽窄度均可调整，给患者一种安全感，因此很适于患者进行站立训练、平衡训练及负重训练等。站立训练以10～20min/次开始，根据患者功能状况改善而逐渐增加。平衡训练可使患者通过学习重新找回保持身体稳定的重心位置。

2. 助行器步行训练 助行器可移动、携带，宜在医院和家中使用。助行器适用于初期的行走训练，为准备使用拐杖或手杖前的训练；也适用于下肢无力但无双腿瘫痪者、股骨颈骨折或股骨头无菌性坏死者、偏瘫或截肢患者；对于行动迟缓的老年人或有平衡问题的患者，助行器亦可作为永久性的依靠。助行器最适宜在光滑平地使用；缺点是灵活性最差，腕关节肌力不足者不适用，不平坦的地面稳定性欠佳。

助行器辅助行走的操作方法为用双手分别握住助行器两侧的扶手，提起助行器使之向前移动20～30cm后，迈出患侧下肢，再移动健侧下肢跟进，如此反复前进。

3. 腋拐步行训练　目的是支撑体重，增加步行稳定性，适用对象是双下肢支撑能力＞50%～80%体重，或一侧下肢力正常，另一侧可以没有支撑力；优点是稳定性较好，可用于不平坦路面；缺点是灵活性差，腕关节机制不足者无法用；特别光滑的地面稳定性欠佳。使用腋拐步行主要包括拖地步行（又称蹭步或触地式步行）、摆至步、摆过步、四点步、两点步、三点步。

（1）拖地步行：将左拐向前方伸出，再伸右拐，或双拐同时向前方伸出，身体前倾，重量由腋拐支撑，双足同时向前拖移至拐脚附近（图12-10）。

（2）摆至步：移动速度较快，采用此种步行方式可减少腰部及髋部肌群的用力。双侧拐杖同时向前方伸出，患者身体重心前移，利用上肢支撑力使双足离地，下肢同时摆动，双足在拐脚附近着地（图12-11）。此种步行方式适用于双下肢完全瘫痪而使下肢无法交替移动的患者。

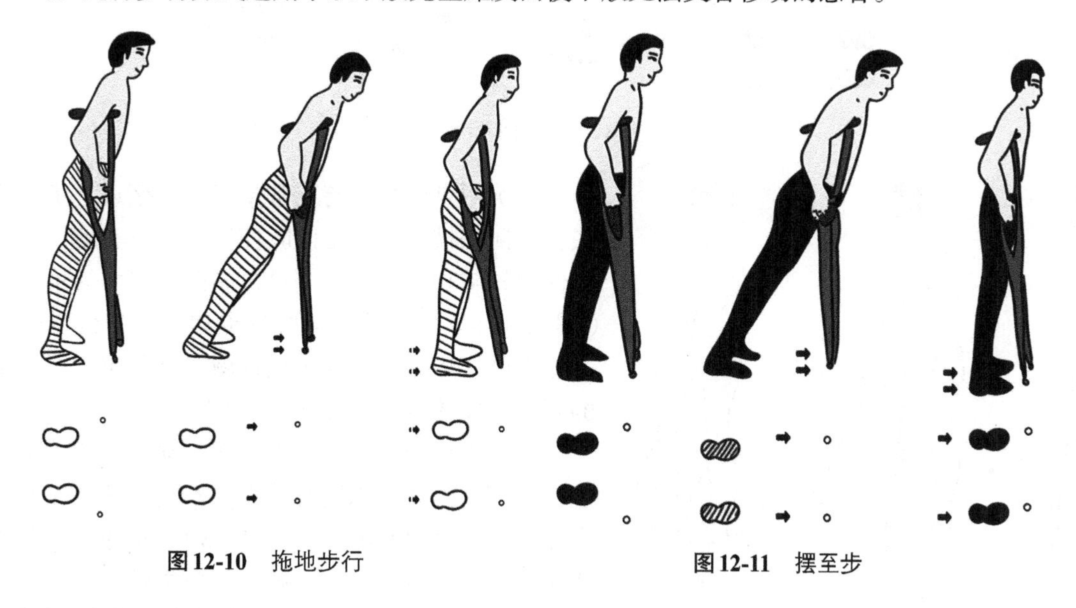

图12-10　拖地步行　　**图12-11**　摆至步

（3）摆过步：拄拐步行中最快速的移动方式。双侧拐同时向前方伸出，患者用手支撑，使身体重心前移，利用上肢支撑力使双足离地，下肢向前摆动，双足落在拐杖着地点连线的前方位置（图12-12）。开始训练时容易出现膝关节屈曲，躯干前屈而跌倒，应加强保护。适用于路面宽阔、行人较少的场合，也适用于双下肢完全瘫痪、上肢肌力强壮的患者。

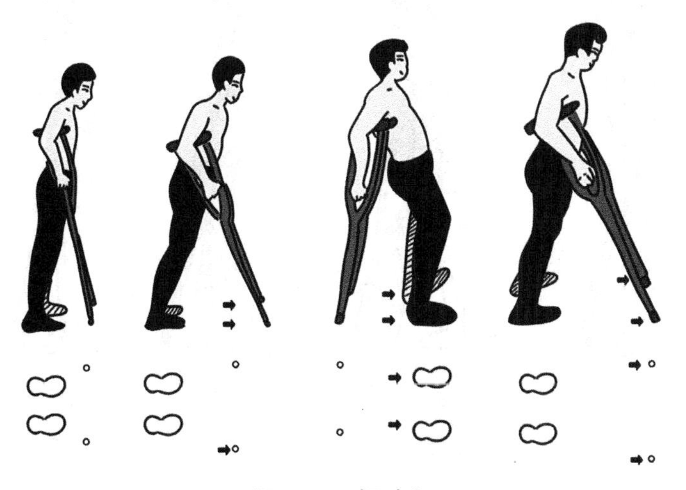

图12-12　摆过步

（4）四点步行：是一种稳定性好、安全而缓慢的步行方式。每次仅移动一个点，始终保持四个点在地面，即左拐→右足→右拐→左足（图12-13），如此反复进行。步行环境与摆至步相同，步行方式适用于骨盆上提肌肌力较好的双下肢运动障碍者；老人或下肢无力者。

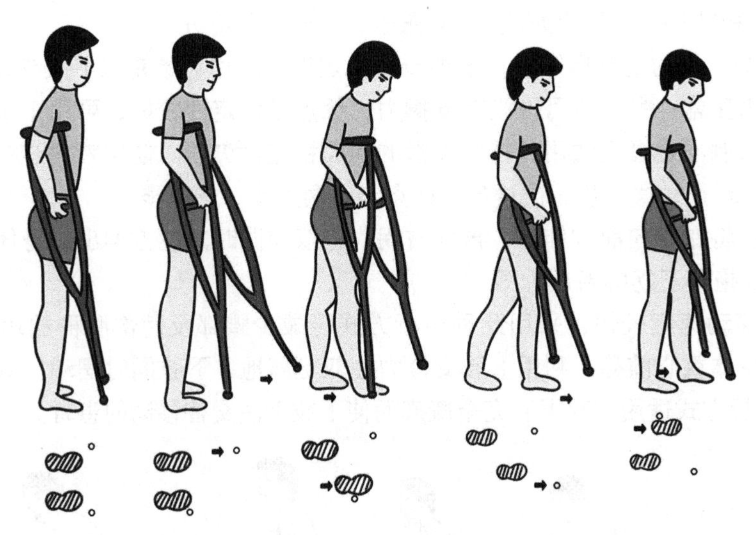

图12-13 四点步行

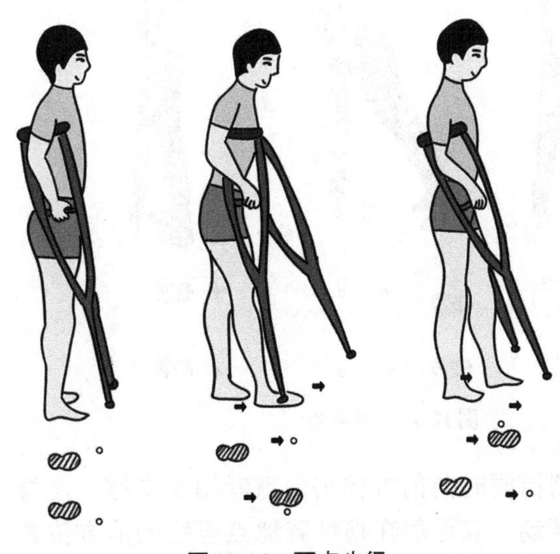

图12-14 两点步行

（5）两点步行：与正常步态基本接近、步行速度较快。一侧拐杖与对侧足同时伸出为第一着地点，然后另一侧拐杖与相对的另一侧足再向前伸出作为第二着地点（图12-14）。步行环境与摆过步相同。步行方式适用于一侧下肢疼痛需要借助于拐杖减轻其负重，以减少疼痛的刺激；或是在掌握四点步行后练习。

（6）三点步行：是一种快速移动、稳定性良好的步态；患侧下肢和双拐同时伸出，双拐先落地，健侧待三个点支撑后再向前迈出（图12-15）；适用于一侧下肢功能正常，能够负重，另一侧不能负重的患者，如一侧下肢骨折，小儿麻痹后一侧下肢麻痹等患者。

4. 使用手杖的步行训练　目的主要是增加步行的稳定性和安全性。适用对象：下肢支撑能力超过95%的体

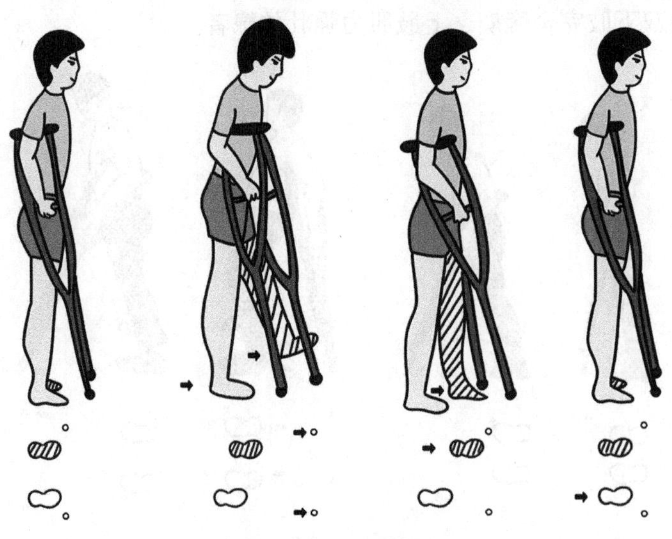

图12-15 三点步行

重，可独立步行，但稳定度不够者，优点是轻便；缺点是拐杖远端接地面较小，稳定性较差。因此，为了增加稳定性，可以选用四脚拐（或三脚拐），其适用于下肢支撑能力超过80%～95%的体重，但稳定性差，不用拐无法步行者；缺点是灵活性差，不平坦的路面或上下楼梯使用困难。手拐步行包括三点步行、两点步行。

（1）三点步行：患者使用手杖时先伸出手杖，再迈患侧足，最后迈健侧足的步行方式（图12-16）。此种步行方式因迈健侧足时有手杖和患足两点起支撑作用，因此稳定性较好，除一些下肢运动障碍的患者常采用外，大部分偏瘫患者习惯采用此种步态。根据患者的基本情况，练习时按健侧足迈步的大小，又可分为后型、并列型和前型三种。

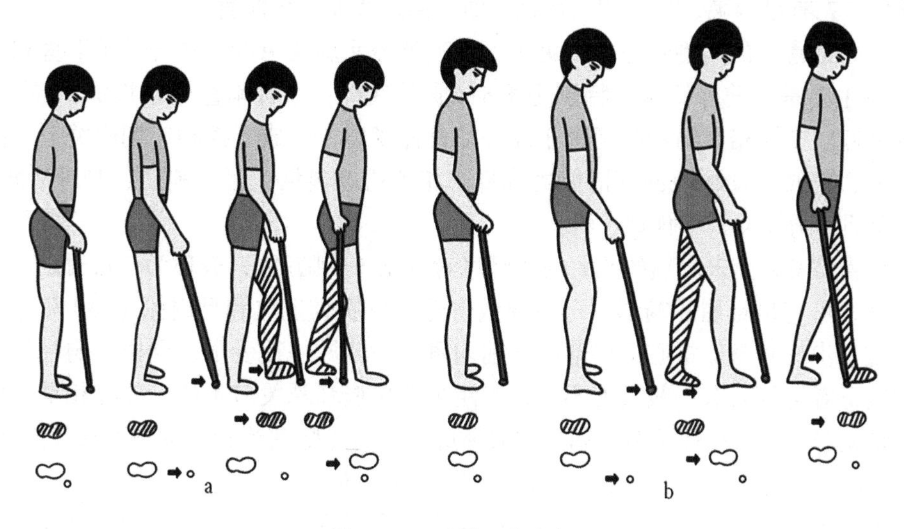

图12-16 手杖三点步行

（2）两点步行：手杖和患足同时伸出并支撑体重，再迈出健足。手杖与患足作为一点，健足作为一点，交替支撑体重，称为两点步行（图12-17）。此种步行速度快，有较好的实用价值，当患者具有一定的平衡功能或是较好地掌握三点步行后，可进行两点步行训练。

5. 驱动轮椅训练　轮椅对于步行功能丧失者来说是一种重要的代步工具，使他们借助轮椅仍然能够参加各种社会活动及娱乐活动，真正地参与社会（具体训练方法参照本书相关章节）。

6. 注意事项

（1）步行训练时，要提供安全、无障碍的环境及减少不必要的困扰；衣着长度不可及地，以防绊倒；穿着合适的鞋及袜，鞋带须系牢，不可赤足练习行走。

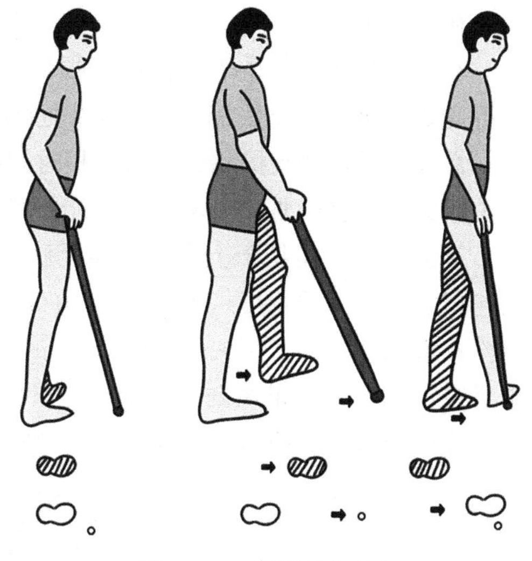

图12-17 手杖两点步行

（2）要借助于辅助具行走时，要选择适当的行走辅助用具和行走步态。

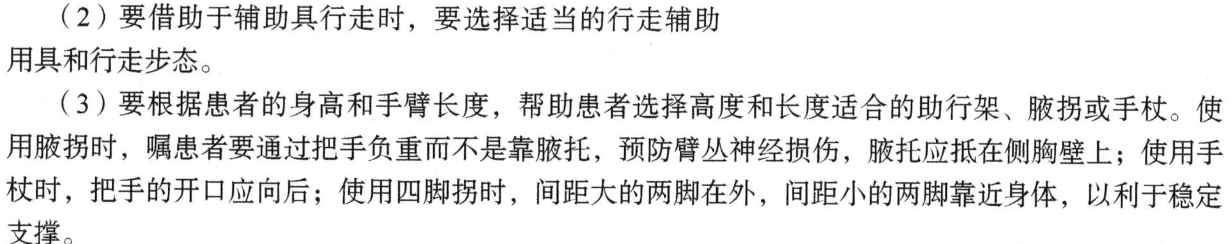

（3）要根据患者的身高和手臂长度，帮助患者选择高度和长度适合的助行架、腋拐或手杖。使用腋拐时，嘱患者要通过把手负重而不是靠腋托，预防臂丛神经损伤，腋托应抵在侧胸壁上；使用手杖时，把手的开口应向后；使用四脚拐时，间距大的两脚在外，间距小的两脚靠近身体，以利于稳定支撑。

（4）当患侧下肢支撑力＜50%时，不宜使用单腋拐；患侧下肢支撑力＜90%时，不宜使用手杖；双下肢支撑力总和＜100%时，不宜使用助行架。

第4节　常见异常步态的矫正训练

步行训练是患者和家属最关心的治疗项目之一，患者也常因疾病的影响或期待提高步行能力，而忽视了基础训练，诱发并强化了反向负荷动作，形成了各种异常步态。治疗师应严格按照患者的病情，在认真评价的基础上，制订切实可行的步行训练计划方案，帮助患者提高步行能力。

一、常见异常步态及其病因

常见的异常步态有足内翻、足外翻、足趾卷曲、踇趾背伸、膝僵直等。

1. 足内翻　是最常见的病理步态，多见于上运动神经元病变患者，常合并足下垂和足趾卷屈。步行时足触地部位主要是足前外侧缘，特别是第5跖骨基底部，常有承重部位疼痛，导致踝关节不稳，进而影响全身平衡。支撑相早期和中期由于踝关节背伸障碍，造成支撑相末期膝关节过伸。髋关节可发生代偿性屈曲，患肢摆动相地面廓清能力降低。相关肌肉包括：胫骨前肌、胫骨后肌、趾长屈肌、腓肠肌、比目鱼肌、踇长伸肌和腓骨长肌。

2. 足外翻　骨骼发育尚未成熟的儿童或年轻患者多见（如脑瘫），表现为步行时足向外侧倾斜，支撑相足内侧触地，可有足趾屈曲畸形。可以导致舟骨部位胼胝生成和足内侧（第1跖骨）疼痛，明显影响支撑相负重。步行时身体重心主要落在踝前内侧。踝背屈往往受限，同样影响胫骨前向移动，增加外翻。严重畸形者可导致双下肢长度不等，跟距关节疼痛和踝关节不稳。支撑相早期可有膝关节过伸，足蹬离力量减弱。摆动相踝关节跖屈导致肢体廓清障碍（膝关节和髋关节可有代偿性屈曲）。相关肌肉包括腓骨长肌、腓骨短肌、趾长屈肌、腓肠肌、比目鱼肌。

3. 足趾卷曲　支撑相足趾保持屈曲，常合并足下垂和足内翻，多见于中枢神经损伤、长期制动和挛缩。穿鞋步行时足趾尖和跖趾关节背面常有疼痛，表现为疼痛步态。相关肌肉包括趾长屈肌、踇长伸肌和踇长屈肌。

4.踇趾背伸　多见于中枢神经损伤患者，支撑相和摆动相踇趾均背伸，常伴有足下垂和足内翻。主诉支撑相踇趾和足底第1跖趾关节处疼痛，表现为疼痛步态，即在支撑相早期和中期负重困难。因此，常缩短受累侧支撑相，使摆动相时间超过支撑相，从而影响支撑相末期或摆动相前期的足蹬离力。相关肌肉包括腓肠肌、踇长伸肌、趾长屈肌、胫骨前肌和胫骨后肌。

5. 膝僵直　常见于上运动神经元病变患者及踝关节跖屈或髋关节屈曲畸形患者。支撑相晚期和摆动初期的关节屈曲角度＜40°（正常为60°），同时髋关节屈曲程度及时相均延迟。摆动相膝关节屈曲是由髋关节屈曲带动，髋关节屈曲减少导致膝关节屈曲度下降，从而减少其摆动相力矩，结果导致拖足。患者往往在摆动相采用划圈步态、尽量抬髋或对侧下肢踮足（过早提踵）来代偿。相关肌肉包括股直肌、股中间肌、股内肌和股外肌、髂腰肌、臀大肌和腘绳肌。

二、常见异常步态的矫正训练方法

异常步态的矫正是一个较为复杂而困难的问题，所以训练前，首先要进行全面的步态分析，找出步态异常的原因和机制，采取有针对性的措施，来帮助患者改善步态。

1. 剪刀步态　①手法牵伸内收肌。②对顽固性痉挛，手法牵伸效果不理想，可考虑神经肌肉阻滞治疗；如为全身性肌张力增高，可给以口服中枢性解痉药。③强化拮抗肌即臀中肌的肌力训练。④温热敷或冷敷。⑤采用神经生理学治疗技术的抑制手法抑制内收肌痉挛，易化臀中肌，促进两者协同运动。⑥步行训练时要有足够的步宽。如在地上画两条平行直线，训练患者两脚踏线步行。⑦严重的可行选择性脊神经根切断术。

2. 偏瘫步态　①手法牵张股四头肌、腘绳肌、小腿三头肌、内收肌等；特别是小腿三头肌肌张力较高的患者，应鼓励其经常靠墙站斜板，主动牵伸小腿三头肌，有条件的患者每2～3h站1次，

5～10min/次；②半桥运动等躯干肌肌力训练；③强化步行分解训练；④靠墙蹲马步训练；⑤上下台阶训练，以及侧方上下台阶训练；⑥膝关节屈伸控制训练等。

3. 足下垂步态　①胫骨前肌肌力训练；坐位、站位勾脚尖练习，根据患者情况，脚背上可放置沙袋进行抗阻训练；②对足下垂严重的患者，有条件的可给予踝足矫形器；③对中枢性损伤所致的足下垂及合并有足内翻的患者，除上述训练外，可配合站斜板（图12-18）牵伸小腿三头肌及胫骨后肌、功能性电刺激等，以抑制小腿三头肌张力，提高胫骨前肌的肌力和运动控制能力。对因局部小腿三头肌张力过高的患者，有条件的可行局部肌肉神经阻滞，以帮助缓解痉挛。

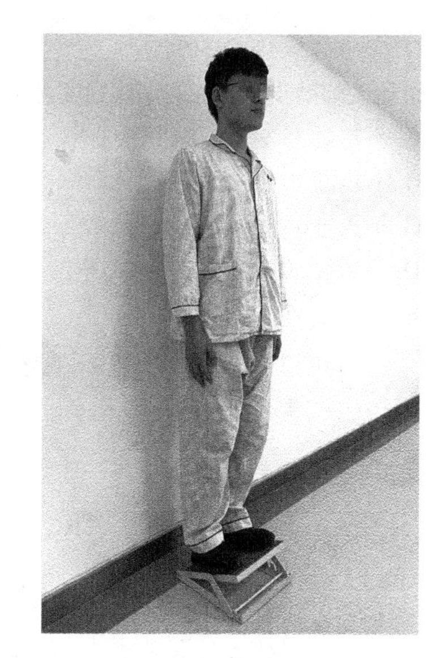

图12-18　站斜板训练

4. 膝塌陷　①对腘绳肌痉挛导致的伸膝障碍，首先可行站斜板和手法牵伸训练、FES或肌电触发功能性电刺激等，以抑制腘绳肌肌张力，同时强化小腿三头肌肌力训练，如踮脚步行、前脚掌上下踏楼梯训练等；②对痉挛严重的，有条件的可行局部肌肉神经阻滞，必要时有条件的可给予伸膝矫形器以辅助治疗；③加强股四头肌肌力训练，如靠墙蹲马步、功率自行车训练、直腿抬高训练、上下楼梯训练等。

5. 膝过伸　①股四头肌牵伸训练；②股四头肌肌力训练，方法同上；③膝关节控制训练（图12-19）；④臀大肌肌力训练（图12-20）。

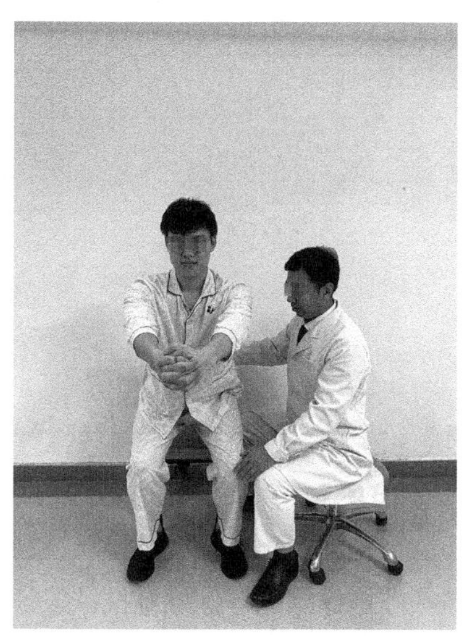

图12-19　膝关节控制训练

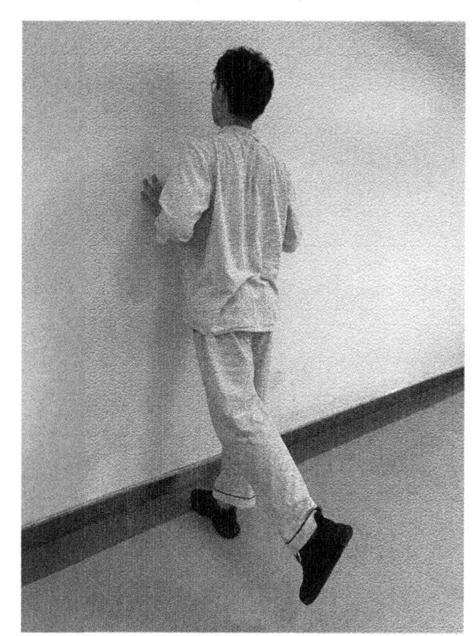

图12-20　臀大肌肌力训练

自测题

单选题

1. 一个完整的步行周期是指（　　）

A. 左脚跟着地到右脚跟着地

B. 左脚跟着地到右脚尖离地

C. 左脚跟着地到左脚跟再次着地

D. 左脚跟着地到左脚尖再次着地

E. 左脚跟着地到左脚尖再次离地

2. 正常人的步幅（　　）

A. 等于步长　B. 又称步长　C. 又称跨步长

D. 相当于支撑相与摆动相之和

E. 两足心之间的水平距离

3. 单腿负重达到（　　）才可以进行步行训练？

A. 100%　B. 80%　C. 75%

D. 60%　　E. 50%

4. 机器人辅助步行训练的训练强度为（　　）

A. 不超过85%～100%最大心率

B. 不超过70%～85%最大心率

C. 不超过65%～70%最大心率

D. 不超过50%～65%最大心率

E. 不超过35%～50%最大心率

5.（　　）是一种稳定性好、安全而缓慢的步行方式。

A. 两点步行　B. 三点步行　C. 四点步行

D. 摆至步　E. 摆过步

6.（　　）是与正常步态基本接近、步行速度较快的步行方式。

A. 两点步行　B. 三点步行　C. 四点步行

D. 摆至步　E. 摆过步

7. 引起足下垂的原因是（　　）

A. 腓骨长短肌无力　B. 胫骨前肌无力

C. 胫骨后肌无力　D. 小腿三头肌痉挛

E. 趾长伸肌痉挛

（张艳明）

第13章 Bobath 技术

案例 13-1

患者杨某，男性，67岁，因左侧肢体活动不利于5d前入院。既往有原发性高血压10年。患者于5d前晨起时发现左侧肢体无力，行头颅CT检查：右侧基底节区脑梗死。4d前左侧肢体完全瘫痪，近3d病情无明显变化。查体：血压160/90mmHg，心肺查体大致正常，且患者神智清楚，言语流利，智力正常，左侧肢体肌力0级（Brunnstrom分级1级），肌张力低，腱反射稍弱，左侧霍夫曼征及巴宾斯基征（+）。右侧正常，不能保持坐位。

问题：1. 利用Bobath技术治疗患者运动功能的方法有哪些？

2. 如何利用运动再学习技术提升患者的平衡功能？

神经肌肉促进技术，又称神经肌肉易化技术，是以姿势反射、神经反射、各种感受器、中枢神经重塑等生理活动为基础，促进瘫痪肌肉功能恢复的技术，包括Bobath技术、Brunnstrom技术、Rood技术和本体感觉神经肌肉促进技术等。本章重点介绍Bobath技术。

第1节 理论基础

一、概 述

（一）基本概念

Bobath技术是通过姿势控制、抑制异常病理反射和异常运动模式，控制痉挛，恢复随意运动能力的一种神经肌肉促进技术。是一种治疗小儿脑瘫和成人脑卒中后偏瘫的康复治疗技术。

Bobath技术主要有两种途径：①建立人类行为构成和运动控制；②使用神经肌肉的可塑性，重新恢复或帮助其建立高效的运动模式。

Bobath技术主要特点：通过关键点的控制及设计的反射抑制模式（RIP）和肢体的恰当摆放来抑制肢体痉挛，待痉挛缓解之后，通过反射、体位平衡诱发其平衡反应，再让患者进行主动的、小范围的、不引起联合反应和异常运动模式的关节运动，然后再进行各种运动控制训练，逐步过渡到日常生活动作的训练而取得康复效果。

（二）发展历程

Bobath技术是由Karel Bobath夫妇在20世纪40年代共同创立的一种治疗技术，多年来，尽管神经康复的治疗技术日新月异，但Bobath技术也与时俱进，不断改进，始终广泛应用于神经康复的临床实践中。本质上，临床推理是Bobath技术的重要基础之一：它以患者为核心，通过对患者的主诉及症状等多方面来推理假设其临床问题所在，根据该假设制订临床治疗方案，最后通过对患者的运动效率、质与量的再次评估来验证假设。通过这样的动态循环临床推理，来寻求高质量的治疗方案（图13-1）。

（三）治疗原则

1. 强调患者学习运动的感觉　Bobath认为运动的感觉可通过后天的学习、训练而获得。反复学习运动的方式及动作可促进患者获得正常运动的感觉。治疗师须根据患者的情况及存在的问题，设计训练活动，这些活动不仅可诱发有目的性的反应，而且要充分考虑到是否可以为患者提供相同运动重复

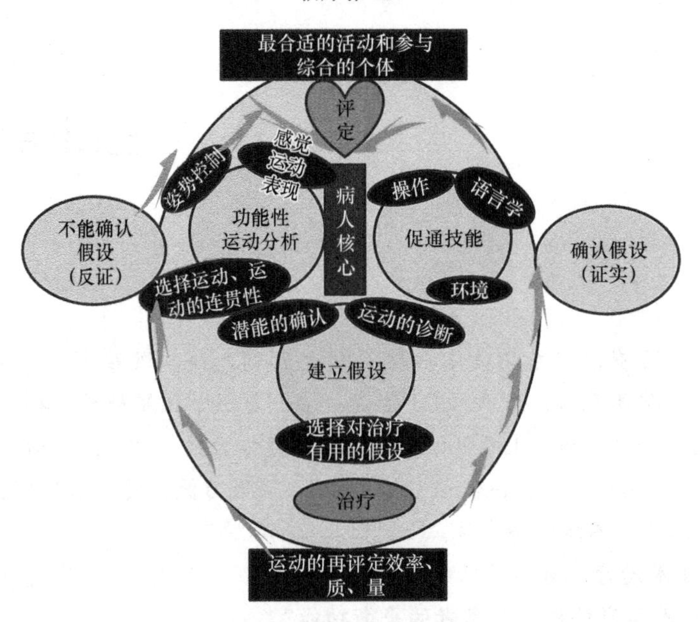

图13-1 临床推理脸谱图

的机会。只有反复刺激和重复动作才可促进和巩固动作的学习。

2. 强调患者学习基本姿势与基本的运动模式　每一种技能活动均是以姿势控制、翻正反应、平衡反应及其他保护性反应、抓握与放松等模式为基础而发生的。依据人体正常发育过程，抑制异常运动模式，同时通过关键点的控制诱导患者逐步学会正常的运动模式，诱发出高级神经系统反应使患者克服异常动作和姿势，逐步体验和实现正常的运动感觉和活动。

3. 按照运动的发育顺序制定训练计划　患者的训练计划必须与患者的发育水平相对应。具体运动的发育顺序一般是从仰卧位翻身—侧卧位肘支撑位—坐手膝跪位—双膝跪位—立位。在治疗中，首先应注意的是头颈的运动，然后是躯干，最后是四肢。

4. 将患者作为整体进行治疗　Bobath强调训练时要将患者作为一个整体进行训练。不仅要治疗患者的肢体运动功能障碍，还要鼓励患者积极参与治疗，掌握肢体在进行正常运动时的感觉。

二、基础理论

1. 系统论即新的运动控制模型　在复杂环境下，人类的运动来自对选择性运动的精确控制和联合。包含的内容有：①多种感觉输入驱动非分级自我组织系统；②运动、认知、知觉过程相互影响；③环境与机体相互作用共同决定信号的输入。运动控制应考虑运动、感觉、认知、知觉、生物力学等方面因素。运动的产生是多系统间相互作用的综合效应。现代Bobath技术是针对中枢神经系统损伤引起的功能、运动和姿势控制障碍的患者进行逐步评价与治疗，治疗中通过治疗师与患者之间的沟通互动，给予各种向心性信息输入。治疗时不仅要关注神经系统的问题，对非神经系统如心肺系统的运动耐受能力、骨骼肌肉系统的关节活动度、软组织的延展性及精神心理等因素也要加以关注，促使患者完成更有效的、更具功能性的运动再学习。

2. 神经、肌肉可塑性　神经可塑性是神经系统的一种适应能力，也是神经系统自我调节结构、组织和功能的能力，是功能恢复的关键因素。神经可塑性包括大脑皮质功能重组、轴突长势突触再生、突触传递效率增强和脑内神经营养因子水平提高。短期可改变突触效率，中期可调节突触膜、脑可塑性相关蛋白含量，长期则会改变细胞的基因表达。肌肉可塑性的改变很易发生，包括肌肉长度、肌小节数量和长度变化、横桥结构增加、肌纤维类型和肌细胞外成分的改变。现代Bobath技术认为：肌张力异常有神经性与非神经性两种因素，治疗时利用多种感觉输入、重复运动和体位模式能加强突触链，增强其功能连接，并对肌肉牵伸以达到促进正常运动的恢复。

3. 中枢性姿势控制与运动控制　姿势控制和运动控制是相互联系的，姿势控制不能从运动控制中独立。姿势控制由脊髓腹内侧系支配，强调躯干的抗重力性和近端肢体的稳定性，包括姿势稳定性和姿势定位定向两方面。姿势稳定性即控制重心与支撑面间的关系，姿势定位定向即维持良好的身体各节段间及身体与环境间的关系。运动控制由脊髓背外侧系控制，强调远端肢体的活动性。运动控制由网状脊髓束、红核脊髓束、皮质脊髓束、前庭脊髓束、小脑和神经末梢共同通过脊髓回路来控制，如前庭脊髓束促使步态摆动后期伸肌活跃，站立期抗重力肌活跃；网状脊髓束促使伸肌兴奋，屈肌抑制，做姿势的准备。因此，Bobath技术首先是激活躯干肌，增强核心肌的稳定，其治疗理念认为患者的姿势控制，尤其是核心控制能力，是其步行功能、上肢和手功能及日常生活活动的基础。

4. 正常的相反神经支配机制　正常情况下，相反神经支配的一种现象为某肌群一旦兴奋即抑制其拮抗肌，另一种现象是当肌肉出现伸张反射时，起拮抗该肌肉运动作用的拮抗肌出现弛缓。越是复杂的动作，越受中枢神经这种机制的影响，中枢神经对运动的方向、速度、位置的变化及关节活动度随意地进行调控以进行精细运动，遵循Henneman法则，即由运动最初的渐增及结束前的渐减构成。渐增序列按照运动神经元的大小排序，从小神经元开始依次参加，在肌肉方面，身体中枢部和近心部起紧张性抗重力作用的如多裂肌、腹横肌、腓肠肌等慢肌纤维先出现收缩，做姿势稳定，在此基础上，远心部的四肢的快肌纤维进行收缩，但手指肌肉是先从快肌纤维开始运动的。相反神经支配是正常姿势反射活动的基础，保证了姿势与运动能有效地完成。中枢性神经损伤后，正常的相反神经支配机制受到影响，表现出相反神经支配过剩，即过度的同时收缩（缺乏相反抑制）或过度的同时抑制（缺乏同时收缩），出现痉挛或强直，姿势异常等。现代 Bobath技术主张通过阶段性、系统性的刺激、强化诱导以自动运动为主的多种多样的正常运动模式，达到促通效果，以激活中枢内的抑制机制。

第2节　基本技术

本节主要介绍Bobath技术中的基本技术用于中枢神经疾病患者重新获得功能运动的方法，包括关键点的控制（key point control，KP）、促进姿势反射、刺激感受器和反射性抑制等基础技术。

一、关键点的控制

治疗师在训练过程中，通过操作患者的某些特定部位，以达到抑制痉挛和异常姿势反射、促进正常姿势反射的目的，Bobath将这些特定部位称为关键点。这些部位多从患者近端开始，随治疗进展向周围移行，并根据情况随之减少或增加。人体的关键点包括：①中部关键点：头部、躯干、胸骨中下段；②近端关键点：上肢的肩峰，下肢的髂前上棘；③远端关键点：上肢的拇指，下肢的踇趾。

1. 头部　包括屈伸和旋转时关键点的控制。

（1）前屈：全身屈曲模式占优势，对全身伸展模式起到抑制作用。但存在对称性紧张性颈反射者，头前屈则会出现下肢的伸展模式。

（2）后伸：颈部伸展，则全身伸展占优势，抑制全身屈曲模式。

（3）旋转：用于破坏全身性伸展和屈曲模式。但对痉挛性强、呈僵直性或间歇性的痉挛等重症病例不能直接控制头的运动，应利用肩胛带、躯干部的关键点来控制头部的体位。

2. 胸椎　通过调整胸椎的屈或伸改善躯干的平衡能力，患者保持坐位，治疗师位于患者的身体后面，将手放在其胸骨上来推胸椎前突及后伸。

3. 肩胛及上肢　保持肩胛带向前的状态则全身屈曲占优势，能抑制头向后方过伸的全身伸展模式。只要是伸展上肢做诱导伸出，就能保持肩胛带向前伸的状态。如果肩胛带处于回缩位会使全身伸展模式占优势，可以抑制因头前屈而致的全身屈曲模式（图13-2）。

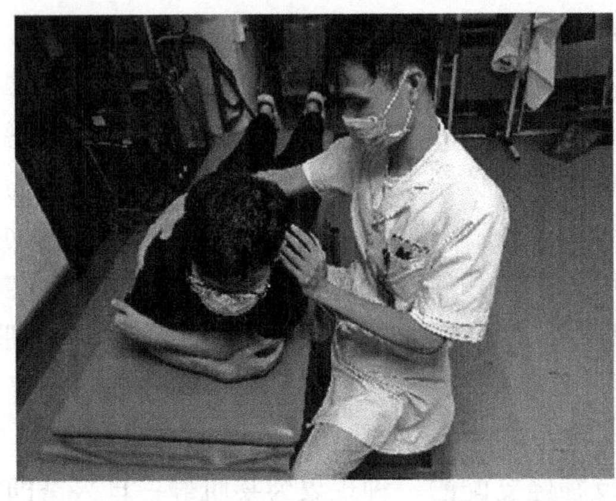
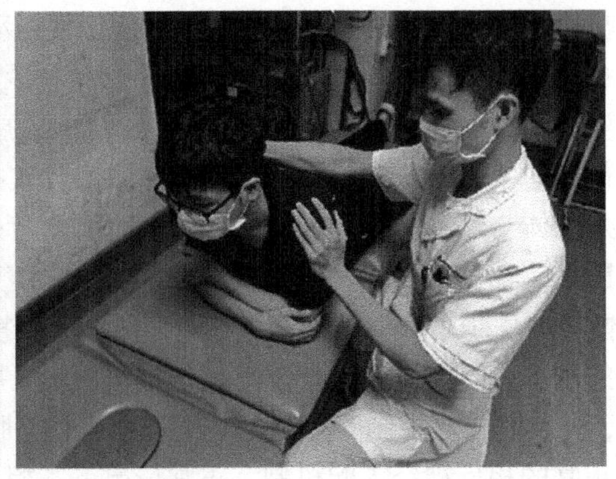

图13-2 肩胛带闭链训练关键点控制

上肢和肩胛带常联合使用，前臂旋前伴肩关节完全内旋，则可有效地抑制徐动型脑瘫患儿的上肢不自主运动。

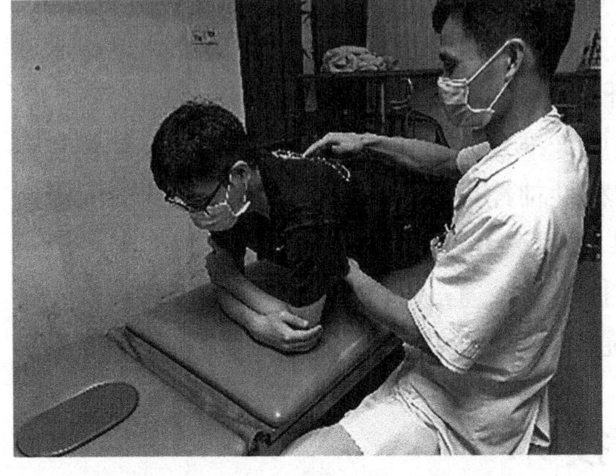

图13-3 躯干、胸段关键点训练图

4. 躯干 躯干屈曲，全身呈屈曲位，会抑制全身性伸展模式和促进屈曲姿势、屈曲运动；

躯干伸展，会使全身伸肌占优势，成为抑制全身性屈曲模式的方法。躯干旋转，可以破坏全身性屈曲、伸展模式（图13-3）。

5. 下肢及骨盆 屈曲下肢可促进髋关节外展、外旋和踝关节背屈。坐位骨盆后倾时，上半身屈曲位占优势，下肢伸展位占优势。站位时呈后倾姿势及全身性伸展模式。骨盆前倾坐位时上半身伸展占优势，下半身屈曲占优势。站立位则成为前倾姿势及全身屈曲模式。

二、反射抑制模式

反射抑制模式是针对抑制异常运动和异常姿势而设计的运动模式。

1. 躯干抗痉挛模式 患者健侧卧位，治疗师站立于患者身后，一只手扶住其肩部，另一只手扶住髋部，双手做相反方向的牵拉动作，在最大的牵拉范围内停留数秒。

2. 上下肢的抗痉挛模式 患侧上肢处于外展、外旋，伸肘，前臂旋后，伸腕或指、拇指外展的位置，可对抗上肢的屈曲痉挛模式；患侧下肢轻度屈髋、屈膝，内收、内旋下肢，背屈踝、趾，可对抗下肢的伸肌痉挛模式。

3. 肩的抗痉挛模式 肩部向前、向上方伸展。

4. 手的抗痉挛模式 Bobath握手；腕关节、手指伸展，拇指外展并处于负重位。

三、促进姿势反射

1. 促进调正反应 调正反应属于静态反应，是指当身体偏离正常姿势时，人体会自发性地出现恢复正常姿势的动作。可分为以下四类。①发自头部，作用于躯干：由于头部与躯干之间的位置变化而使躯干转动，如在仰卧位时将头部转向一侧，由于头部受刺激而出现胸、腰、下肢转动。②发自迷路，作用于头部：当躯干位置倾斜时，保持头部直立，面部垂直，眼睛水平位的动作。例如，患者坐在椅子上，被动向左、右倾斜时的头部反应。③发自躯干，作用于颈部：其反应为上半身或下半身扭转时，另一半随之转动成一直线。例如，患者仰卧，将肩胛带或骨盆扭转，带动躯干转动。④发自眼睛，作用于头部：当躯干位置倾斜时，由于来自眼部的刺激，而将头部保持正确位置。

2. 上肢保护性伸展反应　在拥抱反射消失后5个月时出现。先为手向前方伸展，7个月起向侧方，10个月后向后方保护伸出手的发育反应，一生中持续保持。

方法：治疗师通过突然向前方、侧位推动患者，还可在坐位或俯卧下让患侧上肢支持体重，以诱发和促进上肢保护性地伸展和身体平衡能力。

3. 促进平衡反应　指当人体突然受到外界刺激引起重心变化时，四肢和躯干会出现一种自动运动，以恢复重心到原有稳定状态。促进平衡反应是比调正反应更高级的维持全身平衡的一种反应。

方法：治疗师从前方、后方、侧方或对角线方向突然推拉患者，还可配合使用大球、滚筒、平衡板等辅助训练器具进行，使之保持身体平衡，不致跌倒，训练患者维持平衡的能力。

四、刺激固有感受器和体表感受器

1. 关节负重　是一种利用体位使重力通过关节，刺激本体感受器使关节周围肌肉产生共同收缩来提高关节稳定性的方法。治疗师通过对关节施加压力或支持体重来增加姿势性张力与减少不自主运动。

2. 位置反应　指肢体反应性的短暂地保持某种体位的能力，是肢体的重量刺激引发出的正常姿势反应。治疗师将患侧肢体按训练要求放在一定的位置后突然放手，使上肢悬空，由于上肢受到本身重量的刺激，从而促进了关节周围肌群的共同收缩，以维持肢体的位置。

3. 保持反应　指身体对所处体位的有意识的控制能力。治疗师用手先帮助支持在俯卧位患者的下颌处，促使其抬头，再逐渐减少帮助，直至患者能独立主动地抬头。也可在仰卧位、俯卧位、坐位、立位等各种姿势下，上肢、下肢做各种活动的变化，提高肌群的共同收缩和固有感受器的感受性。

4. 拍打　利用刺激固有感受器、体表感受器来提高肌紧张的方法。可通过对四肢、躯干规则或不规则的拍打达到提高肌肉收缩兴奋性的目的。这种手法多适用于不随意运动型、共济失调型脑瘫患儿保持姿势。

第3节　小儿脑性瘫痪的治疗

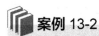

案例 13-2

患儿，男，3岁，因不能独立步行入院。患儿为第一胎第一产，孕29周早产，出生时体重1.6kg，有产后窒息史。患儿出生后运动、智力发育与同龄儿童相比滞后。入院时能独坐不能独站，辅助下可以行走，但呈剪刀步态，双膝屈曲，双足跟不能着地。体格检查：一般情况良好，双手精细动作稍差，双下肢肌张力高，关节活动度差，外展受限。

头颅MRI示：①胼胝体发育不良伴多微脑回畸形；②脑白质发育不良。脑电图：广泛轻度异常。

问题： 1. 利用Bobath技术治疗该患儿痉挛及运动功能的方法有哪些？

2. 该患儿要控制哪些运动关键点以开展Bobath技术？

一、痉 挛 型

（一）临床特点

痉挛性脑瘫是小儿脑性瘫痪最常见的分型，是指因未成熟大脑在各种原因作用下发育不全而致的非进行性损伤所引起的运动和姿势紊乱。此型儿童肌张力过高，严重限制患儿的主动活动。特别是重度痉挛的儿童其身体近端的肌张力往往大于远端的肌张力，应以减轻躯干、骨盆及肩胛带的肌张力为主要目标，然后再进行恢复功能的其他练习。

（二）治疗原则

运用与痉挛模式相反的运动模式进行治疗，并利用关键点的控制促进动作过程的掌握。

（三）Bobath治疗性活动

1. 通过姿势或体位抑制痉挛

（1）婴儿期时患儿仰卧，利用体位，通过重力作用促进其身体伸展；为抑制患儿痉挛侧的躯干，治疗师先牵伸患侧躯干肌再将患儿侧卧在治疗师的腿上，将痉挛侧的身体朝下，通过重力作用减轻躯干痉挛（图13-4）。该体位也可促进患儿伸展肢体、翻身、抬头及躯干伸展。

（2）采取侧卧姿势抱患儿（图13-5），呈这种姿势时，可促进弯曲侧的躯干伸展，治疗师用手将患儿的双下肢分开，促使其外展、外旋并伸展。

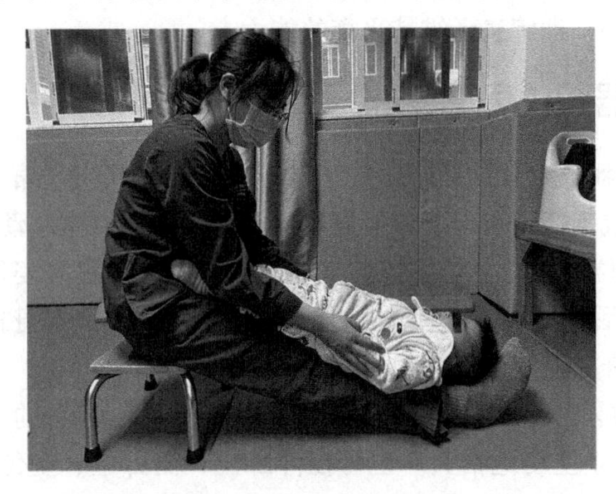

图13-4 治疗师交替活动自己的两腿以减轻患儿躯干部痉挛，重力促进身体伸展

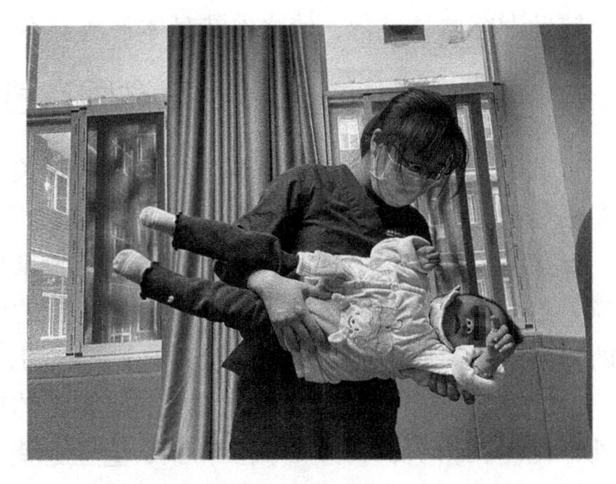

图13-5 通过姿势或体位抑止痉挛：用这种姿势来抱身体重度屈曲模式的患儿

2. 在功能活动中控制痉挛

（1）在吃饭或坐位下游戏时，让患儿坐在地板上，治疗师用双膝将患儿夹在两腿之间，患儿的髋关节和膝关节保持轻微屈曲，治疗师用手按住患儿的胸骨。通过对中心关键点（胸骨）的控制，可以减轻患儿颈部的紧张。

（2）重度痉挛的患儿还可能从伸展模式突然变成屈曲模式。因此，应选择多种体位有针对性地抑制痉挛模式的运动。例如，让患儿俯卧在治疗师的腿上轻轻活动膝部，以减轻患儿的屈肌痉挛。从肩胛带及骨盆这些关键点开始，转动患儿的身体，促使患儿抬头及主动伸展全身。用治疗师的前臂固定患儿的躯干，以便治疗师用手帮助患儿肢体外展并外旋。

（3）下肢内收肌痉挛的患儿存在髋关节脱位的危险。可以让患儿仰卧，把叠起来的小毛巾垫在患儿头后方，使患儿的头向前弯曲。也可以用一些东西垫在患儿肩下，让其肩胛前伸。把患儿的手臂放在身体两侧，调整成这种姿势后再进行下肢的活动。

3. 体验运动的正常感觉　治疗中和日常生活中采用反射性抑制模式（RIP）或影响张力性姿势（TIP）对抗痉挛模式。在坐、站位或其他活动中，适时地提供瘫痪侧手臂及下肢负重的机会。通过肢体负重不仅可以减轻痉挛，而且能很好地体验运动感觉，为其他动作环节做好准备。患儿俯卧，手按其骨盆处，左右轻轻摇动，利用脊柱这个关键点减轻痉挛。也可以通过俯卧在滚筒上运动减轻痉挛。

二、不随意运动型

（一）临床特点

不随意运动型脑瘫主要损伤部位为锥体外系或基底神经节。症状以锥体外系受损为主，主要包括舞蹈；手足徐动；舞蹈-手足徐动；肌张力障碍。要改善其头部和躯干的控制力，促进手的功能恢复，就要帮助患儿从地板上站起来，再调整姿势，让身体负重。

（二）治疗原则

为提供稳定的姿势，应进行姿势控制训练，强化身体负重的练习，做小范围有控制的活动；鼓励中线活动，训练手和头的控制力。

（三）治疗性活动

1. 四肢或躯干负重

（1）给肢体或躯干加压：可以增强张力，并促使患儿更好地控制姿势，同时学习如何活动。如果患儿被支撑着坐起来，并且通过手臂负重能挺起头，这时可以练习用两手抓住杯子，并把杯子送到嘴边，或者被别人扶着站起来，两腿均匀负重（图13-6）。

（2）迈步训练：迈步时，必须保证其身体与地面垂直，头在身体的中轴线上。克服患儿用非对称性紧张性颈反射的模式行走。

2. 给予合适的支撑　不随意运动型患儿若上肢被支撑会比较容易站立，并且容易迈步。训练时，要保持其身体与地面垂直，并且要保持两条腿均匀负重。只有这样，练习走路才会有效果（图13-7）。

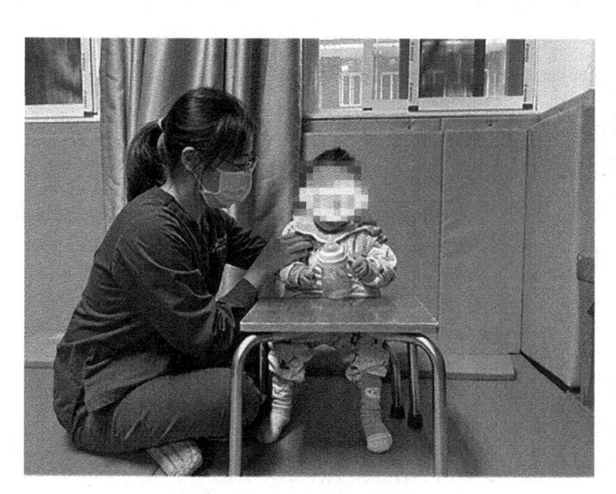

图13-6　四肢或躯干负重

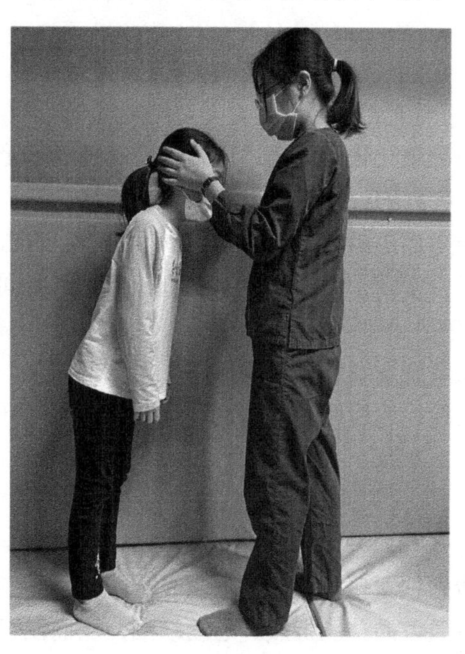

图13-7　给予合适的支撑

3. 鼓励中线位活动　促使患儿伸手并抓住物体是治疗不随意运动型脑瘫的另一个基本要素。

（1）扶住站立是最好的姿势，患儿坐在凳子上，让髋关节保持屈曲也是一个促进中线活动的姿势。

（2）患儿两手抓木棒，促进腕关节背屈，两臂前伸，治疗师上下左右活动他手中的木棒，让患儿体验用不同方向握住物体的运动感觉。在练习过程中，治疗师要看着患儿的眼睛并和他说话，保持其中线定位。

（3）治疗师让患儿俯卧在高度不同的两腿上，这时患儿不是水平俯卧，重力的影响较小，可以促使患儿抬起头和主动伸展身体，并且保持几秒的伸展。随着患儿抗重力伸展能力的增强，可以慢慢地降低角度，让患儿的身体更接近和地面平行。

（4）治疗师用手按住患儿的骨盆、肩膀或躯干以保持身体中心的稳定和垂直，促使患儿有目的地运动手和腿。

三、共济失调型

（一）临床特点

此型患儿多由于先天性发育障碍而引起，以小脑受损为主，可累及锥体系、锥体外系。肌张力低下和协调性差是共济失调型脑瘫患儿的基本表现。例如，穿衣服或用勺子吃饭时，握不住勺子及身体摔倒等，严重影响了患儿吃饭、穿衣、行走等功能活动。

（二）治疗原则

通过负重及给关节施压控制姿势张力。鼓励患儿保持姿势及从一种姿势变换成另一种姿势，尽量促使患儿以身体为轴心旋转。促进平衡和自我保护反应能力。

（三）治疗性活动

为了防止患儿经常摔倒，让他体验在重力环境下恢复平衡的运动感觉。可以把患儿放成一种容易摔倒的姿势，用这种姿势促使他逐渐适应这种不平衡的感觉。

1. 促进上肢负重　患儿四肢着地，治疗师抬起患儿两腿，使其双臂负重，进行手推车式行走，促使患儿上肢抗重力伸展，不要以身体为轴心转动身体。

2. 在功能活动中练习平衡反应　穿衣、脱衣也是治疗的一个重要组成部分。从坐位到站位，抬起一条腿，将双臂举过头顶等。

四、软　瘫　型

（一）临床特点

如果患儿张力持续过低，容易出现学习障碍，很难用手拿住东西。治疗的主要目标是尽可能活动。

（二）治疗原则

努力促进持续性共同收缩；促进患儿对抗重力的能力；用多种姿势让四肢负重；利用发声和笑声促进张力增高；保持姿势，给患儿反应的时间；让患儿有运动感觉体验。

（三）治疗性活动

关节施压及适度的刺激，促使张力增强，目标是使患儿挺直头和躯干。让患儿的身体与地面垂直，上下跳跃，然后站立，两手从患儿的肩颈处开始，轻轻往下拍打。

五、混　合　型

合并有两种或者两种以上的症状称为混合型。混合型常合并各种型的特点，治疗师在临床治疗中需要清晰地对每种类型有较好的理解和治疗方案的介入，针对混合型患者，治疗师需要因人而异，综合分析患者的功能特点、运动缺陷，从而制订个体化的、有针对性的治疗方案。

第4节　脑卒中患者的治疗

一、弛缓期治疗

偏瘫患者的弛缓期一般可持续几天、几个星期或更长的时间，主要表现为肌肉松弛，肌张力低下，不能进行自主性的运动。弛缓期的治疗主要是以加强高级姿势反应和患侧肢体的负重训练来刺激运动功能的恢复。

（一）体位摆放

Bobath技术强调在此期应及早进行良好体位的摆放，有助于预防痉挛，抑制日后痉挛模式的出现，维持关节活动度并防止关节出现挛缩，有助于患者早期康复，加快远端力量恢复，提高运动功能表现。

1. 仰卧位　患侧肩关节前伸，上肢伸直、外旋、稍抬高，并将患侧上肢放在身体旁的枕头上，掌心向上，手指分开。骨盆前挺，大腿稍内收并内旋，膝关节稍屈曲，下面垫一支持枕。

2. 健侧卧位　患侧上肢前伸，肘关节伸展，腕、指关节伸展放在胸前软枕上。患侧下肢半屈曲向前置于枕上。健侧肢体自然放置。为防止躯干稳定性差而出现向后倾倒，可在患者身后放置软枕，维持侧卧位。

3. 患侧卧位　患侧上肢前伸，前臂后旋，肩拉出，防止受压和后缩。患侧下肢稍屈曲。

4. 床上坐位　选择最佳体位，即髋关节屈曲近于直角，脊柱伸展，用枕头支持背部帮助患者达到直立坐位，头部无须支持，以便患者学会主动控制头部的活动。上肢交叉放在身前桌子上，防止躯干前屈。

5. 轮椅上坐位　正确的坐姿：躯干靠近椅背，臀部靠近椅座后方，患侧髋关节、膝关节、踝关节保持90°以上屈曲，头部和躯干稍前倾，患侧上肢放在身前软枕上，肩胛骨前伸。

（二）翻身

1. 翻身前的准备动作　Bobath握手，肘关节伸展，双手上举，尽可能高于头部，再回原位。

2. 身体上半部的旋转动作　双手上举，肩部充分前伸，肘关节、腕关节保持伸展，向左右用力摆动，带动躯干、骨盆向一侧转动。

（三）准备坐起和站立

1. 下肢屈曲动作训练　患者仰卧，屈曲髋关节、膝关节，治疗师一只手将患足保持在背屈、外翻位，脚掌放于床面，另一只手扶持患侧膝关节外侧，维持髋部处于内收体位，完成髋关节、膝关节屈曲动作。

2. 伸展下肢准备负重的训练　患者仰卧，患侧下肢伸展，足背屈、外翻，顶在治疗师的大腿前部，治疗师将一只手置于膝部下方，针对膝关节向下伸展的力量施加一定的抵抗力，可选择性引起股四头肌的收缩。训练时，治疗师沿患侧下肢长轴施加压力，指示患者做小范围的伸、屈膝动作。

（四）卧位起坐训练

1. 侧卧位坐起　治疗师一只手放在患者颈部周围，另一手放在膝下，将其扶起。

2. 仰卧位坐起　治疗师扶住患肩，让患者健侧下肢插入患侧下肢下方，并移至床边，用健侧肘支撑上身坐起。

（五）坐位平衡训练

1. 身体重心左右移动的训练　治疗师位于患侧，双手控制处于抗痉挛体位的患侧上肢，让患者将身体重心向患侧移动，再恢复原位。也可让患者双上肢处于抗痉挛体位支撑于体侧，进行躯干的左右重心转移训练。当身体重心移向患侧时，还可使肘关节屈曲位负重，利用伸肘完成身体的复位（图13-8）。

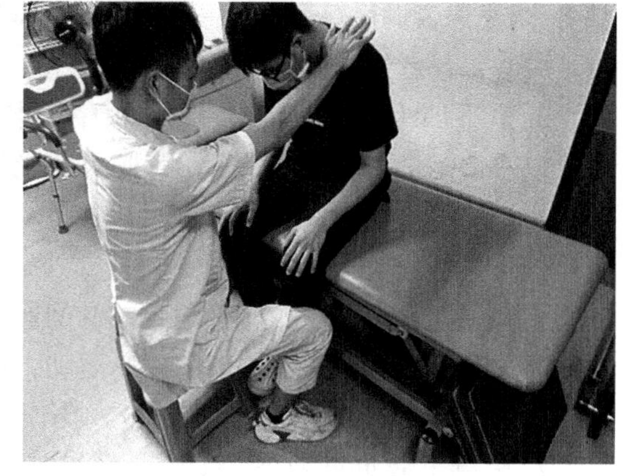

图13-8　坐位平衡训练

2. 身体重心前后移动的训练　治疗师应站在患者前方鼓励患者向前弯曲身体，在尽量屈曲髋部的同时将患侧上肢上抬，把手放在治疗师的肩部。当患者能保持此体位并能较好伸展脊柱时，可鼓励患者抬起下颌并向上方看，通过过度屈曲髋部，可抑制患者向后方的倾斜。

3. 患侧上肢负重训练　患侧上肢处于抗痉挛体位，放在躯干侧方，让患者将躯干重心放到患侧上肢。治疗师在肩关节给上肢施加向下的压力，提高患侧伸肌张力，加强肘关节的稳定性。

（六）步行训练准备

1. 髋伸展位时膝屈曲动作　患者取仰卧位，患肢自膝部以下垂于床边，髋关节伸展。治疗师保持患者踝关节背屈、外翻位，让患者做伸、屈膝动作。

2. 髋内收、外展的控制　患者取仰卧位，患侧屈髋屈膝，进行主动的髋关节内收、外展运动，治疗师可从膝内侧或外侧给予一定的辅助力量或阻力，然后练习各个角度上的控住，再让骨盆离开床面进行练习。

（七）上肢训练

1. 由侧卧位到仰卧位的训练　下肢呈屈曲位，患侧肩部和上肢前伸对抗阻力引发身体向后转动，变成仰卧位。

2. 活动患侧肩胛带　患者采用仰卧位或健侧卧位，治疗师可使患者进行肩胛骨被动向下、上、前方的活动，避免向后方的运动。

3. 伸展患侧躯干的训练　患者取仰卧位，患侧上肢高举过头，治疗师一只手持其手，另一只手扶其肩，让患者从仰卧位到侧卧位再到俯卧位，注意适度牵拉患侧上肢，使患侧躯干处于被动牵拉状态。

4. 伸肘训练　让患者向上方主动推治疗师的手，可促进患者伸肘动作的完成。

二、痉挛期治疗

主要应用反射抑制性模式来抗痉挛以缓解肢体的肌张力，相对恢复期，把促进肢体的分离运动作为主要训练目标。此阶段，偏瘫患者出现典型的上肢屈曲痉挛及下肢伸肌痉挛的模式，这一时期以抗痉挛治疗为主。

（一）坐位和准备坐起的训练

1. 骨盆控制和躯干旋转训练　三椅子并排放置，患者坐在中间，Bobath握拳向前下方伸展，躯干向前屈曲，患侧下肢充分负重，治疗师帮助患者抬起臀部，旋转躯干，缓慢将臀部移到一侧的椅子上。

2. 髋内收、骨盆旋前训练　患者取坐位，治疗师一手控制患侧内收、内旋位的膝部，另一手控制踝关节于背屈、外翻位，帮助患者将患侧下肢交叉放到健侧下肢上，再缓慢恢复。此动作的训练对于步行时的膝屈曲动作完成有意义。

3. 提腿训练　患者取坐位，治疗师托住患侧足部保持背屈、外翻位，让患者向上提腿，再慢慢放下，并练习在各个角度上的控制，加强患侧下肢屈髋、屈膝的能力。

4. 屈膝训练　患者取坐位，将膝部被动屈曲大于90°，让患者在小范围内做膝关节伸展、屈曲动作。训练时，保持整个脚掌着地，足跟不离地。

（二）站起和坐下训练

1. 站起训练　患者取坐位，双足与髋同宽，Bobath握拳尽量向前方伸展，躯干前倾，抬头，目视前方。治疗师站在受累侧，用脚和膝盖顶住患者的患脚正前方和髌骨，一只手放在患者后背（不接触），防止患者向后摔倒，另一只手达患者双眼水平高，让患者伸臂触碰治疗师的手。当患者的鼻尖超过足尖时，让者伸髋、伸膝，然后慢慢站起、座位高度可由高向低逐渐增加难度。

2. 坐下训练　与站起训练动作顺序基本相反，只是治疗师要特别叮嘱必须先蹲，快接近平面时，才可以有向后的力慢慢坐下。治疗师可在受累侧臀部施加一些辅助力，防止患者突然跌到椅子上。当臀部接近椅子时再让者抬起臀部，反复数次，再坐下。

（三）站立和行走训练

1. 足部治疗　治疗师牵伸患足的骨间肌和足底筋膜，诱导出小趾外展肌的活动，这样可以改善足底肌肉的弹性情况，扩大关节的附属运动，以利于来自足部机械性受体的信息的向上反馈传导，促进姿势控制所需的踝关节调整策略充分发挥作用。

2. 患侧下肢负重训练　①患者双足站立，身体重心逐渐移向患侧；②有帮助下部分患腿站立；③患侧下肢单独站立训练；④患侧下肢负重站立，健肢向前、向后迈小步，也向外侧迈小步，重心稳定地保持在偏瘫侧。

3. 患侧下肢迈步训练　①膝关节屈曲训练：俯卧，患肢膝关节屈曲90°，缓慢有控制地伸展下肢；②髋、膝关节屈曲动作训练：患者取立位，骨盆自然放松，轻度屈曲膝关节，避免骨盆上提，然后将患侧下肢向前方迈出；③髋内收、膝屈曲动作训练：患者取健侧站位，患肢位于健肢后方，将患膝靠近健膝，练习髋内收、膝屈曲动作；④迈步前训练：托住患侧足趾使其伸展，将踝关节控制在背屈、外翻位，让患者将足部抬离地面，缓慢着地；⑤迈低步训练：膝关节轻度屈曲，引导下肢向前方迈低步，落地时慢慢放下；⑥足跟着地训练屈曲膝关节、背屈踝关节，向前移动下肢，再慢慢放下足跟。

（四）上肢运动控制训练

1. 上肢的控制训练　患侧上肢被动移到空间的某一位置，保持腕关节背屈，手指伸展，拇指外展。

治疗师逐渐将手放开，让患者控制肢体，并练习上肢在各个方向及角度上的控制，能随时保持上肢处于外旋及伸肘位。

2. 上肢定位放置训练　当患者上肢具备一定的控制能力时，可指示患者将控制的肢体由此位置向上或向下运动，然后再返回原位。

（五）手膝跪位和双膝跪位的训练

1. 手膝跪位训练　患者取手膝跪位，患侧上肢处于抗痉挛体位并进行充分负重，手指伸展、拇指外展支撑在床面上，治疗师给予支撑保护，让患者向前后左右做重心转移，移动躯干保持平衡。难度逐渐加大，可三点支撑等。

2. 双膝跪位训练　患者取双膝跪位，治疗师位于患侧，保持患侧上肢抗痉挛体位，引导患者身体重心移动。保持患侧充分负重，注意保持髋部伸展，防止患侧骨盆出现后撤动作（图13-9）。

3. 单膝跪位训练　患膝屈曲跪于凳子上，充分伸展髋部使其负重，让患者健侧下肢向前后迈出（图13-10）。

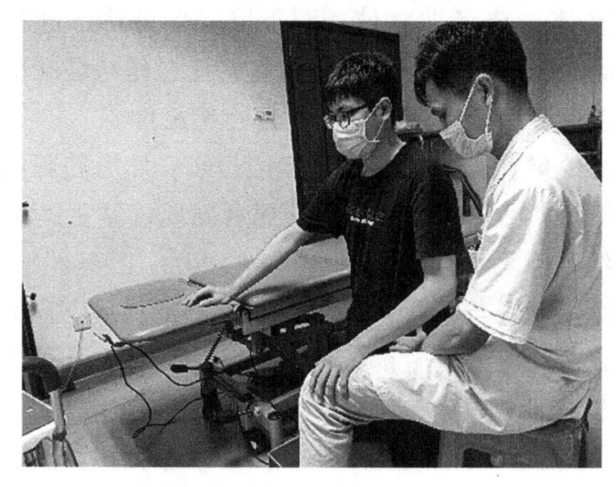

图13-9　双膝跪位训练

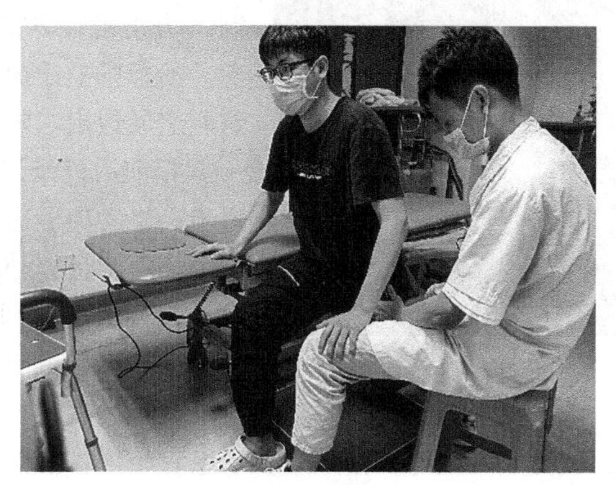

图13-10　单膝跪位训练

（六）肘部控制训练

1. 患者取坐位，Bobath握手，抬高超过头顶，屈肘用手触摸头顶、对侧肩、耳等部位，再缓慢伸肘，防止肩胛部出现后撤动作。

2. 患者取坐位，Bobath握手，双上肢前伸，肘部轻度屈曲。让患者屈肘，用双手触摸口、鼻，然后再返回原位。

3. 患者取仰卧位或侧卧位，患侧做屈肘动作，用手掌接触自己的前额部位。

4. 患者取坐位，上肢前伸，前臂旋后，让患者将上肢尺侧接触同侧头、肩部，进行肘关节屈伸控制练习。

三、恢复期治疗

恢复期患者的治疗主要是改善步态及训练患侧手功能，进行各种有意义的日常生活活动训练，逐步向正常运动过渡。

（一）步行能力基本训练

1. 踝关节控制能力的训练　患者取仰卧位，患侧下肢屈曲，足支撑在床面上，将足趾稍抬起，再放松；患者取坐位，患侧下肢交叉到健侧下肢上（跷二郎腿），练习穿脱鞋袜的动作；患者取站立位，治疗师突然向后推动患者的身体而引发踝、足趾的控制模式。

2. 准备迈步的训练　患者大跨步站立，患足足跟离地但足趾着地，再恢复足跟着地。训练时，治疗师一只手控制患者骨盆部位使之放松，另一只手帮助患者膝部屈曲，足跟抬起。

3. 迈小步训练　健足站立，治疗师一手控制患侧骨盆，另一手帮助患者足部保持外翻、背屈位，让患者屈髋屈膝向前、向后迈小步。注意保持躯干、骨盆放松，轻度屈髋屈膝，防止骨盆上提动作而形成的划圈步态。

4. 滑板训练　为改善患侧下肢站立的平衡能力，可让健足踏在滑板上进行各方向的滑动，使患足充分负重。然后两腿交换练习，可训练患侧下肢的控制能力及灵活性。

（二）改善步态训练

1. 试探式迈步　健侧下肢站立，让患侧下肢向前迈步，轻度屈髋屈膝，踝关节背屈，当足跟将要着地时立即抬起，反复数次，加强患侧下肢移动及足跟着地时的控制能力。

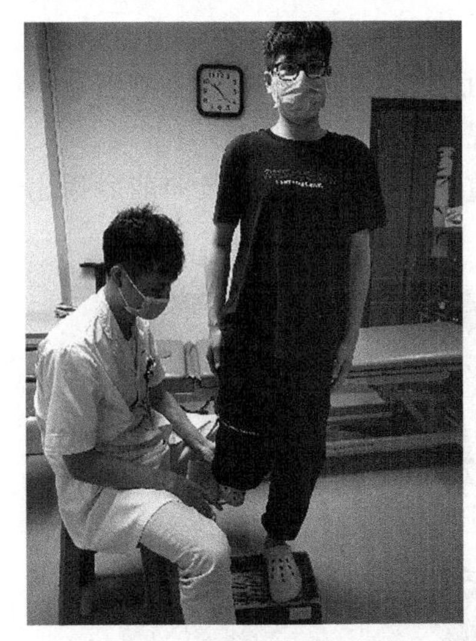

图13-11　步态患侧负重训练

2. 患侧下肢负重训练　患者取站立位，重心移向患侧，健侧下肢外展离地，使患腿充分负重。可变换健侧下肢的姿势来加强患侧独立负重能力，由膝关节伸展下的外展位变为膝关节屈曲的外展位，或变换为膝关节屈曲时的外展外旋位（图13-11）。

3. 交叉步态训练　为步行中旋转骨盆做准备，改善对髋部的控制，防止出现划圈步态。患者取立位，双下肢轻度外旋，健腿稍在前。治疗师立于患侧后方，一手控制患侧骨盆，让患腿从健腿前方向对侧交叉迈出。随着患者稳定性的增强，再进行患腿训练。

4. 前后迈步训练　健侧腿站立，患腿向前迈步，然后屈膝再向后迈步。患者向后迈步时，治疗师要注意防止患者出现骨盆上提动作。

（三）行走训练

1. 前方引导训练　患者与治疗师面对面站立，患侧手搭在治疗师肩上，治疗师一手放在患侧肩胛骨部位使之充分前伸，另一手放在骨盆处，辅助患者行走时带动髋部向前。

2. 侧方引导训练　治疗师位于患者患侧，控制患侧上肢处于抗痉挛体位，帮助患者移动重心，向前迈步。健肢迈出前，让患者将患侧骨盆及身体重心充分移到患肢的上方，患肢充分负重。在患腿迈出之前，稍作停顿，让患肢有足够的时间去放松膝关节和下降骨盆。

3. 后方引导训练　患者双上肢尽量后伸，治疗师将其双手控制在抗痉挛体位。此训练优点是可使骨盆向前，髋部伸展，防止膝关节过伸展。

4. 肩胛带旋转训练　患者立位，双手分别做触碰对侧大腿的摆动。治疗师位于患者身后，双手控制患者双肩，迈右腿时，左手触右腿，迈左腿时，右手触左腿。此训练可促使躯干旋转，对正常步态的诱发有明显效果。

5. 骨盆旋转训练　骨盆旋转可抑制下肢的痉挛。治疗师位于患者身后，双手置于骨盆两侧，用拇指或掌根处抵住臀部，使髋关节伸展。患者步行时，帮助骨盆旋转。在训练中，出现一侧躯干僵硬，应停止迈步，在原地进行数次骨盆旋转动作之后，再进行步行训练。

6. 扶持步行训练　足下垂及内翻，经各种牵拉、负重训练仍得不到矫正，需使用矫形器、绷带等辅助器具加以矫正，将踝关节固定在背屈、外翻位，也可在平行杠内训练，或借用助行器，增强步行的稳定性。

7. 上下阶梯的训练　遵循“健侧下肢先上，患侧下肢先下”的原则。

（四）上肢运动控制训练

1. 联合反应的抑制　患侧上肢放在桌面，用健侧手摩擦患侧上肢皮肤；或健侧手臂上抬高举过头，然后屈肘触摸头顶、头后枕部等，再返回前方；或用工具夹食物、写字和绘画等。在进行以上训练时，抑制患侧上肢异常肌张力变化，防止患侧上肢出现任何动作。

2. 患侧上肢负重及躯干旋转训练　加强患侧上肢负重能力的同时，增强患者的躯干控制能力，维持坐位平衡。患者取坐位，患侧上肢在身体侧方保持抗痉挛负重位，旋转躯干，健手越过中线，将患侧的物体拿起，放到健侧。

3. 伸肘练习　加强肘关节的控制能力，缓解上肢的屈曲痉挛。患者取坐位，Bobath握手来回拉动桌上放置的滚枕或实心球。注意保持躯干前屈，双上肢向前伸展，避免出现肩胛带的后撤动作。

自 测 题

单选题

1. Bobath疗法的发源于以下哪个时间段（　　）
   A. 20世纪30年代　B. 20世纪40年代
   C. 20世纪50年代　D. 20世纪60年代
   E. 20世纪70年代
2. Bobath现代理论的基础（　　）
   A. 运动再学习　B. 核心肌群训练
   C. 运动控制　D. 运动疗法
   E. 交互抑制技术
3. Bobath疗法的治疗脑卒中偏瘫的重点是（　　）
   A. 增强肌力　B. 加大关节活动范围
   C. 促进神经发育　D. 促进神经发育和功能恢复
   E. 纠正异常张力和反射模式，易化主动运动反应
4. 关于Bobath疗法采用的治疗方法不包含以下哪种（　　）
   A. 反射性抑制模式　B. 关键点的控制
   C. 促进正常的姿势反射
   D. 刺激固有感受器和体表感受器
   E. 利用螺旋对角线运动模式
5. Bobath 疗法的治疗原则不包括（　　）
   A. 强调患者学习运动的感觉
   B. 虽调患者学习身体姿势与关键点本的运动模式
   C. 按照运动的发育顺序制定训练计划
   D. 将患者作为整体进行治疗
   E. 治疗师及家属给予最大帮助

（邹积华）

第14章

Brunnstrom 技 术

案例 14-1

患者，女，61岁，3个月前突发左侧肢体麻木伴肢体活动不利入院。目前病情稳定转入康复医学科治疗，现左侧半身感觉障碍；左上肢屈肌痉挛，可稍上抬（低于乳腺水平）；左下肢伸肌痉挛，髋关节外旋，足内翻，髋、膝、踝可协同性屈曲；坐位平衡Ⅰ级；患者可扶站，重心偏非患侧，不能步行；日常生活大部分依靠别人帮助。

问题： 1. 结合该案例分析患者处于Brunnstrom什么阶段？

2. Brunnstrom各期都有什么特点？

3. 结合该案例设计康复治疗方案。

第1节　理论基础

一、概　　述

（一）定义

Brunnstrom技术是由20世纪70年代的瑞典物理治疗师Signe Brunnstrom创立的一套中枢神经系统损伤后针对运动障碍的治疗方法。主要依据患者运动功能恢复的各个不同阶段，提出了“恢复六阶段”理论：即肌张力由低逐渐增高，联合反应、共同运动、痉挛状态逐渐显著，随着共同运动的完成，出现分离运动、精细运动等，直至完全恢复正常。

（二）目的

当人的中枢神经因各种原因损伤之后，大脑皮质失去了对人体正常运动的控制能力从而出现了人体发育初期才具有的运动模式，而这些模式的变化要通过联合反应达到共同运动之后才会出现分离运动。因此这些异常的运动模式是恢复期的必然阶段，在恢复的早期阶段利用这些模式来使患者活动自己的身体进行康复训练，最终使患者能够进行独立运动。此疗法利用各种运动模式诱发运动反应，再从异常运动模式中引导、分离出正常运动的成分，达到恢复患者运动功能的目的。

（三）治疗原则

Brunnstrom疗法强调在偏瘫的恢复早期利用异常的运动模式，应用联合反应、原始反射、皮肤及本体刺激引出刻板的共同运动，共同动作逐渐地被修正和抑制，分离为较单一的动作，最终出现随意的分离运动。

二、中枢神经系统损伤后的恢复阶段

Brunnstrom在前人研究的基础上，发现中枢性肢体瘫痪的运动功能恢复有一定的特点，按恢复过程的特点，Brunnstrom将偏瘫患者功能恢复分为六个阶段（表14-1）。

脑卒中的Brunnstrom分期是瘫痪肢体在康复恢复过程中评价运动功能的分期方法。中枢性瘫痪在恢复过程中不仅有肌力的恢复，还有肌张力的变化。

表14-1 Brunnstrom偏瘫患者功能恢复六个阶段

阶段	特点
第Ⅰ阶段	急性期发作后数日到2周，患侧肢体失去控制，运动功能完全丧失，肢体处于弛缓性瘫痪状态，称为弛缓阶段。这个阶段既没有随意性肌肉收缩，肌肉无活动，也不出现联合反应、协同运动
第Ⅱ阶段	发病2周后，随着病情的控制，肢体开始出现运动，而这种运动伴随着痉挛、联合反应和共同运动的特点，出现在共同运动形式下的肌肉的初级活动，患侧肢体可以完成随意运动，上肢肌肉的随意收缩多见于胸大肌（肩关节内收），下肢多见于髋关节的内收肌群，逐渐出现肌肉痉挛，称为痉挛阶段
第Ⅲ阶段	肢体的主动运动仅仅是以肢体的共同运动形式出现，肌肉痉挛增强，痉挛进一步加重，患侧肢体可以完成随意运动，但由始至终贯穿着共同运动的特点，因共同运动达到高峰，称共同运动阶段
第Ⅳ阶段	肌肉痉挛开始减轻，开始脱离共同运动模式，出现了部分分离运动，称为部分分离运动期
第Ⅴ阶段	运动逐渐失去共同运动的控制，能出现对个别或单独关节活动的控制，出现了难度较大的分离运动，痉挛明显减轻，各关节运动大致正常，具有一定协调性，称为分离运动阶段
第Ⅵ阶段	由于痉挛的消失，各关节均可完成主动的分离运动，协调性、灵巧性和速度逐步恢复至接近正常的活动控制，称为正常阶段

（一）Brunnstrom上肢运动功能分期（表14-2）

表14-2 Brunnstrom上肢运动功能分期

阶段分期	表现
Ⅰ期	迟缓，无任何随意运动出现
Ⅱ期	出现联合反应，痉挛，并开始出现轻微随意运动
Ⅲ期	能充分完成屈肌共同运动，能进行伸肌共同运动
Ⅳ期	（1）肘关节90°屈曲位，前臂能旋前，旋后，可不充分 （2）肘关节伸展位，肩关节能前屈至90° （3）手能触摸至身体后正中线旁5cm内
Ⅴ期	（1）肘关节伸展位，肩关节能外展至90° （2）肘关节伸展位，肩关节能前屈至180° （3）肘关节伸展，肩关节前屈90°位，前臂能旋前，旋后
Ⅵ期	动作基本正常或者略显笨拙，提高速度时动作不够灵巧

（二）Brunnstrom下肢运动功能分期（表14-3）

表14-3 Brunnstrom下肢运动功能分期

阶段分期	表现
Ⅰ期	迟缓，无任何随意运动出现
Ⅱ期	出现联合反应，痉挛，并开始出现轻微随意运动
Ⅲ期	端坐位下，出现下肢各关节充分的屈曲共同运动
Ⅳ期	（1）端坐位下，膝关节屈曲90°或以上时，足跟可向后滑动 （2）端坐位下，足跟不抬离地面的情况下，踝可背屈 （3）端坐位下，膝关节可充分伸展
Ⅴ期	（1）站立位下，膝关节伸展情况下，足稍向前，踝可背屈 （2）站立位下，髋关节伸展情况下，膝关节可以屈曲
Ⅵ期	（1）站立位下，髋关节可外展，并且外展范围大于骨盆上抬的角度 （2）站立位下，小腿能做内外旋运动，可伴有踝关节内外翻

（三）Brunnstrom手指功能分期（表14-4）

表14-4 Brunnstrom手指功能分期

阶段分期	表现
Ⅰ期	迟缓，无任何随意运动出现
Ⅱ期	出现轻微的集团屈曲
Ⅲ期	能充分做集团屈曲运动，但不能集团伸展
Ⅳ期	（1）所有手指可完成部分伸展动作 （2）拇指可完成侧捏动作
Ⅴ期	（1）所有手指可完成全范围伸展运动，能抓住球状或圆柱形物体，可完成第三指对指动作 （2）指伸展位，可完成各手指外展动作 （3）能完成手掌抓握动作
Ⅵ期	手指稍屈曲位可完成外展，能完成系扣或投球等，但稍欠灵活，动作基本正常

三、偏瘫患者的异常运动模式

1. 联合反应　是在某种特定情况下，对非患侧肢体进行抗阻力运动时，患侧肢体出现的一种反射性肌张力升高或者肢体产生不随意运动模式的表现，是一种病理性反应。其下位运动控制中枢位于脊髓，由于脑损伤的存在，大脑内的上位运动控制中枢失去了对下位运动控制中枢的抑制作用，使得下位运动中枢处于兴奋状态而表现出来的较为原始的不随意运动。常常出现在偏瘫早期，在部分患者身上甚至有可能延续至整个恢复期。

（1）Raimiste现象：即上肢肩关节水平内收的对称性联合反应和下肢内收-外展的对称性联合反应的诱发。具体表现：患者取端坐位，非患侧上肢肩关节90°屈曲位，肘关节伸展，对肩关节水平内收运动施加适当阻力，可诱发患侧胸大肌的收缩反应；患者取仰卧位，双下肢均取适当外展位，对非患侧下肢内收运动施加适当阻力，诱发患侧下肢的内收运动。同理也可诱发患侧下肢的外展运动。

（2）Souques现象：患者患侧上肢在矢状面内肩关节屈曲大于90°或者上举超过头顶时，可诱发患手伸展。Brunnstrom疗法临床应用中，利用这一现象进行患侧手指的运动诱发训练。

2. 共同运动　是脑损伤后出现的一种异常运动模式，当患者活动患侧上肢或下肢的某一个关节时，不能做单关节运动，邻近的关节甚至整个肢体都出现一种不可控制的共同活动，并形成特有的活动模式，这种模式称为共同运动。例如，偏瘫患者欲用患手够取某物，并不按照正常人体肢体远端先动，肢体近端先保持稳定而后再动的运动顺序，而是先运动肢体近端部分。如此一来，患者往往需要消耗大量能量，但却不能有效完成运动，是一种低效且费力的异常的运动模式。共同运动产生的病理基础与联合反应相同，即下位的脊髓水平的原始反射控制系统失去了来自上位的高级神经中枢的抑制作用，从而产生特定的异常运动模型。偏瘫患者的共同运动模式分为屈肌共同运动和伸肌共同运动（表14-5）。

表14-5 共同运动模式

部位		屈曲模式	伸展模式
上肢	肩胛骨	上提、后撤	前伸
	肩关节	后伸、外展、外旋	内收、内旋
	肘关节	屈曲	伸展
	前臂	旋后	旋前
	腕关节	屈曲	伸展
	手指	屈曲	屈曲

续表

部位		屈曲模式	伸展模式
下肢	骨盆	上提、后撤	
	髋关节	屈曲、外展、外旋	伸展、内收、内旋
	膝关节	屈曲	伸展
	踝关节	背屈、内翻	跖屈、内翻
	足趾	背屈	跖屈

四、常用反射

1. 非对称性紧张性颈反射　身体不动，头部转动时，转向的一侧肢体趋向于伸展，而另一侧肢体趋向于屈曲。如同拉弓箭一样，故又称为拉弓反射。

2. 对称性紧张性颈反射　当颈后伸（抬头）时，双上肢伸展，双下肢屈曲颈前屈（低头）时，双上肢屈曲，双下肢伸展。

3. 紧张性迷路反射　是患者头在空间位置的变化引起的，指内耳椭圆囊和球囊的传入冲动对躯体伸肌紧张性的调节反射。

4. 阳性支撑反射　是趾腹和脚掌前部皮肤对外部刺激的一种反应。常在上述部位触地时诱导出来。导致下肢的伸肌张力增高，同时拮抗肌一起收缩，以稳定关节使之能负重。正常发育中，该反射是站立的先决条件。

五、治疗原理

随着发育进程，正常人的脊髓与脑干反射在大脑皮质高级中枢的调节下得到修整，使其重新组合成有目的的整体运动的功能。发生脑血管意外后，因高级中枢调控失常，肢体的共同运动、原始姿势反射和联合反应等重新出现，这意味着倒退回早期的发育阶段。在患者尚未恢复任何主动运动之前，应该运用人体发育早期本属正常的各种皮质下反射活动去引出非随意运动，使瘫痪肌肉能产生收缩反应，以启动运动的恢复过程。因此，本法提倡在初期利用共同运动和反射模式作为促进手段，然后再把这些运动模式逐步修整成功能运动，以恢复运动控制能力。

六、临床应用

1. 适应证　脑出血、脑梗死、脑血管畸形、脑外伤、脑炎等中枢神经系统疾病造成的运动功能障碍后遗症。

2. 禁忌证　意识障碍不能配合者，严重的骨质疏松，异位骨化，深静脉血栓，新鲜骨折或下肢骨折未愈合，严重高血压，高血压危象，或血压超过180mmHg者，心脏手术后急性期或训练后心律增加超过20次/分。

3. 注意事项

（1）训练动作要轻柔缓慢，避免暴力，避免造成患者剧烈疼痛。训练动作幅度应适宜，不要过分强调全关节活动范围的动作。

（2）训练中要监测患者血压和心率，若血压升高或心率加快超过20次/分应说明运动量过大，应立即停止训练。休息好转后降低运动量进行训练。

（3）训练中出现面色苍白/头晕头痛/四肢发冷/出冷汗等症状，应立即停止训练。

（4）训练的第二天不应感到疲乏、疼痛或肢体肿胀。适宜的运动量应是训练时稍感挑战，第二天晨起时无疲劳感，肢体轻松，神清气爽。

第2节 基本技术

Brunnstrom疗法理论认为，在偏瘫患者的康复治疗过程中，应尽可能的利用原始反射、联合反应、共同运动等特征，先引出患者的随意运动，然后再逐步引出分离性的正常运动的成分，最后慢慢摆脱异常的运动模式，向正常的，协调的，功能性强的运动模式发展。故其治疗方针为：①经常重视运动感觉；②早期患者在床上肢体摆放位置；③利用共同运动模式；④促进分离运动；⑤最后达到随意完成各种运动。

一、早期治疗（Brunnstrom Ⅰ～Ⅲ期）

处于Ⅰ期的患者，表现为肌张力低下，无联合反应，无随意运动。肌张力检查为0级，关节活动范围检查常表现出较非患侧略有增加，这是因为软瘫期患者的肌肉和关节囊松弛，进行被动活动时失去软组织弹性抵抗的结果。

Ⅱ期的患者开始出现联合反应，痉挛、共同运动逐渐明显。训练的重点是利用患者已经出现的联合反应状态和异常的运动模式，引出需要的动作或与痉挛肌相拮抗的肌肉的收缩，以使患肢的运动更加协调和有效。

Ⅲ期的患者联合反应达到高峰，痉挛、共同运动最明显。训练的重点是让患者逐渐学会控制随意运动。

Brunnstrom Ⅰ～Ⅲ期的训练方法：早期主要利用的是联合反应或共同运动达到治疗目的，注意诱发和易化患者的联合反应和共同运动，并让患者逐渐学会随意控制运动。

（一）床上姿势及训练

1. 床上良肢位的摆放

（1）上肢良肢位摆放（图14-1）：由于偏瘫患者恢复过程中，上肢屈肌痉挛模式较容易出现，表现为肩胛骨后撤，肩关节外展外旋，肘关节屈曲，前臂旋后，腕关节和手指屈曲，所以在软瘫期应采取对抗上肢屈肌痉挛的肢位。仰卧位下，可以在患侧肩胛骨下方垫一薄枕，上肢自然放置于体侧，肘关节保持伸展状态，前臂旋前即手心向下放置，在手部垫一软垫或者毛巾卷，目的是防止腕关节和手指屈曲。另外，有部分患者脑损伤后，患侧手部容易出现血液循环障碍，使手部水肿，这一肢位有助于促进水肿消散。侧卧位下，若患侧在上，则需要在患肢下垫一厚枕，并使上肢肩关节屈曲90°或以上，肘关节、腕关节和手指自然伸展于枕上。若患侧在下，则应使患侧肩胛骨充分前伸，肩关节屈曲90°或稍大于90°，肘关节、腕关节和手指自然伸展放置于床上，尽量避免压迫患肢，造成血液循环障碍。

（2）下肢良肢位的摆放（图14-1）：对偏瘫患者来说，下肢较易出现伸肌痉挛模式，表现为髋关节伸展内收内旋，膝关节伸展，踝关节跖屈内翻。但是，在软瘫期，关节囊和肌肉均处于松弛状态，由于重力和解剖结构的双重作用，髋关节经常表现出外展外旋的状态，所以这一时期内的良肢位摆放，不仅要考虑异常模式的影响，还要考虑重力的影响。仰卧位下，患侧下肢髋关节下垫一薄枕，髋关节外侧垫一厚枕，膝关节下垫一薄枕，需要注意的是，应使膝关节保持在微屈曲状态，并且患侧下肢应保持在中立位，放置髋关节外展外旋，同时也要防止髋关节过分内收内旋，以避免出现后期的下肢伸肌痉挛模式。足底可垫一软垫，使踝关节尽量保持中立位，以防止踝足的跖屈内翻。侧卧位下，若患侧在上，应在患肢下垫一厚垫，并使髋关节稍屈曲，膝关节稍屈曲，踝关节保持在中立位。此时应注意尽量使患侧下肢处于水平位置，避免出现髋关节内收内旋。若患侧在下，应保持髋关节和膝关节微屈曲，患足处于中立位，非患侧下肢自然放置即可。同时应注意骨盆不要倾斜，避免出现患侧髋关节相对性的内收内旋。

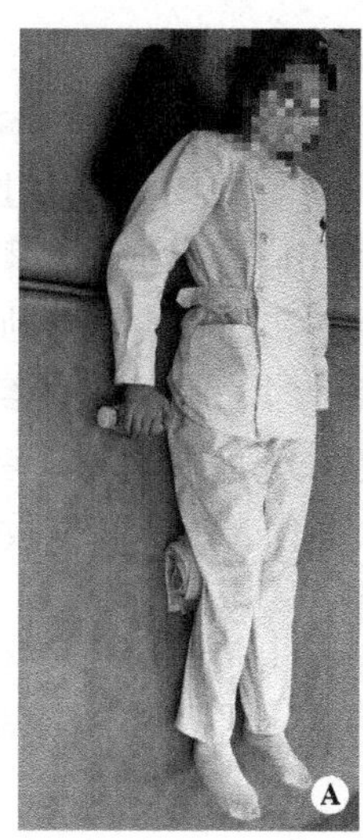
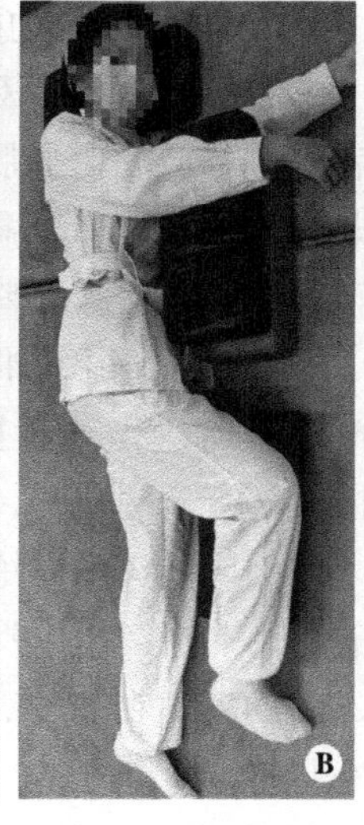
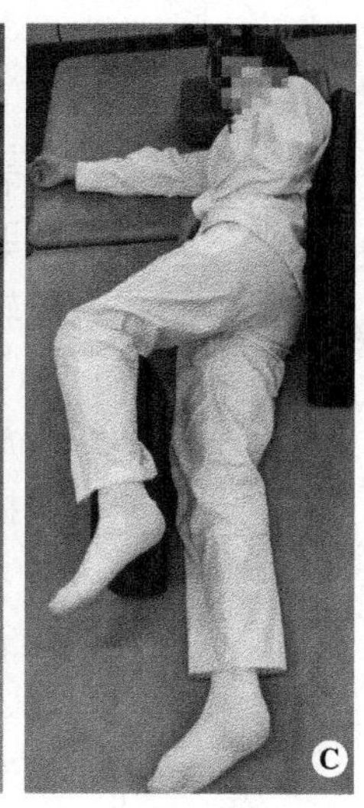

图14-1 良肢位摆放

（3）被动关节活动：维持并改善关节活动范围训练，是治疗师根据患者的具体情况，进行具体分析和评价之后进行的早期康复治疗手段。维持并改善关节活动范围的训练不仅有助于改善关节囊、韧带和肌肉的弹性，而且作为主动训练的准备训练，还可以帮助引出患者的主动运动，为以后的康复训练打好基础。被动活动的治疗原则是动作要轻柔、缓慢，不应引起剧烈疼痛，活动时不必要求达到最大关节活动度，以免拉伤软组织。具体详见本书相关章节，此处不做赘述。

2. 床上训练　活动内容有关节可动域、抗痉挛训练、翻身、起坐、床上搭桥训练等。活动范围除四肢外，还包括头、颈、躯干，同时要注意保护上肢，教会患者侧卧位。

（1）由仰卧位到侧卧位的训练

1）向患侧翻身：训练患者独立向患侧翻身时，让患者双手交并上举至面部上方，非患侧下肢屈髋屈膝，足平放于床面上。然后双上肢向患侧摆动，肩胛带主动向患侧前伸，非患侧足用力蹬床面的同时将骨盆向患侧旋转，完成翻身动作（图14-2）。

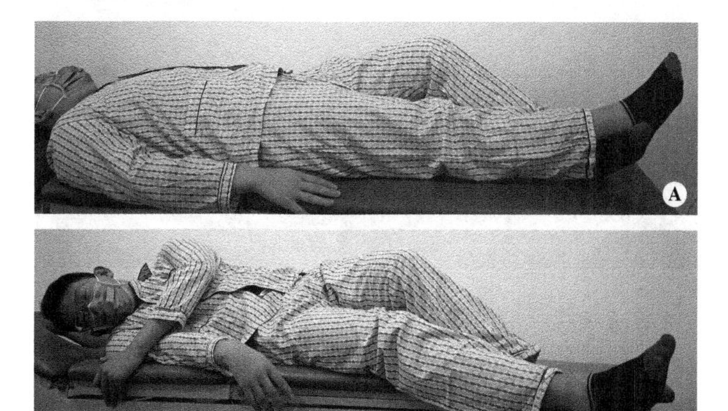

图14-2 向患侧翻身

2）向患侧辅助翻身：令患者抬起健侧腿向患侧伸，健侧上肢也向前摆，辅助者一手放在患膝上辅助患腿进行外旋，另一手可辅助患侧上肢及躯干翻转。

3）向非患侧翻身：患者取仰卧位，非患脚插入患侧跟腱下方，双手交叉相握，向上伸展开上肢后，左右摆动，加大幅度，摆至非患侧时，顺势翻向非患侧，同时用非患侧脚带动患侧翻身（图14-3）。

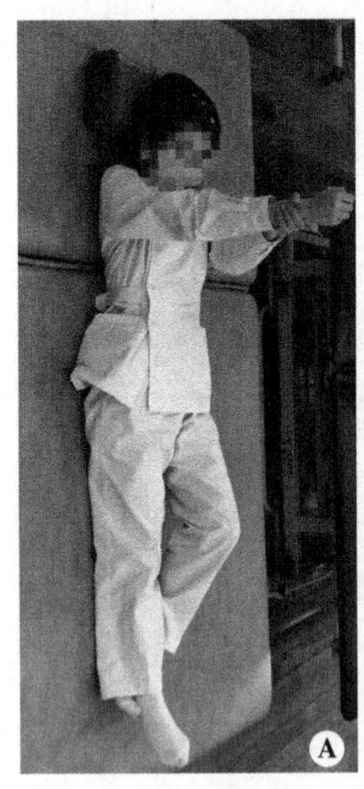
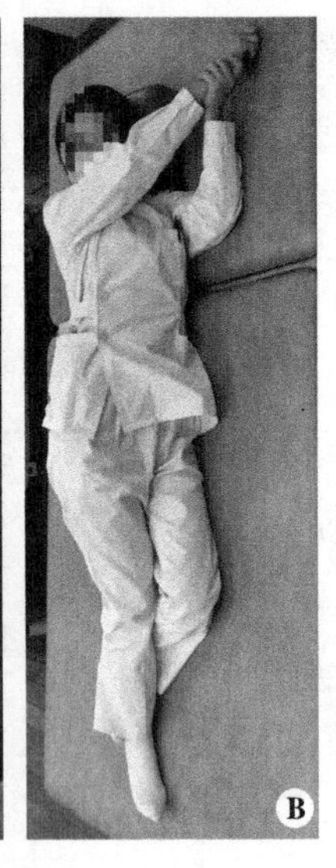

图 14-3 向非患侧翻身

4）向非患侧辅助翻身

方法一：让患者双手交叉并上举至面部上方，治疗师帮助患者患侧下肢屈髋屈膝，足平放于床面上。然后让患者双上肢向非患侧摆动，带动患侧肩胛带向非患侧前伸，躯干向非患侧旋转，辅助者在患侧臀部和肩部给予帮助，完成翻身动作。

方法二：让患者将其非患侧下肢伸到患侧踝关节下方，患手放于胸前，非患侧上肢外展位，辅助者一手扶其后背，另一手插入其交叉两腿间，令患者翻身，摆放好肢体。

（2）床上移动训练

1）侧方移动：患者双脚踩在床上，屈膝，抬臀，向一侧移动，辅助者站在患侧，先向同一方向移动肩，然后移动双腿整理好肢体。

2）前后方移动：患者坐在床上，交替将重心转移至一侧臀部，再抬起另一侧臀部并向前后方移动。辅助者站在患侧，用手支撑患侧大腿根部，帮助重心转移。

（3）床上搭桥训练：患者取仰卧位，治疗师帮助患者双下肢屈髋屈膝，足平放于床面上，双上肢自然放于体侧，让患者双足用力向下踩床面，将臀部抬起并保持10～30s时间，然后恢复原状，如此反复。需要注意的是，软瘫期进行搭桥训练，可以将臀部抬得尽量高，这样有助于躯干稳定性的恢复。但当患者躯干具备了一定的运动能力时，则应避免过度训练腰背肌，防止腰部肌肉过强造成骨盆过分前倾。此时的搭桥训练，需要做到腹肌收缩，使骨盆后倾，臀部稍稍抬离床面即可，这样做有助于提高骨盆的活动能力，有利于后期步态的训练（图 14-4）。

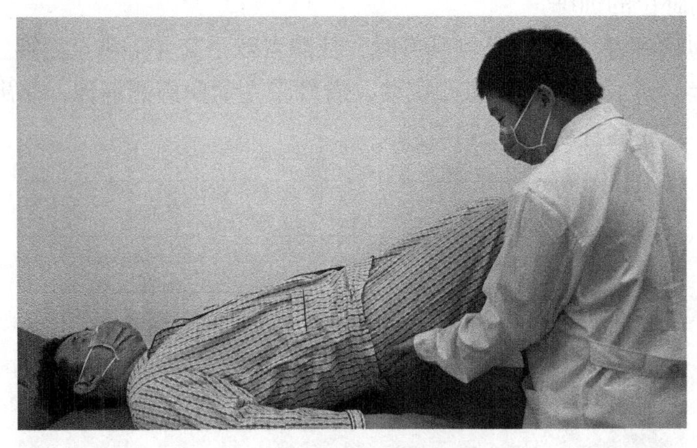

图 14-4 床上搭桥训练

（4）坐起训练

1）被动坐起：为预防卧床患者产生直立性低血压，在软瘫期，需辅助患者逐渐坐起，直至能独立完成起坐动作为止。方法是，将患者床头先摇起15°～30°，保持3～5min，然后逐渐增加角度，每次增加10°～15°，保持时间增加5～10min，争取在一周以内达到90°。若在坐起过程中，患者出现头晕目眩、心悸出汗等不适症状，应立即恢复平卧姿势，待症状缓解后，再酌情减少坐起角度，缩短坐起时间。练习时要循序渐进，不可操之过急，训练中还要监测心率和血压的变化。此外，当坐起角度超过30°时，需在患者膝关节下方垫软垫，使膝关节保持在屈曲位，避免过分牵拉腘绳肌，同时还要注意坐骨部位的保护。若床不能摇起，可在患者身后垫被褥，膝关节下方垫软垫，使患者按照上述标准逐渐坐起至90°。当患者能够在辅助下保持90°长坐位以后，让患者手扶床挡，慢慢脱离辅助，逐渐达到不依赖辅助下能独立保持床上长坐位。治疗师在与康复医师沟通后，可在遵照医嘱情况下，缓慢帮助患者从床上长坐位移动至床边端坐位。注意床边端坐位练习时间不要过长，5～10min为宜，预防患者因过度训练而造成躯干不协调（图14-5）。

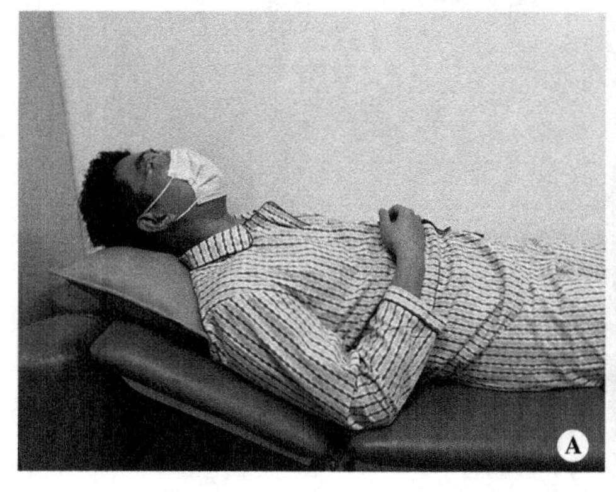
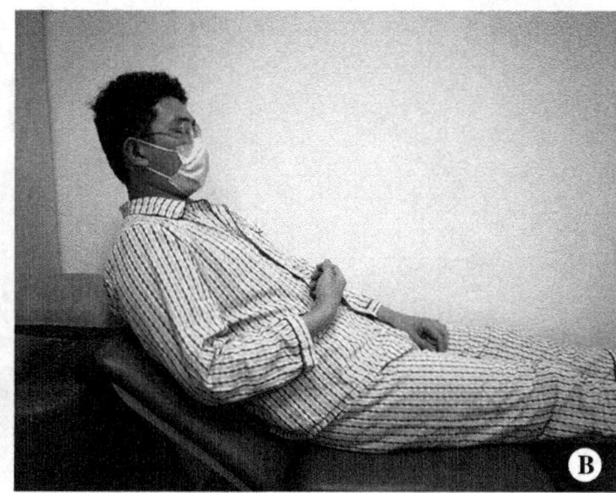
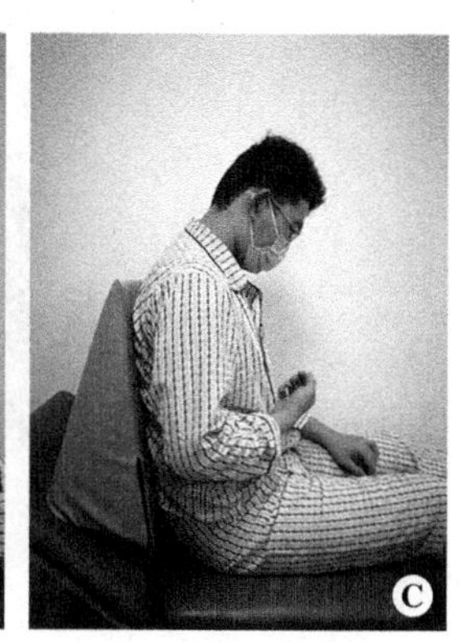

图14-5 被动坐起训练

2）患侧独立坐起：患者仰卧位平躺于床面，双手交叉并上举至眼睛上方，非患侧足伸入患侧踝关节下方，以非患侧肢体带动患侧肢体使身体向非患侧翻转，然后患者用非患侧下肢将患侧下肢拖至床边，此时非患侧肘关节支撑，上半身向前下方发力撑起身体，非患侧手支撑床面的同时非患侧腿顺势带动患侧腿垂于床下，调整好姿势（图14-6）。

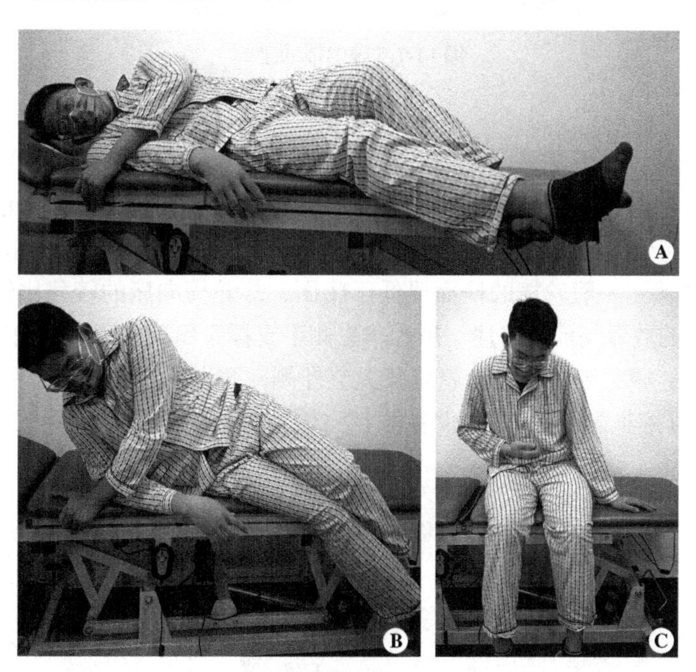

图14-6 患侧独立坐起

3）患侧辅助坐起：将患者移至床边，患侧靠近床边，将患膝屈曲，小腿垂在床边外。令患者用健手支撑起上身至床边坐位，辅助者辅助躯干抬起。

4）非患侧独立坐起：令患者将非患侧足插入患足下，令患者翻身至半侧卧位，用非患侧腿将患侧腿移至床边，垂下小腿，再用非患侧撑起上身，伸直上肢至床边坐位。

5）非患侧辅助坐起：治疗师位于患者非患侧，帮助其双下肢屈髋屈膝，足平放于床面上，患者患侧上肢放于胸前，头面部向非患侧转动，治疗师辅助患者双腿向非患侧倾斜的同时，患者非患侧上肢和躯干同时发力将身体撑起，患者再顺势用非患侧腿带动患侧腿垂于床下。若患者不能独立撑起身体，治疗师可将自己的一只手经患者颈后放于患侧肩胛带下方，另一只手放于患侧膝关节侧上方，双手配合帮助患者坐起至床边（图14-7）。

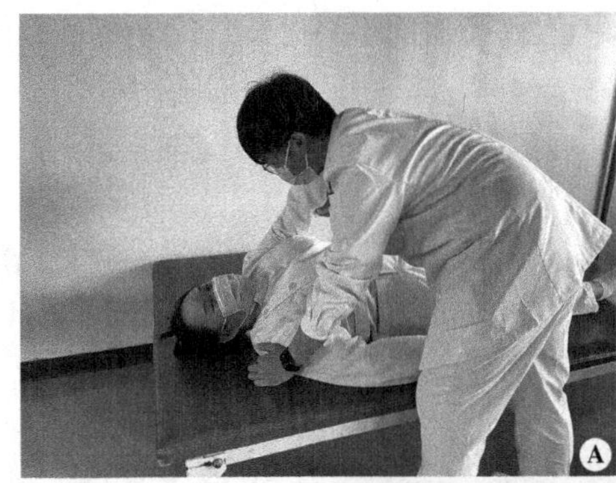

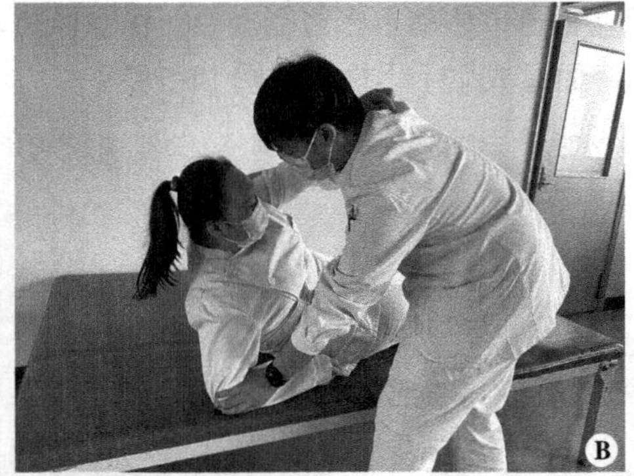

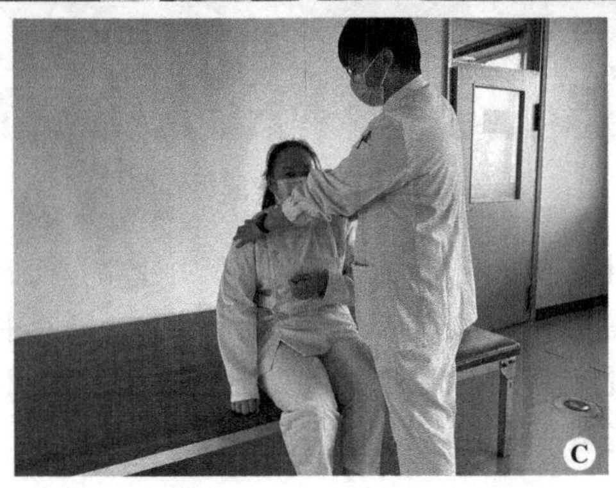

图14-7 健侧辅助坐起

3. 床椅转移

（1）床至轮椅的转移：患者端坐于床边，双足安稳地平放于地面，非患侧脚稍向前放，辅助者将轮椅放在患者非患侧，并与床边保持一定角度，让患者非患侧手扶轮椅对侧扶手，辅助者位于患侧对下肢和躯干给予保护，患者双腿和手同时发力，将身体支撑起来并旋转躯干，坐于轮椅上。

（2）轮椅至床的转移：一般轮椅的椅面要低于床面，故轮椅向床的转移比较困难，此时需在辅助者的帮助下完成。轮椅的放置同前文所述，患者非患侧手支撑于斜前方床面，辅助者位于患者前面，双手在患者腋下给予辅助，膝关节顶住患者患侧膝关节外侧，两人同时发力，帮助患者站起并旋转躯干，完成转移动作。患者也可将非患侧手搭在辅助者肩上，支撑站起后旋转躯干，完成转移动作（图14-8）。

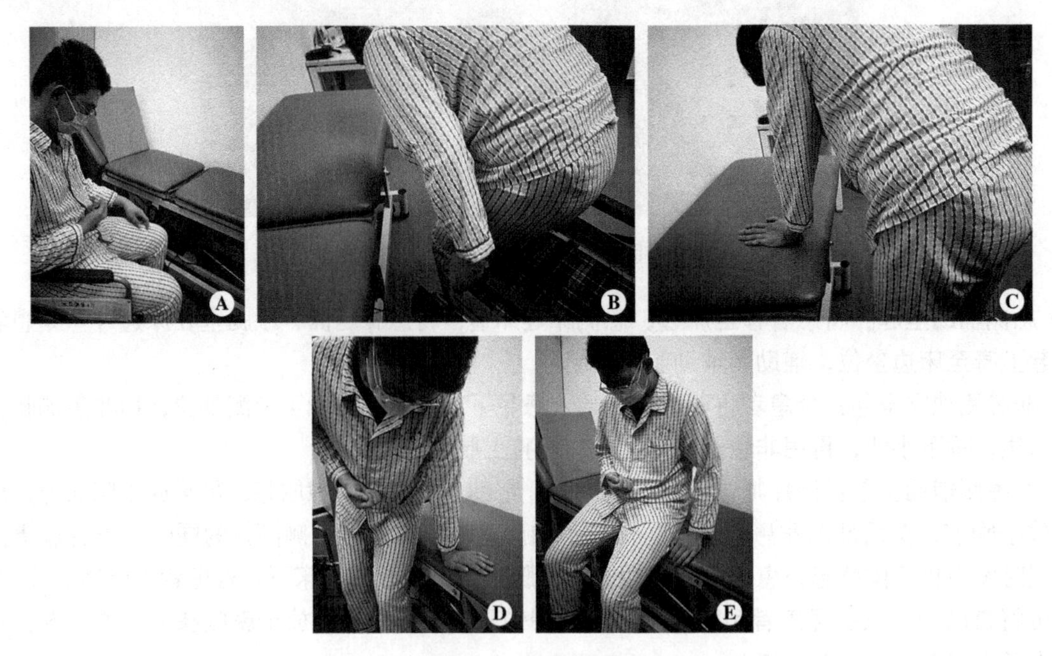

图14-8 床椅间转移

（二）上肢训练

1. 胸大肌联合反应的引出 患者采取仰卧位，双手交叉紧握，同时上举超过咽部，治疗师位于患者头侧，双手分别握住患者两手腕，并且给予适当的阻力，如此一来，通过非患侧肩关节内收-屈曲的抗阻力运动，诱发患侧肢体胸大肌的联合反应（图14-9）。

2. 肱二头肌联合反应的引出 患者采取仰卧位，两上肢自然放于体侧，治疗师对其非患侧肘关节进行抗阻力屈肘训练，以此来引出患侧对称性联合反应出现（图14-10）。

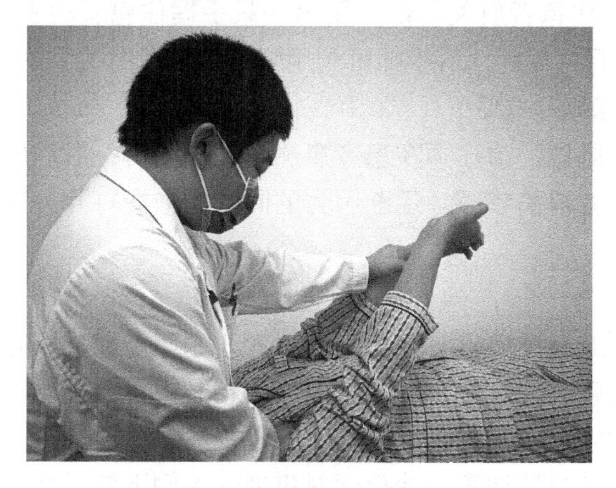

图14-9 胸大肌联合反应的引出

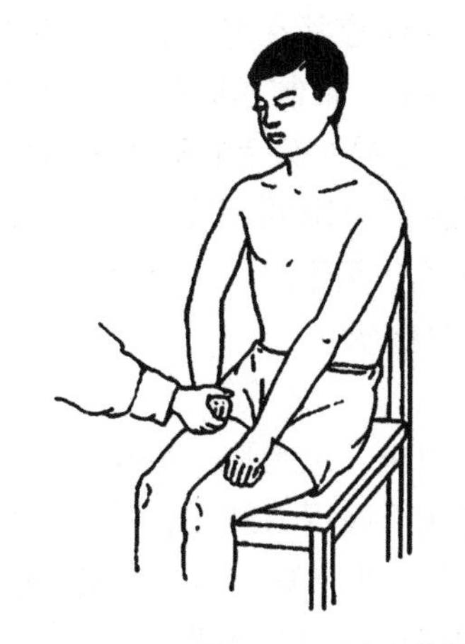

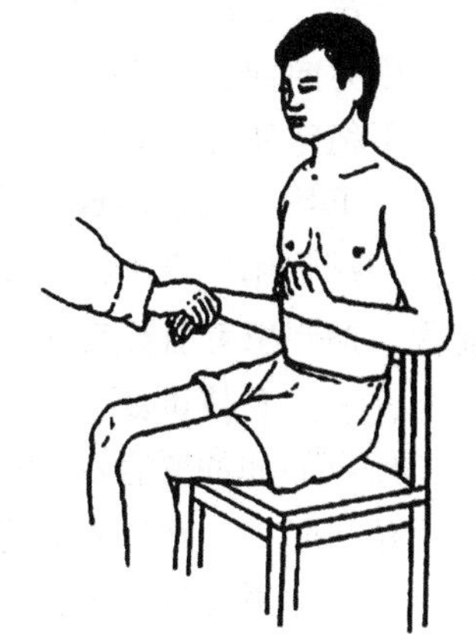

图14-10 肱二头肌联合反应的引出

3. 半随意伸肘 患者取仰卧位，治疗师将患者肩关节屈曲90°，让患者用患手触摸对侧肩，触摸对侧耳，触摸头顶等，然后再伸直肘关节，如此反复进行肘关节屈伸训练。患者若感到费力，治疗师要给予适当辅助，让患者能够完成动作，感觉稍有挑战。肘关节的训练也可在坐位下完成，要求患者尽量避免上抬和外展肩部（图14-11）。

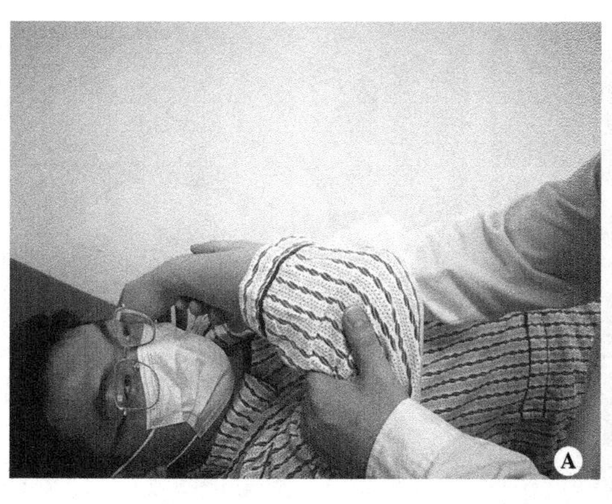

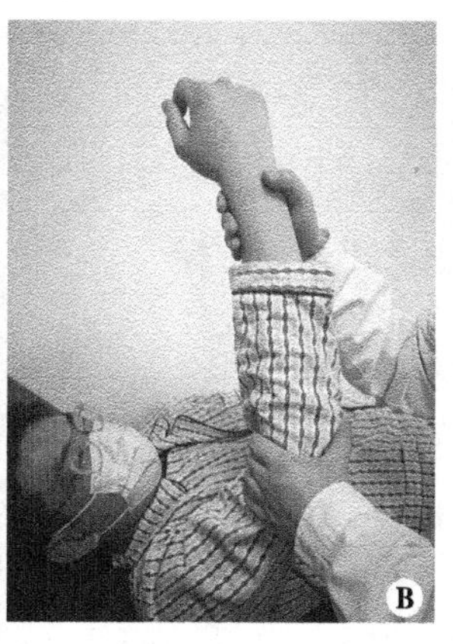

图14-11 半随意伸肘

4. 挤腰运动促伸肘 当患者具备一定的伸肘动作时，为进一步促进伸肘动作可进行挤腰训练。训练方法：患者取端坐位，治疗师与患者相对而坐，将患者两上肢提起并将其前臂充分旋前后放于治疗师腰间，让患者两手腕背部用力挤压治疗师腰部。由于联合反应的存在，患侧胸大肌可见收缩，同时前臂旋前位可促进肱三头肌收缩，使肘关节进一步伸展（图14-12）。

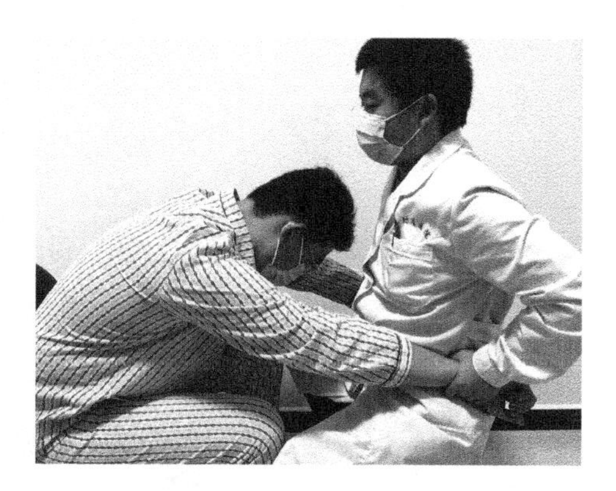

图14-12 挤腰运动促伸肘

5. 刺激腕伸肌的训练 患者取仰卧位，治疗师位于患者侧方，患者的手臂搭在治疗师膝关节上方，自然下垂，在已缓解上肢痉挛后，再由治疗师一手扶其前臂，另一手沿其前臂腕伸肌轻叩，以刺激腕伸肌活动性，也有助于缓解腕屈肌的痉挛。

6. 仰卧位抑制上肢屈肌痉挛的训练

方法一：患者取仰卧位，治疗师在患侧，用一只手稳住患者肩胸部，用另一只手握住患者的腕关节部，逐渐用力向伸肘方向打开肘关节，抑制肘屈曲痉挛，打开肘关节后，再逐渐向肩外展方向打开，注意用另一只手稳住患者胸大肌部。

方法二：患者取仰卧位，治疗师在患侧，一只手稳住患者肘关节部，用另一只手握住患者的手，逐渐用力向伸肘方向打开肘关节，抑制屈肌痉挛，打开肘关节后，治疗师可利用腿抵住患者肘关节部，一只手稳定住患者肩关节部，用另一只手打开患者腕关节及手指。

7. 仰卧位抑制前臂旋前圆肌痉挛的训练　患者取仰卧位，治疗师在患者患侧，在缓解肩、肘痉挛后，治疗师用一只手握住患者上臂部，另一只手握住患者腕关节部，逐渐用力的同时，慢慢打开患者前臂，抑制患者前臂旋前圆肌痉挛。

（三）下肢训练

1. 下肢屈曲联合反应的引出　患者取仰卧位，双下肢自然伸直，治疗师对患者非患侧下肢足底施加一跖屈阻力，嘱患者非患侧下肢用力跖屈，从而诱发患侧下肢屈肌的联合反应。同时也可利用非对称性紧张性颈反射，让患者面向非患侧，强化患侧下肢的屈肌紧张。

2. 下肢伸展联合反应的引出　患者取仰卧位，双下肢自然伸直，治疗师对患者非患侧下肢足背施加一背伸阻力，嘱患者非患侧下肢用力背伸勾脚，从而诱发患侧下肢伸肌的联合反应。同时也可利用非对称性紧张性颈反射，让患者面向患侧，强化患侧下肢的伸肌紧张。

3. 下肢外展联合反应的引出　患者取仰卧位，双下肢自然伸直，治疗师可在患者非患侧下肢膝关节外侧或踝关节外侧施加一外展阻力，嘱患者用力外展非患侧下肢，从而引出患侧下肢外展联合反应（图14-13）。

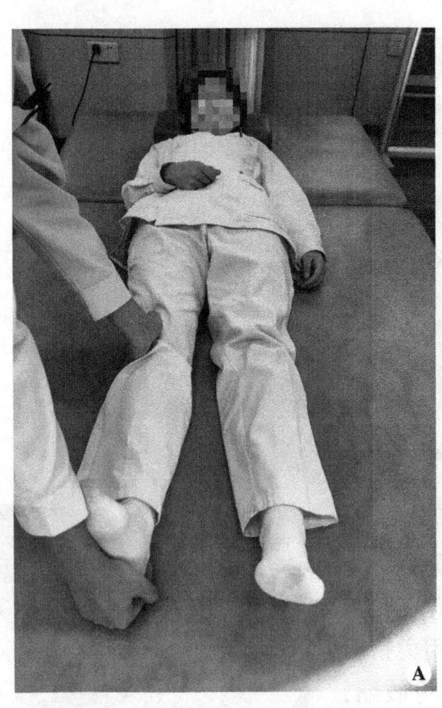

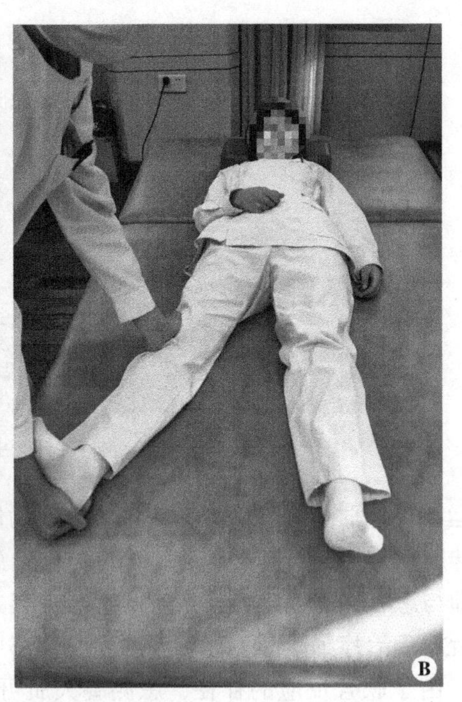

图14-13　下肢外展联合反应的引出

4. 下肢内收联合反应的引出　内收联合反应的引出同外展联合反应的引出相反，治疗师在患者患侧下肢相应部位施加一内收阻力，嘱患者用力内收非患侧下肢，从而引出患侧下肢的内收联合反应（图14-14）。

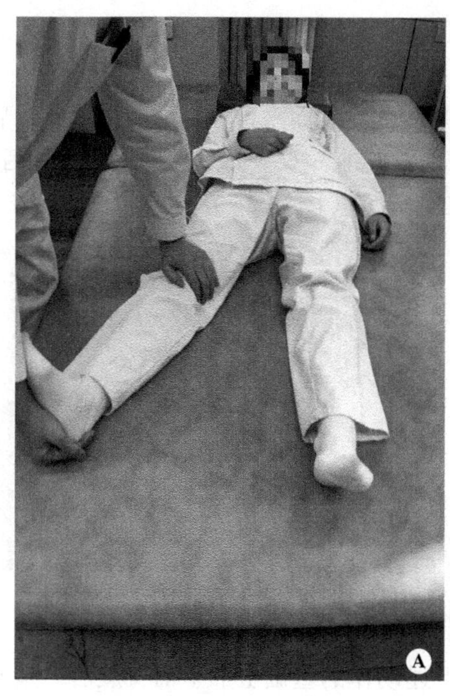
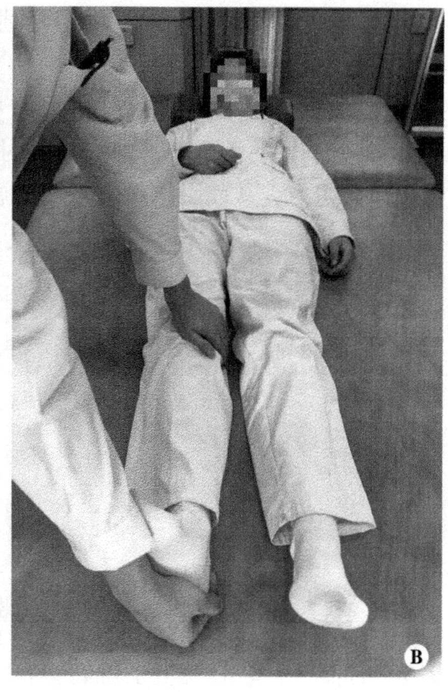

图14-14 下肢内收联合反应的引出

此外，下肢的内收-外展联合反应还可在下肢屈曲体位下训练。操作如下：患者采取仰卧位，治疗师帮助患者双下肢屈髋屈膝，使两足处于同一平面。治疗师一手轻轻扶住患侧膝关节，另一手分别在非患侧膝关节的内侧和外侧施加内收阻力和外展阻力，从而引出患侧下肢髋关节屈曲位下的内收和外展。

二、恢复期治疗（Brunnstrom Ⅳ～Ⅴ期）

恢复期的训练是在前期的基础之上进行的。关键是要让患者主动运动，治疗师要辅助患者肢体的运动模式在正常范围内，以期减少代偿动作和异常运动，为进行功能性动作打好基础。仰卧位下的训练，保证了躯干的稳定性，肢体的活动相对较容易。还需要进行坐位下的训练，坐位下对患者躯干控制力的要求更高。

Brunnstrom Ⅳ～Ⅴ期的训练方法：此阶段的训练重点是纠正共同运动和使运动从共同运动模式中脱离出来。

（一）上肢训练

1. 肩肘的训练

（1）患手触腰后部训练：转动躯干，摆动手臂，抚摸手背及后背；也可用患手在患侧取一物体，经背后传递给健手。此动作不仅在沐浴、从后裤带中取钱、穿衣等日常生活活动中起着重要的作用，而且能使胸大肌的运动从共同运动的模式中摆脱出来。训练时要注意是否有代偿动作，如耸肩、躯干侧屈等。

（2）肩屈曲90°训练：在患者前、中、后三角肌上叩打，让其前屈肩关节；被动活动上肢到前屈90°并让患者维持住，同时在患者前、中、后三角肌上叩打。如能保持住，让患者稍降低患侧上肢后再逐渐前屈，直到接近90°；在接近前屈90°的位置上小幅度继续前屈和大幅度下降，然后再前屈；前臂举起后，兴奋肱三头肌帮助伸肘。训练时注意肘尽量伸直，肩尽量避免外展，循序渐进，逐渐扩大随意运动的角度。

（3）肘伸展旋转前臂训练：由于旋前是伸肌共同运动模式的成分，旋后是屈肌共同运动模式的成分，所以伸肘旋前可破坏屈肌共同运动，伸肘旋后可破坏伸肌共同运动。

（4）肩外展90°肘伸展训练：这一动作结合伸肘、前臂旋前和肩外展的运动成分，对肢体的功能要求较高，应在共同运动模式脱离后进行。

（5）双侧抗阻划船训练：患者采取坐位，治疗师面向患者而坐，互相交叉握手，然后进行前推和后拉的类似于划船样动作。注意当双手向前活动时前臂旋前，双手向后活动时前臂旋后。与此同时，治疗师对其非患侧施加阻力，从而引出患侧上肢的屈伸运动（图14-15）。

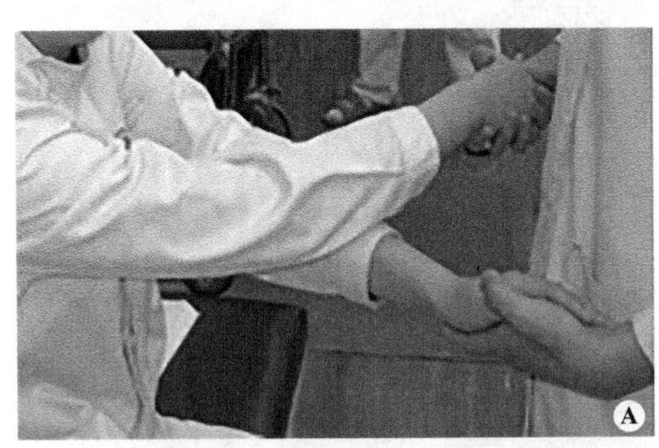

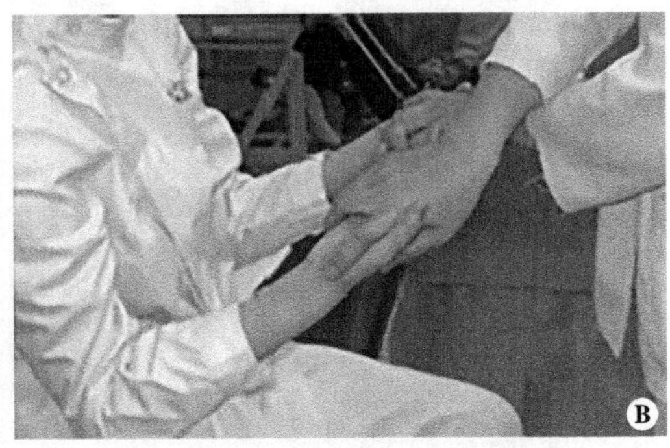

图14-15 双侧抗阻划船训练

（6）肩外展90°肘伸展、掌心向上下翻转：在上述动作的基础上加上前臂旋后，是此阶段最难的动作。

2. 手功能的训练　痉挛期的患手常不能随意进行抓握和伸展，需要进行抓握和伸展的诱发训练。

（1）抓握的诱发训练：当患侧上肢近端出现屈肌共同运动时，治疗师对其屈肌给予适当的阻力，患者则会出现腕手部的反射性屈曲，即为近端牵引现象。训练时，治疗师可将患侧上肢肘关节保持在伸展位，一手抵住肘关节限制其屈曲运动，一手固定住腕关节，让患者主动发力握拳，在近端牵引作用和随意运动共同诱导下，可完成手指的集团屈曲动作。

（2）拇指伸展的诱发训练：治疗师一手握住患手大拇指和大鱼际部位，使拇指保持在外展屈曲的功能位，使患者前臂旋后的同时，让患者主动伸展拇指，另一手则稳定住患侧肘关节，使肘关节始终维持在体侧部位。

（3）四指伸展的诱发训练：使患者患侧前臂保持旋前位，腕手自然放置，治疗师一手扶住其前臂，另一手以手背侧面从腕关节处起始，快速刷擦刺激患者手背，并让患者有意识地伸展手指，从而诱发手指的集团伸展。

3. 与日常生活能力结合

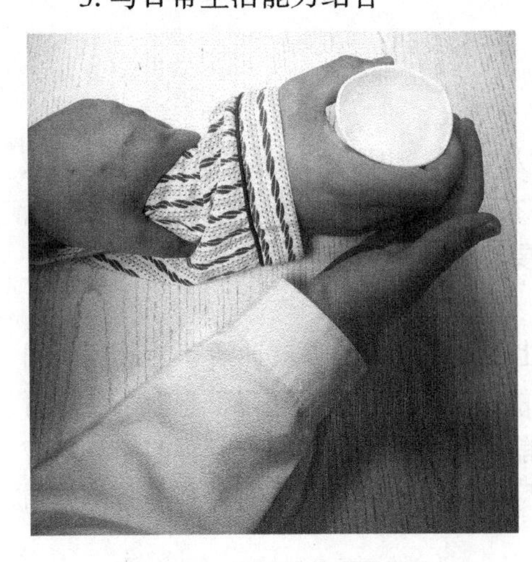

图14-16 生活动作诱导训练

（1）生活动作诱导训练：患者坐于桌前，前方放一水瓶或其他训练道具，让患者主动伸出患肢去够取水瓶，然后收回上肢做饮水动作，或让患者将水瓶从一个位置移动至另一个位置。反复进行训练。必要时治疗师给予帮助，并提醒患者尽量避免抬高患肩（图14-16）。

（2）利用屈肌共同运动：患者生活中可用患手屈曲肘关节拿起外衣；可用患手提包；可用患手握住钱包，健手从钱包中取出硬币；还可以用患手握住牙刷，健手挤牙膏等。

（3）利用伸肌共同运动：健手书写时患手稳住纸张及有关物品；穿衣时患手拿起衣服，健手可顺利地穿入衣袖中；打开瓶盖时，可将瓶子固定在患手和前腹壁之间，用健手打开瓶盖等。

自 测 题

单选题

1. 脑卒中患者上肢开始出现痉挛和肢体共同运动，按照Brunnstrom分期，属于（ ）
   A. Ⅰ期 B. Ⅱ期 C. Ⅲ期
   D. Ⅳ期 E. Ⅴ期
2. 左侧肢体偏瘫，Brunnstrom分期Ⅲ期，目前以下康复治疗正确的是（ ）
   A. 控制肌痉挛和异常运动模式，促进分离运动的出现
   B. 增强左侧肢体肌力、耐力训练
   C. 增强右侧肢体平衡和协调能力训练
   D. 增强右侧肢体肌力、耐力训练
   E. 提高左侧肢体肌张力
3. 以下不属于Brunnstrom Ⅴ期的是（ ）
   A. 肘伸展位上肢上举 B. 肘伸展位前臂旋前
   C. 上肢外展90° D. 上肢前屈90°
   E. 手掌抓握
4. 以下属于运动功能评价的是（ ）
   A. Brunnstrom分期 B. 改良Ashworth分级
   C. Borg量表 D. Glasgow量表
   E. Barthel 指数
5. 关于脑卒中患者恢复期，下列说法错误的是（ ）
   A. 一般可分为软瘫期、痉挛期和改善期
   B. 软瘫期：Brunnstrom Ⅰ期
   C. 痉挛期：Brunnstrom Ⅱ、Ⅲ期
   D. 改善期：Brunnstrom Ⅳ期
   E. 痉挛期：Brunnstrom Ⅴ、Ⅵ期

（刘建华）

第15章 Rood 技 术

案例 15-1

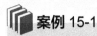

患者，男，10岁，出生后即发现运动功能异常，进行康复治疗。目前患者智力水平正常，可进行有效沟通，双下肢及左上肢肌张力高，运动功能障碍，可维持独立坐位，立位平衡差，不能独自完成移乘及转移。二便可控，日常生活基本可以自理。

问题： 1. 缓解肌张力的感觉刺激方法有哪些？

2. 兴奋性刺激有哪些？抑制性刺激有哪些？

第1节 理论基础

一、概　　述

（一）定义

Rood技术由美国物理治疗师和作业治疗师Margaret Rood在20世纪50年代提出，又称多种感觉刺激疗法。主要治疗目的是通过感觉刺激，增加感觉和运动功能。此法在治疗中有四项内容，即皮肤刺激、负重、运动、按人体发育顺序诱导出运动的控制。此方法多应用于脑瘫、成人偏瘫及其他运动控制障碍的脑损伤患者的康复治疗中。

（二）特点

本技术的最大特点是强调有控制的感觉刺激，根据人体个体的发育顺序，利用运动来诱发有目的的反应。任何人体活动都是先天存在的各种反射，通过不断地应用和发展，并由反复的感觉刺激不断地被修正，直到在大脑皮质意识水平上达到最高级的控制为止。因此，应用正确的感觉刺激，按正常的人体发育过程来刺激相应的感觉感受器，就有可能加速诱发运动反应或引起运动兴奋，并通过反复的感觉刺激诱导出正确的运动模式。

（三）治疗原则

治疗原则是由反射运动开始过渡到随意运动，具体如下。

1. 由颈部开始尾部结束。
2. 由近端开始向远端进行。
3. 由反射运动开始过渡到随意运动。
4. 先利用外感受器，后利用本体感受器。
5. 先进行两侧运动，后进行一侧运动。
6. 颈部和躯干先进行难度较高的运动，后进行难度较低的运动。四肢是先进行难度较低的运动，后进行难度较高的运动。
7. 两侧运动之后进行旋转运动。

二、基本理论

（一）适当的感觉刺激可以引起正常运动的产生和肌张力的正常化

Rood认为，不同的肌肉在不同的任务中，它们的“责任”是不同的。它们因不同的感觉刺激而产生不同的运动模式。任何一个活动即使是最简单的活动，也需要多组肌肉的参与，包括主动肌、拮抗肌、固定肌和协同肌。

感觉刺激一般是通过两种反射来完成。①与γ传出有关的皮肤-肌梭反射：刺激覆盖在肌腹、肌腱附着点上的皮肤，冲动传入脊髓，通过γ纤维传出到肌梭，根据刺激的性质和方式的不同对肌肉产生促进或抑制作用；②与γ传出无关的皮肤-肌肉反射：刺激皮肤上毛发，通过毛发感觉传入神经，经脊髓-丘脑束传送大脑皮质运动区，引起锥体束起始端的细胞兴奋，再经过皮质脊髓束至脊髓，由α纤维传出到肌肉，同样也可产生促进和抑制作用。

在利用这一原理进行治疗时要注意下面问题：

1. 感觉刺激要适当　神经运动能力的发育是感觉性运动控制的基础，并在此之上逐渐发展、成熟。因此，治疗必须根据患者个体的神经发育水平，逐渐地由低级感觉性运动控制向高级感觉性运动发展。同样，所获得的肌肉反应又可以反馈给中枢神经系统，加强其调节能力。正确的感觉输入是产生正确运动反应的先决条件，有控制的感觉输入可以反射性地诱发肌肉活动，故感觉刺激的应用要适当，这样才有可能使肌张力正常化，并诱发所需要的运动反应。

2. 有目的地完成的动作　治疗过程中患者所要完成的动作要有目的性，有目的感觉运动反应，有利于诱发、建立整个神经-肌肉系统的运动模式，可使主动肌、拮抗肌、协同肌相互之间的作用逐渐形成，更加协调。在日常生活中，当要完成某个动作时，首先是大脑皮质的高级中枢发出指令，然后，与之有关的皮质下中枢按其指令有程序地发放各种神经冲动，促进或抑制相应的肌肉，使主动肌、拮抗肌、协同肌相互协调地完成这一动作。动作中的感觉是掌握这一动作的基础，虽然大脑皮质不直接支配肌肉，但通过注意自己所要达到的目的，可反射性地诱发出中枢神经系统对运动的控制，反复地刺激或训练会强化这种控制能力，使其不断完善，完成由感觉到运动的全过程。

3. 注意感觉运动的反应　要想最终掌握运动动作，需要反复地进行由感觉到运动的过程，但要注意这种感觉运动反应是能够重复的，这样才会达到有效的治疗目的。

（二）利用运动控制发育的阶段促进运动控制能力

Rood将个体运动控制的发育水平划分为以下4个阶段。

1. 肌肉的全范围收缩　最初出现的动作常是肌肉的反复屈伸，引起关节的重复运动，是支撑体重所必需的主动性、拮抗性运动模式，由主动肌收缩与拮抗肌抑制而完成。新生儿自由地舞动上、下肢是这一阶段的典型活动。

2. 关节周围肌群的协同收缩　是指在肌肉的协同收缩下支撑体重，是人类运动发育最初的重要功能，此时表现为肢体近端关节固定，允许远端部分活动，是固定近端关节，改善远端关节功能的基本条件。

3. 远端固定，近端关节活动　即一边支撑体重，一边运动。例如，婴儿在四肢处于手膝位支撑阶段，但还未学会爬行之前，先手脚触地，躯干做前后摆动，颈部肌肉共同收缩的同时头部也活动，上肢近端肌肉亦收缩。

4. 技巧动作　肢体的近端关节起固定作用，远端部位活动，它是运动的高级形式。例如，行走、爬行、手的使用等。

（三）利用个体运动发育顺序促进运动控制能力

Rood根据人体发育规律总结出来的8种运动模式，具体如下。

1. 仰卧屈曲模式　是指仰卧位时躯体屈曲，对侧对称，交叉支配。

2. 转体或滚动模式　是指同侧上、下肢屈曲，转动或滚动身体。

3. 俯卧伸展模式　俯卧位时，颈、躯干、肩、髋、膝伸展，这种姿势最稳定，但在伸肌张力高的患者应避免应用此模式。

4. 颈肌协同收缩模式　俯卧位时能抗重力抬头，这是促进头部控制的模式。

5. 俯卧屈肘模式　俯卧位，肩前屈，屈肘负重，这是伸展脊柱的模式。

6. 手膝位支撑模式　当颈和上肢已经能保持稳定时，可利用这一体位，以促进下肢与躯干的协同收缩。支撑时由静态到动态，支撑点由多到少。例如，先双侧手膝着地，然后抬起一个或两个支撑点（一手或一膝），最后发展到爬行。

7. 站立　先双下肢站立不动，然后单腿站立，再重心转移。

8. 行走　是站立的技巧阶段，包括支撑、抬腿、摆动、足跟着地等。

第2节　基本技术

一、常用刺激工具

（一）诱发刺激的手段

1. 快速接触
2. 刷擦
3. 振动
4. 冰刺激
5. 快速牵伸
6. 缓慢地持续牵伸
7. 嗅觉刺激
8. 痛觉刺激
9. 快速摇动
10. 关节挤压

（二）抑制刺激的手段

1. 体位

（1）中间肢位

（2）抑制肢位

（3）诱发拮抗肌抑制主动肌

2. 冰，冰袋刺激

3. 温水浴（30～35℃）

4. 持续牵张，缓慢地伴随改变运动方向的牵张

5. 挤压

6. 叩击骨

7. 压迫

8. 缓慢地摇动

9. 振动

（三）治疗用具

1. 刷子　各种硬度的刷子。单使用电动刷时要注意转数，转数超过360r/min时对神经系统有抑制作用。

2. 振动器　振动频率不要太高，否则神经纤维无反应（Ⅰa纤维在450Hz以下，Ⅱ纤维在250Hz以下才有反应）。

3. 冰刺激　诱发时用–2～–17℃刚从冰箱里取出的冰，抑制时无特殊限制。

4. 橡胶物品　可使用符合肌力的各种弹性橡胶，如自行车胎、带状生橡胶、可改变负荷的橡胶等以诱发肌肉的共同收缩。

5. 纺锤体筒　纺织工厂使用的卷芯即可以。

6. 圆棒　用于抑制手指、脚趾屈肌紧张。

7. 膝手位支撑器　抓握棒可以倾斜，对肩胛带有诱发作用。

8. 压舌板　抑制舌紧张。

9. 婴儿舔玩的玩具　用于进食训练的初期。

10. 各种诱发嗅觉的物品。

11. 音乐刺激　对音乐的反应各不同。

12. 沙袋　有利于固定体位、诱发动作。

13. 球　各种重量的球。

二、常用技术

Rood技术主要分为促进技术和抑制技术。

（一）促进技术

主要是应用皮肤、本体等刺激来诱发肌肉反应，主要方法如下。

1. 触觉刺激　包括快速刷擦和轻触摸。快速刷擦刺激C纤维，激活末梢（γ_2纤维的末梢），诱发主动肌，抑制拮抗肌，15～30s显效，30～40min达最大疗效。可以用软毛刷或根据情况选择不同硬度的毛刷，一般有两种方法。①一次刷擦：在相应肌群的脊髓节段皮区刺激，如30s后无反应，可以重复3～5次，这种方法适用于意识水平较低而需要运动的病例；②连续刷擦：在治疗部位的皮肤上做3～5s的来回刷动。诱发小肌肉时每次要小于3s，休息2～3s后再进行下一次，每块肌肉刺激lmin，诱发大肌肉时则不用休息3s。

2. 温度刺激　常用冰来刺激，因冰具有与快速刷擦和触摸相同的作用。所用的冰是刚从冰箱里取出带白雾的（温度–12～–17℃）。具体方法有两个。①一次刺激法；②连续刺激法：将冰放在局部3～5s，然后用毛巾轻轻沾干，以防止冰化成水，不可用毛巾擦皮肤，直到皮肤变红，一般30～40min疗效达到高峰。这种方法可以引起与快速刷擦相同的效应。由于冰可以引起交感神经的保护反应（血管收缩），因此应避免在背部脊神经后支分布区进行刺激。用冰快速刺激手掌与足底或手指与足趾之间背侧皮肤时，可以引起与轻触摸相同的效应——反射性回缩，当出现回缩反应时应对运动的肢体施加适当阻力，以提高刺激效果。

3. 轻叩　轻叩皮肤可刺激低阈值的A纤维，从而引起皮肤表层运动肌的交替收缩，低阈值的纤维易于兴奋，通过易化梭外肌运动系统引出快速、短暂的反应。轻叩手背指间或足背趾间皮肤及轻叩掌心、足底均可引起相应肢体的回缩反应。重复刺激这些部位还可引起交叉性伸肌反应。轻叩肌腱或肌腹可以产生与快速牵伸相同的效应。

4. 牵伸　快速、轻微地牵伸肌肉，可以立即引起肌肉收缩反应，利用这种反应可以达到治疗目的。牵伸内收肌群或屈肌群，可以促进该群肌肉而抑制其拮抗肌群，牵伸手或足的内部肌肉可引起邻近固定肌的协同收缩，用力握拳或用力使足底收紧可对手和足的小肌群产生牵伸，可使近端肌群易化，若此时这一动作在负重体位下进行，近端关节肌群成为固定肌，可以促进这些肌群的收缩，进一步得到易化。

5. 挤压　挤压肌腹可引起与牵伸肌梭相同的牵张反应；用力挤压关节可使关节间隙变窄，可刺激高阈值感受器，可引起关节周围的肌肉收缩。当患者处于仰卧位屈髋、屈膝的桥式体位，屈肘俯卧位，手膝四点跪位，站立位时抬起一个或两个肢体而使患侧肢体负重等支撑位时均可以产生类似的反应。对骨突出处加压具有促进与抑制的双向作用，如在跟骨内侧加压，可促进小腿三头肌收缩，产生足跖屈动作；相反在跟骨外侧加压，可促进足背屈肌收缩，抑制小腿三头肌收缩，产生足背屈动作。

6. 特殊感觉刺激　Rood常选用一些特殊的感觉刺激（视觉、听觉等）来促进或抑制肌肉。视觉和听觉刺激可用来促进或抑制中枢神经系统；光线明亮、色彩鲜艳的环境可以产生促进效应，而光线暗淡、色彩单调的环境则有抑制作用；节奏性强的音乐具有易化作用，轻音乐或催眠曲则具有抑制作用；治疗师说话的音调和语气也可以影响患者的动作、行为。

（二）抑制技术

抑制技术是利用感觉刺激来抑制肌肉反应，适用于痉挛和其他肌张力增高的情况，具体方法如下。

1. 缓慢挤压关节以缓解痉挛　此法可使偏瘫患者因痉挛引起的肩痛得以缓解，在治疗偏瘫患者肩部疼痛时，治疗师可以托起其肘部，使其上肢外展，然后把上臂向肩胛盂方向轻轻地推，使肱骨头进入关节窝，保持片刻，可以使肌肉放松，缓解疼痛。

2. 在肌腱附着点加压　在痉挛的肌肉肌腱附着点持续加压可使这些肌肉放松。

3. 用有效的、轻的压力从头部开始沿脊柱直到骶尾部　反复对后背脊神经支配区域进行刺激可反射性抑制全身肌紧张，达到全身放松的目的。

4. 持续的牵伸　此法可以是短时间牵伸，也可以将延长的肌肉通过系列夹板或石膏托固定进行持续牵伸，必要时更换新的夹板或石膏托使肌腱保持延长状态。

5. 缓慢地将患者从仰卧位或俯卧位翻到侧卧位缓解痉挛。

6. 通过中温刺激、等温局部浴、热湿敷等使痉挛肌松弛。

7. 远端固定，近端运动　适用于手足徐动症等情况。具体方法是让患者取膝手位，手部和膝部位置不动，躯干做前、后、左、右和对角线式的活动。如果痉挛范围较局限，缓慢地抚摩或擦拭皮肤表面同样可达到放松的目的。

自 测 题

单选题

1. 属于Rood技术的是（　　）
   A. 冰刺激和刷擦　B. 抑制原始运动模式
   C. 牵伸肌肉　D. 螺旋对角运动模式
   E. 平衡训练

2. 下列不是抑制技术的是（　　）
   A. 快速牵张　B. 持续牵引
   C. 温热刺激　D. 骨突出加压
   E. 挤压

（刘建华）

第16章

本体感觉神经肌肉促进技术

案例 16-1

患者，女，69岁，无明显诱因出现右侧肢体麻木与无力，患者头部MRI显示“左侧基底节区急性梗死灶”，诊断：脑血管病性偏瘫。生命体征平稳后从神经内科转入康复医学科做进一步康复治疗。专科评估：躯体结构与功能：简易精神状态检查（MMSE）认知评估，27/30分；改良Ashworth痉挛评定，患侧（右）上肢屈肘肌张力1级；患侧肩关节主动活动范围因疼痛受限，视觉模拟评分法（VAS）疼痛评估，5/10分；Brunnstrom偏瘫功能恢复6阶段及功能评定：右上肢/手/下肢为5/3/6期。活动：日常生活活动能力评分（MBI）表（改良Barthel指数）75/100分。参与：Lawton IADL量表评估4/18分。

问题： 1. 该患者康复治疗短期目标是什么？

2. 该患者康复治疗长期目标是什么？

3. 请为该患者的康复治疗制订治疗方案。

第1节 理论基础

一、概　　述

（一）基本概念

本体感觉神经肌肉促进技术（proprioceptive neuromuscular facilitation，PNF）是由Herman Kabat和Margaret（Maggie）Knott博士发展出来的一种治疗技术，更是一种治疗观念，是通过刺激人体本体感受器，激活和募集最大数量的运动肌纤维参与活动，促进瘫痪肌肉收缩，同时通过调整感觉神经的兴奋性以改变肌肉的张力，缓解肌痉挛的一种神经肌肉促进技术。PNF技术治疗的主要目标是帮助功能障碍者的能力达到最高水平。

PNF技术最大的特点是多关节参与、多轴位、对角螺旋形的组合型运动模式，着重强调在运动模式中身体各关节的作用，即关节的可动性、稳定性、控制能力及完成组合型动作的技巧性。

（二）基本原则

1. PNF是一种整体性的方法，每次治疗均是直接作用于整体个人，而不是针对特定障碍或身体躯段。

2. 基于每个人都有巨大潜能尚未开发，治疗师将集中精力调动患者的潜能。

3. 治疗方案始终是积极的，在身体和心理两个层面上加强并利用患者可进行的活动。

4. 为了达到最高功能水平，治疗师将运动控制与运动学习的原理相结合。

（三）适应证和禁忌证

1. 适应证　主要用于中枢神经损伤、周围神经损伤、骨科损伤性疾病、运动创伤、关节炎所致的关节活动障碍等。

2. 禁忌证　各种原因引起的关节不稳定、骨折未完全愈合、关节急性炎症或外伤所致的肿胀、骨关节结核、肿瘤、婴幼儿、意识障碍及听力障碍者。

二、神经生理学原理

PNF技术的形成和发展是基于神经生理学原理，Charles Sherrington关于神经生理学的一些研究对PNF的基本程序和技术的发展起着十分重要的作用。

1. 后续效应　一个刺激的作用持续到该刺激停止之后。如果刺激的强度和时程增加，后续效应也增加。

2. 时间总和　一段时间（短时间）内连续的弱（阈下）刺激组合（总和）引起兴奋。

3. 空间总和　同时作用于身体不同区域的弱刺激互相加强（总和）以引起兴奋。时间和空间总和可以组合以获得更大的活动。

4. 扩散　这是一种反应的传播和强度的增加，产生于刺激的数量或强度增加时。该反应既可以是兴奋性的，也可以是抑制性的。

5. 连续诱导　主动肌兴奋性的增加发生于拮抗肌的收缩之后。涉及拮抗肌反转的技术使用这种原理（诱导：刺激、增加兴奋性）。

6. 交互支配　肌肉收缩同时伴随着对拮抗肌的抑制。交互支配是协调运动必要的成分。放松技术会利用这种原理。

三、基本原理和程序

（一）基本原理

1. 视觉刺激　患者通过目光接触、追踪来控制其运动。视觉反馈有助于增加协调性、肌力和稳定性，从而促进肌肉活动。主要作用：从协调性、肌力和稳定性方面刺激肌肉；给予治疗师所应用的刺激是否适当的信息；给予治疗师关于疼痛强度和所用刺激的相容性信息；提供一个交流途径达到协调的互动。

2. 听觉刺激　使用语言及适当的音量指导患者。主要作用：引导运动的开始或肌肉收缩；影响肌肉收缩的力量或影响放松；提高患者的注意力；校正患者的运动；帮助患者学习新的功能性活动。

治疗师必须始终记住指令是给患者的，而不是被治疗的那部分身体的。预备的指令必须简明扼要，没有赘言。指令可以和来自患者的被动运动及视觉控制相结合，以训练出期望的运动。指令的音量能影响肌肉收缩的力量，当要加强肌肉收缩时，治疗师应给予大声的指令。指令分为三部分。①预备：患者准备好活动。②活动：告诉患者开始活动。③校正：告诉患者如何校正和调整活动。

3. 触觉刺激　治疗师手的抓握能刺激患者皮肤感受器和其他压力感受器，这种接触给患者有关运动正确方向的信息。主要作用：改善肌肉活动；当用于躯干时，促进躯干稳定；提供信心和安全感；促进触觉-运动觉的知觉。

治疗师使用蚓状肌抓握，如图16-1所示。该抓握的压力来自于掌指关节的屈曲，且能使治疗师很好控制运动而不会因挤压或给予身体骨骼的压力太大而引起疼痛。

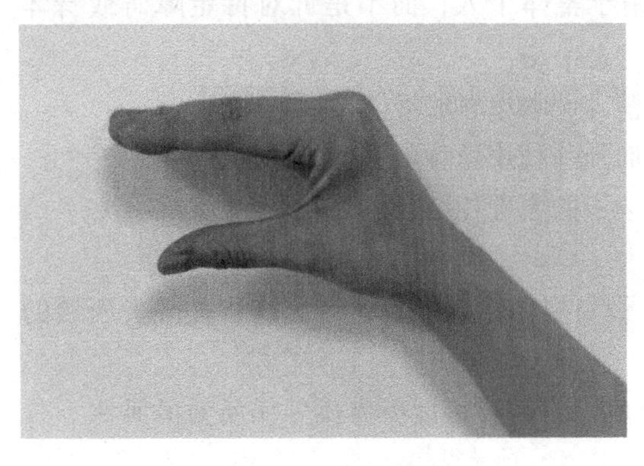
图16-1　蚓状肌抓握

4. 最佳阻力　活动中给予的阻力大小必须根据患者的能力和活动目标而定。主要作用：促进肌肉收缩；改善运动学习；改善知觉和运动控制，增强肌肉力量。

通常都会用阻力引导来训练患者控制和学习功能性活动。阻力还可以用于肌肉的扩散和加强。如何给予阻力取决于抗阻力收缩的肌肉类型。我们定义肌肉的收缩类型如下：①等张收缩（动态）：患者的意向是要产生动作。②向心性收缩：主动肌缩短产生运动。③离心性收缩：一个外力引起该运动。该运动受主动肌有控制地延长的制约。④稳定的等张收缩：患者的意向是要产生动作，但运动被外力阻碍。⑤等长收缩（静态）：患者和治疗师的意向都是不使动作发生。给予向心或离心收缩肌的阻力应调整到使运动能以平顺和协调的方式产生。被促进肌肉的拮抗肌需被充分地抑制，以便主动肌活动。给予稳定收缩的阻力必须受到控制以保持稳定的姿势。当对一个等长收缩活动抗阻时，阻力应逐渐增加或降低，这样就无动作产生。

5. 牵伸　当肌肉在最佳张力下被拉长时发生牵伸刺激。主要作用：促进肌肉收缩；促进相关的协同肌肉收缩。

肌肉链对治疗师牵伸的反应能引起牵张反射。只有在治疗师希望促进主动的肌肉活动时，才做肌肉的牵伸。当肌肉、肌腱、骨骼或关节受伤时，禁止做某些牵伸活动。牵伸刺激被用于正常活动，作为促进肌肉收缩的准备活动。该刺激促进被拉长的肌肉和同一关节的协同肌，和其他有关的协同肌。更大的促进作用来自拉长一个肢体或躯干的所有协同肌肉。例如，胫前肌的拉长，除了促进胫前肌外，还促进髋屈肌-内收肌-外旋肌群。如果髋和踝的全部肌肉同时被拉长，这些肢体肌肉的兴奋性就会进一步增加，并蔓延到躯干的协同屈肌上。

6. 牵伸和挤压　牵伸是对躯干和四肢进行拉长。挤压是对躯干和四肢进行压缩。主要作用：①促进运动，尤其是牵伸和抗重力运动，当使用牵伸时，帮助拉长肌肉组织，给予患者一个牵伸的刺激，解除关节疼痛；②促进稳定，促进负重和抗重力肌的收缩，促进直立反应。

（二）基本程序

1. 扩散与强化　扩散是被刺激的神经产生冲动反应的传播；强化是治疗师通过给予强肌阻力的大小控制对弱肌的强化。扩散可引起协同肌或运动模式中其他肌肉产生兴奋或抑制；强化的目的是增加反应，使其更强。

2. 时序　时序是指动作发生的顺序。正常时序提供连续的、协调的运动；加强时序能将使强收缩的能量转向弱肌。

3. 身体姿势和力学　治疗师位于运动方向上，患者位于正常的开始体位。这样的姿势能使患者以经济的、以目标为导向的方式运动，而不妨碍运动；允许治疗师最佳地使用其身体重量以避免疲劳。

4. 模式　模式是指三维肌肉收缩的协调组合。PNF技术的模式可以促进和增强肌肉反应；促进的模式是PNF技术的基本程序之一，具体内容参见第3节PNF技术基本运动模式。

第2节　PNF的基本技术

一、主动肌技术

（一）节律性启动

1. 特点　在要求的范围内做节律性运动，开始做被动运动，逐步转向主动辅助、抗阻运动，最后转向独立运动。

2. 目的　帮助运动起始；改善协调和运动感觉；促进运动速度正常化；帮助患者放松。

3. 适用范围　起始运动困难；运动过慢或过快；不协调或运动缺乏节律性即共济失调或者动作僵硬；调节肌张力或使肌张力正常化；全身紧张。

4. 操作步骤　①治疗师开始在关节活动度内做被动运动，通过下达语言指令的速度来确定节律。运动的预定目标可以通过患者的听觉、视觉和触觉信息输入传递给患者，这样患者就可以在被动运动中有意识地担当主动角色；②让患者向要求的方向做主动运动，返回运动由治疗师来完成；③治疗师主动施加阻力，用口头指令保持节律；④结束时患者应该能独立做该运动。

（二）等张收缩组合

1. 特点　一个肌群（主动肌）的向心性、离心性及稳定性收缩组合，全程无放松。治疗时，从患者肌力或协调最好的地方开始。

2. 目的　促进运动的主动控制；增加主动活动度；增强肌力；离心运动控制的功能性训练。

3. 适用范围　协调离心性收缩的控制降低；主动关节活动度降低；协调或向期望方向运动的能力不足；在可用的关节活动度中主动运动肌力下降。

4. 操作步骤　①治疗师在期望的关节活动运动度内进行主动运动（向心性收缩）；②在关节活动度末端，治疗师让患者停留在这一位置（稳定性收缩）；③当达到稳定后，治疗师让患者缓慢地向起始位运动（离心性收缩）；④在不同的肌肉活动类型之间主动肌没有放松，并且治疗师的手保持在相同的位置。

（三）起始位反复牵伸

1. 特点　肌肉被拉长的张力引出牵张反射。反复使用牵张反射，以便在被拉长而增加张力的肌肉上诱导出主动的肌肉募集。同时只让肌肉处于紧张状态；注意不要牵伸关节结构。

2. 目的　促进运动的起始；增加主动关节活动度；增强肌力；防止或减轻疲劳；在需要的方向上指导运动。

3. 适用范围　肌无力；由于肌无力或强直而不能起始运动；疲劳；运动知觉降低。

4. 操作步骤　①治疗师给患者一个准备指令，同时做这个模式的最大范围的肌肉拉长，要特别注意旋转；②快速地"拍打"肌肉，以进一步拉长（牵伸）肌肉并诱导出牵张反射；③在牵张反射的同时，治疗师发出指令，使患者主动收缩被牵伸的肌肉，与牵张反射联系起来；④对引起的反射和主动肌肉收缩施加阻力。

（四）全范围反复牵伸

1. 特点　反复使用牵张反射，以便在被拉长而增加张力的肌肉上诱导出主动的肌肉募集。

2. 目的　促进运动的起始；增加主动关节活动度；增强肌力；防止或减轻疲劳；在需要的方向上指导运动。

3. 适用范围　肌无力；疲劳；需要的运动知觉降低。

4. 操作步骤　①治疗师对一个运动模式施加阻力，使所有的肌肉收缩和紧张。可以从起始牵张反射开始；②接下来治疗师发出预备指令使牵张反射与患者新的、加大的用力相协调；③同时治疗师通过施加瞬间强阻力以轻度拉长（牵伸）肌肉；④让患者做更强的肌肉收缩，同时施加阻力；⑤随着患者在关节活动度内的运动，反复牵伸以加强收缩，或改变方向；⑥在给予下一个牵张反射之前，必须让患者运动；⑦牵伸过程中，患者不能放松也不能改变运动方向。

（五）复制

1. 特点　在抗阻被动部分运动到相反方向或者独立返回到目标位置后，保持在期望的终末位置（目标位置）不动如图16-2所示。

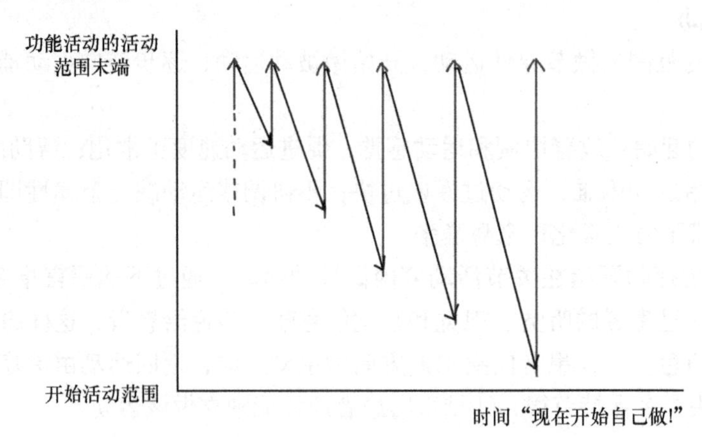

图16-2　复制

2. 目的　教患者期望的模式或功能运动达到终末位置的路线；评估患者在期望的模式或功能运动

的终末位维持收缩的能力；从远离终末位置的不同点，评估患者回到既定终末位置的能力。

3. 适用范围　改善协调；改善身体感知；改善ADL。

4. 操作步骤　①把患者置于目标位置或活动的“末端”位置，在这里所有主动肌都是缩短的；②患者保持那个位置，同时治疗师抗阻所有的成分，使用所有的基本程序以促进患者的肌肉；③让患者放松，被动地运动患者短距离地回到相反方向，然后让患者返回到“末端”位置；④运动的每一次重复开始于向运动的开端更进一步的位置以增加患者的关节活动度；⑤在结束时患者应该能单独完成活动或动作，不用治疗师促进和手法接触。

二、拮抗肌技术

（一）动态反转

1. 特点　主动运动从一个方向（主动肌）转变到其相反的方向（拮抗肌），不伴有停顿或放松。

2. 目的　增加主动关节活动度；增强肌力；促进协调（平稳的运动反转）；预防或减轻疲劳；增加耐力；降低肌张力。

3. 适用范围　肌无力；疲劳；需要的运动知觉降低；主动关节活动范围下降；主动肌无力；改变运动方向的能力降低；锻炼的肌肉开始疲劳；高张力肌群的放松。

4. 操作步骤　①治疗师在患者活动的一个方向上施加阻力，通常是在力量更强或功能更好的方向；②达到理想的活动度末端时，治疗师换手把阻力加在运动部分的远端，并发出一个准备改变方向的指令；③在理想的活动度末端时，治疗师给患者改变方向的指令，不要放松，并在远端新的方向上施加阻力；④当患者开始向相反方向运动时，治疗师变换近端的抓握，使所有阻力均加在新的方向上；⑤反转运动可经常按需要进行。

（二）稳定反转

1. 特点　施加足够的阻力对抗交替等张收缩以防止活动。

2. 目的　增加稳定和平衡；增强肌力；增加主动肌和拮抗肌之间的协调。

3. 适用范围　稳定性降低；肌无力；患者不能做等长肌肉收缩，并且仍需要在一个方向上的阻力。

4. 操作步骤　①治疗师给患者施加阻力，在力量较强的方向开始，同时让患者对抗阻力，不允许有运动出现。挤压或牵伸应该用于增加稳定性。②当患者达到最大抗阻力之后，治疗师用一只手在另一方向上施加阻力。③当患者对新方向阻力有反应后，治疗师用另一只手在新的方向上施加阻力。

（三）节律性稳定

1. 特点　交替的等长收缩对抗阻力，无意产生运动。

2. 目的　增加主动和被动关节活动度；增强肌力；增强平衡和稳定性；改善疼痛。

3. 适用范围　关节活动度受限；疼痛，尤其是在尝试运动时；关节不稳定；拮抗肌群无力；平衡能力降低。

4. 操作步骤　①治疗师对主动肌群的等长收缩施加阻力，患者保持这一位置不动。②缓慢增加阻力，使患者产生同样大的对抗力。③当患者充分反应时，治疗师用一只手在远端对拮抗肌的运动施加阻力。当阻力改变时，治疗师和患者都不放松。④新的抗阻能力慢慢产生。当患者有反应时，治疗师用另一只手也施加阻力于拮抗肌。⑤当患者的状况允许时可使用牵伸或挤压。⑥反转的重复进行视需要而定。⑦使用静态指令，“保持在这里”或“不要动”。

三、放松技术

（一）收缩-放松（直接治疗）

1. 特点　对特定肌（拮抗肌）等张收缩施加阻力，随后放松并运动到增加的关节活动度。

2. 目的　增加被动关节活动度。

3. 适用范围　被动关节活动度降低。

4. 操作步骤 ①治疗师或患者使关节或身体某部分活动到被动关节活动度的末端。能进行主动运动或抵抗少许阻力更好。②治疗师让患者的特定肌（拮抗肌）进行强收缩（至少持续5～8s）。③治疗师要确定患者做足够大的活动以保证所需要的肌肉收缩，特别是旋转肌。④持续足够长的时间后，治疗师让患者放松。⑤患者和治疗师都放松。⑥患者主动或治疗师被动地将患者关节或身体某部分置于新的受限活动位置。最好能进行主动运动，可施加阻力。⑦本技术反复使用直到不能获得更大的活动范围。

（二）收缩-放松（间接治疗）

1. 特点 该技术用主动肌收缩以取代拮抗肌。

2. 适用范围 牵伸肌收缩时太疼痛或太弱而不能产生有效的收缩时，使用间接方法。

（三）保持–放松（直接治疗）

1. 特点 抗阻拮抗肌（短缩肌）等长收缩，随后放松。

2. 适用范围 被动关节活动度缩小、疼痛、患者等张收缩太强，以致治疗师无法控制。

3. 目的 增加被动关节活动度；减轻疼痛。

4. 操作步骤 ①治疗师或患者将关节或身体节段运动至被动关节活动度末端，或无痛的关节活动度末端。最好能主动运动到那里。如果这样不引起疼痛，治疗师可给予阻力。如果患者的肢体在这个位置很痛，患者应该稍离开疼痛位置，直到不痛为止。②在可能的关节活动度末端，治疗师用加强的旋转让患者的主动肌或模式（拮抗肌）进行等长收缩（作者认为收缩应至少保持5～8s），缓慢增加阻力。患者或治疗师都无意让动作出现。③保持足够的收缩时间后，治疗师让患者放松。治疗师和患者逐渐放松。④把关节或身体某部位主动或被动放置于新的受限范围。如无疼痛，主动运动更好。如运动不引起疼痛可施加阻力。⑤在新的活动受限范围内，重复上述所有步骤。

（四）保持-放松（间接治疗）

1. 特点 在用保持-放松进行间接治疗时，治疗师施加阻力于短缩的或疼痛的肌肉的协同肌，而不是该疼痛肌或疼痛的运动。如果这样仍引起疼痛，就对相反模式的协同肌肉进行抗阻。

2. 适用范围 受限的肌肉收缩时异常疼痛。

3. 操作步骤 ①患者处于舒适的体位；②治疗师抗阻远离疼痛节段协同肌的等长收缩；③阻力逐步增大并保持在不引起疼痛的水平；④在放松中阻力缓慢减小。

第3节 PNF技术基本运动模式

一、模式命名及特征

PNF模式是协调的整体运动，正常功能性运动的组成部分，以发生在近端关节的运动来命名模式，肌肉与相同关节（协同肌）和相邻关节（辅助肌）的一些肌肉一起收缩，这些协同收缩是正常活动的特征，也是PNF模式的基础。正常功能运动是由肢体粗大运动模式和躯干肌肉的协同作用组合而成。大脑运动皮质产生和组织这些运动模式，但是人体不能随意让其中某一肌肉脱离该运动模式。这些协同肌肉的联合作用形成PNF促进模式。

PNF的运动模式根据身体的部位包括肩胛模式、骨盆模式、上肢模式、下肢模式。PNF模式在三个层面的运动如图16-3所示：矢状面-屈曲和伸展；冠状面-肢体的外展和内收或躯干侧屈；水平面-旋转。因此，就有了“螺旋与对角线”运动。每个模式分别包括两个对角线、四个方向的运动如图16-4所示。

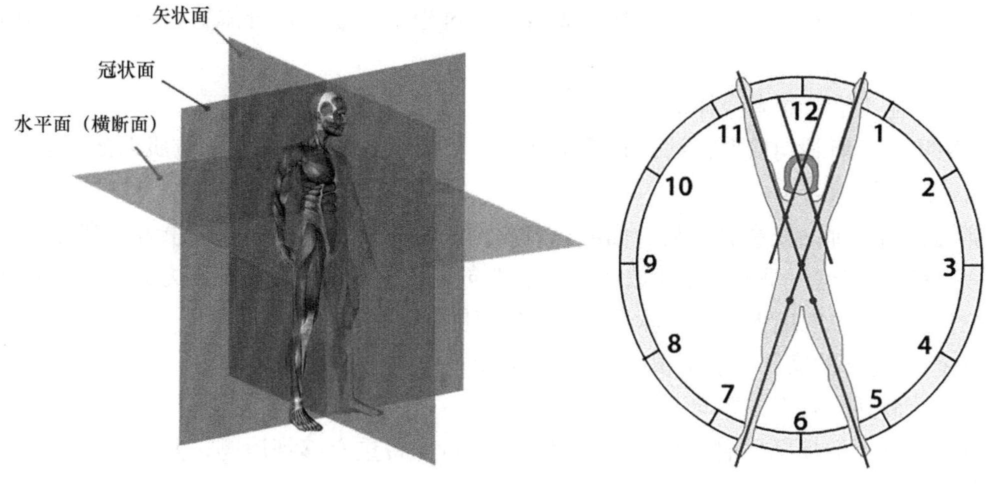

图16-3　三个层面的运动　　　**图16-4**　两个对角线、四个方向的运动

二、肩胛运动模式

肩胛控制或影响颈椎和胸椎的功能。上肢的功能既需要肩胛骨的运动也需要它的稳定。肩胛模式的治疗目的包括：训练肩胛的运动和稳定性；训练躯干肌肉；训练功能性活动；促进颈椎运动和稳定；促进上肢的运动和稳定；通过扩散可间接治疗下部躯干。肩胛和骨盆模式有两个对角线运动，即向前上提-向后下压、向后上提-向前下压。设想患者头部对着钟表12点钟的位置，脚部对着6点钟的位置，3点钟的位置在前面，9点钟的位置在后面，如图16-5所示。在做右肩胛或骨盆活动时，向前上提即向1点钟方向运动，向后下压即向7点钟方向运动，向后上提即向11点钟方向运动，向前下压即向5点钟方向运动。

图16-5　肩胛和骨盆模式

1. 向前上提（图16-6）

（1）抓握：治疗师站在患者身后，面向患者头部。一只手放在患者盂肱关节前面，手指呈握杯状握住患者肩峰，另一只手放在前一只手上给予支持。用手指接触患者肩部，而不要用手掌接触。

（2）拉长的体位：将整个肩胛向后下即向下部胸椎方向牵拉（向后下压）。

（3）口令："向您鼻子方向耸肩""拉"。

（4）运动：肩胛朝向患者鼻子向前上运动。

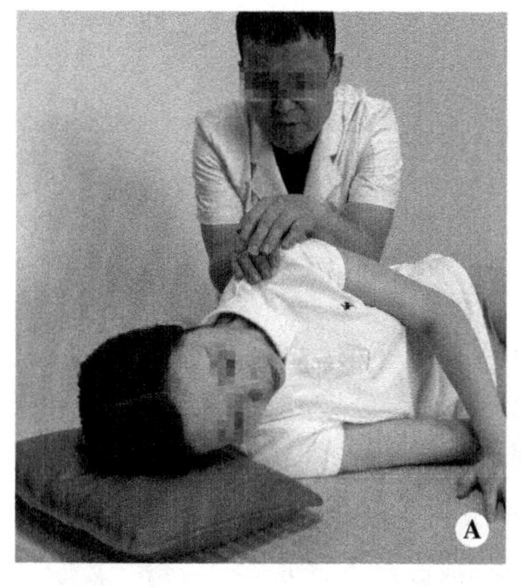

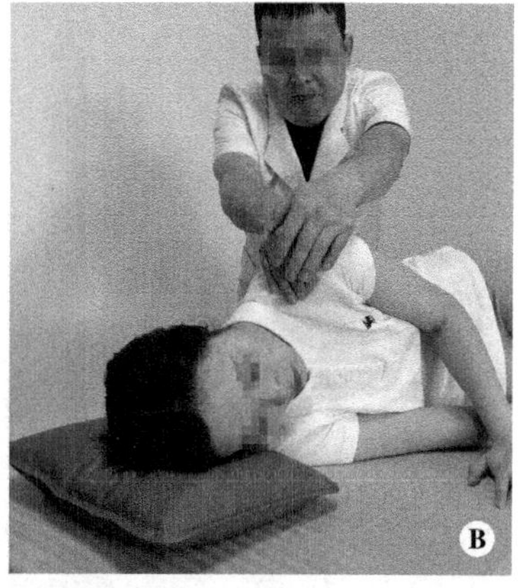

图16-6　肩胛向前上提

（5）身体力学：治疗师保持手臂放松，患者运动过程中，治疗师身体重心从后腿移向前腿，用身体给予阻力。

（6）阻力：阻力沿着患者身体的曲线。

（7）结束姿势：肩胛向前上移动，肩峰向患者鼻子靠近，肩胛后缩及下拉肌肉被拉紧。

2. 向后下压（图16-7）

（1）抓握：治疗师站在患者身后，面向患者头部。将一只手掌根部放在患者肩胛骨的内侧缘（脊柱缘），另一只手放在这只手上，手指放在肩胛上指向肩峰，尽量保持所有压力低于肩胛的脊柱面。

（2）拉长的体位：向前上（患者鼻子方向）推肩胛骨。

（3）口令："将您的肩胛向后下顶向我""向下顶"。

（4）运动：肩胛向后下，即向下部胸椎移动。

（5）身体力学：治疗师屈肘，使前臂与阻力线平行。将重心移到后脚，并使肘随着患者肩胛向后下移动而向下。

（6）阻力：阻力沿着患者身体的曲线。

（7）结束姿势：肩胛向下压后缩，同时盂肱结节位于腋中线之后，肩胛内侧缘呈水平面，而不外旋。

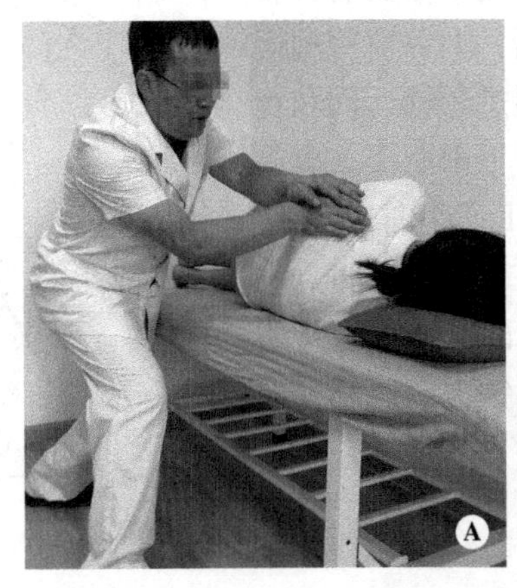
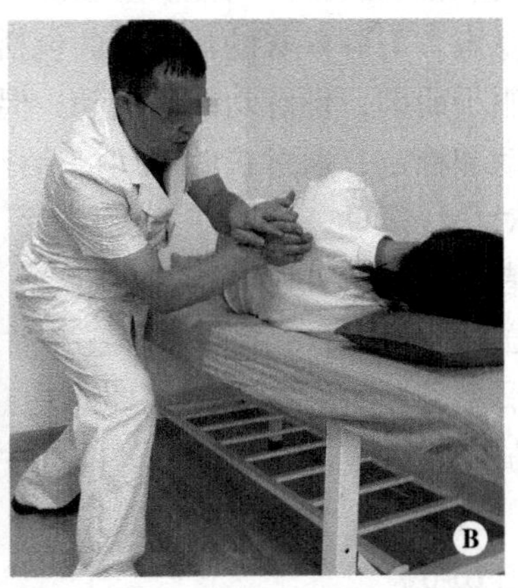

图16-7　肩胛向后下压

3. 向前下压（图16-8）

（1）抓握：治疗师站在患者头部后面，面向患者的髋部。将一只放在肩后，用手指把住肩胛外侧缘（腋缘），另一只手在肩前握住胸大肌腋缘和喙突，双手手指指向对侧髂骨，前臂保持在同一方向的力线上。

（2）拉长的体位：使整个肩胛向后上，即向头后中线抬起。

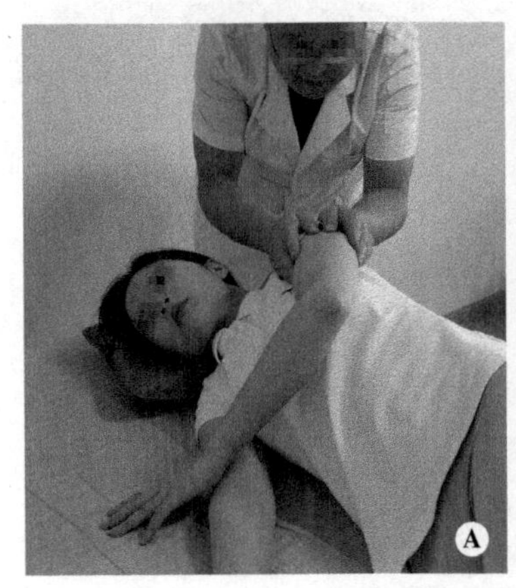
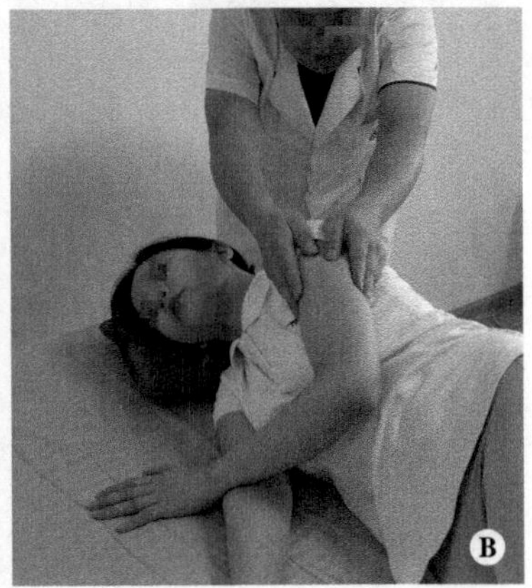

图16-8　肩胛向前下压

（3）口令："将您的肩胛骨向肚脐方向拉""拉"。

（4）运动：患者肩胛向前下即向对侧髂前上棘方向运动。

（5）身体力学：随着身体重心从后腿移到前腿而施加阻力。

（6）阻力：阻力沿着患者身体的曲线。

（7）结束姿势：肩胛向前旋、下压及外展。盂肱结节位于腋中线之前。

4. 向后上提（图16-9）

（1）抓握：治疗师站在患者头部后面，面向患者的髋部。将双手放在患者斜方肌上面，保持在肩胛冈侧缘上方，根据需要双手重叠，手指保持在脊椎与第1肋连接处。

（2）拉长的体位：将肩胛向前下朝对侧髂骨方向推，直至感到上斜方肌紧张为止。

（3）口令："耸肩""推"。

（4）运动：肩胛向上（颅侧）和向后（内收）耸起，朝向患者头顶中央，盂肱结节向后运动并向上旋。

（5）身体力学：当肩胛运动时，治疗师将重心从前脚移到后脚，前臂与阻力方向平行。

（6）阻力：阻力沿着患者身体的曲线。

（7）结束姿势：肩胛骨变高，盂肱结节位于腋中线后方。

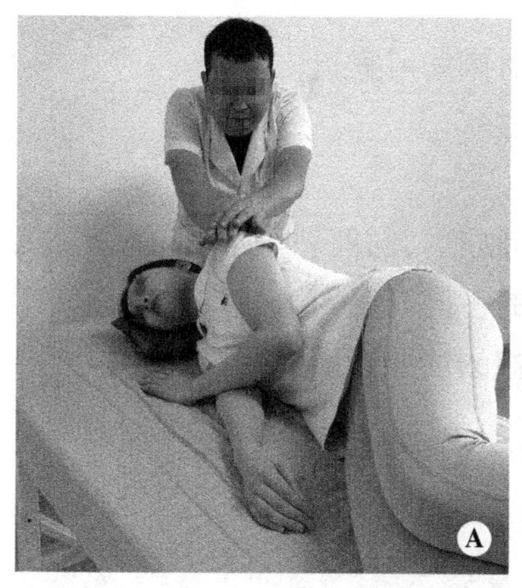

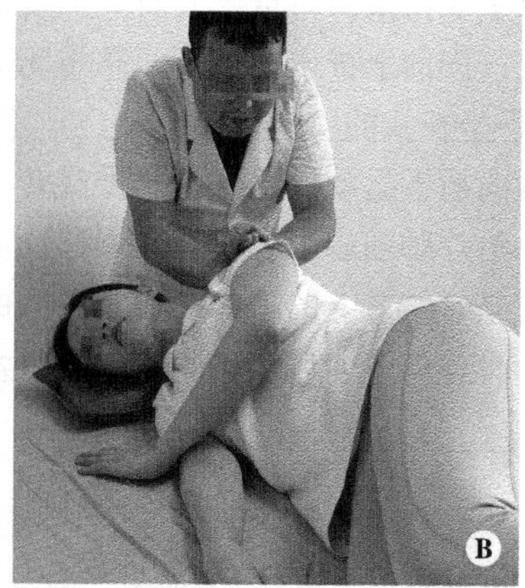

图16-9 肩胛向后上提

三、骨盆运动模式

骨盆是躯干的一部分，所以骨盆模式的关节活动度依赖于下部脊椎的活动度。骨盆模式可以在患者卧位、坐位、四点跪位或站立位做，运动侧必须不负重。侧卧位可使骨盆自由活动，并容易增强躯干和下肢的活动。骨盆模式的治疗目的：训练骨盆的运动和稳定性；促进躯干运动和稳定；训练功能性活动；促进下肢的运动和稳定；通过间接的扩散治疗上部躯干和颈部。

1. 向前上提（图16-10）

（1）抓握：治疗师站在患者身后，面向患者肩部。一只手的手指绕在患者髂嵴的前半部，另一只手重叠在上。

（2）拉长的体位：将骨盆的髂嵴向后下拉，看到和感觉到从髂嵴到对侧肋弓的组织拉紧。

（3）口令："向上提骨盆""上提"。

（4）运动：骨盆向前上移动而不伴有前或后倾斜，使躯干这一侧前面缩短。

（5）身体力学：开始时治疗师屈肘向下向后牵拉髂嵴，随着患者骨盆的运动，治疗师肘部伸直，并将重心从后足移到前足。

（6）阻力：阻力方向沿着患者的身体曲线。开始时牵拉骨盆向后朝向治疗师、向下朝向治疗床。当骨盆运动到中间位置，阻力方向几乎直接向后。在运动终末时阻力朝向屋顶。

（7）结束姿势：骨盆向上、向前朝向肩下部，而不增加骨盆的前后倾斜。

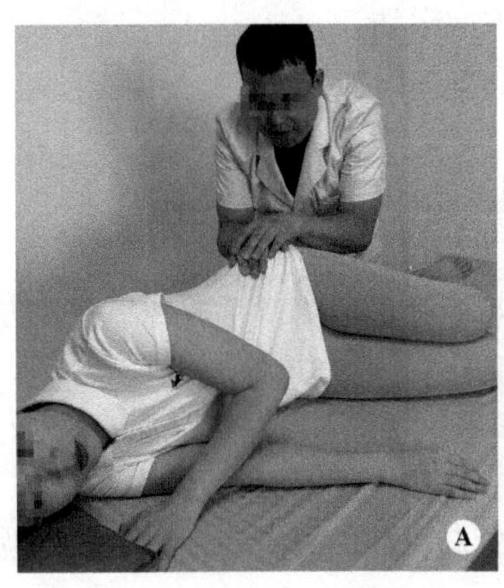
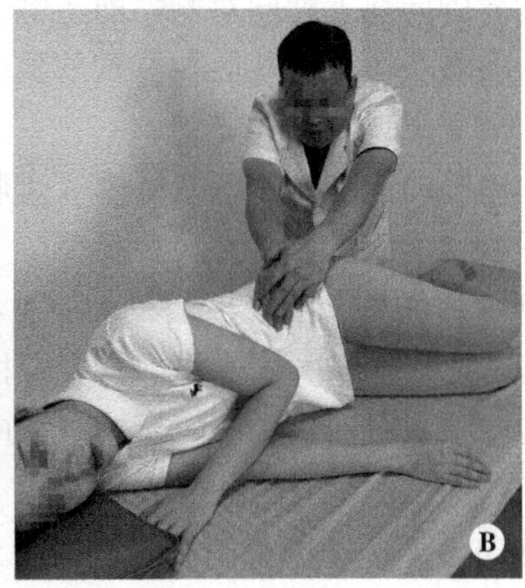

图16-10　骨盆向前上提

2. 向后下压（图16-11）

（1）抓握：治疗师站在患者身后，面向患者肩部。一只手的掌根部放在坐骨结节上，另一只手重叠其上给予助力。双手手指指向对角线方向。

（2）拉长的体位：向前上推坐骨结节使髂嵴向对侧肋弓靠近。

（3）口令："向下坐在我的手上""向下"。

（4）运动：骨盆向后下运动而不伴有躯干旋转。

（5）身体力学：治疗师随着患者骨盆向下移动而屈肘，并将重心从前足移到后足。

（6）阻力：加在坐骨结节上的阻力始终是向上的，同时沿对角线推。

（7）结束姿势：骨盆向下向后运动而不增加骨盆的前倾或后倾。

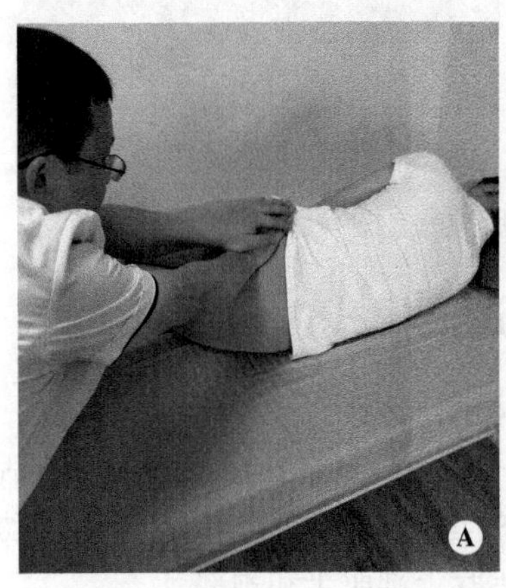
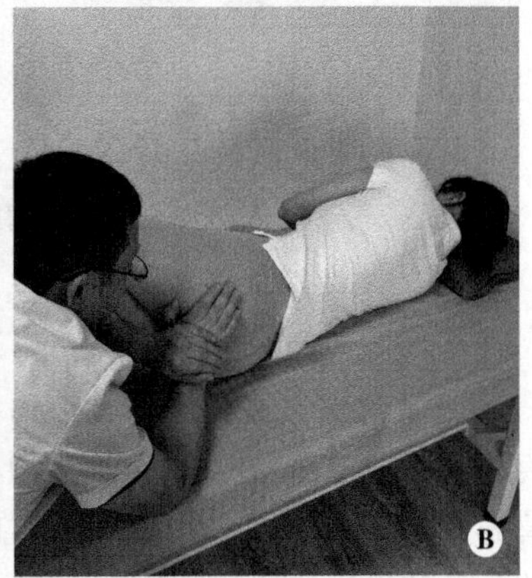

图16-11　骨盆向后下压

3. 向前下压（图16-12）

（1）抓握：治疗师站在患者身后，面向患者呈大约屈曲25°的下面的腿的方向。一只手放在患者股骨远端（髌骨上），另一只手给予助力，或握在髂前下棘下方。

（2）拉长的体位：轻柔将骨盆向上、向后朝向胸椎下段移动。

（3）口令："向前向下用力"

（4）运动：骨盆向前向下运动而不伴倾斜。

（5）身体力学：开始时屈肘以使前臂保持与患者背部平行。随着运动将重心移到前足，并使肘伸直。

（6）阻力：运动开始时，阻力朝向患者的胸椎下段。随着运动的继续，阻力线沿着身体的曲线。

在模式的终末阻力沿着对角线向后朝向治疗师，并向上朝向房顶。

（7）结束姿势：骨盆向前、向下，而不增加骨盆的前后倾斜。

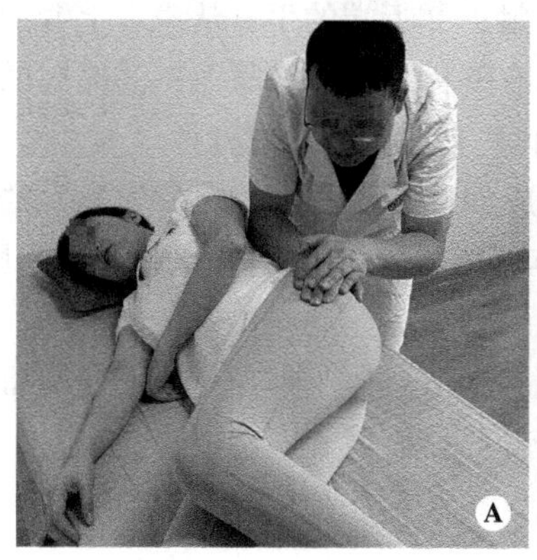
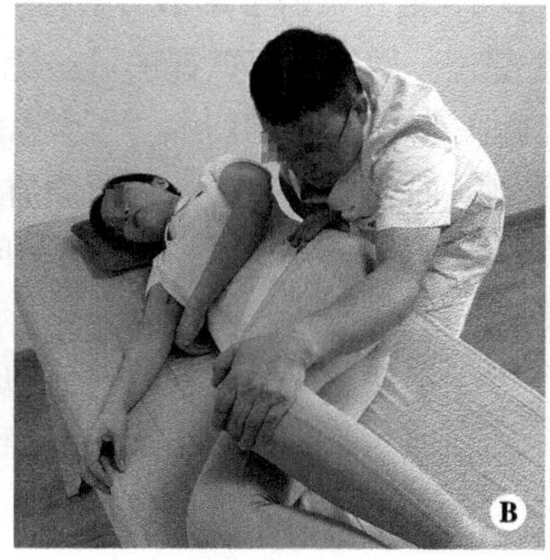
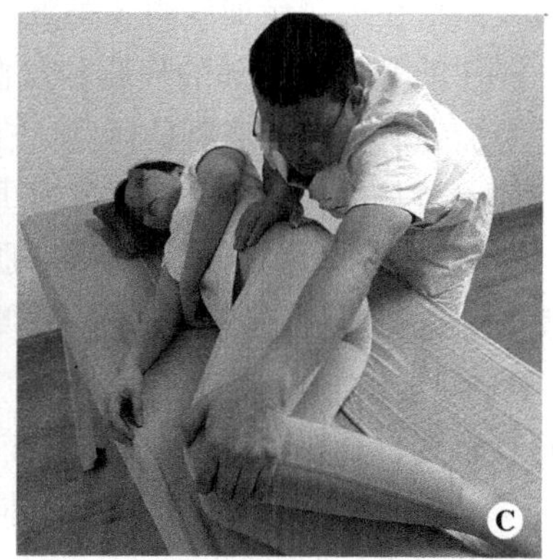

图16-12 骨盆向前下压

A. 抓握在大转子上；B和C. 抓握髂前上棘和膝

4. 向后上提（图16-13）

（1）抓握：治疗师站在患者身后，面向患者呈大约屈曲25°的下面的腿的方向。一只手的掌根部放在患者的髂嵴，在中线上和中线稍后。另一只手重叠其上，手指不接触。

（2）拉长的体位：轻柔将骨盆向下向前推，直到看到和感到身体侧后方组织被拉紧。

（3）口令："将您的骨盆向上、向后上提，慢慢用力"。

（4）运动：骨盆向上向后运动而不伴倾斜。

（5）身体力学：随着骨盆向上向后运动，治疗师将重心移到后足。同时屈曲并降低肘部使之朝向治疗床。

（6）阻力：运动开始时，阻力使髂嵴后部略抬起朝向治疗床前方。在运动终末端阻力环绕身体呈一弧线并将髂嵴朝向上提举。

（7）结束姿势：骨盆向上、向后，而不增加骨盆的前后倾斜。

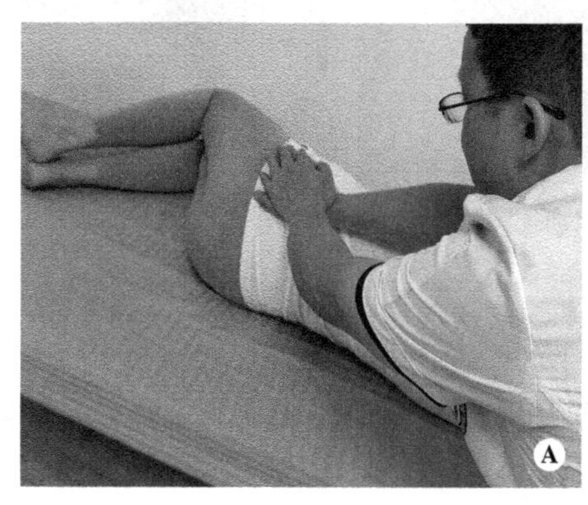
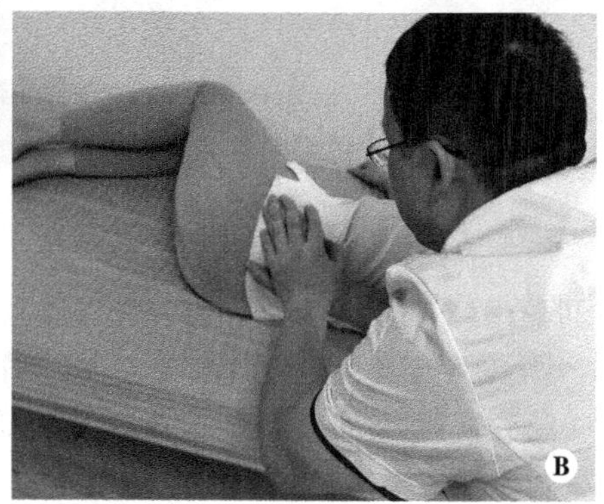

图16-13 骨盆向后上提

四、上肢运动模式

上肢运动模式用于治疗因神经问题、肌肉障碍及关节活动度受限引起的功能障碍。这些模式也用于躯干的训练。对上肢强壮肌肉施加阻力可产生全身其他较弱肌肉的收缩。上肢有两个对角线：①"屈曲-外展-外旋"和"伸展-内收-内旋"；②"屈曲-内收-外旋"和"伸展-外展-内旋"。本书中所展示的是患者仰卧位时左上肢的基本模式，所有描述参考这种排列。对右上肢的治疗，只是在指令中将"左"改为"右"。

1. 屈曲-外展-外旋（图16-14）

（1）抓握：①远端的手：治疗师的右手抓握患者的手背，手指放在桡侧（第一、二掌骨），治疗师的大拇指在尺侧缘加压力（第五掌骨）。治疗师的手掌不与患者接触；②近端的手：从患者上臂的下面，握住前臂靠近腕部的桡侧和尺侧部位。用蚓状肌抓握法可避免给患者掌面施加压力；③抓握的变化：为加强肩关节或肩胛的运动，在腕关节的运动结束后，用近端的手去抓握上臂或肩胛。

（2）拉长的体位：置腕关节于尺侧屈曲及前臂旋前。当运动肩成伸展和内收时，保持腕和手的位置。轻柔的牵拉以拉长肩和肩胛，肱骨越过中线到右边，手掌面朝向右侧髂骨。牵引使肩胛向前下压。持续这个运动可使患者的躯干向右侧屈曲。

（3）身体力学：靠近患者肩部，跨步站立，或在患者肩关节的上方站立，左脚在前，面向准备运动的对角线。开始时身体重心放在前面脚上，随着患者运动，重心转向后脚。

（4）牵拉：治疗师的两手分别同时牵拉肩和手。

（5）指令："举起手，抬上肢""抬"。

（6）运动：当腕关节运动至桡侧伸展时，手指和拇指伸展。手向桡侧带动肩关节运动至屈曲伴外旋、外展。肩胛向后上提。

（7）阻力：治疗师远端的手通过伸腕持续牵拉，同时用旋转阻力向桡侧偏。前臂旋后，肩关节外旋和外展的阻力来自腕关节的旋转阻力。牵拉力抵抗腕关节伸展和肩关节屈曲的运动。治疗师近端的手同时使用牵拉力和旋转阻力。

（8）结束姿势：肱骨完全屈曲（至左耳侧约三指），手掌与冠状面成45°。肩胛后上提，肘关节保持伸展。腕关节完全桡侧伸展，手指和拇指向桡侧伸展。

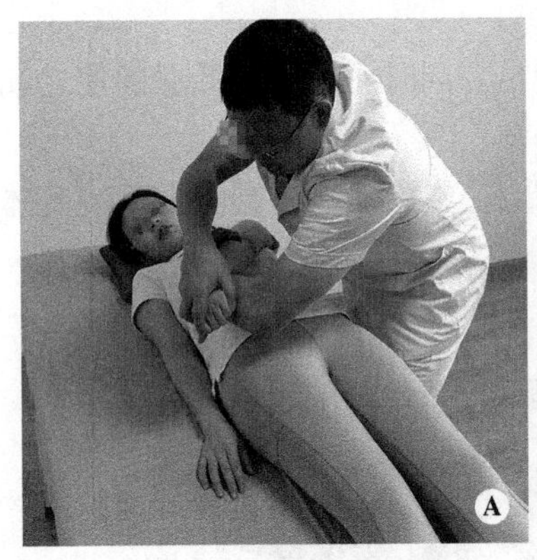

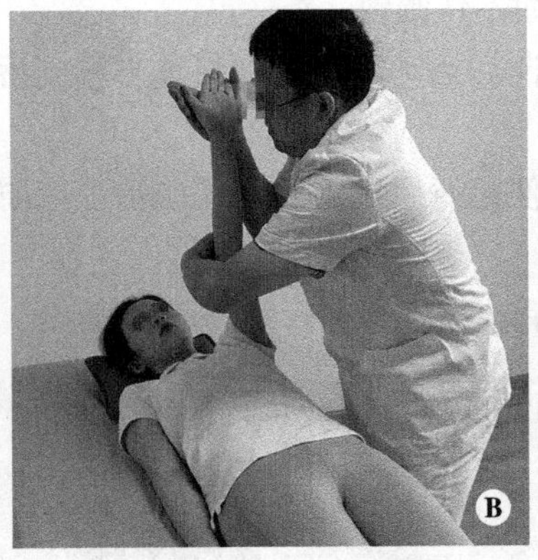

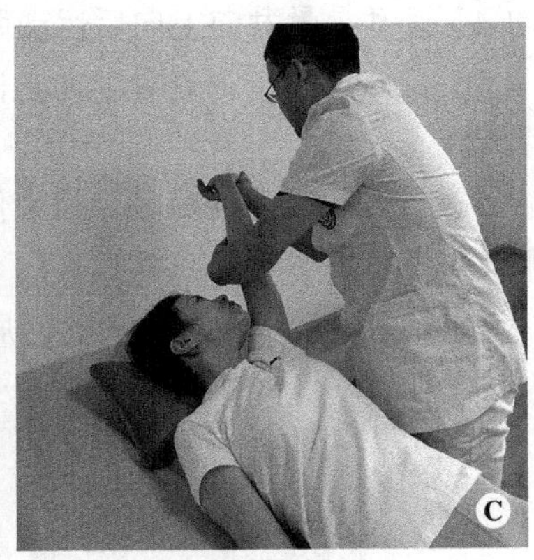

图16-14 上肢屈曲-外展-外旋

2. 伸展-内收-内旋（图16-15）

（1）抓握：①远端的手：治疗师左手接触患者手的掌面，治疗师的手指在桡侧（第二掌骨），拇指压在尺侧缘（第五掌骨），不要接触手背；②近端的手：治疗师右手自桡侧握住患者前臂接近腕关节处。治疗师的手指接触尺骨缘，大拇指在桡侧缘。

（2）拉长的体位：置腕关节于桡侧伸展、前臂旋后。在活动肩成屈曲和外展时，保持腕和手的位置。轻柔牵拉肩和肩胛，手掌与冠状面成45°，牵引肩胛向后上提。继续牵拉使患者躯干从左到右向对角拉长。

（3）身体力学：在患者肩关节的上方，左脚向前跨一步站立，面向对角线。随着患者的运动，治疗师的重心从后脚转移到前脚。

（4）牵拉：治疗师的两只手分别同时牵拉肩和手。

（5）指令："紧握我的手，向下推、横过""握紧，推"。

（6）运动：当腕关节运动至尺侧屈曲位时，手指和拇指屈曲。手向桡侧带动肩关节运动至伸展伴内收、内旋。肩胛向前下压。

（7）阻力：治疗师远端的手通过屈腕持续牵拉，同时用旋转阻力向尺侧偏。前臂旋前，肩关节内收和内旋的阻力来自腕关节的旋转阻力。牵拉力抵抗腕关节屈曲和肩关节伸展。治疗师近端的手同时使用牵拉力和旋转阻力。

（8）结束姿势：肩胛向前下压。肩关节伸展、内收并内旋伴随肱骨越过中线至右侧。前臂旋前，腕关节和手指屈曲的同时掌面朝向右髂骨。

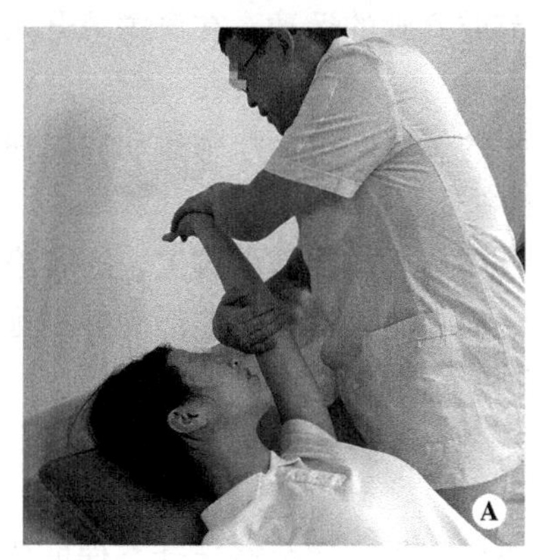
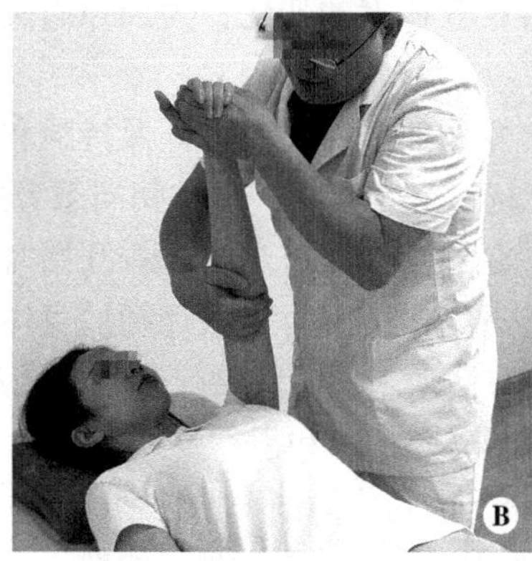
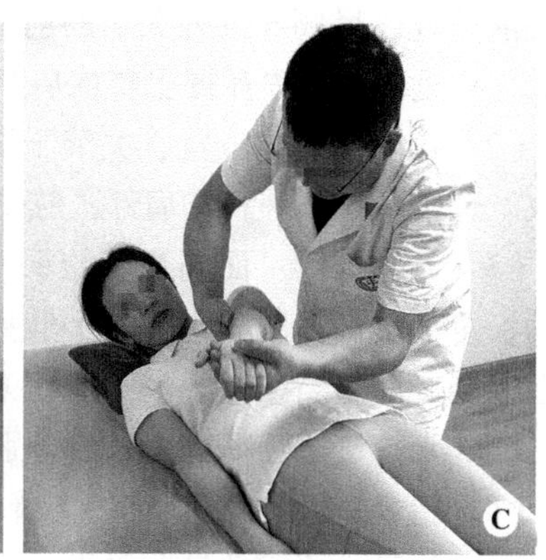

图16-15　上肢伸展-内收-内旋

3. 屈曲-内收-外旋（图16-16）

（1）抓握：①远端的手：治疗师右手接触患者手的掌面，治疗师的手指在尺侧（第五掌骨），拇指压在桡侧缘（第二掌骨），不要接触手背；②近端的手：治疗师左手握住患者前臂接近腕关节处。手指接触桡侧缘，大拇指在尺侧缘。

（2）拉长的体位：置腕关节于尺侧伸展、前臂旋前。在活动肩成伸展和内收时，保持腕和手的位置。轻柔牵拉肩和肩胛，手掌与冠状面呈成45°，牵引肩胛向后下压。继续牵拉患者缩短的左侧躯干。

（3）身体力学：在患者的肘关节旁跨步站立，面朝患者的脚。患者的屈曲、外旋运动使治疗师转身，斜对着患者的头。患者的运动推动治疗师的重心从后脚移到前脚。

（4）牵拉：治疗师近端的手对肩关节和肩胛做快速牵拉伴旋转。同时治疗师远端的手对腕关节进行牵拉。

（5）指令：“紧握我的手，向上拉，越过你的鼻子”“握紧，拉”。

（6）运动：当腕关节运动至桡侧屈曲位时，手指和拇指屈曲。手向桡侧带动肩关节运动至屈曲展伴内收、外旋。肩胛向前上提。

（7）阻力：治疗师远端的手通过屈腕持续牵拉，同时用旋转阻力向桡侧偏。前臂旋后，肩关节内收和外旋的阻力来自腕关节的旋转阻力。牵拉力抵抗腕关节屈曲和肩关节屈曲。治疗师近端的手同时使用牵拉力和旋转阻力。

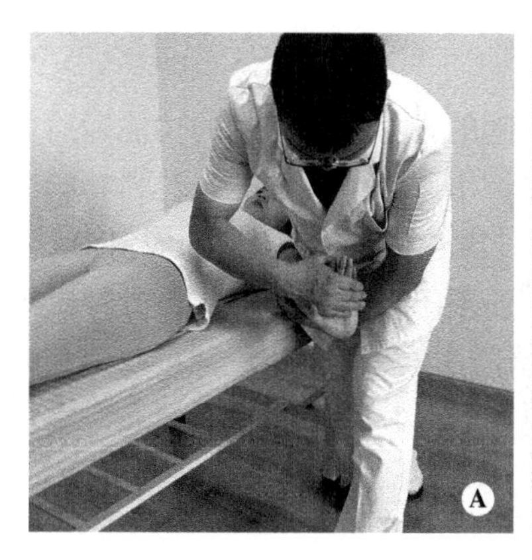
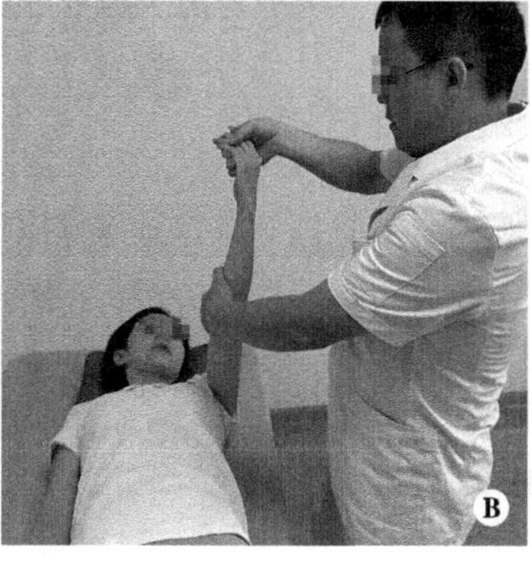
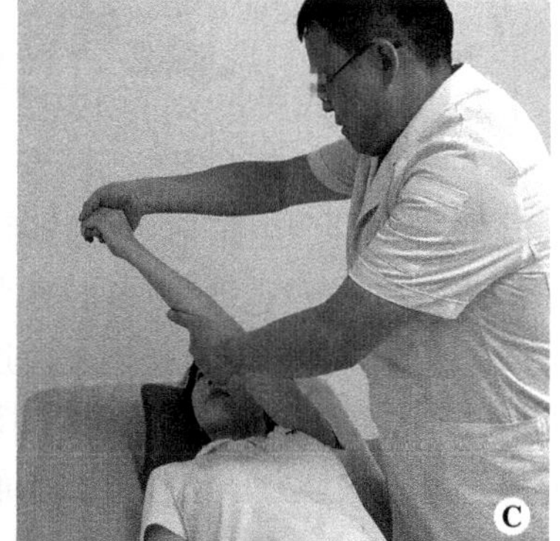

图16-16　上肢屈曲-内收-外旋

（8）结束姿势：肩胛向前上提。肩关节屈曲、内收并外旋伴随肱骨越过中线（在面部上方）。前臂旋后，腕关节和手指屈曲。

4. 伸展-外展-内旋（图16-17）

（1）抓握：①远端的手：治疗师的左手抓握患者的手背，手指放在尺侧（第五掌骨），治疗师的大拇指在桡侧缘加压力（第二掌骨），手掌不接触；②近端的手：治疗师的手对着内侧面，用蚓状肌抓握患者前臂桡、尺侧靠近腕关节的前臂；③抓握的变化：为加强肩关节或肩胛的运动，在肩关节开始伸展后，用近端的手去抓握上臂或肩胛。

（2）拉长的体位：置腕关节于桡侧屈曲，前臂旋后。保持腕和手的位置同时治疗师运动肩屈曲和内收。轻柔牵拉肩胛和和肩部，肱骨越过患者鼻子，手掌朝向患者的右耳。

（3）身体力学：面向患者的手，在对角线上跨步站立。开始时身体重心放在前面脚上，随着患者运动，重心转向后脚。当患者上肢接近终末范围时，治疗师的身体转向右侧，使手臂能运动并用远端抓握控制旋前。当患者的手臂接近关节活动末端时，治疗师身体转动以面向患者的脚。

（4）牵拉：治疗师的两只手分别同时牵拉肩和手。

（5）指令："手向后，你的上臂向下推到你侧面""推"。

（6）运动：当腕关节运动至尺侧伸展时，手指和拇指伸展。手向尺侧带动肩关节运动至伸展伴外展、内旋。肩胛向后下压。

（7）阻力：治疗师远端的手通过伸腕持续牵拉，同时用旋转阻力向尺侧偏。前臂旋前，肩关节内旋和外展的阻力来自腕关节的旋转阻力。牵拉力抵抗腕关节和肩关节伸展的运动。治疗师近端的手同时使用牵拉力和旋转阻力。

（8）结束姿势：肩胛完全向后下压。肱骨向左侧伸展，前臂旋前，手掌与冠状面成45°。腕关节完全尺侧伸展，手指和拇指伸展及外展，与手掌成直角。

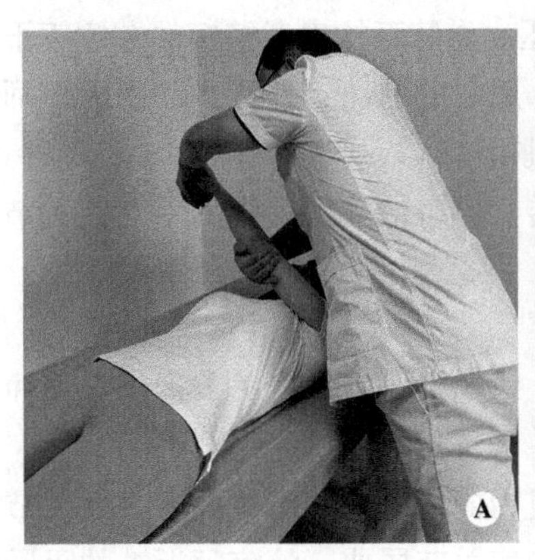

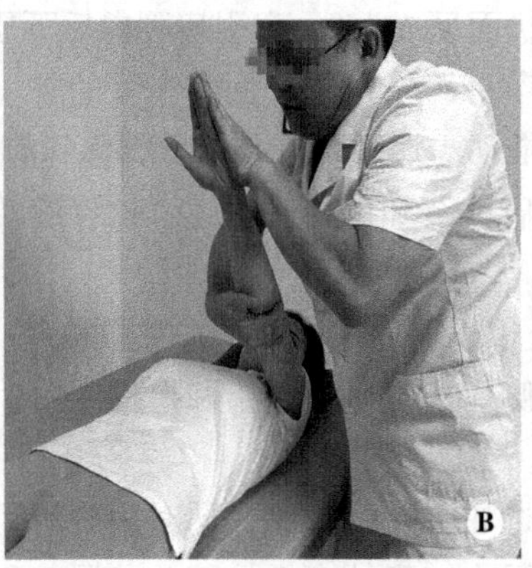

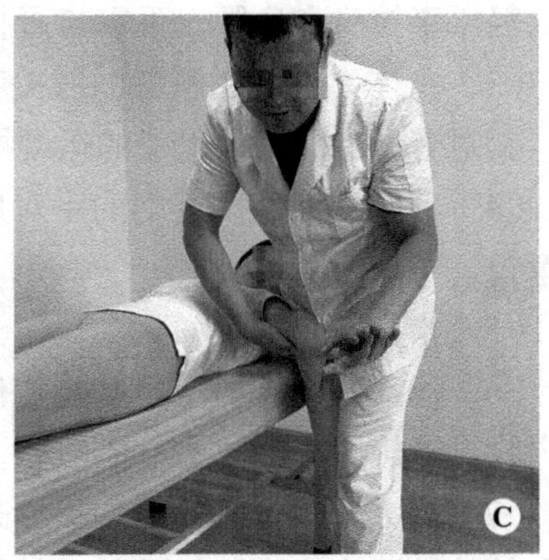

图16-17　上肢伸展-外展-内旋

五、下肢运动模式

下肢运动模式用于治疗因肌肉无力、不协调及关节活动受限引起的骨盆、腿及足的功能障碍。可以运用下肢的模式来治疗步行、起立和下楼梯等功能性的问题，也可用于躯干的训练。对强壮的下肢肌肉施加阻力可产生扩散到全身其他较弱的肌肉。下肢也有两个对角线：①"屈曲-外展-内旋"和"伸展-内收-外旋"；②"屈曲-内收-外旋"和"伸展-外展-内旋"。本书中所展示的是患者仰卧位时左下肢的基本模式，所有描述参考这种排列。对右下肢的治疗，只是在指令中将"左"改为"右"。我们可以在不同的体位做下肢模式的训练：俯卧、仰卧、侧卧、四点跪、长腿坐，侧坐和站立。选择体位依赖于患者的能力、治疗目的和重力影响等。

1. 屈曲-外展-内旋（图16-18）

（1）抓握：①远端的手：治疗师的左手抓握患者的足背。手指在外侧缘，拇指在内侧施加压力。

握住足的侧面，而不接触跖面。要避免阻碍脚趾运动，保持抓握在跖趾关节的近端。不要使劲握或捏足。②近端的手：治疗师的右手置于大腿的前外侧面接近膝关节处。手指在上面，大拇指在外侧面。

（2）拉长的体位：当治疗师把足置于跖屈和内翻时，牵引整个肢体。把髋关节置于伸展（接触治疗床）及内收位时，继续牵引并保持外旋。拉长的腿与治疗床平行，不要把腿推向治疗床。大腿越过中线，躯干的左侧拉长。

（3）身体力学：在患者的左髋关节旁跨步站立，右脚在后面。面向患者的足部，治疗师的身体与模式的运动线在一条线上。开始时重心在前脚上，让患者的左腿向后跨一步。继续面向运动线。

（4）牵拉：治疗师的两只手同时做踝、足及髋的快速拉长和选择。

（5）指令："脚背向上，抬腿向上、向外""向上抬"。

（6）运动：当足和踝关节活动至背屈和外翻时，脚趾伸展。外翻促使髋关节内旋，这些运动几乎同时发生。第五跖骨引导髋关节活动至屈曲伴外展和内旋。继续这个运动使躯干屈曲伴左侧弯。

（7）阻力：治疗师远端的手对外翻施加阻力，并通过背屈的足牵引。髋关节外展和内旋的阻力来自抗阻外翻的力。牵引抗阻背屈和髋关节屈曲。治疗师近端的手在股骨线上牵引，并有一个旋转力以抗阻内旋和外旋。维持牵引力将引导治疗师的阻力在恰当的弧上。

（8）结束姿势：足背屈伴外翻。膝关节完全伸展，髋关节完全屈曲伴充分的外展和内旋，使膝关节和足跟与左肩关节的外侧缘接近在一条线上。

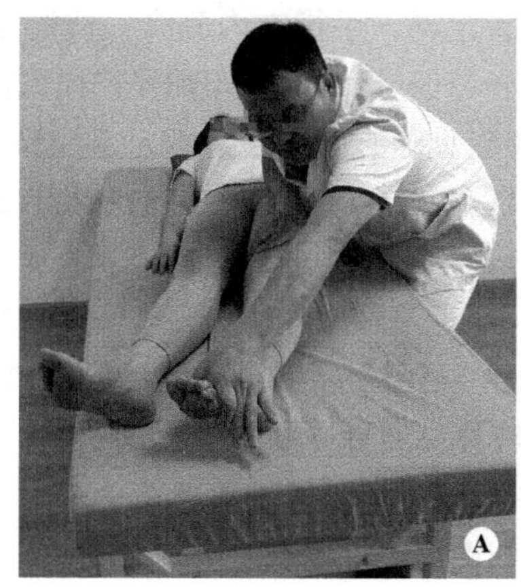

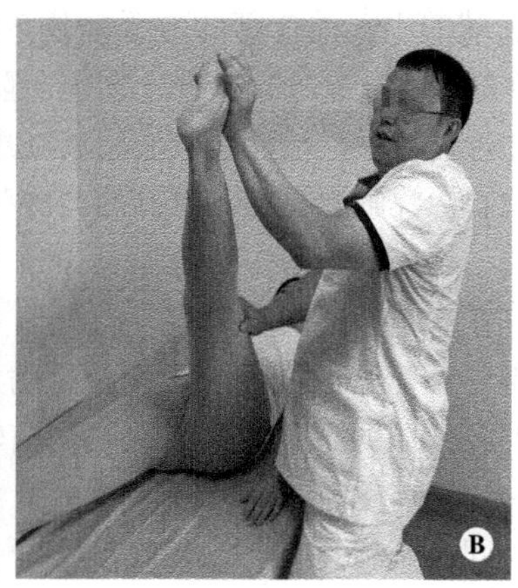

图16-18　下肢屈曲-外展-内旋

2. 伸展-内收-外旋（图16-19）

（1）抓握：①远端的手：治疗师的左手握住患者足跖面。治疗师的拇指在脚趾底部以促进脚趾屈曲。小心不要固定足趾屈曲。其余手指握住患者足的内侧缘，用掌跟沿外侧缘施加压力；②近端的手：治疗师的右手置于大腿下面，从外侧面到内侧面握住后面。

（2）拉长的体位：足活动至背屈和外翻时，牵拉整个下肢。当抬高腿至屈曲和外展时，持续牵拉并内旋。假如患者刚完成括抗肌运动，即可从该模式末尾开始。

（3）身体力学：在患者的左肩关节旁跨步站立，面向治疗床右下角。治疗师内侧的脚（靠近治疗床）在前面，重心在后脚。让患者的运动拉着治疗师向前，重心移到前脚上。当重心已经转移到前脚时，后脚向前跨一步继续将重心前移。

（4）牵拉：治疗师近端的手通过快速牵引大腿而牵拉髋关节。当牵拉患者的足至背屈和外翻时，治疗师用远端手的前臂通过胫骨向上牵引。

（5）指令："脚趾用力，推你的足向下，向下、向内侧蹬""推"。

（6）运动：脚趾屈曲，足和踝关节跖屈和内翻。内翻引起髋关节外旋，这些运动同时发生。第五跖骨引导大腿活动至伸展与内收、持续外旋。继续这个运动直至躯干的左侧伸长。

（7）阻力：治疗师远端的手对内翻施加阻力伴对足底的挤压。挤压抗阻跖屈和髋关节伸展。抗阻内翻也导致抗阻髋关节内收和外旋。治疗师近端的手朝向起始位抬高大腿。抬高可抗阻髋关节伸展和内收。治疗师的手应由外向内放置，抗阻外旋。

（8）结束姿势：足跖屈伴内翻，脚趾屈曲。膝关节保持完全伸展。髋关节伸展同时保持外旋。大腿内收跨过中线到右侧。

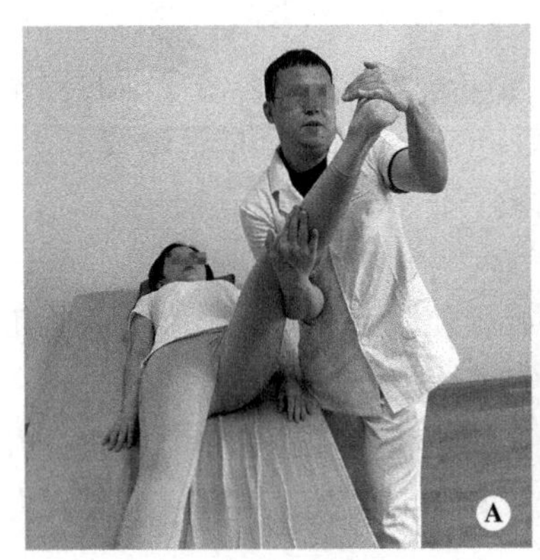
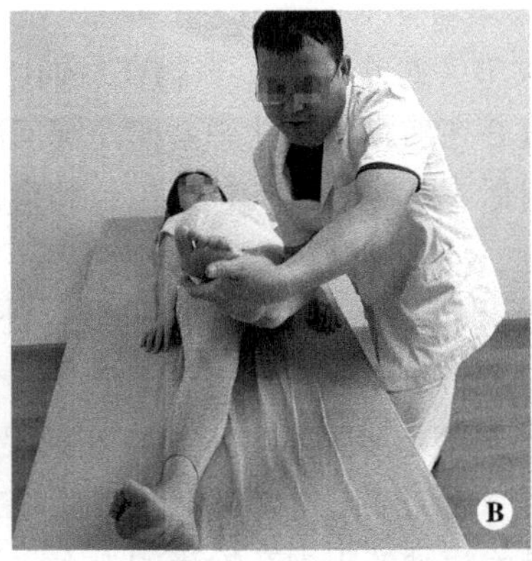
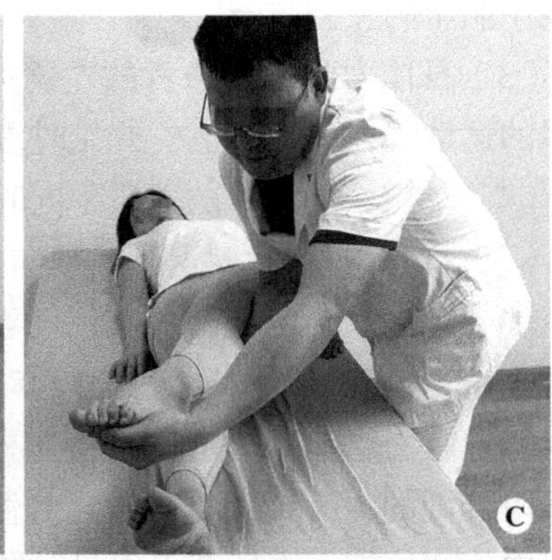

图16-19 下肢伸展-内收-外旋

3. 屈曲-内收-外旋（图16-20）

（1）抓握：①远端的手：治疗师的左手握住患者足部，手指在内侧缘，拇指在外侧缘施加压力。握住足的侧面，但在跖面不要有任何接触。要避免阻碍脚趾运动，治疗师保持抓握在跖趾关节的近端。不要紧握或捏足。②近端的手：治疗师的右手放在患者大腿的前内侧面，近膝关节。

（2）拉长的体位：治疗师在足活动至跖屈与外翻时牵拉整个肢体。当把髋关节置于过伸与外展时，继续牵拉并持续内旋。躯干由右向左对角伸长。

（3）身体力学：在患者旁边跨步站立，内侧脚（靠近治疗床）在前，外侧脚（远离治疗床）在后。面向患者的右肩关节，治疗师的身体与患者的运动力线一致。牵拉时，治疗师的重心由前脚转移到后脚上。当患者运动时，让阻力把治疗师的重心向前转移到前脚。如果患者的腿长，当你的重心进一步前移时，可能要跨一步。继续面向运动线。

（4）牵拉：双手同时做髋关节、踝关节和足的快速拉长及旋转以引起反射。

（5）指令："足向上，抬腿向上、向内""向上抬"。

（6）运动：当足和踝关节活动至背屈和内翻时，脚趾伸展。内翻促使髋关节外旋，这些运动同时发生。拇趾带动髋关节运动至屈曲伴内收和外旋。继续这个运动引起躯干向右侧屈。

（7）阻力：治疗师远端的手牵拉背屈的足并抗阻内翻。髋关节内收和外旋的阻力来自阻抗内翻。牵引抗阻足背屈和髋关节屈曲。治疗师近端的手在股骨线上牵拉，并旋转以抗阻外旋和内收。

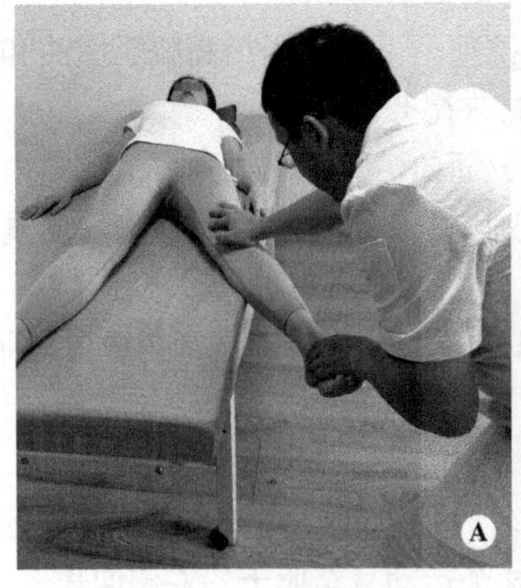
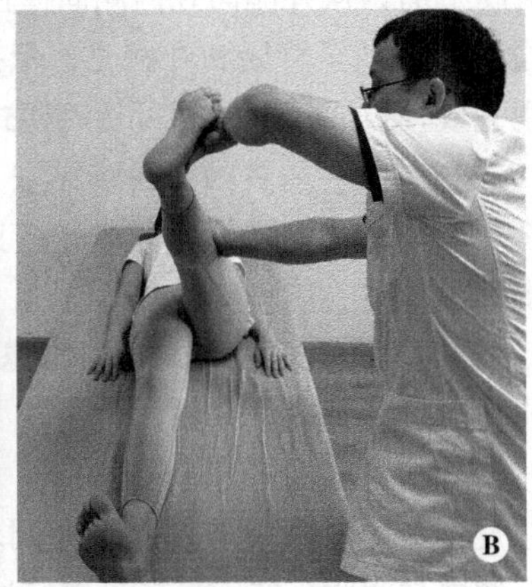

图16-20 下肢屈曲-内收-外旋

（8）结束姿势：足处于背屈内翻位。膝关节完全伸展。膝关节完全屈曲伴充分的内收和外旋，使膝关节和足跟与右肩关节在一条对角线上。

4. 伸展-外展-内旋（图16-21）

（1）抓握：①远端的手：治疗师的左手握住患者足的跖面，拇指在患者脚趾底部以促进脚趾屈曲，手指握住足的内侧缘，同时治疗师的手掌底立即沿着外侧缘施加压力；②近端的手：治疗师的右手握住患者大腿的后外侧。

（2）拉长的体位：牵拉整个腿同时使足背屈与内翻。当治疗师抬患者腿至屈曲和内收时，继续牵引并保持内旋。

（3）身体力学：跨步站立面向患者的右肩。治疗师的重心在前脚上。让患者向后推治疗师，使治疗师重心移到后脚上，然后向后跨一步，治疗师的重心继续向后转移。治疗师要保持肘关节靠近身边，以便用身体和腿施加阻力。

（4）牵拉：近端的手通过快速牵引以牵拉大腿。用远端手的前臂向上牵引胫骨，同时进一步牵拉患者的足至背屈与内翻。

（5）指令："脚趾用力，足向下、向外推""推"。

（6）运动：脚趾屈曲，足和踝关节跖屈与外翻。外翻引起髋关节内旋，这些运动同时发生。大腿向下活动至伸展与外展，保持内旋。继续此运动引起躯干伸展伴左侧弯。

（7）阻力：治疗师远端的手对外翻施加阻力伴有对足底的挤压。挤压力抗阻跖屈和髋关节伸展。施加于髋关节外展与内旋的阻力来自抗阻外翻的力。治疗师近端的手向起始位抬大腿。上抬抗阻髋的伸展和外展，手的位置从侧面到后面，给内旋施加阻力。当髋关节达到完全伸展时，治疗师远端的手继续对足给予挤压，近端的手对大腿挤压。

（8）结束姿势：足处于跖屈伴内翻位，脚趾屈曲。膝关节保持完全伸展，髋关节尽可能地过伸，同时持续外展与内旋。

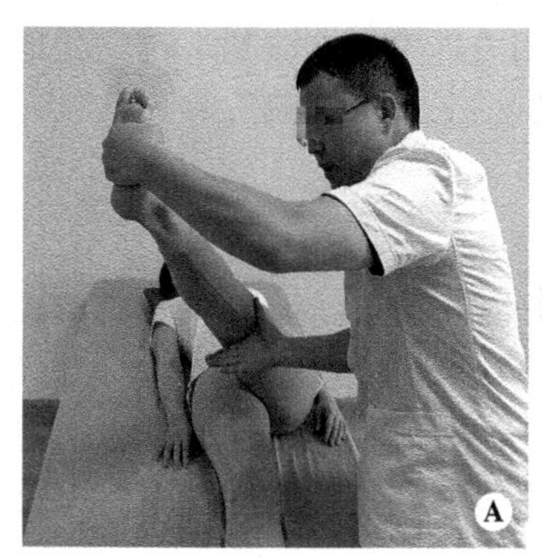

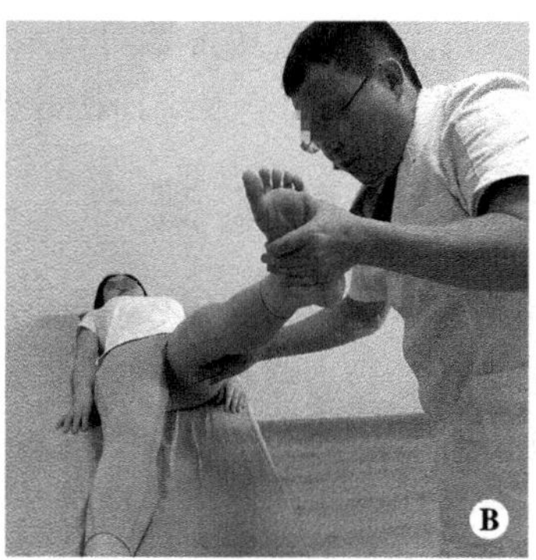

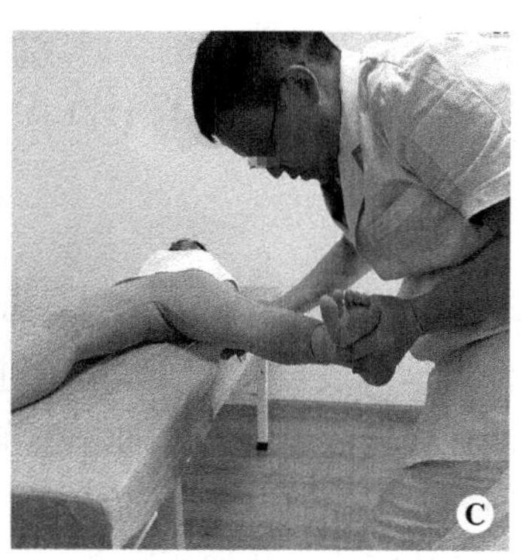

图16-21　下肢伸展-外展-内旋

自 测 题

单选题

1. PNF技术治疗观念是（　　）
   A. 积极的方式　　B. 功能性方法
   C. 动员残余功能　　D. 考虑整体的人
   E. 使用运动控制、运动学习的原则和循证与实践
   F. 以上所有

2. PNF技术主动肌技术（　　）
   A. 节律性启动　　B. 等张组合
   C. 起始位反复牵伸　　D. 全范围反复牵伸
   E. 复制　　F. 以上所有

3. 拮抗肌技术（　　）
   1. 动态反转　2. 稳定反转　3. 节律性稳定
   4. 收缩-放松　5. 保持-放松
   A. 1、2、3　　B. 1、2、3、4、5
   C. 4、5　　D. 2、3、4、5

（贾程森）

第17章

运动再学习技术

案例 17-1

患者秦某，女，65岁。脑卒中后2月余，左侧肢体功能障碍，为进一步康复治疗，转入康复医学科住院治疗。查体：神志清，精神好，言语流利，一般状况良好，BP130/85mmHg，左侧上肢肱二头肌反射活跃，左侧膝腱反射活跃。专科检查：①改良的Barthel指数：40/100。②简易精神状态检查：29/29。③Fugl-Meyer评定：上肢基本运动功能评测17/66，腕和手功能评测12/24，上肢协调性与速度指鼻试验2/6，下肢基本运动功能评测17/28，下肢协调性与速度跟膝胫试验4/6，平衡功能评测8/14，四肢感觉功能评定17/24。④肌力：患侧上肢近端肌力3^-级，远端肌力3^-级，患侧下肢近端肌力3^+级，患侧下肢远端肌力2^+级。⑤肌张力：双侧肌张力正常。

问题： 1. 该患者进行运动再学习的四个关键步骤是什么？

2. 脑卒中患者站起和坐下过程中都会遇到哪些问题？

3. 如何改善该患者左上肢的协调性与运动功能？

第1节　理论基础

随着脑功能及人体运动学研究的不断深入，运动再学习技术相关理论和方法越来越广泛地被应用到各种运动功能障碍的康复治疗中，尤其是中枢神经系统损伤导致的运动功能障碍。

一、基本概念

运动再学习技术（motor relearning programme，MRP）是将中枢神经系统损伤后运动功能的恢复视为一种再学习或再训练的过程。主要以生物力学、运动科学、神经科学、行为科学等为理论基础，以作业训练或功能训练为导向，在强调患者需要主动参与的前提下，按照科学运动学习方法对患者进行教育训练，以恢复其运动功能的一套完整的治疗方法。该方法主要适用于脑卒中患者，也可用于其他患有运动功能障碍的偏瘫患者。

二、基本原理

（一）运动控制机制

神经网络理论过去认为神经系统对运动的控制是自上而下的，即等级理论，这种理论降低了"下"水平的重要性。目前取而代之的是神经网络理论，该理论认为大量神经元之间交互连接组成复杂的网络体系，这种连接的牢固性因反复使用而增强，因失用而减弱。人类习得性运动就是在发育过程中，通过成功与失败的经验，在中枢神经系统逐渐形成优化的神经网络，对运动进行程序化控制，这种程序化控制包括在某项运动中对参与运动的肌肉进行选择和分工，并设定肌肉收缩的顺序、速度和力量等。程序化使得复杂的运动控制变得简单和具有自发性，反复的实践，促使神经网络或运动控制程序不断优化，形成节能而高效的运动模式。

（二）功能重建机制

1. 脑功能重建 主要方式包括靠近损伤区正常轴突侧支发芽以支配损伤区域、潜伏通路、突触启用、病灶周围组织代偿、低级中枢部分代偿、对侧半球代偿、由功能不同的系统代偿（如触觉取代视觉）等。

2. 促进功能重建的因素 具体的训练项目或目标、反复强化、兴趣性和挑战性、觉醒度和社会交流性、避免或减少损伤后的适应性改变。

链接

中枢神经系统的可塑性

中枢神经系统是机体的重要调整体系，其自身的结构和功能具有随着内外环境变化而不断地修饰和重组的能力，被称为中枢神经系统的可塑性。成熟的中枢神经系统在受损后有一定程度的自我修复和重组的能力，包括神经元之间变化的潜在性和重组自我修复性的所有机制。脑卒中后出现偏瘫，经过康复训练，偏瘫症状得到改善甚至消失，也可视为是脑可塑性的典型表现。

（三）运动学习的三个阶段

1. 认知期 此阶段需要注意力高度集中，充分理解或在引导下练习所学项目的要点，经过不断尝试，逐渐掌握选择有效、舍弃无效的方法。

2. 联系期 进一步发展运动技能、优化运动程序的过程。

3. 自发期 此时注意力已从动作本身转移到了对周围环境的关注上，而动作变成了自发性的反应。任何一项运动技能只有达到了第三阶段才算真正学会并形成持久的记忆。

三、上运动神经元损伤综合征

上运动神经元损害后出现阳性特征、阴性特征和适应性特征，神经系统、肌肉和其他软组织的适应性改变和适应性运动行为很可能是构成一些临床体征的基础。

（一）阴性特征

阴性特征是急性期的“休克”，肌肉无力、缺乏运动控制、肌肉激活缓慢和丧失灵活性等。主要是由于对脊髓运动神经元的下行传导减少、运动单位募集数量减少、激活速度减慢及同步性减弱，加上制动和失用，导致肌肉对运动控制不能，这是运动功能障碍的主要原因。

（二）阳性特征

阳性特征是中枢神经系统损伤后所有夸大的释放现象，如亢进的腱反射和阵挛、过度的屈肌回缩反射、伸肌和屈肌的痉挛及阳性病理征等。制动可引起肌肉、肌腱和结缔组织的物理特性改变，包括肌小节的丧失、肌肉横桥连接的改变、水分丧失、胶原沉积和黏滞性改变等，因而造成肌肉挛缩、僵硬和张力过高。因此，张力过高也属于适应性特征。

（三）适应性特征

适应性特征是指上运动神经元损伤后肌肉和其他软组织的生理学、力学和功能的改变及适应性的运动行为。急性脑损伤后，肌肉和其他软组织的适应性改变是直接由于脑损伤造成的肌肉无力及随后继发的失用。适应性行为是指病损后患者没有能力完成某种功能而尝试使用不同于正常的运动模式或方法。

四、基本原则

（一）尽早开始康复，明确训练目标

脑卒中后及时有效的康复治疗可以减少患者因误用和失用导致的适应性改变，促进运动功能恢复，治疗应包括尽早诱发肌肉主动活动、维持软组织长度、强化肌力训练、患者离床和站立，尤其在异常运动模式出现之前早期开始康复治疗和合理的康复计划对脑卒中预后至关重要。此外，训练任务的设

计要与实际功能密切相关，并且训练目标要明确。

（二）诱发正确的肌肉活动，消除不必要的肌肉活动

脑卒中后患者易出现几类错误的倾向。

1. 患者倾向用不正确的肌肉去完成特殊的运动作业。

2. 为了运动的需要，患者可能过强地收缩肌肉，以代偿控制不良。

3. 患者可能运动健侧肢体，忽略患侧肢体的使用。

4. 患者可能活动正确的肌肉，但肌肉间的空间和时间的动态关系紊乱。

以上这些都提示患者缺乏运动控制和运动技能，因此，对运动的学习由激活较多的运动单位及抑制不必要的肌肉活动两个方面所组成。在运动学习过程中必须保持低水平用力，以避免兴奋在中枢神经系统中扩散。

（三）反馈的适时应用

1. 视觉反馈　鼓励患者应用视觉的信息了解运动的表现及结果，给患者空间的提示，使患者能够预先准备和预测环境的变化。

2. 语言反馈　治疗师给予的语言反馈应用具体、简练和准确的指令，使患者掌握运动要点。

3. 生物反馈　当触觉和视觉不能感知肌肉活动时，生物反馈的应用可以给患者提供肌肉活动的视觉和听觉反馈，并监测患者的练习是否正确。

（四）重心调整训练

患者需要学习重心调整才能维持身体的平衡，重心调整训练的原则如下所述

1. 当身体各部位处于正确力线关系时，即身体的每一部分都处于其下面部分的正上方，仅仅需要极小能量便能维持直立姿势的稳定。因此，平衡训练的重点应在正常的支撑面中纠正身体各部位力线。

2. 坐位和站立位的平衡训练需要患者在坐位和站立位下获得经验并重获平衡控制能力。

3. 在训练过程中，治疗师要与患者保持合适的距离，不要抓住患者以至于影响到其体位调整可导致不必要的调整姿势。

（五）创造学习和促进恢复的环境

闭合性环境与开放性环境相结合，闭合性环境是指在一种固定不变的条件下进行训练，这种训练有助于早期患者对动作要领的尽快掌握，而开放性环境是指在不断变化的环境条件下进行训练，这种变化以患者能力为依据，引导患者提高灵活性，逐渐贴近实际生活环境。运动丧失成分的强化训练应与完整的技能训练相结合，即部分和整体训练密切配合。

（六）给予患者最小的帮助，发挥患者最大的潜能

在各项训练中，在保证患者正常运动的情况下，给予患者最小的助力，以激发患者最大的潜能，达到运动功能尽快恢复的目的。

第2节　基本运动功能训练

运动再学习技术从七个方面论述基本运动功能训练，包括从仰卧位到床边坐起训练、坐位平衡训练、站起与坐下训练、站立平衡训练、步行功能训练、上肢功能训练和口面部功能训练。

一、从仰卧位到床边坐起训练

（一）确定正常功能的基本成分

1. 从仰卧位到侧卧位　颈的旋转和屈曲、髋关节和膝关节屈曲、肩关节前伸、躯干旋转。

2. 从侧卧位到床边坐起　颈和躯干侧屈，下面的上肢外展，将双下肢移向床边放下。

（二）确定存在的功能障碍

1. 翻身时的主要问题　①向患侧翻身时，由于躯干屈肌主动控制能力丧失，患者常常以健侧肢体推床的伸肌模式来完成向患侧翻身；②向健侧翻身时，患侧屈髋屈膝，肩关节屈曲，肩关节前伸困难，患者经常表现出不恰当的代偿活动，用健侧手将自己拉起。

2. 床边坐起时的主要问题　从健侧坐起时，旋转及前屈颈部或用健侧手拉拽依靠物以代偿侧屈颈和躯干，用健侧下肢钩拉患侧下肢 将双下肢移至床边，这样坐起来容易导致患者重心后移。

（三）训练丧失的功能

1. 从仰卧位到健侧卧位　患者Bobath握手，双上肢伸直上举，双下肢屈髋屈膝，可以先通过头颈部旋转带动躯干翻身，同时双下肢一起向一侧摆动，如果患者不能独立完成，治疗师可以辅助患者完成。

2. 训练颈部侧屈　患者取侧卧位，嘱患者“将头从枕头上慢慢抬起向一侧屈曲，慢慢放下”，以此训练患者的患侧颈部侧屈的功能（图17-1）。

3. 从患侧卧位坐起　患者取患侧卧位，颈部侧屈，用健侧上肢撑床，且放在患侧上肢下面，双下肢屈髋屈膝，移到床边，嘱患者“慢慢抬头，用健侧上肢用力支撑，慢慢坐起来”（图17-2）。如果患者不能充分完成，治疗师给予一定的辅助，并保护好患者的安全，防止坠床。

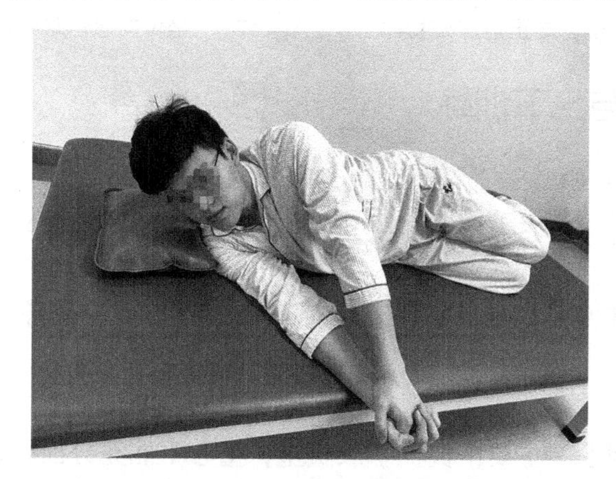

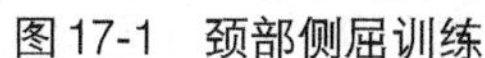

图17-1　颈部侧屈训练

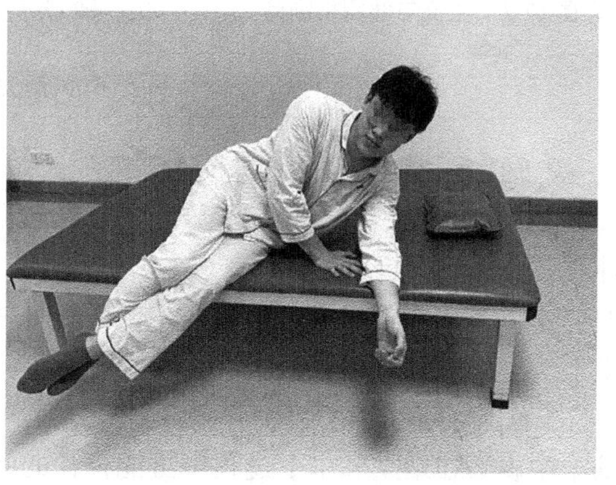

图17-2　从患侧卧位坐起

4. 从床边坐起到躺下　从患侧躺下时，患者用健侧上肢支撑，嘱患者“慢慢往下躺，健侧上肢往床头移动，躺下后，用健侧下肢将患侧下肢带到床上”。

二、坐位平衡训练

（一）确定正常功能的基本成分

正常坐位平衡分为三级：静态平衡、自动态平衡和他动态平衡。双脚和双膝靠拢或与肩同宽，体重平均分配，伸展躯干、髋膝屈曲、双肩在双髋的正上方，双肩水平，头中立位。

（二）确定存在的功能障碍

坐位分析包括观察患者静态坐位时的姿势，分析患者自身调整时肢体、躯干和头部运动的能力。脑卒中患者可能出现的问题有支持面增宽，即双脚和（或）双膝分开；随意运动受限，即患者发僵和屏住呼吸；患者双脚在地上滑动以代替调整相应的身体部分；用手或上肢进行保护性支持或抓握而进行的最小的运动；当作业训练需要体重侧移时，患者向前或向后靠。

（三）训练丧失的功能

1. 重心转移训练　患者取坐位，双脚分开与肩同宽，双手放在膝上，嘱患者“转头向后看→回到原位，转你的身体和头→回到原位，不要向后靠”。如果患者在训练过程中不能充分完成，治疗师给予一定的辅助，并提示患者躯干保持直立，避免手支撑和脚移动。

2. 坐位拿物体训练　患者取坐位，双脚分开与肩同宽，Bobath握手，嘱患者“向健侧方向拿木钉，然后放到筐中（图17-3）；向正前方拿木钉，然后放到筐中（图17-4）；向患侧方向拿木钉，然后放到筐中（图17-5）”。在训练过程中，治疗师要保护患者的安全，适当的时候可以给予一定的辅助。

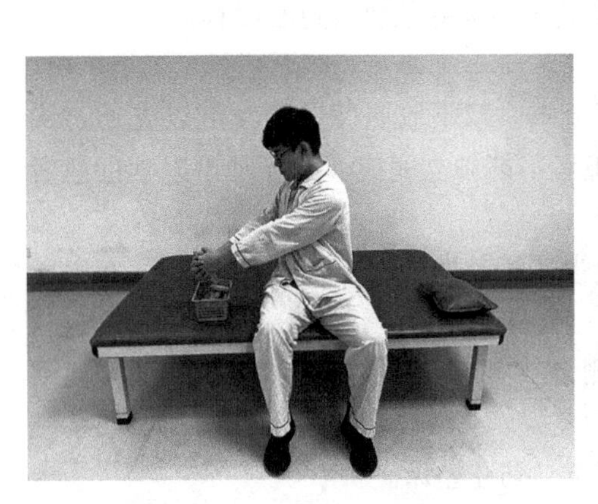

图17-3　坐位向健侧拿物体

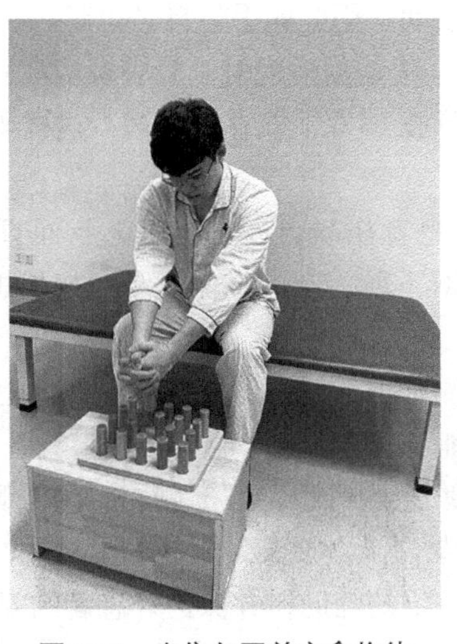

图17-4　坐位向正前方拿物体

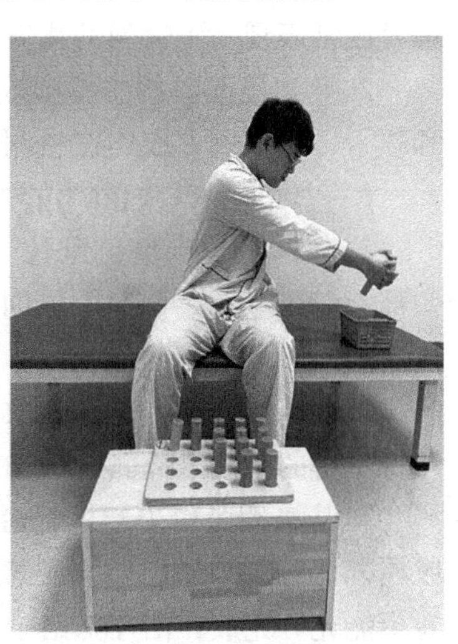

图17-5　坐位向患侧拿物体

三、站起与坐下训练

（一）确定正常功能的基本成分

1. 站起的基本过程　双脚向后放置、与肩同宽→髋关节屈曲→颈和脊柱伸展→躯干前倾→双膝前移→伸髋、伸膝→站起。

2. 坐下的基本过程　髋关节屈曲→颈部和脊柱伸展、躯干前倾、弯腰→双膝向前运动→屈髋、屈膝→坐下。

（二）确定存在的功能障碍

脑卒中患者在站立和坐下过程中可能存在的问题：主要由健侧下肢负重；重心不能充分前移，过早伸髋、伸膝，重心后移，站起困难；通过躯干和头部的屈曲代替屈髋、躯干前倾及膝前移，利用上肢前伸代偿向后倾倒；患侧下肢不能后移使得患者通过健侧下肢负重站起和坐下。

（三）训练丧失的功能

1. 站起训练　患者取坐位，双脚平放后置、与肩同宽，嘱患者“先双脚放平踩地、弯腰，重心前移，慢慢站立起”（图17-6）。在此过程中，治疗师需要保护患者的安全，要求患者双下肢同时用力，注意患侧膝关节不能出现过伸现象，不能将重心向健侧转移。如果患者不能独立完成，治疗师可以给予适当的辅助。

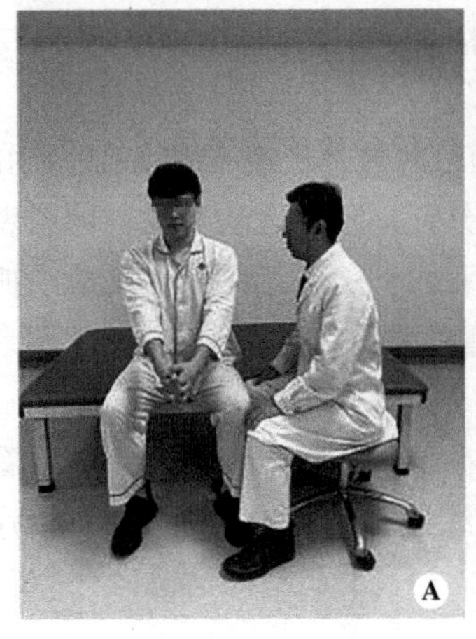

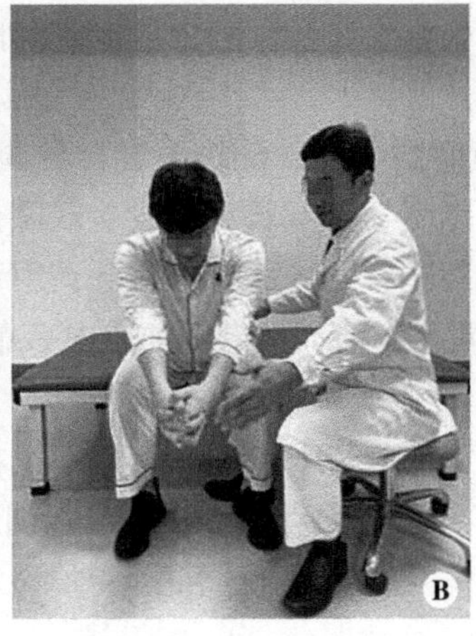

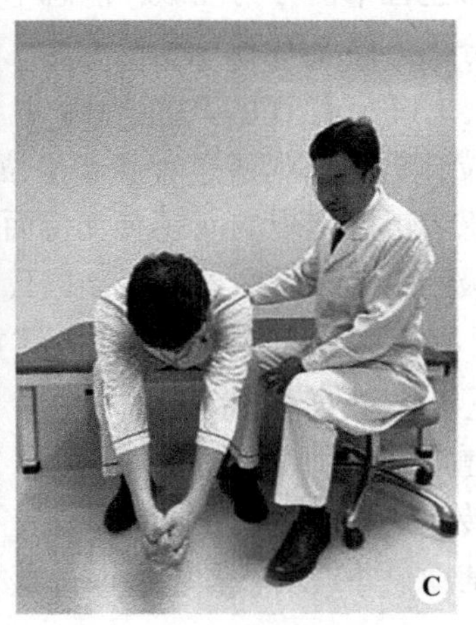

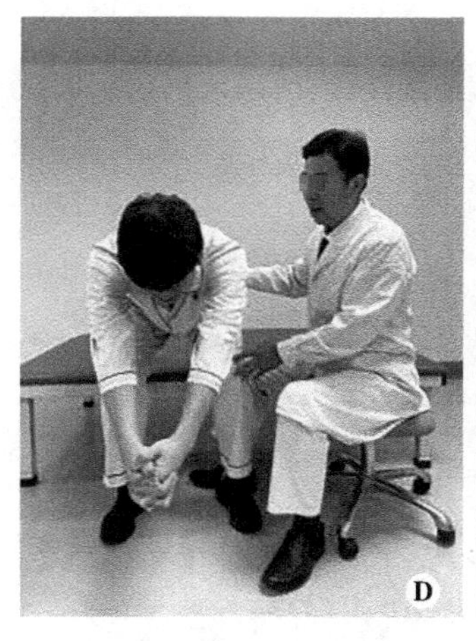

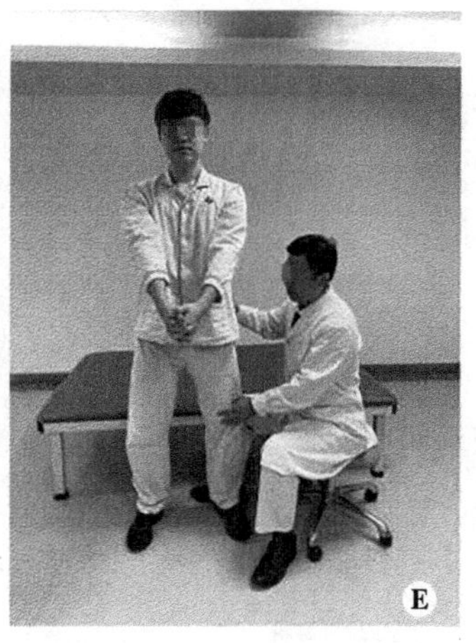

图17-6 站起训练

2. 坐下训练 患者取站立位，嘱患者“先弯腰，身体前倾，屈髋屈膝，慢慢坐下”。在坐下的过程中，治疗师需要控制患者的躯干和患侧膝关节，防止患者身体后仰、突然坐下或跌倒。

（四）训练转移到日常生活中

在患者能够掌握站起与坐下动作后，治疗师可以根据患者的情况，将站起与坐下的训练应用到日常生活中，如上厕所、从床上转移到椅子上等。

四、站立平衡训练

（一）确定正常功能的基本成分

站立平衡的基本要求有双足自然分开、双髋在双踝前方、双肩位于双髋正上方、双肩水平、头正中位、躯干挺直。

（二）确定存在的功能障碍

脑卒中患者站立位时可能存在的问题：双脚分开增大或髋关节外旋以增大支撑面；站立位前方取物时，通过髋关节屈曲代替踝关节背屈；侧方取物时，躯干侧屈代替髋的侧向运动；身体重心稍微移动一点便迈步，防止失去平衡而跌倒；在失去平衡时，患侧下肢不能及时迈步来调整重心平衡；经常抬起上肢用手支撑或抓握其他物体来维持身体平衡。

（三）训练丧失的功能

1. 静态站立平衡训练 患者双脚分开、与肩同宽，躯干伸直，身体重心在双脚中间，嘱患者“我慢慢放手，要保持好身体的平衡，身体不能移动”。治疗师的辅助逐渐减少，直至患者能够独立站立。

2. 动态站立平衡训练 当患者达到静态站立平衡后，逐渐训练患者的动态平衡，嘱患者“慢慢转动头，向左侧看、向右侧看”；“头和躯干一起向左转、向右转”；“身体的重心分别向前、后、侧方移动，但要保持平衡”；“请注意，我要轻轻地推你，请你保持好平衡”。在训练过程中，治疗师要逐渐增加患者的训练难度，确保患者的安全，不能跌倒。

3. 患侧下肢负重训练 首先要求患者将重心转移到患侧下肢，嘱患者“健侧下肢向前迈一小步→回到原位”（图17-7）；“健侧下肢向后迈一小步→回到原位”（图17-8）；“健侧下肢向外侧迈一小步→回到原位”（图17-9）；“将健侧下肢抬起放到前面的台阶上”（图17-10）。治疗师需要控制好患者的躯干及患侧下肢，躯干保持伸直，患侧膝关节不能过伸或过屈。

4. 弯腰训练 患者站立位，嘱患者“弯腰，拿起你前面的瓶子”；“弯腰，拿起你后面的瓶子”；“弯腰，拿起你侧方的瓶子”。如果患者不能独立完成，治疗师可以给予适当的辅助。

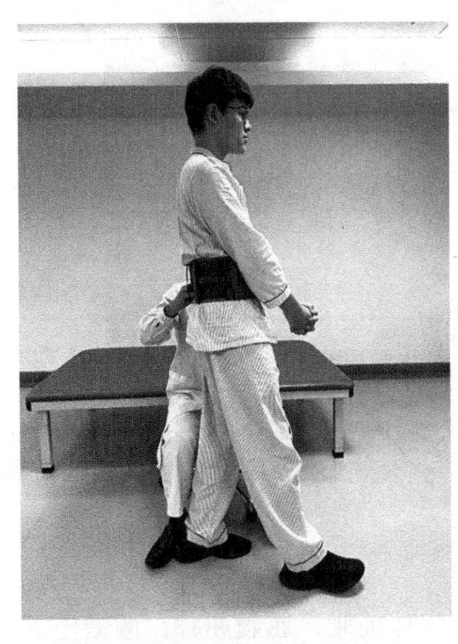

图17-7　健侧下肢向前迈步

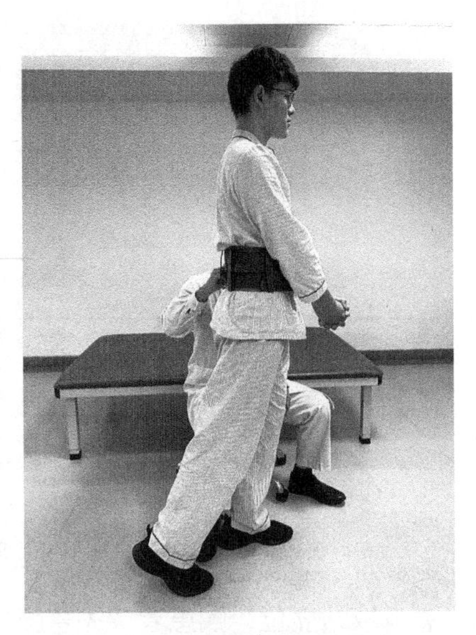

图17-8　健侧下肢向后迈步

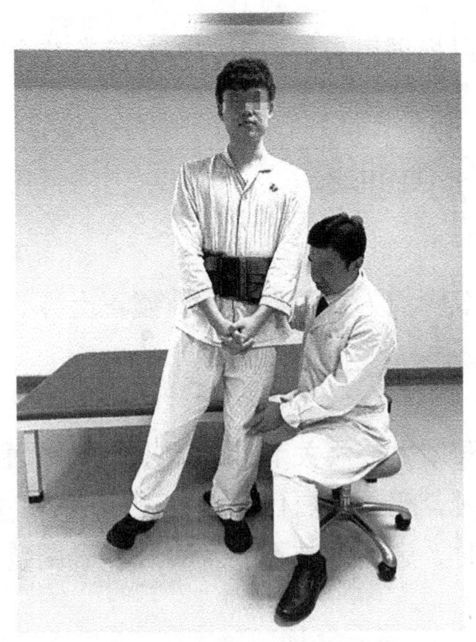

图17-9　健侧下肢向侧方迈步

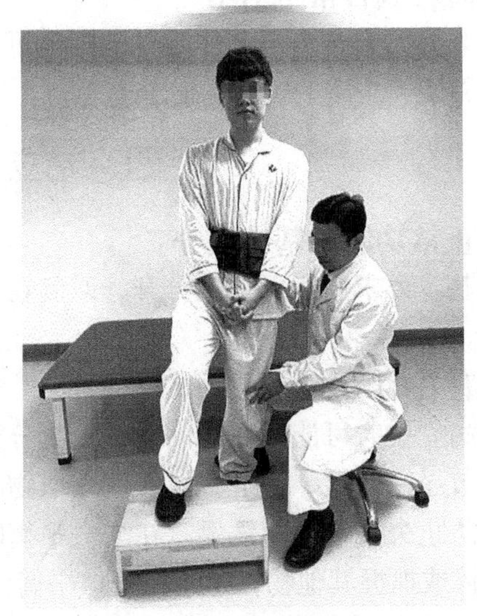

图17-10　健侧下肢迈台阶

（四）训练转移到日常生活中

随着患者站立平衡功能的恢复，可以将训练逐渐应用到日常生活中，如去拿生活用品、进行趣味性游戏等，可以改善患者训练的乏味枯燥性，提高患者训练的积极性。

五、步行功能训练

（一）确定正常功能的基本成分

独立行走过程有下肢对身体的支撑、单足支撑和双足支撑，包括站立相和摆动相（图17-11）。

（二）确定存在的功能障碍

脑卒中患者行走过程中可能会有患侧下肢负重不足，患侧下肢站立相时间缩短，健侧下肢站立相时间变长；由于患侧下肢功能下降，患侧下肢摆动相时间变长，步行速度降低、步幅长度不一致、步宽增加等。

（三）训练丧失的功能

1. 重心转移训练　患者站立位，双脚分开与肩同宽，嘱患者“将身体的重心转移到左侧→回到原位”；“将重心转移到右侧→回到原位”；“用患侧下肢支撑，健侧下肢向前迈一小步→回到原位”；“用

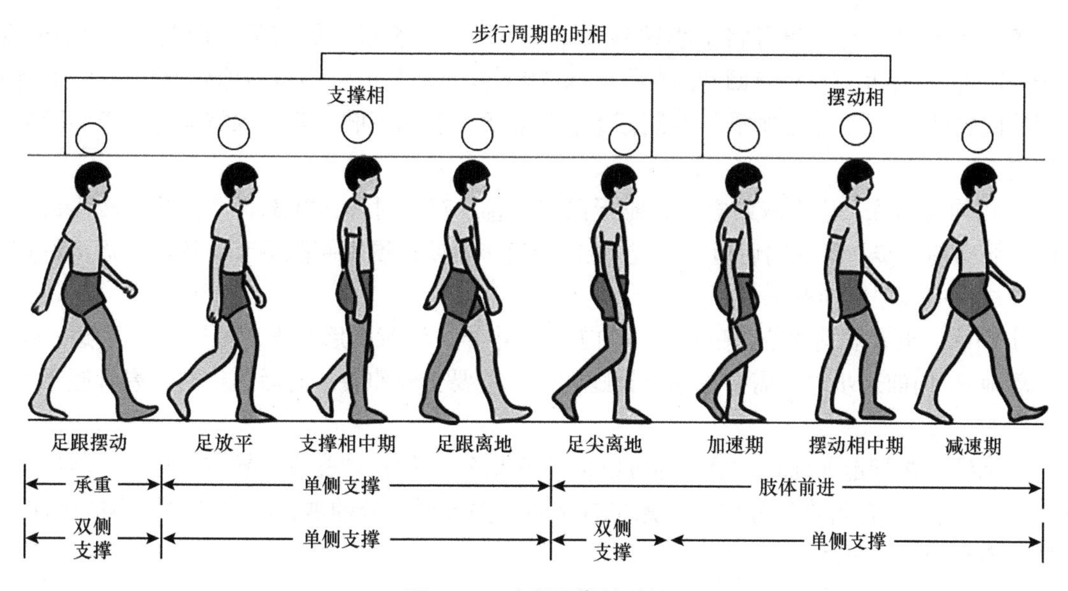

图17-11 步行周期的时相

患侧下肢支撑，健侧下肢向外侧迈一小步→回到原位”。治疗师需要控制好患者的躯干及患侧下肢，躯干保持伸直，患侧膝关节不能过伸或过屈。

2. 膝关节控制训练 患者分别在俯卧位、坐位、站立位进行膝关节屈伸训练，嘱患者“向后钩腿，慢慢放下，注意不要抬臀”，如俯卧位钩腿训练（图17-12）、坐位钩腿训练（图17-13）、站立位钩腿训练（图17-14）。在训练过程中，治疗师注意患者躯干保持直立，不能出现代偿动作。

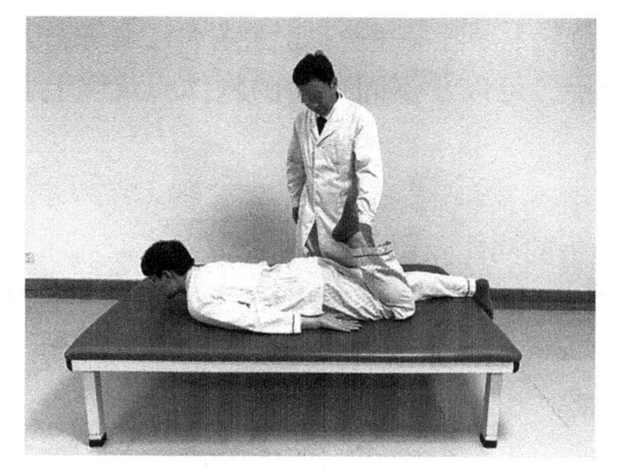

图17-12 俯卧位钩腿

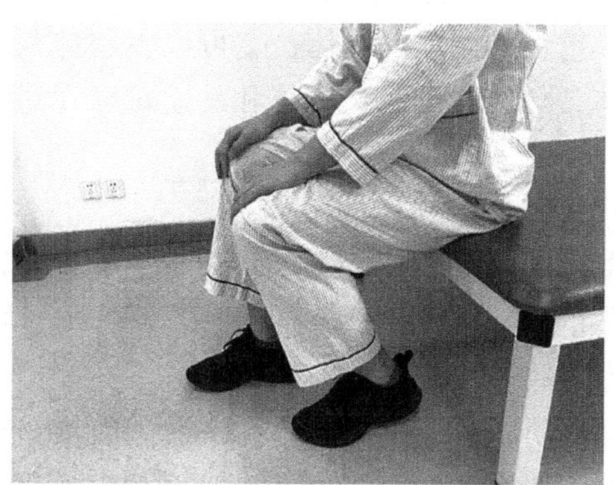

图17-13 坐位钩腿

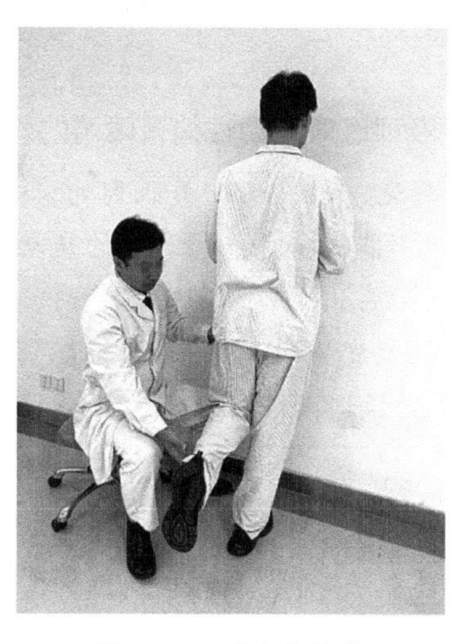

图17-14 站立位钩腿

3. 患侧下肢负重训练　患者将重心转移到患侧下肢，嘱患者“健侧下肢向前迈一小步→回到原位”；“健侧下肢向后迈一小步→回到原位”；“健侧下肢向外侧迈一小步→回到原位”；“将健侧下肢抬起放到前面的篮球上”。治疗师需要控制好患者的躯干及患侧下肢，躯干保持伸直，患侧膝关节不能过伸或过屈。

4. 站立相伸髋训练　患者取站立位，躯干保持伸直，双肩对称，嘱患者“将重心转移到患侧下肢上，健侧下肢向前迈步，然后向后迈步”。注意向前迈步时要伸展患侧髋关节，练习时迈步不宜太慢或太大，迈步过程中髋关节伸展。

5. 迈步训练　患者取站立位，嘱患者“向前迈一小步，注意脚后跟先落地”；“向后迈一小步，注意脚趾先落地”。向前迈步时，需要注意支撑腿的髋关节要充分伸展；向后迈步时，患者躯干不得前倾代替伸髋。

6. 行走训练　在行走训练时，治疗师可以指导患者逐步进行，“先重心转移→迈步，然后重心转移到另外一侧→迈步”。在行走过程中，注意患者患侧髋关节要充分伸展，患侧膝关节不能过伸或过屈，防止踝关节出现跖屈、内翻。

六、上肢功能训练

（一）确定上肢正常功能的基本成分

正常人的上肢在日常生活活动中发挥着至关重要的作用，能够进行各项复杂的活动。上肢运动的基本成分包括盂肱关节的外展、盂肱关节的屈曲、盂肱关节的伸展伴肩胛带上提、盂肱关节的内旋与外旋、肘关节的伸展、前臂的旋前与旋后、腕关节伸展、手指抓握物体与放开物体。上肢的正常功能主要有取物或指物、抓握、松开等功能，能够进行以下动作：①手能够拿起、抓握和松开不同形状、大小、重量和质地的物体；②可以将物体从一侧转移到另一侧，如转移木钉训练；③能够在手中移动物体，如转球训练；坐位和站立位时通过伸手，可以拿不同方向的物体；双侧上肢同时进行作业活动。

（二）上肢存在的功能障碍

脑卒中后患者上肢主要存在肩部、臂部、腕部及手的功能障碍。

1. 肩部的功能障碍　主要有肩胛带运动差，尤其是外旋和伸展，肩胛带压低，盂肱关节周围的肌肉控制能力降低。

2. 臂部的功能障碍　前臂过度旋前，旋后功能下降。

3. 腕部的功能障碍　伸腕困难，出现腕关节掌屈。

4. 手功能障碍　不能在伸腕时抓握物体，手指抓住和放开物体困难，拇指外展和旋转障碍，不屈腕不能放开物体，对指功能困难等。

链接

呼吸训练对运动性构音障碍的作用

运动性构音障碍是由于神经病变、与言语有关肌肉的麻痹、收缩力减弱或运动不协调所致的言语障碍。这类患者的呼吸差，不能保持呼气和声带的震动，大部分表现为呼气短，很难在声门下和口腔形成一定的压力，患者经常出现口鼻呼吸不分离、胸部和腹部呼吸肌运动不协调等情况，这些都会影响呼气的保持及最长发声时间缩短。经过系统的呼吸训练，患者呼吸肌力量增强，呼吸功能得到明显改善，呼气持续时间随之延长。

自 测 题

单选题

1. 对运动再学习技术的原则理解错误的是（　　）
   A. 任务导向性训练　B. 部分和整体训练密切配合
   C. 按运动发育顺序训练　D. 反复强化训练
   E. 按运动技能学习过程的规律训练
2. 脑卒中患者从卧位坐起常见的问题不包括（　　）
   A. 患侧屈髋屈膝困难　B. 患侧肩带前伸困难
   C. 患侧颈和躯干侧屈力弱
   D. 患侧伸髋伸膝困难
   E. 坐起时常用健侧下肢勾拉患侧下肢
3. 脑卒中患者进行坐位向前够一个物体的训练时，治疗师应重点训练下列哪一项（　　）
   A. 屈髋　B. 屈颈　C. 前屈躯干
   D. 放松　E. 侧屈躯干
4. 关于脑卒中患者站立伸手够侧方物体的训练正确的是（　　）
   A. 屈髋移动躯干
   B. 重心移到所够物体侧的下肢上，移动髋和踝
   C. 旋转躯干
   D. 重心移到所够物体对侧的下肢上，移动髋和踝
   E. 屈髋移动并旋转躯干
5. 下列哪项不是脑卒中患者在行走时常见的问题（　　）
   A. 在摆动和脚趾离地时，屈膝不够
   B. 膝关节屈曲-伸展0°～15°范围内控制障碍
   C. 站立期髋关节伸展不充分
   D. 摆动期屈髋不够
   E. 站立期骨盆向患侧过度侧移，导致骨盆向患侧下降
6. 脑卒中患者站起和坐下异常动作中属于代偿动作的是（　　）
   A. 站起时肩膝不能前移过足　B. 站起时重心后移
   C. 上肢前伸　D. 患侧足后置困难
   E. 伸髋、伸膝不充分
7. 脑卒中患者摆动中期膝关节屈曲受限的主要原因是（　　）
   A. 腘绳肌无力　B. 腓肠肌挛缩
   C. 股四头肌无力　D. 臀肌无力
   E. 腓肠肌无力

（张艳明）

第18章 医疗体操

第1节 概　　述

医疗体操是体育的一个组成部分，也是一种应用运动来健身治病的方法。现代体育形式不下数百种，按其目的和任务可分为健身类、健美类、娱乐类和竞技类。其中的健身类其目的是健身康复和治疗疾病，常称为医疗体育，属于运动治疗。医疗体操是医疗体育的基本方法之一，也是康复医学中的重要治疗方法。

一、特点及分类

（一）医疗体操的概念

医疗体操是根据伤病的情况，为达到预防、治疗及康复的目的而专门编排的体操运动及功能训练。医疗体操对运动器官损伤、手术后、瘫痪患者等的运动器官功能恢复具有良好的作用，也可用于某些脏器疾病如冠心病等的康复治疗。

（二）医疗体操的特点

医疗体操与其他康复手段相比具有以下特点。

1. 选择性强　由于医疗体操是按照伤病情况编排的体操动作及功能训练，故可针对不同情况编排使其作用到全身某一关节或某一肌群。选择不同的准备姿势、活动部位、运动方向、运动幅度、运动速度、动作要求及肌肉收缩程度等可收到不同的效果，便于进行个别对待。

2. 容易控制和掌握运动量　可通过不同的运动强度、动作幅度、持续时间、重复次数等较准确地控制医疗体操的运动量。

3. 适应性广　按不同的方法编排的医疗体操可分别达到发展肌肉力量、耐力、关节活动幅度、速度、协调、平衡等不同身体素质，适应康复锻炼的不同目的。

4. 提高患者的情绪　通过不同的医疗体操，采用多元化的练习，达到相同的康复锻炼目的。这将有助于提高患者的情绪，取得更好的锻炼效果。

（三）医疗体操的分类

1. 根据锻炼形式不同分类

（1）主动运动：是患者在主观感觉下，根据伤病恢复的需要，进行单关节或多关节，单方向或多方向的运动。运动的速度和幅度可随需要调整。对肌肉、关节运动功能的恢复和神经系统功能具有良好作用。

（2）辅助主动运动：指患者依靠主动力量进行骨关节活动，但肌肉不足需要外力帮助完成动作的一种练习。辅助为器械、他人或自身健肢给予力量。辅助主动运动时，应以主动用力为主，助力为辅，互相配合，避免以助力代替主动用力，常用于活动的开始和结束部分。适用于肌肉萎缩无力或功能障碍的情况，也适用于身体虚弱的患者。

（3）被动运动：借助外力，如他人、患者健肢或器械的力量，来帮助肌肉和关节做被动运动，以恢复其功能。进行被动运动时，患者完全不用力，全靠外力帮助完成。常用于关节伸直运动障碍的患者。

（4）抗阻运动：是患者用力克服外加阻力而完成的运动。给予阻力大小应根据患肢肌肉力量而定，以患者经过努力完成动作为原则。一般抗阻可以采用负重方式进行，如哑铃、沙袋等，也可利用弹簧或仪器进行抗阻训练，如拉橡皮筋、拉扩胸器等，还可使用他人或自身健肢力量作阻力。抗阻运动广泛应用于肌无力、肌萎缩或不全麻痹等。

2. 根据是否使用器械分类

（1）徒手运动：是一种不利用任何器械的体操运动，根据治疗需要可进行全身性运动，也可做某些关节的局部运动。它可以在任何预备姿势下进行，也可根据所需要的运动速度、范围进行练习。徒手运动不需要特殊条件，可以在任何场合、地点进行。因此被广泛应用于各种疾病的治疗。

（2）器械运动：是利用器械的重量、杠杆作用、惯性力量、摩擦力、机械动力和器械依托而进行的主动、抗阻、阻力或被动运动。这种运动可加强动作的局部作用，发展个别肌肉群的力量，增强运动强度，发展动作的协调性，并能改善患者的情绪。医疗体操中常用的器械有哑铃、沙袋、各种球类、体操棍、扩胸器、墙拉力器、滑轮装置、肋木、功率自行车、活动平板、划船器、各种关节练习器、分指器、握力器等。

3. 根据医疗目的分类

（1）矫正运动：是肢体运动结合躯干运动，或是身体某一部分的单独运动。主要方法是在有利于矫正畸形的预备姿势下，进行选择性的增强肌肉练习，以增强因畸形牵拉而削弱的肌肉，加强所有能促进畸形矫正的肌肉群，牵伸由于畸形影响而缩短的肌肉和韧带。常用来矫正脊柱、胸廓畸形、平足和其他不正常的畸形。

（2）协调性运动：是恢复和加强协调性的运动，其表现为运动中对抗肌、协同肌之间的协调、肢体运动和躯干运动之间的协调、上下肢动作之间、左右侧肢体之间的动作协调。主要用于中枢和周围神经疾病和损伤患者，如偏瘫、脑震荡、脑挫伤及周围神经损伤等。

（3）平衡运动：是恢复和改善平衡功能训练。采用专门的平衡功能训练有效地恢复和发展平衡功能。常用于神经系统或前庭器官病变引起的平衡功能障碍，如美尼尔综合征患者。

（4）呼吸体操：呼吸运动在医疗体操中占有非常重要的地位。常用的有一般呼吸运动、局部呼吸运动和专门呼吸运动三种。一般呼吸运动既有单纯的安静呼吸运动，又有同时配合肢体运动的呼吸运动。这类呼吸运动用来调节呼吸量，改善呼吸功能，促进血液循环，减轻心脏负担；局部呼吸运动重点作用于某一侧或某一部分肺叶的呼吸训练。局部呼吸和专门呼吸主要用于慢性支气管炎、肺气肿、支气管哮喘、胸膜炎等呼吸系统疾病和胸腔手术后患者。

二、医疗体操的适应证和禁忌证

（一）医疗体操的适应证

1. 内脏疾病　高血压、冠心病等。
2. 代谢障碍疾病　糖尿病、肥胖等。
3. 神经系统疾病　偏瘫、截瘫等。
4. 运动系统疾病　腰腿痛、肩周炎等。
5. 妇产科　产后。

（二）医疗体操的禁忌证

1. 疾病的急性/亚急性期，有明显炎症。
2. 有大出血倾向和神志不清、不配合运动者。
3. 未能控制的心力衰竭和急性心力衰竭的患者。
4. 运动中潜在的严重问题，包括导致新疾病的发生或原有疾病的加重、恶化等。

三、医疗体操的编排

（一）医疗体操的基本要素

1. 预备姿势。
2. 运动范围。
3. 运动速度。
4. 重复次数。
5. 用力程度。
6. 动作准确性。
7. 情绪因素。

（二）医疗体操的程序安排

1. 准备部分　集中注意力，调整呼吸。
2. 基本部分　体操的重点所在，体现治疗的特点。
3. 结束部分　机体的放松，舒缓。

第2节　常用医疗体操

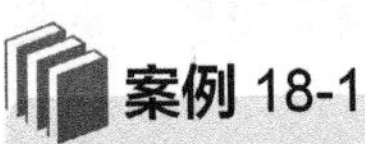
案例 18-1

患者荣某，女，14岁。在学校健康筛查时发现脊柱侧弯，到医院影像学检查发现，胸椎向右侧凸出，Cobb角26°，腰椎向左侧凸出，Cobb角40°。

问题： 1. 如何编制医疗体操？
2. 日常生活中有哪些注意事项？

一、颈　椎　操

颈椎操是为颈椎病或颈肩部肌肉劳损或疼痛患者编排的运动项目。

（一）适应证与禁忌证

1. 适应证　各型颈椎病症状较轻者或颈肩部肌肉劳损或疼痛的患者。
2. 禁忌证　症状急性发作或有脊髓受压的症状和体征，局部骨折未愈合，颈椎肿瘤或结核，心功能不全，有心源性哮喘、呼吸困难、全身水肿、胸腔积液、腹水者，近期（10天内）有心肌损害发作者。

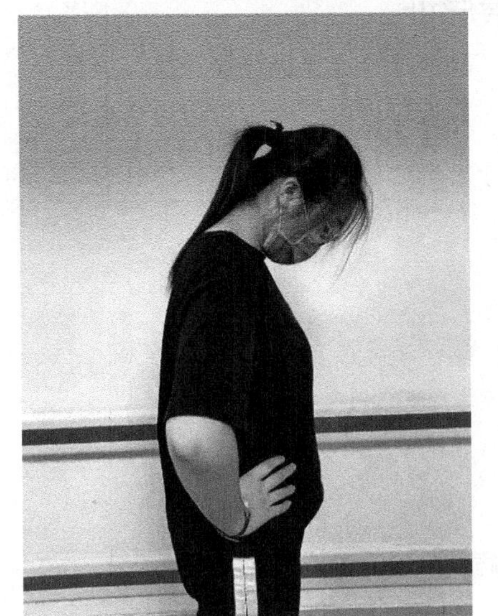
图18-1　颈椎前屈

（二）内容和主要训练方法

设备及用具：徒手、训练床垫等。

1. 前屈后伸　双手叉腰，放慢呼吸，缓缓低头使下巴尽量紧贴前胸；再仰头，头部尽量后仰；停留3s后再反复做4次（图18-1）。

2. 左右侧屈　左、右缓慢侧弯头部，耳垂尽量达到左右肩峰处；停留3s后再反复做4次（图18-2）。

3. 左右旋转　头部缓慢左转，吸气，颏部尽量接触肩峰，还原，再右转，吸气，颏部尽量接触肩峰，停留3s后再反复做4次（图18-3）。

4. 左右转颈前屈　头部缓慢左转后前屈，还原，头部缓慢右转后前屈，还原。停留3s后再反复做4次。

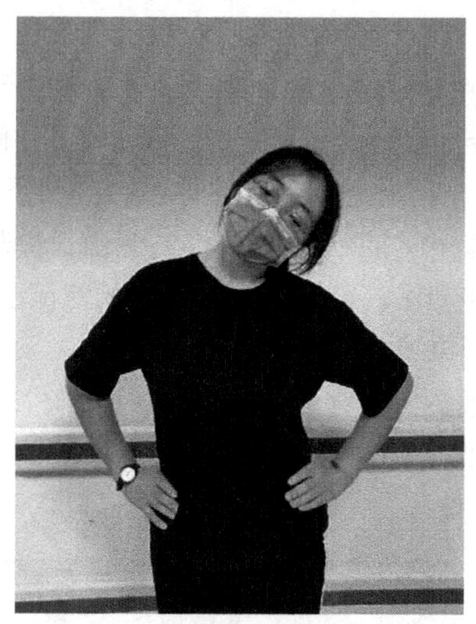

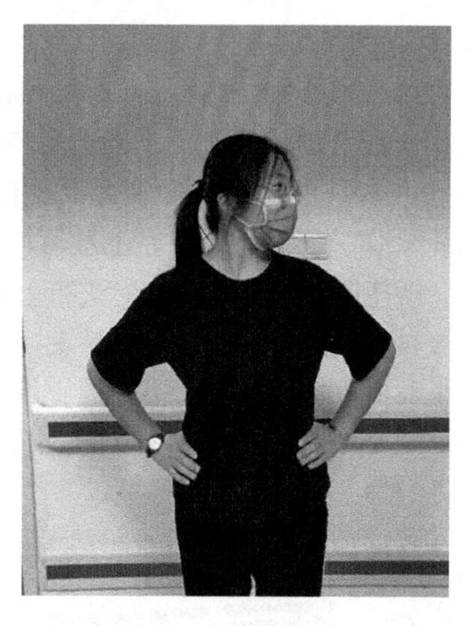

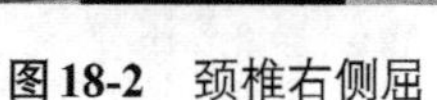

图18-2　颈椎右侧屈　　　　图18-3　向左旋转

5. 左右转颈后伸　头部缓慢左转后伸，还原，头部缓慢右转后伸，还原，停留3s后再反复做4次。

6. 旋转运动　头部顺时针旋转4次，再逆时针旋转4次。

7. 耸肩运动　左右交替耸肩4次后，双肩同时耸肩4次。

8. 绕肩运动　两臂外展平伸，以肩关节为轴向前环绕4次，再向后环绕4次。

9. “WY”椅子操　端正地坐在椅子上，双脚与肩同宽，背部直立，头抬起，双眼目视前方，双手自然下垂于身体两侧。双肘、双肩呈90°，肩胛骨用力内聚，感觉双肩在向后掰，使双肘向后移动5～10°。同时收下颌，头向上顶，拉长颈部。此时双臂呈“W”形。双臂向上举，举至最大位置时，维持5 s钟。此时双臂呈“Y”形。然后慢慢回收至第2 步的动作。

（三）注意事项

1. 要持之以恒，动作到位；整个动作要缓慢、协调、循序渐进，不可冒进，以免对脊椎造成更大伤害。

2. 严重颈痛症状者做操慎重，动作缓慢、柔和。

3. 控制好运动量，尤其是合并心肺疾病、原发性高血压、骨质疏松症、腰椎间盘突出症等情况，做操不要过于用力。

4. 有眩晕症状者，头部转动应缓慢或禁止旋转动作。

5. 椎动脉型颈椎病，注意颈部扭转与后伸时症状可能加重，侧转和旋转动作宜少做、慢做，甚至不做；神经根型颈椎病仰头时症状可能加重；脊髓型颈椎病更要注意不要超负荷活动，以免发生意外；椎动脉型颈椎病患者眩晕症状明显或伴有供血不足时，手术后2个月内切忌做过多的颈部体操，尤其是颈椎前路椎体间及后路大块骨片架桥植骨及人工关节植入后的患者。

6. 练习后如觉疼痛或眩晕加重，提示动作幅度过大或速度过快，可适当降低速度或减小幅度甚至停止练习。

二、脊柱侧弯操

脊柱侧弯操为脊柱侧弯患者编排的运动项目，通过增强凸侧已被拉长并减弱的肌肉力量，牵伸凹侧缩短的肌肉、韧带和其他软组织，调整两侧的肌力平衡，以达到矫形目的。

（一）适应证与禁忌证

1. 适应证　适用于Cobb角在40°以下的脊柱侧凸及配合侧凸矫形器的治疗。

2. 禁忌证　先天的骨骼畸形，严重侧弯需经手术治疗的患者。

（二）内容和主要训练方法

矫正体操通常在卧位或匍匐位进行，以利于消除脊柱的纵向重力负荷。脊柱处于不同斜度时，脊柱的侧屈运动可集中于所需治疗的节段，即选用特定姿势训练矫正特定部位的脊柱侧凸。例如，膝胸位、肘胸位和腕膝位相对应的集中点分别为T_3、T_6、T_8附近。在上述体位、姿势下，就可利用肩带、骨盆的运动进行矫正动作。例如，抬举左上肢可使胸椎左凸，矫正胸椎右侧凸；提起左下肢可使骨盆右倾引起腰椎右凸，矫正腰椎左侧凸；同时进行上述动作，可矫正胸右腰左的双侧凸。

以胸椎右侧凸腰椎左侧凸为例，设计一整套矫正体操如下。

1. 俯卧位，左上肢向上、右上肢向下伸展，抬起头、胸背部，吸气，放下，呼气（图18-4）。

2. 俯卧位，左上肢向上、右上肢向下伸展，左腿后伸直腿抬高，髂前上棘不能抬离治疗床面，吸气，放下，呼气（图18-5）。

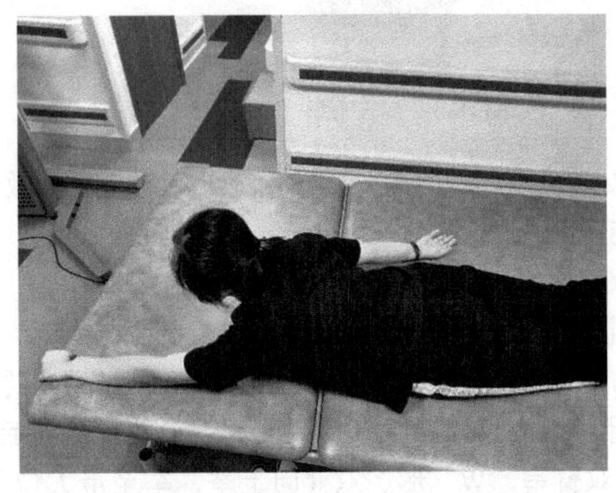

图18-4　俯卧位左上肢向上伸展

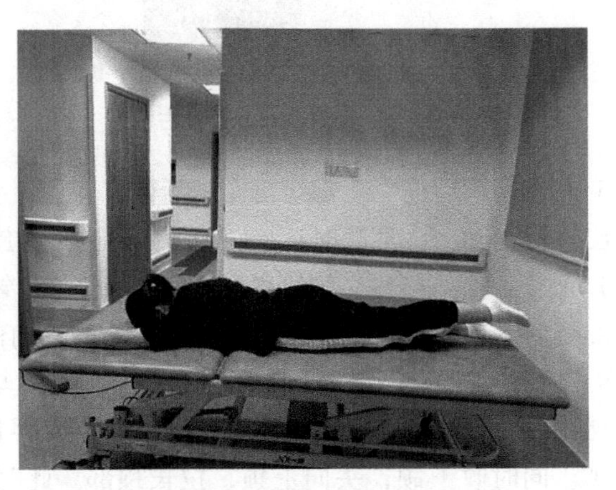

图18-5　俯卧位左下肢向上伸展

3. 俯卧位，左上肢向上、右上肢向下伸展，抬起头、胸背部，同时左腿后伸直腿抬高，髂前上棘不能抬离治疗床面，吸气，放下，呼气。

4. 俯卧位，肘膝着地，抬起头、胸及左手，吸气；放下，呼气。

5. 俯卧位，手膝着地、左腿后伸直腿抬高，使骨盆保持与治疗床面平齐，吸气，放下，呼气（图18-6）。

6. 仰卧位，左上肢向上、右上肢向下伸展，屈左腿做单桥运动，吸气，放下，呼气。

7. 仰卧位，左上肢向上、右上肢向下伸展，左腿直腿抬高，吸气，放下，呼气。

8. 左侧卧位，腰下垫小枕（半拳高），左上肢向上、右上肢向下伸展，同时躯干向右侧屈，吸气，放下，呼气（图18-7）。

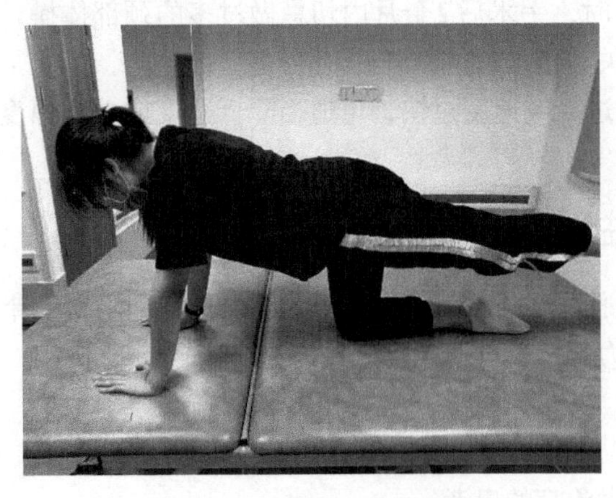

图18-6　手膝位，后伸左下肢

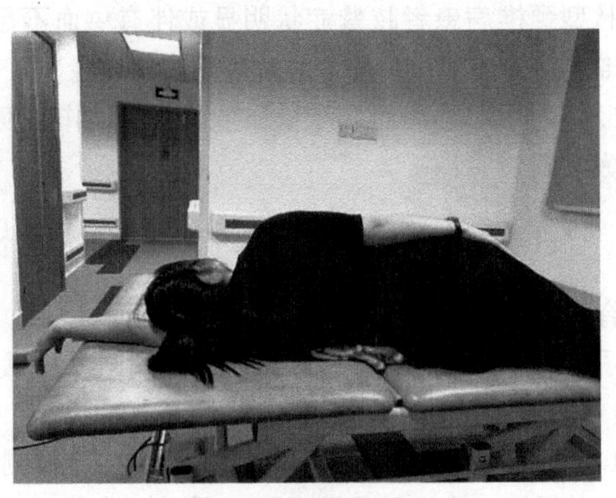

图18-7　侧卧伸展

9. 右侧卧位，胸下垫小枕（半拳高），左上肢向上、右上肢向下伸展，左下肢外展抬高，吸气，放下，呼气。

每个动作到末端保持5s，每节动作重复10次；每天训练3次。

另外可进行匍匐训练，俯卧位时身体呈水平位，可避免重力作用，因此脊柱比较放松，扩大了脊柱各关节的活动度，有利于矫正脊柱侧弯。训练用场地为两个同心圆，内圆直径为200cm，外圆直径为350cm，在两圆之间进行匍匐前进。原则是以胸椎为准，凸侧对准圆心；“C”“形侧凸匍匐训练时一侧上下肢同时伸直；“S”形侧凸匍匐训练时，一侧上肢与对侧下肢同时伸直前移，如胸右腰左侧凸时，左臂和左腿尽量向前迈进，右臂右腿随后跟进但始终不超越左臂左腿（图18-8）。

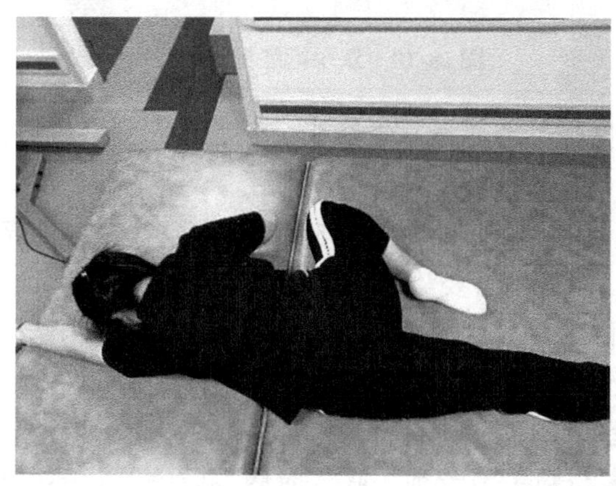
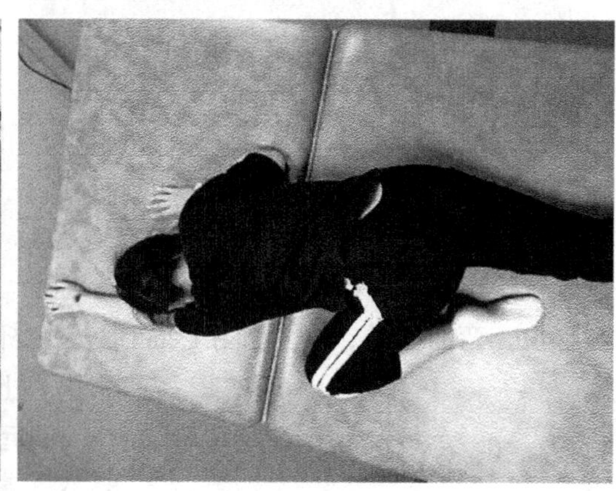

图18-8 匍匐训练

（三）注意事项

1. 动作平稳缓慢，充分用力，准确到位。后期可用沙袋增加肢体负荷，增强训练效果。矫正操配合矫形器、电刺激等综合方法，效果更佳。

2. 胸左腰右侧凸的患者在训练时，必须将肢体的左右完全倒过来进行；单纯胸右或腰左侧凸的患者训练时去除肢体的伸展动作；单纯胸左或腰右侧凸患者训练时将肢体的左右完全倒过，不加伸展训练。

3. 不仅是在治疗室中进行，在家庭学校、工作场所，也要注意不要采取助长不良姿势和脊柱变形的姿势。指导患者了解在床上、学习桌上、椅子上和工作时的正确姿势，禁止做过重的劳动。

三、腰椎前凸矫正操

腰椎前凸矫正操为矫正腰椎前凸编排的运动项目。

（一）适应证与禁忌证

1. 适应证　轻中度的腰椎前凸。

2. 禁忌证　急性腰扭伤、腰椎结核、腰椎肿瘤、急性化脓性脊柱炎、严重腰椎滑脱、体质虚弱或过度疲劳者、孕妇等。

（二）内容和主要训练方法

治疗的重点是减少骨盆的倾斜度，主要是矫正前凸，强化腹肌及牵伸腰骶部肌肉、韧带的体前屈训练，同时还应包括牵伸髋关节前面的关节囊韧带即加强臀肌和大腿后群肌的训练，以防止骨盆前倾。

1. 仰卧位，屈髋屈膝使骨盆后倾，呼气时腹部收紧，腰部平贴于地面，回到起始位。

2. 仰卧位，屈髋屈膝，双手抱住一侧膝关节，使膝关节逐渐向胸部靠拢，回到起始位（图18-9）。

3. 仰卧位，屈髋屈膝，双手抱住双下肢膝关节，使膝关节逐渐向胸部靠拢，回到起始位。

4. 仰卧位，屈髋屈膝，双手抱住双下肢膝关节，身体向左右两侧摆动，回到起始位（图18-10）。

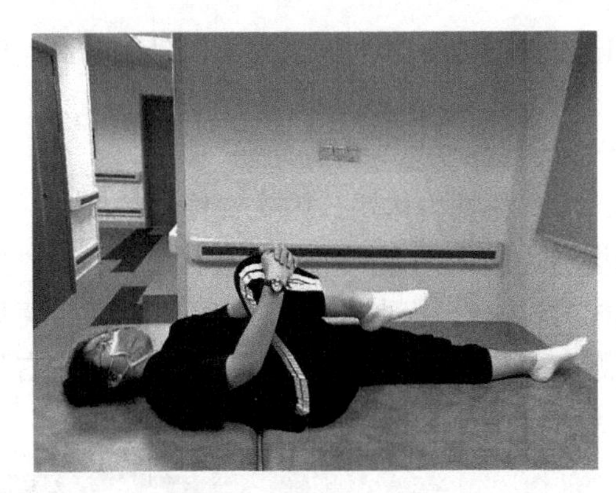

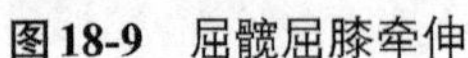

图18-9　屈髋屈膝牵伸

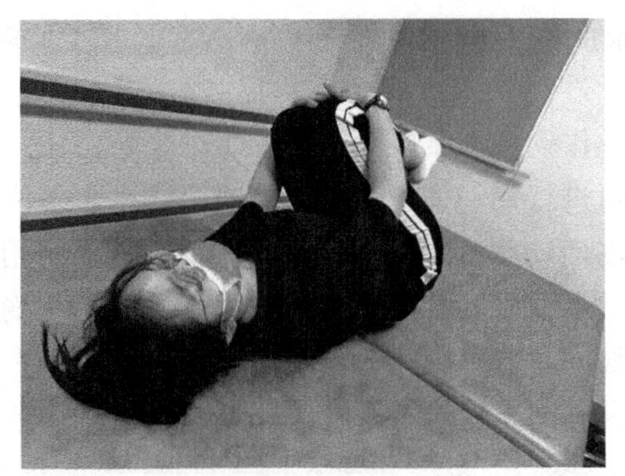

图18-10　双手抱膝摆动

5. 仰卧位，双手贴地支撑身体，双下肢屈曲，使膝关节尽量靠近额头，然后背部慢慢放低，回到地面，整个过程不使用双手，回到起始。

6. 仰卧位，弯曲双膝，让脚能够平放在地板上。手掌和前臂贴住身体，掌心朝下，臀部抬离床面，越高越好，与此同时，手臂、肩部和颈部紧贴地面。保持抬臀姿势5～10s，然后慢慢放低臀部。

7. 仰卧位，弯曲双膝，脚平放在床面上。以臀部为轴心，使用核心部位的力量抬起上半身，向膝关节靠拢。上半身不必碰到膝关节，但头部和肩部一定要离开地面，回到起始位。

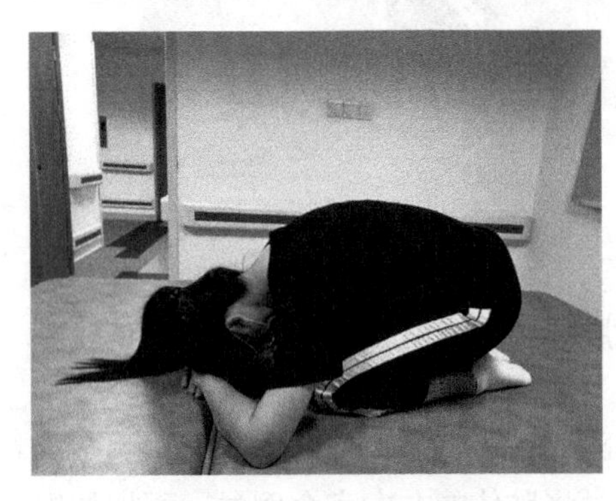

图18-11　祈祷式放松训练

8. 双手掌与膝关节着地，呼气时腹部收缩，背部弓起，同时下巴尽量贴近胸部，回到起始位。

9. 双下肢跪于地面，臀部紧贴脚跟，额头贴地，双手置于额头下方，保持不动，让腰部放松，回到起始位（图18-11）。

10. 跪在柔软的地板或健身垫上，臀部紧贴脚后跟。膝关节分开，与臀同宽。以髋关节为轴心俯身，让上半身尽量贴住地板，面朝下方。手臂向前伸直，让脊柱有拉伸感。保持此拉伸动作30s。

每节重复10次，每天3次。

（三）注意事项

1. 如果训练时颈部或肩部感觉紧张或有压力，或者腰部有强烈的紧绷感，或有任何不适，立即停止当前动作。

2. 起身时不要弯曲颈部，也不要用头和颈部发力，否则不仅达不到锻炼效果，还有受伤风险。

四、腰痛的医疗体操

腰痛的医疗体操是为腰痛患者编制的运动项目。

（一）适应证与禁忌证

1. 适应证　腰椎间盘退变或腰椎退行性变或腰肌劳损患者。

2. 禁忌证　重度腰椎间盘突出伴有马尾症状、腰椎肿瘤、结核及重度腰椎椎体骨质疏松者。

（二）内容和主要训练方法

设备及用具：徒手、沙袋、牵伸弹力带训练床垫。

正确的姿势（卧姿、坐姿、站姿等），搬运重物的动作可以减轻腰椎的载荷，防止腰椎间盘突出的发生，并有效维持腰椎的稳定性。

1. 增强腰椎周围肌群肌力

（1）仰卧位挺胸：仰卧于床上，抬起胸部和肩部，吸气，放下，呼气（图18-12）。

（2）半桥式运动：仰卧于床上，双腿伸直并拢，抬起臀部，挺腰，吸气，放下，呼气。

（3）桥式运动：仰卧于床上，两腿屈曲，抬起臀部同时挺胸挺腰，吸气，放下，呼气（图18-13）。

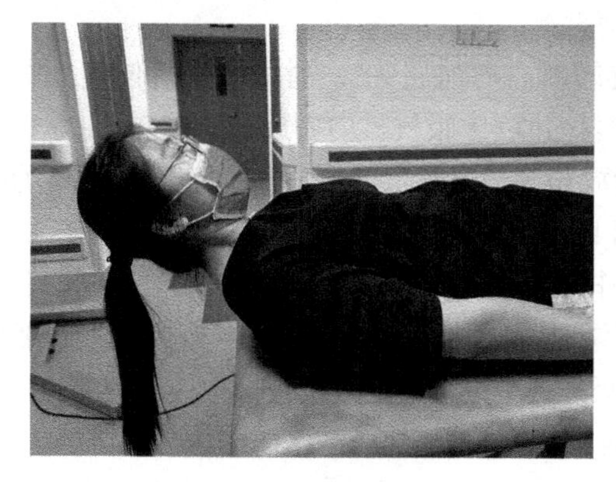

图18-12 仰卧位挺胸

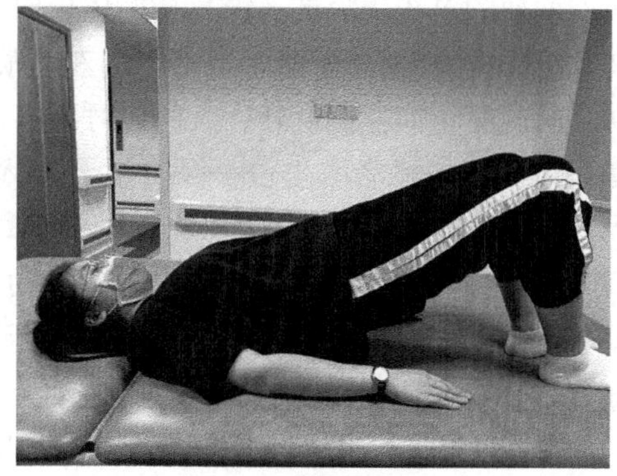

图18-13 桥式运动

（4）抬头挺胸：俯卧下用双臂撑起上身，抬头，臀部不离床面（图18-14）。

（5）挺身运动：俯卧，抬起上身，两臂及两腿伸直。

2. 增强腹肌肌力

（1）抬单腿：膝部伸直，轮流抬起一腿和放下。

（2）抬双腿：两腿伸直并拢抬起，呼气，放下时吸气。

（3）仰卧起坐：仰卧位抬头或坐起手触足尖。

（三）注意事项

1. 每天的锻炼次数根据个人情况而不同，一般情况下以锻炼后不引起疼痛和原有疼痛不加重为宜。

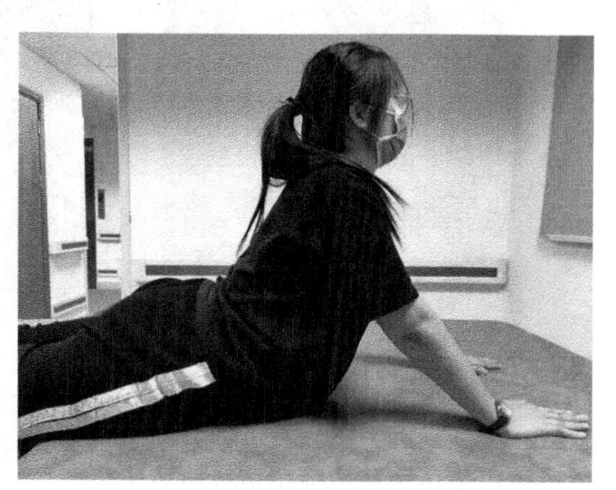

图18-14 俯卧位抬头挺胸

2. 腰椎向前滑脱和腰椎管狭窄症患者，避免做腰椎过度后伸训练。

3. 对有腰椎陈旧性压缩性骨折尤其伴有骨质疏松的患者，不宜做向前弯腰动作。

4. 对因外伤而引起腰椎不稳者，做操时髋关节屈曲不宜超过90°。

五、肺气肿医疗体操

肺气肿医疗体操为肺气肿患者编排的运动项目，通过呼吸控制配合舒缓的肢体运动以增强膈肌、腹肌和下胸部肌肉的活动度，加深呼吸幅度，从而改善肺通气功能。

（一）适应证与禁忌证

1. 适应证 慢性阻塞性肺气肿患者。

2. 禁忌证 临床症状不稳定的心肺疾病。

（二）内容和主要训练方法

设备及用具：徒手、哑铃等。

1. 腹式呼吸模式训练 患者取舒适体位（坐位），保持双肩和上胸部的放松，使用自己的节奏平静呼吸，用鼻慢慢吸气，在最大吸气末屏气3s，然后口唇缓缓吐气，控制吐气时长3～5s。手放在肚脐下3cm左右的位置，每次吸气时要感觉到手指被腹部顶开，呼气时手指感觉到腹部塌陷。

2. 腹式呼吸抗阻训练 患者取坐位，双手交叉放在腹部，每次吸气腹部往上顶的时候，双手给一个向下的阻力，呼气后腹部塌陷时也给一个向下的压力，有助于排出更多气体（图18-15）。

3. 肩关节水平外展内收呼吸训练 患者取坐位，初始体位肩关节前屈90°，肘关节伸直，双手分别握一个1kg哑铃，做肩关节水平内收、外展活动。水平外展时吸气，内收时呼气。

4. 肩关节前屈后伸呼吸训练　患者取坐位，初始体位肩关节前屈90°，肘关节伸直，双手分别握一个1kg哑铃，一手做肩关节前屈，另一只手做肩关节后伸动作，做完后返回初始体位，然后交换手的运动方向。前屈的过程中吸气，恢复初始体位时呼气。

5. 身体旋转呼吸训练　患者取坐位，向左侧旋转时右肩前屈90°，肘关节保持伸直，右上臂做水平内收活动，同时躯干向左侧旋转，旋转时呼气，复位过程中吸气。向右旋转亦同。

6. 缩唇呼吸训练　患者取坐位，保持躯干自然放松，经鼻深吸气，呼气时缩唇如吹口哨状持续缓慢吐气，吸气和呼气时间比保持在1∶2或1∶3（图18-16）。

7. 耸肩呼吸训练　患者取坐位，尽力做耸肩动作，耸肩时吸气，放松时呼气。

8. 胸廓扩张呼吸训练　患者取坐位，经鼻进行缓慢深吸气，在最大深吸气末屏气3s，然后慢慢呼气。治疗师可以将双手放于胸廓感受胸廓的运动，吸气时胸廓向外扩张，呼气时胸廓内收（图18-17）。

共8个动作，每节重复10次，每天3次，用力时吸气，放松时呼气。

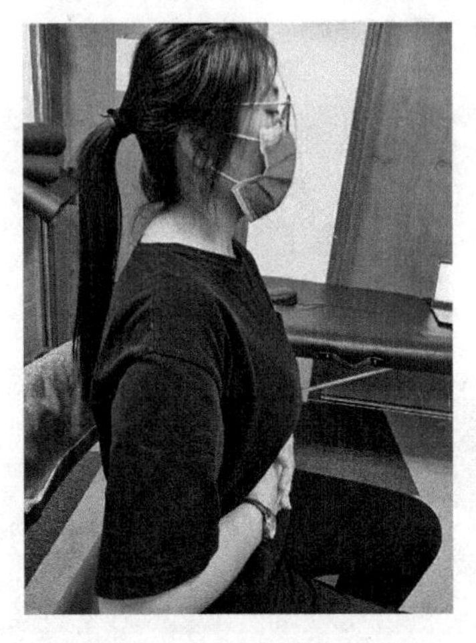

图18-15　腹式呼吸抗阻训练

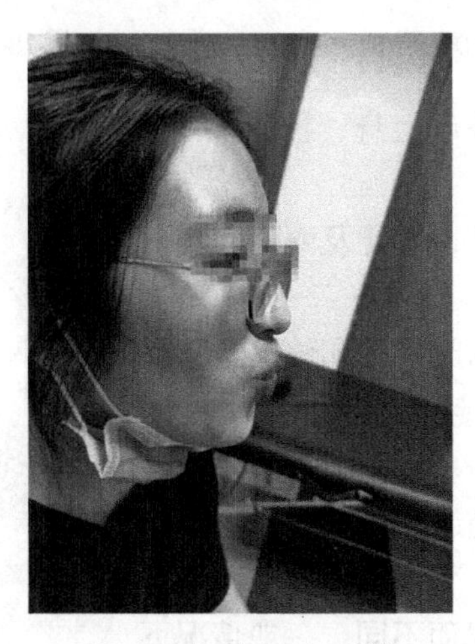

图18-16　缩唇呼吸训练

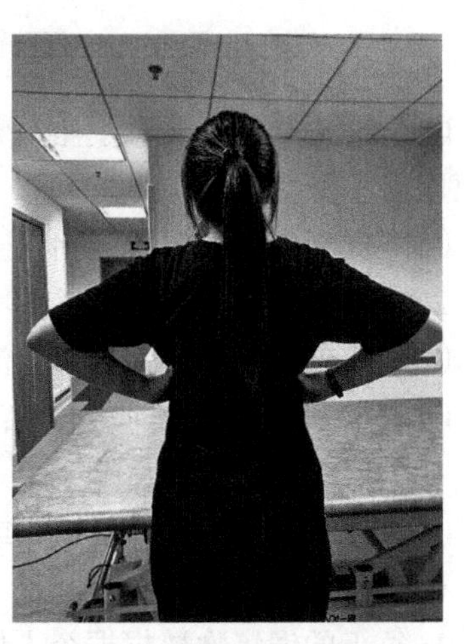

图18-17　胸廓扩张呼吸训练

（三）注意事项

1. 在患者心肺功能相对稳定状态下进行训练，训练过程中如出现咳嗽、咳痰等不适症状，应及时暂停训练，终止训练或待患者缓解后继续训练。

2. 对于存在血压、血氧及血糖不稳定的患者，应于治疗前后监测相关数据指标，明确治疗对患者血压、血氧及血糖水平的影响。

3. 训练时注意观察患者的反应，不应出现呼吸急促、面色潮红等训练过量的表现。

4. 及时询问患者的感受，调整训练强度可以避免出现不良反应。

自 测 题

单选题

1. 脊柱侧弯矫正体操为消除脊柱的纵向重力负荷，宜采用的体位为（　　）
   A. 站立位　B. 坐位　C. 半卧位
   D. 卧位或匍匐位　E. 以上都不是

2. 医疗体操属于（　　）
   A. PT　B. OT　C. ST
   D. TCM　E. 心理疗法

3. 下列不属于医疗体操的适应证的是（　　）
   A. 年老体衰　B. 颈椎病　C. 腰腿痛
   D. 肩周炎　E. 脊柱侧凸

4. 下列哪项不属于医疗体操的编排原则（　　）
   A. 注意安全，循序渐进
   B. 每项体操动作必须包括热身部分、基本部分和放松部分
   C. 依据患者病情、性别、年龄和个人爱好等进行编排
   D. 运动量可不用控制
   E. 突出重点，兼顾全身，重点部分约占全部的2/3

（孙天宝）

第19章 引导式教育

第1节 概　　述

一、基本概念

引导式教育（conductive education）是一种综合及交流性的教育方法，旨在促进患有多种残疾儿童的性格发展，透过一些仔细策划的活动及有关引导员、小组、节律性意向、习作程序及每日活动课程的辅助，刺激儿童有系统地建立在运动机能、言语、智能、社交及情绪等各方面的发展，并得以紧密联系，让孩子能主动去学习日常生活所需的功能，以克服身体的运动功能障碍。

二、理论基础

引导式教育体系侧重于教育这一概念，引导式（conductive）一词强调了学习的主动性。引导式教育的目的就是要通过各种手段诱导出所要达到的目标，引导出功能障碍者学习各种功能动作的机会。在学习过程中一方面需要障碍者本人努力，另一方面需要其他人的帮助，即通过其他人的引导、诱发与教育，达到学习、掌握功能动作，主动完成动作的目的。

三、引导式教育体系的特点

1. 以集体和疗育小组的方式进行疗育，而不是一对一孤立的训练方式。

2. 以运动生理、神经生理、教育学、讲授学、心理学、音乐、哲学等理论为基础，取多学科知识的精髓，其中最主要的是教育学。

3. 实行寄宿生活，以小组的组织形式进行每日24h的学习和训练。可以将所学习到的动作和训练的结果应用于日常生活中，反复进行，逐步巩固提高。

4. 在引导员的指导、引导和协助下进行学习和获得功能，引导员要在四年制的大学学习中经过国家的考试才能获得引导员的资格。引导员和功能障碍儿每日朝夕相处，相互有很深的了解，有利于功能障碍患儿充分发挥自己的最大潜力，避免每项训练更换一个治疗师。

5. 设定了一个学前幼儿园和学龄期学校的环境，功能障碍患儿可自主、创造性地积极塑造自己，形成圆满的人格。这样可以防止训练中孤立化的倾向，有利于促进患儿自主精神的发展。

6. 引导式教育是进行从末梢向中枢、又从中枢向末梢的双向促进的方法，可以使功能障碍儿有意识地学习动作和知识，而不是盲目地在治疗师的操作下进行某些动作。

四、治疗原则

1. 以功能障碍者的要求为中心　以功能障碍者要求为中心是引导式教育的核心，所有制订的课题都要围绕着功能障碍者的迫切要求来考虑。首先是解决功能障碍者的移动能力和其他运动功能及日常生活技能，以后根据需要随时调整训练内容。

2. 以诱发主动参与为策略　引导功能障碍者主动去思考，利用环境设施和小组动力诱发学习力量；以娱乐性、节律性、意向性激发功能障碍者在学习中主动参与意识，鼓励患儿去寻找自己解决问题的方法并坚持去完成他们的活动。

3. 通过疗育促通，建立有效功能　通过一定的诱发技巧，根据功能障碍者的需要为其输入达到目标的意识，使其产生意图化，之后利用促通工具，如应用运动的重力作用及肌肉本身的弹性，促通功能障碍者肌肉的功能，从而实现建立有效功能的目的。

4. 详细掌握情况，促进全面发展　详细掌握每个患儿的情况，根据小组大多数患儿们的需要，制订恰当合理的目标和方法对其进行训练。对脑性瘫痪患儿不仅是运动功能的改善，还要使语言、智力、情绪、性格、认知能力、人际交往等能力得以提高，同时配合其他各种治疗方法，使患儿得到全面的发展。

5. 教育循序渐进，创造合适环境　先从简单的动作开始训练，或将难度较大的动作分解成几个小的动作进行训练，待小的动作熟练后再串联起来进行训练，使患儿容易获得成功感，从而增强信心。教育训练与全天的日常生活相结合，创造合适的环境，以便鼓励功能障碍者在其自身学习中随时随地担当一个积极的角色，使生活的每一个时刻都是患儿学习的机会，以此提高和巩固康复效果。

6. 工作尽职尽责，具有团队精神　引导员全面地负责小组功能障碍者的生活、学习、功能训练和各种治疗。引导员工作要尽职尽责，细心观察，了解和关爱每个功能障碍者的问题和需要，制订目标、设计方法、安排课程和组织实施等。

第2节　实施方法

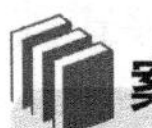

案例 19-1

患儿，女，10岁，患有先天性脑瘫，在康复中心接受康复训练和特殊教育，主要表现为双腿肌无力不能站立，双手活动能力较差等。通过专业评估，老师认为采用引导式教育对其进行治疗。

问题： 1. 如何组织该患儿进行引导式教育？

2. 有哪些诱发技术可以应用？

一、诱发技术

（一）目的

引导式教育重点强调如何使用诱发技巧来达到有意识的学习。其目的在于通过引起患儿的活动，以及帮助他们进行主动的、有目标的活动，来刺激患儿性格的逐渐成长。Peto教授认为，脑性瘫痪不仅会导致身体上的功能异常，而且会影响整个人的性格。因此，诱发并不只是产生动作和行动，还要建立患儿的性格及其盼望自行活动的能力。在使用诱发时，一定要让患儿觉得他是主动参与，任何进步都是他本人努力的结果，正是这一点能鼓励患儿去寻找自己解决问题的方法并坚持去完成他们的活动，从而达到目标。

（二）方法

诱发方法有多种，如工具诱发、情境诱发、目标诱发、力学诱发、重力诱发、语言（节律意向性口令）诱发、自身诱发、教育诱发和小组活动诱发等。

1. 重力诱发　利用重力诱发原理进行运动训练。例如，下床训练，让患儿抓握竖条板，然后向床下移动，当患儿的双下肢移到床边时，在双下肢的重力作用下继续下移，就会很容易下床了。

2. 自身诱发　采用功能好的一侧肢体带动功能差的一侧肢体；采用上肢的活动如上肢上举取物诱发伸直身体；或固定身体某一部位，借以移动其他部位等。

3. 语言诱发　应用指令性的语言把功能障碍患儿将要完成的动作意图化，再把各个习作部分贯穿起来，功能障碍患儿听到口令并重复口令，使大脑对自己将要进行的习作程序建立概念。

4. 视觉诱发　儿童早期的大部分技能都是由外在的提示来控制的，特别是视觉的提示。眼睛有预测的能力，因而使脑部得以发展。常用的诱发方法：①引导员精心准备的材料和策划的活动；②患儿与小组同伴之间的视觉接触；③引导员与患儿的视觉接触，对患儿的全情投入。引导员本身也可产生有趣的视觉刺激，如特意的打扮和表情，所以引导员要适当地掌握时间以吸引患儿的注意力。

5. 辅助诱发　引导员从给予功能障碍患儿最小的辅助到不辅助，辅助量的渐进减少是引导式教育触体诱发的原则，即引导员用手指轻轻扶住功能障碍儿身体的一部分，让他自己主动地去平衡和活动。例如，功能障碍患儿平衡功能差，在站立不稳向右侧摔倒时，引导员可用一只手的手指扶住他的右肩部，让他借助之，然后靠患儿自己主动调节平衡并站稳。又如，功能障碍患儿有髋关节内旋畸形，在站立时常常会呈半蹲位向前摔倒，这时引导员可以把一只脚伸到患儿的双膝中间，使之得到安心的感觉，之后让患儿进行自我调节，使之平衡并站稳。

二、常用器具

1. 各种大小不同的背靠椅，若椅背上带有距离相等的横木，则称为梯背椅。

2. 引导式教育体系中的床是特制的，床面是用木条组成，其四角要求是圆弧形，在此称其为木条床。

3. 各种长短、粗细不同的木棒。

4. 各种高低不同的木箱。

5. 大小不等的胶圈或塑料圈。

6. 各种球、文具、洗漱用具等。

7. 维持体位及移动用具，如爬行辅助器具、矫形器、轮椅等。

8. 其他：除上述用具外，还可利用很多用具进行训练。例如，双耳杯能促进腕关节背屈抓握、双手抓握、抑制不自主运动等；球有助于两手同时运动及腕关节背屈等；绳子、步行平行杠，在拉好绳子或步行平行杠内进行步行练习，能增强功能障碍患儿安全感或保护功能障碍患儿。用具是引导式教育的一个重要组成部分，它们在帮助功能障碍患儿康复过程中发挥了积极的作用。

三、训练内容

（一）组织形式

引导式教育根据年龄、功能残疾性质和程度等分成小组，每组10～30人，配有3～5名引导员，在小组内对每一个组员而言，每天的活动安排是共同的。同性质组合，即功能、心智成熟度、年龄及小组内学习的能力都会被考虑，但以心智成熟度及学习的能力最先考虑。按小组性质、能力及节奏制定人数的标准，较成熟的小组及组员能力较高者、节奏较快者小组人数较多。在小组中，患儿彼此关注，相互学习，患儿们学会了等待，学会了分享，并逐渐学会承担责任。在小组形式下要形成竞争意识，为功能障碍患儿们创造重复和强化的机会，小组内某些人的成功，会引起功能较差的功能障碍患儿模仿，他们希望能与其他组员一样完成课题，使组内所有患儿都渴望获得同样的成功。

（二）实施程序

1. 制订课题　按编排小组制订课题，课题主要内容包括语言训练、粗大运动训练（床上、卧位、坐位、步行）和手的精细动作训练等；此外还有日常生活动作的课题，如起床、洗漱、进食、穿脱衣服、排便等；有时也可安排文体课、模拟外出购物训练及学习准备的课题如前后左右、辨色、拼图、书写、绘画练习等。凡是能改善功能障碍、为功能障碍患儿重返社会做准备的活动都能成为引导式教育的课题内容。课题内容包括日计划、周计划和月计划。

2. 课题准备　实施课题前需做课前准备，按课题的要求集合小组所有成员，可以采取坐位、卧位或者是站立位等姿势，当主引导员点名时，被点名的患儿要答“到”、与此同时举手示意，然后一起朗诵诗歌或唱歌等，或者做发音练习，一边发音一边用动作来配合，如发“a”时举起右手，发“o”时举起左手等。这些做法可消除小组成员的紧张情绪，锻炼功能障碍者学习发音和与人交流等方面的功能。

3. 课题实施　课题开始后，由主引导员向小组成员说明课题的内容，依据课题分解的顺序将第一项内容向大家发出指令，如“举起左手”，在主引导员大声说出后，所有功能障碍患儿一齐重复之，随后再在引导员与所有功能障碍者一起大声数“1、2、3、4、5”的节律中一齐举起左手。当然，在这个过程中由于障碍程度有所差异，所以课题的完成情况也会有所不同，在这里对确实完成课题有困难的功能障碍患儿，其他的引导员可以予以协助，引导式教育每日24h要进行严密训练，功能障碍患儿从早晨起床至晚上入睡一天当中所有的活动都可作为学习的课题。要将每日的课题很好地结合起来，才能逐步实现设定的目标。

（三）每日课题流程

1. 起床　早晨按规定的时间起床，铃声一响就要起床活动。

2. 更换衣服　强调功能障碍患儿自己脱、穿衣服，利用各自能穿上衣服的姿势穿好衣服，每日课题又称日课，每日课题由引导员主持，从早上6:30开始到晚上就寝，使患儿时刻都生活在制订的课题之中。例如，可先穿好袜子，然后穿好裤子，系好腰带，可以在各种体位下进行；然后再穿好上衣，功能障碍患儿有困难时引导员可给予一定的帮助。

3. 采取各种可能姿势下床　功能障碍患儿活动不方便时，可用双手抓住放在床边带横木的椅子或抓住带横木的床，然后双腿下垂到床边，因功能障碍患儿的动作不稳，难以以双足支撑到地面，可利用高低不等的脚踏木箱，这样使患儿下肢伸展，踩在木箱上有一个过渡阶段，最后落到地面上。

4. 洗漱　学会洗脸、刷牙、梳头的动作，引导前应发给每人一套洗漱用具，洗漱不光在早晨进行，还可在训练过程中进行。

5. 向食堂、餐桌旁移动　这是相当重要的课题，是疗育中的高级部分。功能障碍患儿可使用力所能及的方法进行，可用轮椅、可推椅子前行，或使用手杖、步行器、穿矫形器步行。在移动中要求患儿每一步都要站稳，稳定后再迈下一步，从而训练功能障碍儿立位平衡功能，改善步态。同时也要照顾移动慢的功能障碍患儿，可把他的餐桌安排在门口位置。就餐时根据每个功能障碍患儿的情况，可使用辅助餐具，如有的功能障碍患儿不能握勺，可使用带木柄或胶把的勺子便于抓握或将勺绑缚于患儿手上。引导员要与功能障碍患儿一起吃饭，同时指导并协助功能障碍患儿学习就餐的各种动作，当功能障碍患儿自己可以顺利进食或饮水后，再进行下一课题。

6. 日间课题活动　日间课题分上、下午进行，内容有卧、坐、立、步行等各种姿势的课题，还有上肢、手指精细的动作、语言等各种课题。学龄儿童还包括文化课的学习等。

7. 洗浴　当功能障碍患儿到达浴室后，要先引导功能障碍患儿脱衣，多数功能障碍患儿脱衣缓慢，为防止着凉预防感冒可先脱下衣。洗浴时引导员要负责功能障碍患儿的安全，浴池内应有抓手、防滑设备等。洗浴时尽量让孩子自己完成可行的动作。

8. 就寝　引导员要引导功能障碍患儿自己上床，利用一些设备如放在地上的小木箱、床垫、椅子、吊环等，抓住后爬到床上，盖好被子入睡。

24小时日课安排

6:30	起床、干布擦身体、换衣服、如厕
7:40	洗漱、向餐桌移动
8:20	早餐
9:30	卧位、坐位课题
11:00～12:00	立位、步行课题
12:30	向餐桌移动
13:00	午餐
14:00	幼儿园、学龄儿课程
15:30	间餐

续表

16:00	桌上的上肢、手的功能训练课题以及与语言有关的课题
17:00	向餐桌移动
17:30	晚餐
18:30	脱衣、洗浴
20:00	就寝

自 测 题

单选题

1. 关于引导式教育错误的是（ ）
   A. 匈牙利人创立　　B. 侧重教育概念
   C. 主要用于治疗成人偏瘫
   D. 创立人为Peto Amdras
   E. 以上都错误
2. 引导式教育常用的训练工具包括（ ）
   A. 木条台　　B. 梯背架　　C. 木箱凳
   D. 地梯　　E. 以上都是
3. 引导式教育小组成员有（ ）
   A. 引导员　　B. 治疗师　　C. 护士
   D. 其他工作人员　　E. 以上都是

（孙天宝）

第20章 其他运动治疗技术

案例 20-1

患者潘某，男，52岁。右侧肢体不利3月余，为进一步康复入住康复医学科住院治疗。手功能检查：右侧偏瘫上肢功能7阶段测试为2/7级（健手将患侧塞入衣服里时，可提患侧手臂）；辅助手C（能压住信封，能从钱包里拿出硬币），经评估，拟行强制性运动疗法等康复治疗。

问题：1. 强制性运动疗法对象的入选标准是什么？

2. 强制性运动疗法如何操作？

第1节 强制性运动疗法

一、概　　述

（一）基本概念

强制性运动疗法（constraint-induced movement therapy，CIMT），是以中枢神经系统可塑性及脑功能重组理论为基础发展起来的一种新型的物理治疗技术，其重点在于限制患者的健侧手及上肢，克服患侧肢体的习得性失用，再进一步在限制的基础上，加入强化功能训练，并引入神经重塑技术。从20世纪80年代开始，CIMT在国际上兴起，并应用于治疗脑卒中患者上肢运动功能障碍，特别是恢复期的患者。近年来，较多的研究结果证明这项技术对脑卒中、脑外伤、脑瘫和幻肢痛等患者的肢体功能和日常生活活动能力有促进治疗作用，其已成为多个国家康复指南推荐使用的物理治疗新技术之一。

（二）理论基础

CIMT以中枢神经系统可塑性及脑功能重组理论为基础，作用机制包括习得性失用的形成、克服习得性失用和CIMT诱导的神经功能重组。

1. 习得性失用的形成　中枢神经系统损伤后，多数患者会遗留较为严重的运动功能障碍。不同的患者，其运动功能的恢复存在较大差异，除了与损伤的范围和部位等因素有关外，习得性失用也是其中一个重要因素。在早期，当患者在使用患侧上肢不成功时，就会受到惩罚（如拿不住水杯而烫到手部），而在使用健侧手来完成日常活动，常能较好地完成或部分成功（学习过程中的行为奖励模式）。当患者持续存在习得性失用时，进一步降低了患侧肢体潜在参与运动活动的能力。随着自然恢复和康复进程，部分患者的运动功能可能会有所好转，但是患侧肢体因长期缺少活动而导致的并发症，常见的如失用性肌萎缩、肌痉挛和关节挛缩等会进一步限制患侧肢体的功能恢复。

2. 克服习得性失用　通过强制性限制健侧肢体的活动，学习使用患侧肢体，克服习得性失用，促进患侧肢体的功能恢复。早期克服习得性失用除了限制健侧肢体使用外，另一方法是条件反应性训练。在研究时，切断猴子传入神经后，给一个刺激信号（如听觉信号），促使猴子使用患侧肢体实施一个预先设定的动作，完成后给予一定的奖励，否则给予惩罚。通过多次重复的这种条件反应性训练，提高了猴子使用患侧肢体的频率，能逆转患侧肢体的失用，从而达到克服习得性失用的目的。

3. CIMT诱导的神经功能重组　Taub和Wolf提出了克服习得性失用的“塑形”技术。塑形是一种专门的行为训练技术，按照特定的任务为患者设定特定的运动或行为目标，该目标要达到或刚刚超过患者完成该任务的最大能力，要求患者连续不断地接近、完成这一动作目标，且目标要随着能力的提高逐渐进阶，最终达到整个任务动作的塑形和运动的实用性。CIMT研究的热点之一是神经可塑性与行为的交互作用。越来越多的研究提供了中枢神经损伤后功能重组的证据，大脑可塑性、结构和功能重组是CIMT研究的证据基础，实际的运动技巧获得或运动学习，是引起基本运动皮质代表区重组的先决条件。

二、治疗技术

（一）适应证

亚急性期和慢性期中枢神经系统损伤患者，在穿戴强制性装置后有足够的平衡功能和安全能力，腕关节能主动背伸至少20°，除拇指外至少有两个手指伸展10°，而且没有严重的感觉障碍和认知障碍。

（二）禁忌证

严重的关节活动受限、严重的平衡及行走问题、严重的感觉和认知功能障碍。

（三）治疗原则和治疗方法

CIMT的治疗原则是限制健侧上肢的使用，强制患者日常生活中使用患侧上肢，并短期集中强化、重复训练患侧肢体，同时注重把训练内容转移到日常生活中去。同时，注意患者身体结构方面的训练，训练开始前的被动关节活动、肌肉牵伸训练有助于降低肌张力、提高任务练习的质量。

1. 限制健侧手的使用　休息位手夹板或塞有填充料的手套限制健侧手的使用，同时加吊带限制健侧上肢的活动（图20-1）。患者应在90%的清醒时间均强制使用手夹板或手套，只有在洗浴、上厕所、睡觉及可能影响平衡和安全的活动时才解除强制。在进行强化训练时，康复治疗师需要指导患者进行特定运动功能训练；在日常生活中，要取得家属或陪护人员的密切配合，确保患者的安全，并协助记录日常生活中患侧肢体使用时的相关情况。

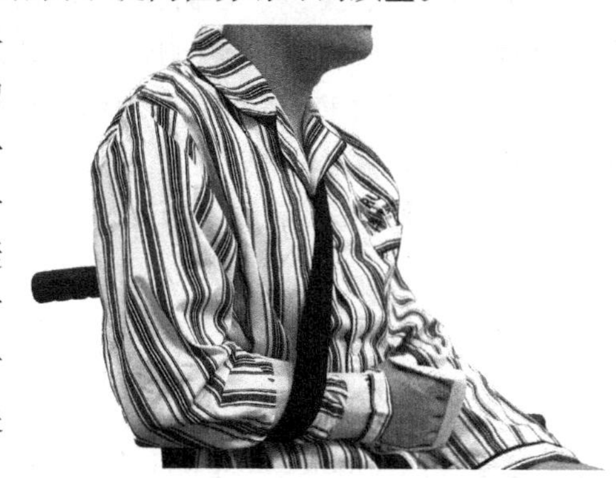

图20-1　休息位手夹板+吊带限制带

2. 强化训练患侧上肢　在限制健侧上肢的同时，集中、重复、强化训练患侧上肢（图20-2）。能有效克服卒中患者在功能恢复时形成的习得性失用。通常的方法是每天强化训练6h，每周5d，连续2周以上。塑形技术是强制性治疗的一种有效形式，特别是同限制健侧肢体结合在一起时，其效果更明显。

3. 日常生活期间的任务训练　在日常活动期间，鼓励患者进行实际的功能任务练习，如使用患侧手摆放餐具、吃饭、收拾桌子、拨打电话等（图20-3）。强化治疗应该为每一位患者制订一个家庭训练计划。应该详细记录每个训练日的具体训练安排、塑形任务完成情况，记录强制装置使用情况。

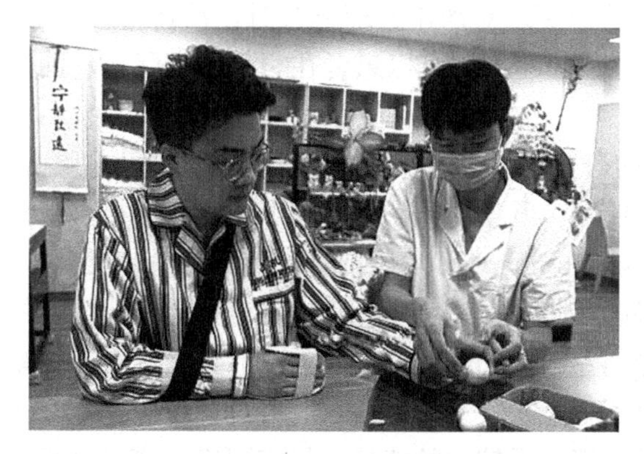

图20-2　限制健侧上肢的同时训练患侧上肢

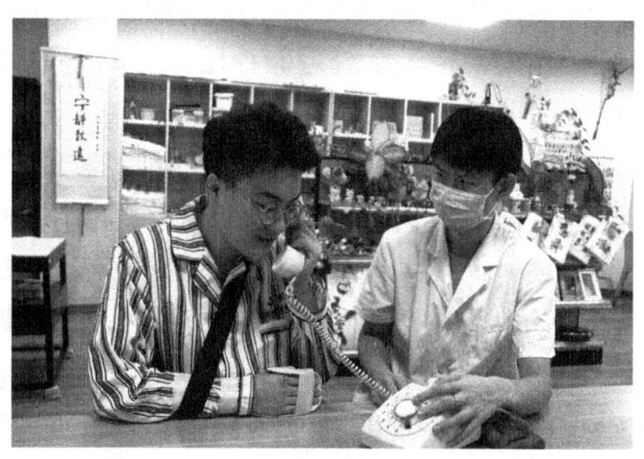

图20-3　患侧手拨打电话

三、临床应用思路

1. CIMT是一个适合于多种疾病的新型康复治疗技术，其在中枢神经系统疾病的应用中较为成熟。

2. 虽然对CIMT疗效也已趋于一致，但其作用机制仍不十分明确，最主要的是进行CIMT的治疗参数较难制订，如训练强度、介入时机及疗效维持时间等问题都仍需进一步研究来验证。

3. CIMT训练的时间相对较长，训练强度很大，容易使患者产生疲劳，而且中枢神经系统疾病患者往往年龄较大，较难坚持，所以在临床中要基于患者的具体情况制订合适的训练强度。

4. CIMT过度强调了患侧上肢的单独运动，而忽视了双上肢的协同配合运动，因此有研究者进一步提出了改良强制性运动疗法的概念，改良强制性运动疗法是在CIMT基础上根据患者的情况和耐受能力进行调整。

5. 如何把CIMT的相对标准化的治疗方案有机地融入目前的康复治疗体系中，而且要积极鼓励患者，动员家属和陪护人员参与监督管理，才能取得更好的临床疗效。

第2节　运动想象疗法

案例 20-2

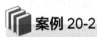

患者张某，男，58岁。右侧肢体不利1月余，为进一步康复入住康复医学科住院治疗。手功能检查：右侧偏瘫上肢功能7阶段测试：1/7级；辅助手D（能压住信封，不能从钱包里拿出硬币，不能打伞，不能剪健侧指甲，不能系健侧袖口扣子），经评估，拟行运动想象疗法等康复治疗。

问题： 1. 运动想象疗法的操作要点有哪些？

2. 运动想象疗法的注意事项有哪些？

一、概　　述

（一）基本概念

运动想象疗法（motor imagery，MI）是指为了提高运动功能而进行的反复运动想象，没有任何运动输出，遵循中枢运动控制的原则，根据运动记忆在大脑中激活某一活动的特定区域，从而达到提高运动功能的目的。由于运动想象与实际运动在激活皮质区域及神经生理的相似性，因此运动想象可以影响实际运动，是目前兴起的一种较有用的康复治疗技术，其涉及内容及应用范围越来越广。

（二）理论基础

1. 运动想象的理论模式　目前最有力的MI理论模式主要是“心理神经肌肉理论”。PM理论是基于个体中枢神经系统已储存了进行运动的运动计划或“流程图”（schema）这一概念，它认为真实运动和运动想象有类似的运动神经元通路，通过对运动神经元和运动皮质中已存储的“运动模式”进行训练，可以使运动想象达到与真实运动同样的效果，从而实现对动作的理解及对运动技巧的学习掌握。由于患者个体中枢神经系统可储存已做过的运动计划或流程图，所以患者在想象与实际运动同样的动作时，该流程可被强化和完善。

2. 运动想象的作用机制　近年来，神经影像学的研究证明运动想象与实际运动所涉及的脑区相似，包括皮质运动前区、辅助运动区、基底神经节、扣带回、顶叶皮层、小脑等。当进行手指、舌头、脚趾的运动想象时，可以系统地激活大脑初级运动皮质（primary motor cortex，M1）的特定区域。其中想象手指运动时将激活M1区的手指区域，想象脚趾运动时将激活对侧附加运动皮层足部区域的后侧和对侧初级运动皮质足部区域，而舌头的运动想象将激活M1的舌区。研究显示当进行慢慢握紧手动作的运动想象时，运动想象和实际动作一样，局部大脑血流（regional cerebral blood flow，rCBF）都比休息状态增加了30%，rCBF增加表明活跃的神经活动消耗了较多的能量。另有研究报道运动想象的皮质区域还涉及对侧额下皮质和中脑，这些区域在认知反馈中都具有重要的作用。

二、治疗技术

（一）适应证和禁忌证

1. 适应证　正常人运动；脑卒中、脑外伤、脊髓损伤、截肢等。

2. 禁忌证　明显的智力障碍、感觉性失语及不能进行“运动想象”者。

（二）基本程序及治疗方法

MI是整个康复过程都可运用的治疗手段，不依赖患者残存的运动活动能力。但需要通过评估患者运动想象能力，确定治疗对象能否介入该项治疗。国外学者提出MI和传统功能训练必须一起使用，但要短于一般的功能训练时间，一般以12～15min为宜。概括起来进行MI的实施可以分为6个步骤：①说明任务；②预习；③运动想象；④重复；⑤问题的解决；⑥实际应用。

三、临床应用

（一）操作要点

MI应用已比较普及，近年来的研究发现运动想象还可改善脑卒中偏瘫患者的运动功能，可作为激活运动网络的一种手段，且适用于脑卒中的任何阶段，有利于提高患者的上下肢功能、坐站能力、日常生活活动能力和功能性任务再学习能力（家务、做饭、购物等），改善单侧忽略等。虽然它的最佳适应证目前还不清楚，但越来越多的研究发现常规康复疗法辅以运动想象能达到更好的治疗效果。患者的选择和治疗可以从以下几个方面来考虑。

1. 进行评估，患者能够至少执行三步指令，可主动进行康复训练至少10min。

2. 动力大、焦虑少的患者MI更好，而治疗本身可增加患者的动力和自信。因此，对于动力小且焦虑的患者应鼓励加入而不应该排除。

3. 患者要有一定的依从性，如果不能够正确实施运动想象或者精确性不够，则运用替代方法，如视觉想象，但目前还没有提出客观的评估方法进行检测。

4. 应排除混乱运动想象者。脑卒中后患者仍具备一定的运动想象能力，但精确性和及时性都受到影响，表现为不能够进行精确的运动想象，或者可以进行精确的运动想象而无法进行时间点的匹配。

5. 也可利用自主神经系统调节情况来间接判断是否适用MI，利用患者想象治疗时心率或呼吸频率的增加程度进行评估。而利用想象动作和实际动作完成的时间差来进行评估的方法，目前还存在较多的争议和局限。

（二）应用思路

在对患者进行MI前，治疗师首先要对患者进行相应的评估，确定患者是否适合使用该疗法。对于适合的患者，治疗师要根据患者的功能问题，明确训练目标，根据日常的功能训练要点，提前对训练动作进行分解，明确指令，方便在实施时能顺利展开。想象治疗环境要安静、舒适，可以在独立的房间或家中进行。患者闭目仰卧，放松想象前要让患者了解什么是MI，怎么去配合指令完成想象，让患者充分了解要完成动作的组成部分，能感觉到生动的图像，可以用音乐引导患者逐步放松全身，根据目标实施相应的运动想象。患者可以听录音指示或治疗师指示进行逐步的运动想象，也可以让患者用自我调节、观察后练习的方式去进行。当然，一次或几次的想象是不够的，应该多次重复，而且在想象任务过程中，强调患者要调用全部的感觉。5～7min后，重新将患者注意力集中在自己的身体和周围环境，然后结束运动想象。

实施MI时，可以按以下5个步骤进行：①评估患者的运动想象能力；②让患者了解MI；③对患者讲解运动想象技术；④实施MI；⑤改进MI。其中⑤改进运动想象内容后，再到第③步骤开始，形成循环链。

第3节　麦肯基力学诊断与治疗

案例 20-3

患者，女，42岁，公务员，长期伏案工作，间断性的双侧颈肩部疼痛不适1年。1周前突发肩、颈部疼痛，头部旋转时疼痛加剧并放射至前臂外侧，未采取任何治疗。为改善症状前来就诊。颈部做回缩、侧屈及旋转时出现疼痛并放射至前臂外侧，VAS评分6分，右侧旋转挤压试验（+），颈部前突时无疼痛，经评估，拟行麦肯基力学诊断与治疗等康复治疗。

问题：1. 麦肯基力学诊断与治疗的原理是什么？

2. 分析腰椎的麦肯基力学诊断与治疗技术。

一、概　　述

（一）基本概念

麦肯基力学诊断与治疗是由新西兰物理治疗师罗宾·麦肯基（Robin Mckenzie）发明的一套用于脊柱和四肢的骨骼肌肉系统疾病的分类诊疗系统，他是鉴别出脊柱疾病方向特异性向心化的临床现象的物理治疗师。罗宾·麦肯基由一位偶然的腰痛病例受到启发而创立独具特色的脊柱生物力学诊断和治疗技术，其主要诊疗观念为，长时间不良姿势和长时间的脊柱处于屈曲位，产生的姿势性紧张及脊柱的机械性损伤，会导致“姿势异常综合征”、“功能不良综合征”和“椎间盘移位综合征”三大综合征，并针对性应用特定方向的反复运动、特定的体位、姿势矫正及手法等进行相应的力学处理，同时强调患者的自我管理。

（二）理论基础

1. 脊柱系统相关疼痛的来源与基本分类　大脑皮质对伤害感知的过程包括对组织损伤的觉察、伤害信息经外周神经传入、沿脊髓上传至中枢及中枢对其进行调节。在脊柱及其周围，包括椎间小关节关节囊、骶髂关节关节囊、椎间盘外侧部分、棘间韧带、纵韧带、椎体、硬脊膜、神经根鞘膜、神经结缔组织、椎管内血管和局部肌肉等广泛分布的疼痛感受器（神经末梢）激活后可导致疼痛。腰部神经根受压是腿部疼痛的主要原因，而腰背部疼痛主要来源于椎间盘外侧纤维环。脊柱系统相关的疼痛主要分为躯体性疼痛、放射痛、中枢性疼痛和内脏疼痛等基本类型，其中躯体性疼痛由骨骼肌肉系统引起；放射痛是由神经根、背侧神经鞘和硬脊膜引起；而中枢性疼痛来源于中枢神经系统；内脏痛来源于内脏。

2. 疼痛伤害感受器的激活　伤害感受器系统是机体的报警系统，致痛的伤害感受器受损伤刺激激活时，产生疼痛，在其由外周向中枢的传导途径中，信息可被中枢神经系统调节，即可以对伤害刺激引起的传入冲动进行抑制或兴奋。

3. 动态椎间盘模型假说

（1）动态间盘模型：麦肯基力学诊断与治疗的核心机制是所提出的动态间盘模型的理论，即脊柱在进行某一方向的反复运动时，对于运动节段的椎间盘产生了非对称性的挤压力，使得间盘内容物向挤压的反方向移动，间盘的移动改变了纤维环和（或）神经根的张力，使该疼痛加重或减轻。麦肯基用该理论来解释反复的脊柱运动后，可改善患者症状的程度和（或）部位变化的临床现象，大量的临床研究中也证实了麦青基提出的动态间盘模型的理论的正确性，构成麦肯基力学诊断与治疗的基本原理及理论基础。

（2）脊柱的间盘结构和生物力学：脊柱可在3个解剖平面（水平面、冠状面和矢状面），绕3个轴包括水平的X轴，垂直的Y轴、前后向的Z轴进行运动。椎间盘由纤维环、髓核和软骨板组成，具有缓冲压力的作用，椎间关节能够完成4个轴向的活动（挤压与分离、前屈与后伸、左右侧屈与左右旋转）。脊柱运动节段椎间关节不同方向的运动对椎间盘的作用是不同的，屈曲时，前纵韧带松弛，后纵韧带变得紧张，黄韧带、棘间和棘上韧带紧张，纤维环后部拉紧，髓核向后移动，剪切力增加，后侧椎间盘内压力增加，上位椎体的下关节突相对于下位椎体的上关节突向前上方滑动，椎间小关节打开；脊柱伸展时，前纵韧带紧张，后纵韧带、黄韧带、棘间和棘上韧带松弛，纤维环后部放松和膨出，纤维环前部拉紧，髓核向前移动，剪切力减低，后侧椎间盘压力减低，上位椎体的下关节突相对于下位椎体上关节突往后下滑动，椎间小关节关闭；侧屈时通常同时伴随旋转。侧屈或旋转时，屈向侧纤维环松弛，对侧纤维环紧张，髓核向对侧移动。屈向侧关节突关节"关闭"而对侧关节突关节"打开"，关节突关节"打开"或"关闭"会影响侧屈和旋转的耦合动作。

二、诊断方法

（一）主观检查

主观检查包括一般资料、现病史、既往史、紧张的姿势、疼痛的性质、疼痛变化与活动和体位的关系、发作次数等。

（二）客观检查

1. 姿势　观察患者的坐姿、站姿及有无脊柱畸形等。

2. 运动范围　评测受累节段脊柱各个方向活动范围有无受限、在运动过程中是否伴有脊柱的偏移，并判定特定方向运动对患者症状的影响。

3. 运动试验　运动试验是麦肯基力学诊断与治疗中核心的部分，通过运动试验以确定患者的力学诊断。对治疗前后症状变化常用的术语如加重、减轻、产生、消失、向心化、外周化、变化、好转、好转维持、好转不维持、加重维持、加重不维持等来描述并记录。

（1）颈椎运动试验（依次按顺序进行）

1）坐位颈椎前突。

2）坐位反复颈椎前突。

3）坐位颈椎后缩（图20-4）。

4）坐位反复颈椎后缩。

5）坐位颈椎后缩加伸展。

6）坐位反复颈椎后缩加伸展（图20-5）。

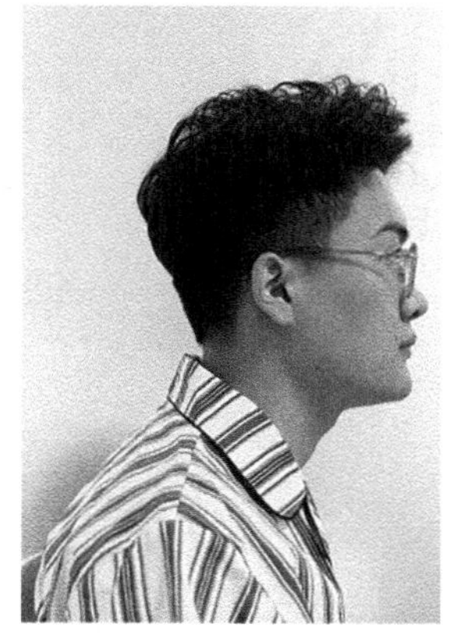
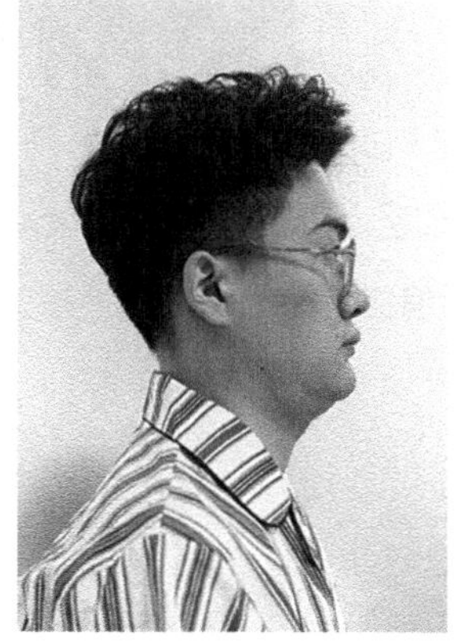
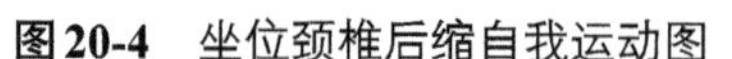

图20-4　坐位颈椎后缩自我运动图

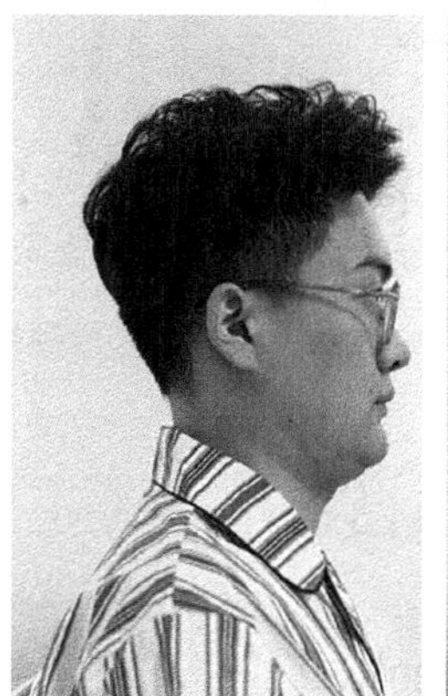
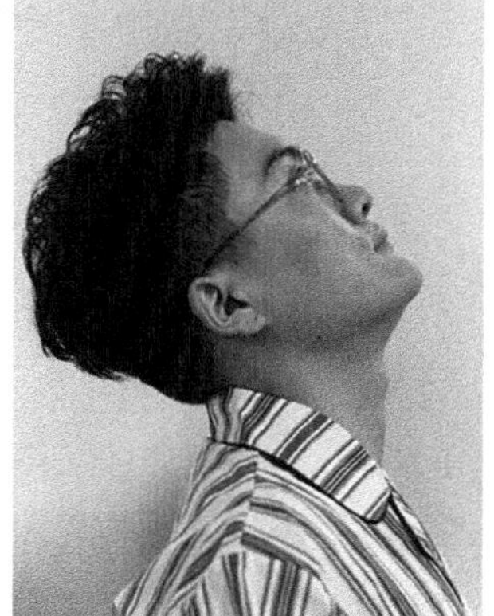

图20-5　坐位反复颈椎后缩加伸展自我运动

7）卧位颈椎后缩（图20-6）。

8）卧位反复颈椎后缩。

9）卧位颈椎后缩加伸展（图20-7）。

10）卧位反复颈椎后缩加伸展。

11）坐位颈椎后缩侧屈（图20-8）。

12）坐位反复颈椎侧屈。

13）坐位颈椎旋转。

14）坐位反复颈椎旋转。

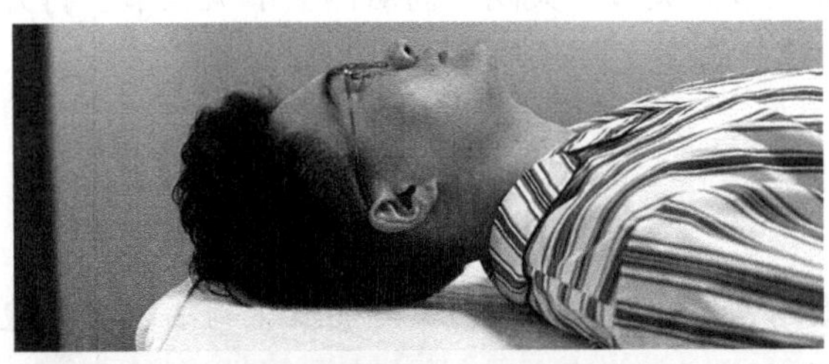
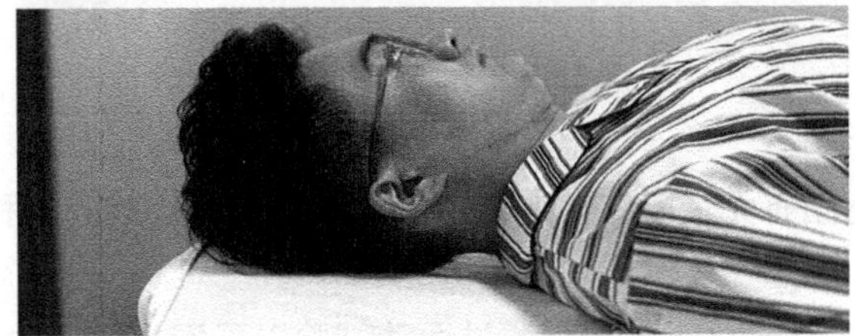

图20-6　卧位颈椎后缩自我运动

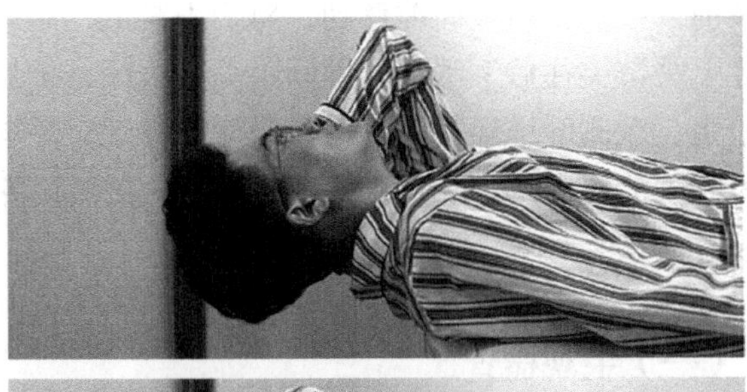
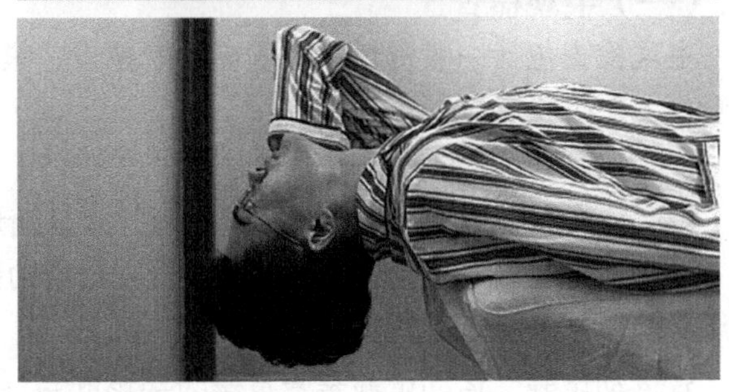

图20-7　卧位颈椎后缩加伸展自我运动

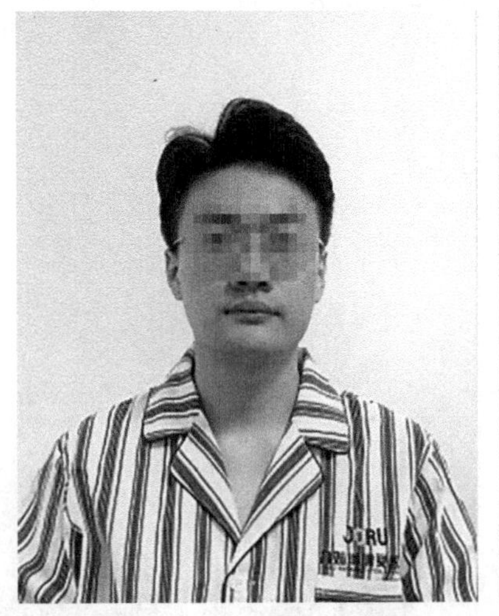
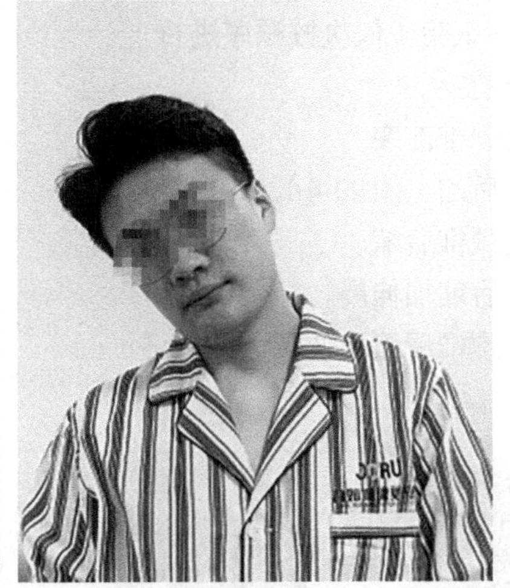

图20-8　坐位颈椎后缩侧屈自我运动

（2）腰椎运动试验（依次按顺序进行）

1）站立位腰椎屈曲（图20-9）。

2）站立位反复腰椎屈曲。

3）站立位腰椎伸展（图20-10）。

4）站立位反复腰椎伸展。

5）卧位腰椎屈曲。

6）卧位反复腰椎屈曲。

7）卧位腰椎伸展（图20-11）。

8）卧位反复腰椎伸展。

9）站立位腰椎侧方滑动（图20-12）。

10）站立位反复腰椎侧方滑动。

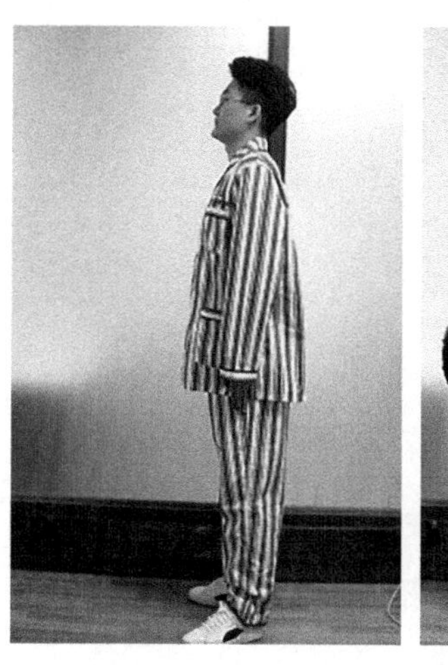
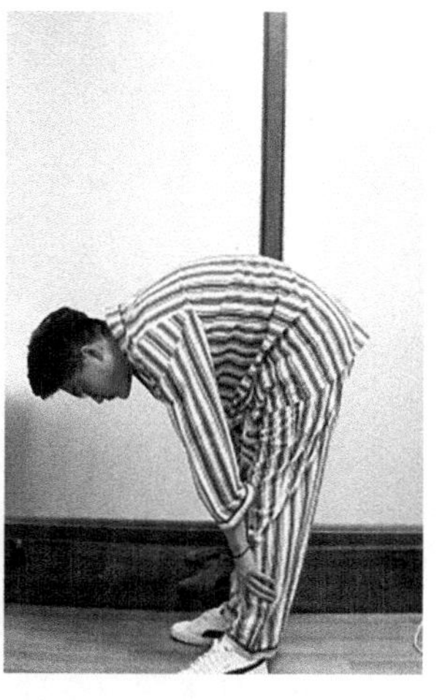

图20-9　站立位腰椎屈曲自我运动

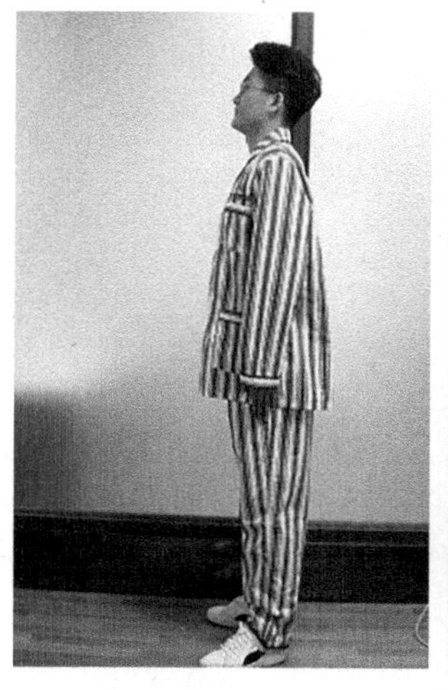
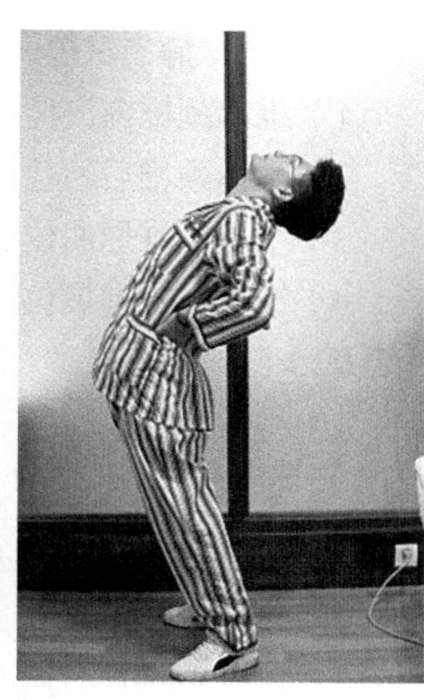

图20-10　站立位腰椎伸展自我运动

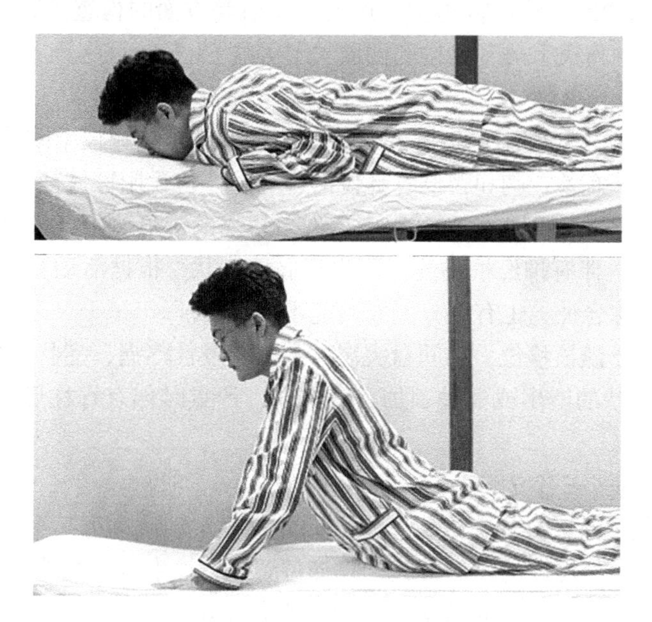

图20-11　卧位腰椎伸展自我运动

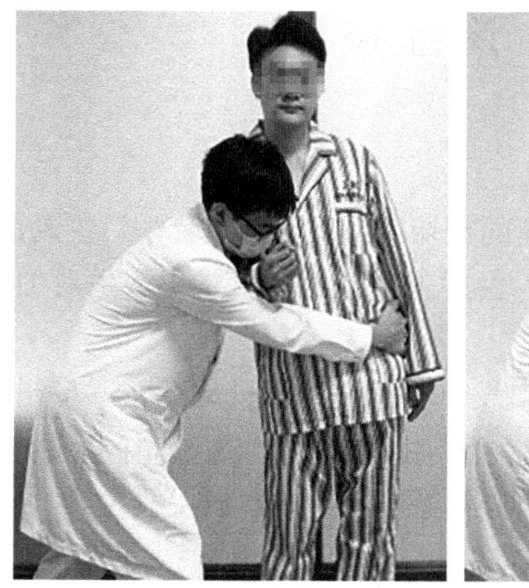
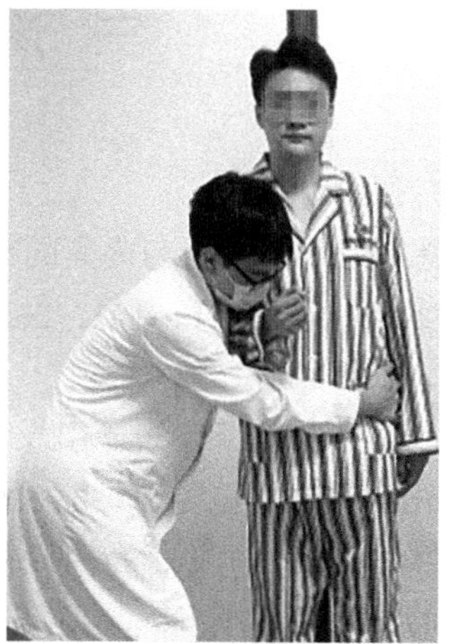

图20-12　站立位腰椎侧方滑动偏移手法矫正技术

4. 加强试验　如果运动试验不能诱发出患者的症状，需进行加强试验。即让患者在受累脊柱节段某个方向的终点位持续维持3min，观察患者的症状变化。

（1）颈椎静态试验

1）维持颈椎前突位。

2）维持颈椎后缩位。

3）维持颈椎屈曲位。

4）维持颈椎伸展位。

（2）腰椎静态试验

1）弓背坐姿。

2）挺直坐姿。

3）弓背站立。

4）挺直站立。

5）俯卧腰椎伸展位。

6）直腿坐位。

5. 其他检查　为明确诊断，除进行感觉、运动、反射等方面的检查外，需对邻近关节进行检查，如关节、骶髂关节、肩胛、肩关节等，以排查四肢关节等病变。

（三）三大综合征

1. 姿势综合征　多见于长时间不良坐姿和站姿，症状多局限在脊柱中线附近，呈间歇性痛，无四肢放身痛，可分别或同时伴有颈、胸和腰椎各部位的疼痛。体检无阳性体征。

2. 功能不良综合征　多见于创伤愈合过程中形成了短缩的瘢痕所致，表现为常在运动终末端出现牵拉性疼痛，为间歇性痛，伴有神经根粘连时可出现肢体症状，根据活动受限的方向分为屈曲功能不良综合征、伸展功能不良综合征，也有部分侧屈功能不良综合征。

3. 移位综合征　多见于髓核移位，椎间盘突出所致。突发性疼痛，症状可局限或放射至远端肢体。运动或特定体位可诱发症状的产生或消失、加重或减弱，严重时伴有脊柱后凸畸形和侧凸畸形。80%以上的腰痛属移位综合征。

（四）向心化现象的临床意义

麦肯基定义的向心化现象：脊柱在进行某个方向的反复运动或进行某个体位调整后，脊柱单侧方和（或）单侧肢体远端的脊柱源性的疼痛减轻，疼痛位置向脊柱中线方向移动的现象称为向心化现象。向心化现象仅为移位综合征的病例的特殊表现，临床病例中出现向心化现象可作为判断慢性下背痛保守治疗的疗效结果的指标，临床上出现向心化现象预后多良好。

三、治疗技术

（一）治疗原则

1. 姿势综合征的治疗原则

（1）姿势教育：让患者意识到姿势与疼痛的密切关系，帮助患者学习主动的自我姿势矫正的方法，在此基础上逐步教授患者自我矫正不良姿势，注意避免或终止日常生活中对加重症状的不良姿势的自我管理。

（2）不良姿势矫正：从姿势的整体观念出发，不过度拘泥于局部，逐步纠正脊柱各节段，循序渐进，持之以恒。此外，在姿势矫正过程中可能会产生新的疼痛，这是由于调整姿势后应力改变和结构性的张力增高引发短暂疼痛的结果，对于新姿势不适应产生的疼痛一般在5～6d内缓解。

2. 功能不良综合征的治疗原则

（1）姿势矫正：日常生活中注意保持正确的姿势，避免由于异常姿势因素所引起的不适或疼痛。

（2）牵伸治疗：对引起功能受限短缩的组织进行循序渐进的有效牵伸，以达到产生力学变形，重塑短缩组织的目的。牵伸的力度可有轻微的疼痛但不应引起损伤，牵伸中引起的疼痛应在牵拉力消除后不久缓解或消失。

3. 移位综合征的治疗原则

（1）复位：选择与髓核移位方向相反的脊柱运动进行反复运动，后方移位时应用伸展方向的力复位，前方移位时应用屈曲方向的力复位，后侧方移位时应用侧方的力复位。

（2）姿势的维持：短时间内避免做与复位方向相反的脊柱运动，使复位得以维持。

（3）恢复功能症状消失后（1周左右），逐渐开始做与复位时方向相反的脊柱运动，以不加重或出现症状为原则，以预防功能不良综合征的发生。

（4）防止复发：日常生活中注意正确姿势的保持，适度运动，若出现复发先兆如运动缺失或疼痛，须进行自我运动治疗，防止症状加重。

（5）力的升级：一旦出现了症状减轻或向心化现象，则逐渐增加该运动方向的力。一般情况下，力的升级先从静态体位、患者自我运动开始，逐步进行自我过度加压和治疗师过度加压后，再实施关节松动技术和（或）手法治疗，以确保治疗的安全性和有效性。在此基础上，还需考虑力的变换、有效运动的重复，姿势维持、不同体位下的静态和动态的力学矫正。

（二）适应证

符合Mckenzie诊断、分类的脊柱疼痛及四肢关节疼痛。

（三）禁忌证及注意事项

麦肯基方法的绝对禁忌证和相对禁忌证方面，如果患者为绝对禁忌证其中之一，不应对该患者进行力学评测。如果患者尚未明确诊断出严重的病理变化，在进行力学评测时其症状变化不符合力学特征，可及时做进一步检查。如果患者有相对禁忌证其中之一，在评测过程中需格外小心，在试图应用力学治疗方法时，特别需要注意力的大小并格外关注患者症状在力的作用下的变化。

1. 绝对禁忌证

（1）原发或继发恶性肿瘤。

（2）各种感染。

（3）疾病炎症活动期。

（4）中枢神经受累（脊髓受压体征、马尾病灶等）。

（5）严重骨骼疾病。

（6）骨折、脱位和韧带撕裂等骨关节肌肉系统不稳定因素。

（7）血管性疾病。

（8）糖尿病晚期。

2. 相对禁忌证

（1）轻至中度骨质疏松，无并发症。

（2）结构性/先天性疾病。

（3）炎症性疾病非活动期。

（4）韧带松弛。

（5）孕妇，尤其最后2个月。

（6）骨关节炎晚期或多节段。

（7）精神性或行为性疾病。

（8）既往腹部或胸部手术。

（9）服抗凝药或长期口服激素。

（10）近期重大创伤后。

（11）近期手术后。

（12）服用止痛药后在止痛效应期内。

（13）严重疼痛，不能活动。

第4节　悬吊治疗技术

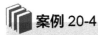

案例 20-4

患者，女，40岁，腰痛1月余，加重1周，为进一步康复入住康复医学科住院治疗。功能检查：腰部、右侧臀部和右下肢疼痛，腰部关节活动度受限。经评估，拟行悬吊治疗技术等康复治疗。

问题：1. 悬吊治疗技术的评估与测试方法是什么？

2. 腰椎间盘突出的悬吊治疗技术方法如何？

一、概　　述

（一）基本概念

悬吊治疗技术（sling exercise therapy，SET）是利用生物力学与人体功能学原理，整合神经肌肉运动控制理念，采用特定的悬吊设备将患者肢体或躯干悬挂后，针对不同疾病或功能需求，实施系统的评估与治疗的技术体系。

常用的悬吊治疗技术包括简单的肢体悬吊技术和悬吊系统两种。简单的肢体悬吊技术只需要一个挂点、一个滑轮和一根悬吊绳即可实现基本操作，而悬吊系统由特别设计的多个挂点、不同张力悬吊绳和滑竿等系列配件组成。

（二）理论基础

现阶段悬吊治疗技术在临床上应用广泛，其主要适用范围包括骨关节肌肉系统疾病、神经肌肉系统疾病和心肺系统疾病，在运动训练防伤治伤和优化训练方案及提高运动表现等方面有其独特的优势。鉴于临床应用中有单一的悬吊治疗技术和不同技术体系的悬吊诊疗理念，本节重点以挪威 NEURAC评估治疗体系为例，向大家介绍其评估和治疗精要。

二、治疗技术

（一）适应证

颈椎病、肩周炎、腰腿痛、脊柱侧弯、脑损伤、脊髓损伤、关节置换术后、肌肉萎缩等。

（二）悬吊治疗技术的内容

NEURAC治疗方法的目的就是通过感觉运动刺激和正确的运动模式，重建躯体正常功能。NEURAC这一主动治疗方法包含4个主要元素：①利用Record悬吊系统提供闭链运动；②在特定的躯体部位给予振动或扰动刺激；③特定的或逐级的运动进阶；④无痛状态下治疗。

悬吊治疗技术包括评估诊断和治疗训练两部分。评估诊断的目的是找出运动过程中运动控制薄弱的环节与肌筋膜的弱链。研究表明，这些运动控制薄弱的环节是导致身体疼痛或者运动功能障碍的来源之一，评估诊断的方法称为弱链测试，治疗训练是根据弱链测试结果，通过特定的悬吊训练方案激活相应区域的局部稳定肌和整体稳定肌的神经肌肉控制能力，矫正弱链环节的功能表现，从而实现减痛和提升运动功能表现的目的。

（三）悬吊治疗技术的评估与测试方法

不同部位的悬吊技术的评估诊断程序各不相同。以 NEURAC测试腰和骨盆为例，共包含5个肌筋膜链测试，主要观察在不同起始位时核心肌和肌筋膜链的三维功能状态。

肌筋膜链测试主要评估运动质量和功能状态，每个测试有5级难度。可进行下一级测试的标志就是完成测试时不引起疼痛，3级意味着该测试者无任何肌肉骨骼不适。要分别对左侧、右侧肢体分别测试。

完成测试时需要遵循以下步骤。

1. 使用正确的指令提示受试者完成相应的动作，成功完成第一动作后即可进行下一级测试。

2. 如果受试者失败了，手动引导测试者调整到正确的姿势，然后要求其保持。

3. 让受试者回到起始位，然后在没有手动引导的情况下寻找正确姿势。

4. 成功，到下一级测试。

5. 失败，则记录数值并测试对侧。

测试举例一：仰卧骨盆上抬（图20-13）。

1. 身体部位　腰、骨盆和髋部。

2. 测试目的　腰、骨盆和髋部的神经肌肉控制与功能性稳定障碍，针对测试肌筋膜链。

3. 适应证　神经肌肉控制障碍，功能性稳定障碍，疼痛或下降的伸展关节活动度，疲劳、僵硬、不适感或疼痛。

4. 原动肌　臀大肌。

5. 其他关键肌肉　腰、骨盆段深层稳定系统肌肉：多裂肌、竖脊肌、腹内侧斜肌、腹外侧斜肌。

6. 测试设备　宽悬吊带、窄悬吊带、长弹力绳和固定绳。

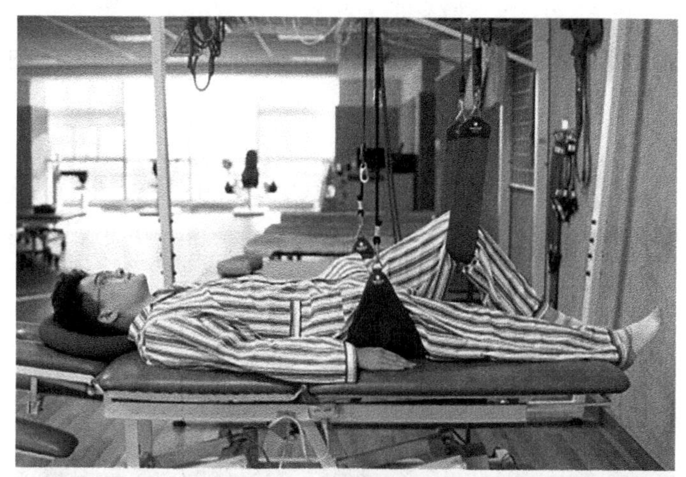

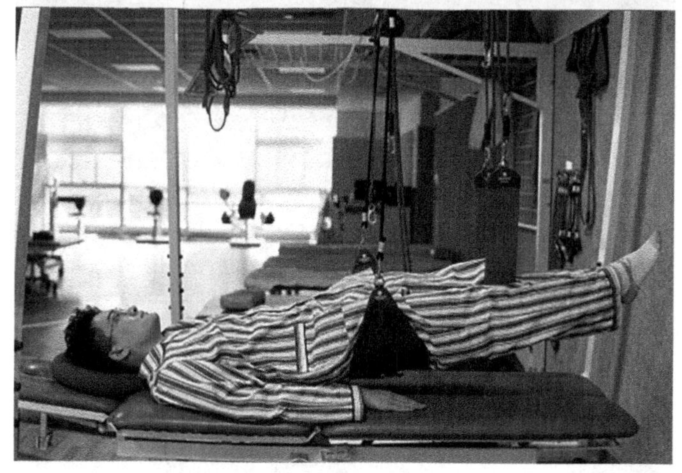

图20-13　仰卧骨盆上抬运动链测试

7. 测试设置

（1）患者采取仰卧位，头放在平衡垫上，双上肢放于两侧并与躯干平行。

（2）一侧膝关节屈曲90°，并使足底贴于床面，另一侧下肢平放于床面。

（3）悬吊承托点正好在骨盆带上方，使用弹性绳索连接宽的吊带，并使吊带托住骨盆带远离床面。悬吊固定点正好在膝关节上方，使用固定绳索绑定窄的吊带，并使吊带托住腘窝。

8. 测试步骤

（1）首先伸展已经屈曲的膝关节，然后抬起另一侧下肢使双下肢平行，最后抬起骨盆使躯干和双下呈同一条直线。

（2）弱链测试的阳性体征：骨盆带抬起不足，骨盆旋转，难以维持正常腰椎弧度，身体侧弯或旋转，非测试的下肢晃动，一侧骨盆离地，颈部代偿，背侧链疼痛等。

9. 注意事项　如果患者能够高质量地完成弱链测试，即没有发现弱链的阳性体征，就可去除骨盆带的宽吊带和弹性绳，再按照原来的方法测试一次；如果能高质量地完成，则说明患者通过弱链测试即达到正常人的平均水平。

测试举例二：仰卧膝关节屈曲（图20-14）

1. 身体部位　髋、膝部。

2. 测试目的　核心控制下的髋、膝部神经肌肉控制和功能性稳定情况，针对背侧肌筋膜链，特别是腘绳肌。

3. 适应证　神经肌肉控制障碍，功能性稳定障碍，疼痛或下降的伸展关节活动度，疲劳、僵硬、不适感或疼痛。

4. 原动肌　腘绳肌。

5. 其他关键肌肉　腰、骨盆段深层稳定系统肌肉：多裂肌、竖脊肌、腹内侧斜肌、腹外侧斜肌、缝匠肌、股薄肌和腓肠肌。

6. 测试设置

（1）患者采取仰卧位，头放在平衡垫上，双上肢放于两侧并与躯干平行。

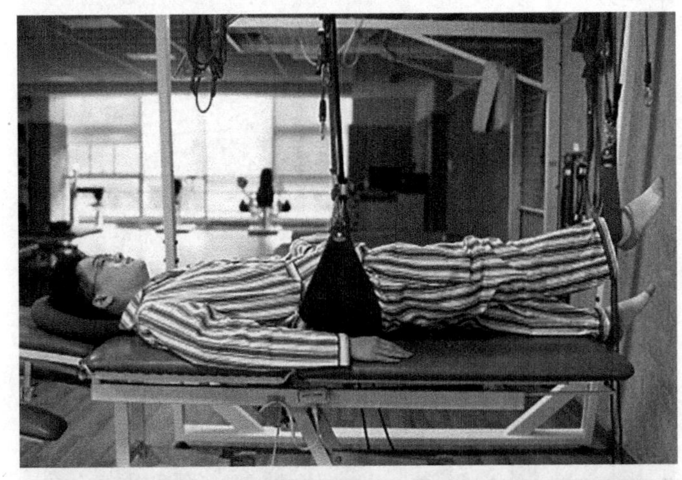

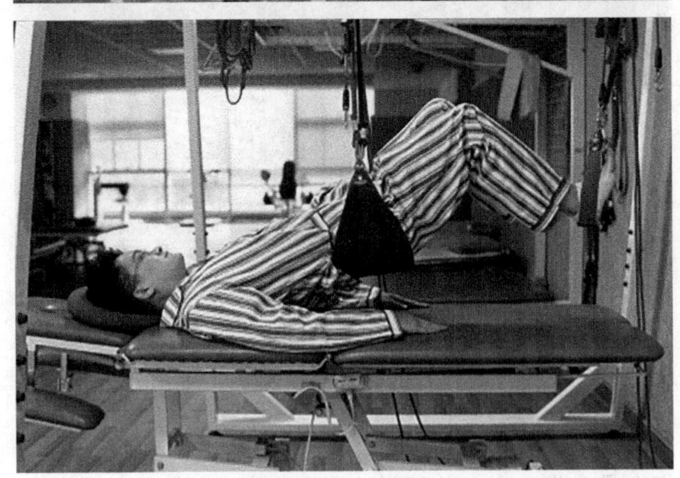

图20-14　仰卧膝关节屈曲运动链测试

（2）悬吊承托点正好在骨盆带上方，使用弹性绳连接宽的吊带，并使吊带托住骨盆带远离床面。悬吊固定点正好在踝关节上方，使用固定绳索绑定足悬吊带。

7. 测试设备　宽悬吊带，足悬吊带、长弹力绳和固定绳。

8. 测试步骤

（1）嘱受试者抬起对侧腿并使双侧下肢并拢和平行，然后抬起骨盆使躯干和下肢在同一条直线上，最后屈曲双侧膝关节至90°并维持。

（2）观察屈曲双侧膝关节至90°并维持，髂膝踝力线保持情况，骨盆水平，腰骨盆中立位姿势，身体侧弯或旋转，肩胛骨是否离开床面，颈部代偿，背侧肌筋膜链疼痛等。

9. 注意事项　如果受试者能够高质量地完成弱链测试，即没有发现弱链的阳性体征，就可去除骨盆带的宽吊带和弹性绳索，再按照原来的方法测试一次，如果也能高质量地完成，则说明患者通过弱链测试，即达到正常人的平均水平。

（四）悬吊技术的治疗方法

悬吊技术的治疗方法要建立在弱链测试的结果上，针对患者存在的弱链测试阳性体征，设计个性化的悬吊训练方案。由于悬吊治疗技术具有一定的特殊性，因此需要特定的训练设备，其训练方案遵循以下原则：闭链运动模式，超负荷训练，制造不稳定平面，外扰动，如振动或声音，给予减重支持，个性化治疗方案，无痛训练。遵循FITT原则，即频率、强度、时间和类型。

建议治疗进阶如下。

1. 每个动作可维持30～120s，重复3～6次。

2. 每组动作间休息约30s。

3. 患者出现疼痛或无法坚持动作时即停止。

4. 注意记录患者出现疲劳或停止动作的时间。

5. 训练中若维持时间不断增加，动作过程中无痛并且动作能够正确完成，可重复该动作也可增加动作的难度。

6. 使用手动或机械振动器给予更多的本体感觉刺激。

7. 持续治疗5～10min后再进行测试，与训练前测试结果进行对比。

NEURAC悬吊治疗是根据其弱链测试的结果进行的，因此以下常见的治疗方法是基于上述评估诊断的结果而设定，治疗方法有多种选择，以下举例说明悬吊治疗的基本方法与思路。

第5节　肌肉能量技术

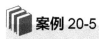

案例 20-5

患者，男，45岁，教师，因腰痛伴活动受限3天就诊。患者于3d前弯腰取重物时扭伤腰部，无法久坐、久站。疼痛位于腰右后方，臀部及下肢无症状。患者可进行躯干前屈，后伸时疼痛激发加重，并且向右侧屈时疼痛加重伴活动受限。疼痛程度VAS6/10分，卧床休息可缓解，现拟行肌肉能量技术等康复治疗。

问题：1. 等长收缩的定义是什么？

2. 肌肉能量技术的治疗原则有哪些？

一、概　　述

（一）概念

在手法治疗学的发展过程中，肌肉骨骼系统一直备受重视。肌肉能量技术（muscle energy technique，MET）作为一种徒手治疗方法，通过诱导患者的肌肉沿着精确控制的角度和方向，以不同强度的主动收缩来抵抗治疗师的阻力而达到治疗目的。因该技术需要患者主动配合，故被归类于主动技术，其用力的大小取决于患者。

肌肉能量技术临床用途广泛，可用于延展短缩、痉挛和挛缩的肌肉，增强减退的肌肉或肌群（出现生理性肌力减退）的力量，促进局部水肿的消除或减轻血肿，改善受限关节的活动。由于关节依赖于间接或直接的肌肉主动收缩而产生活动，因此可利用肌肉能量技术产生的肌肉运动来改善全身的关节功能障碍。

（二）理论基础

1. 相关生理学　肌肉包含梭外肌纤维与梭内肌纤维，二者相串联。梭外肌纤维受α运动神经元支配。静息肌张力源于梭外肌纤维的交替收缩而非同时收缩，即一部分梭外肌纤维收缩时，其他肌纤维持休息状态。梭内肌纤维由对肌肉长度与张力敏感的γ神经纤维支配，当缩短或拉长的肌肉刺激到肌梭时，信息经Ⅱ型传入神经纤维投射到脊髓。肌梭对长度和速度的变化非常敏感，并由复杂的中枢系统调控，肌梭会被预设好以应付预期的肌肉活动。若肌肉活动和肌梭预设值不匹配，则会产生异常的肌张力。该理论为躯体性功能失调的众多假说之一。高尔基腱器官与梭外肌纤维串联并对肌张力极其敏感，当被动牵拉肌肉时，高尔基腱器官感受到的肌张力增大，经由Ⅰ型β纤维传递信息至脊髓，继而抑制α运动神经元的信号输出。

2. 肌肉收缩的形式　肌肉收缩主要有3种不同的形式：等长收缩、向心性等张收缩与离心性等张收缩。等长收缩是指肌肉收缩时，其初长度维持不变。当肌肉产生收缩以抵抗由治疗师施加的同样大小的作用力时，就会形成一定的肌肉张力并稳定保持，从而避免肌肉短缩。向心性等张收缩是指肌肉收缩时，肌肉张力不变，肌肉起止点互相靠近，肌肉长度减少。离心性等张收缩是指肌肉收缩时，肌肉张力不变，肌肉起止点相互分离，肌肉长度增加。

二、治疗技术

（一）治疗原则

1. MET的治疗原则首先是无痛。出现轻度疼痛就要停止。通过调整力量找到患者感到舒服及能够对抗的阻力。

2. 优先对张力过高或收缩的肌肉使用MET技术。

3. 保持肌肉处于中等长度位置，就是肌肉正常状态长度的位置，也是最舒服的位置。

4. 治疗师施加的阻力应该是刚刚不要出现运动，患者只需要20%左右的力量对抗。

5. 急性损伤患者每次需要抵抗治疗师的阻力3～5s，重复3～5次，慢性损伤患者可以持续长些时间，7～10s，重复10次。

6. 可以适当辅助呼吸，借以提升收缩的效果。

（二）适应证与禁忌证

1. 适应证　①肌肉僵硬或因关节位置不正确、疼痛、过度使用后肌肉紧张引起的关节活动度下降；②神经损伤导致主动肌和拮抗肌之间失衡，造成关节活动度下降或活动异常；③由于扳机点导致的肌肉疼痛、肌筋膜痛；④肌力减退；⑤水肿。

2. 禁忌证　不稳定的骨折、关节失稳、严重的骨质疏松、炎症反应期的关节疼痛、认知障碍、肿瘤等。

（三）基本程序及操作方法

实施肌肉能量技术的5个必要步骤：①患者主动的肌肉收缩；②设定关节位置；③肌肉朝特定的方向收缩；④治疗师施加精准的阻力；⑤可控的收缩强度。

在该过程中，治疗师以特定姿势固定患者肢体，嘱患者进行特定肌肉的收缩，并引导患者以特定的方向、力量收缩肌肉。治疗师施以特定的阻力，与患者相抵抗。抗阻运动中，治疗师应密切观察患者的情况，注意有无疼痛、头晕等情况。

在实施肌肉能量技术过程中患者常犯的错误包括收缩强度过大、收缩方向错误、持续收缩时间太短和收缩后无法正确放松等。治疗师最常犯的错误包括不能正确控制进行抗阻运动的关节位置、阻力方向错误、给患者的指令不准确、在患者停止肌肉收缩后过快地转移至另一个关节位置。另外，治疗师必须在前一次等长收缩不应期结束后，再将目标肌肉摆放至新的长度位置。

（四）注意事项

实施MET技术应注意以下事项。

1. 患者方面　①患者不要用力过大；②注意肌肉收缩的方向和方式；③肌肉收缩要有一定的时长；④患者收缩运动后没有充分放松；⑤患者启动和完成收缩时不宜太过急促。

2. 治疗师方面　①保证准确的关节和肌肉位置控制；②给予充分的收缩抗阻力量；③抗阻的力量、方向要正确；④上一次收缩后，不要急于移动到另外一个位置上；⑤口令不够充分；⑥治疗师和患者的发力与放松要保持一致；⑦治疗师要保持好牵伸位置并维持一定的时长（理想时长：30s）保证软组织被充分牵伸。

三、临床应用

（一）临床应用思路

在应用肌肉能量技术的过程中，准确地评估靶肌肉的阻力最为重要。以等张收缩技术为例，首次感觉到的阻力位置是操作重点，即为靶肌肉的阻力点，治疗师必须仔细地在该点进行体位摆放。若治疗师在摆放关节位置时遇到较大的肌肉阻力，则会导致张力过高的肌肉张力更高，反而使治疗效果相反。

对于多轴关节使用该治疗技术，必须逐一处理每个轴向的运动障碍。脊柱可在3个平面上进行运动，当处理3种不同轴向的运动障碍时，为获得良好的治疗效果，必须准确地处理每个平面的运动障碍。

（二）典型病例

1. 病情概要　王某，男，45岁，教师，因腰痛伴活动受限3d就诊。患者于3d前弯腰取重物时扭伤腰部，无法久坐、久站。疼痛位于右侧腰部，臀部及下肢无症状。患者可进行躯干前屈，后伸时疼痛激发加重，并且向右侧屈时疼痛加重伴活动受限。疼痛程度VAS6/10分，卧床休息可缓解，现拟行肌肉能量技术等康复治疗。

2. 诊断

（1）疾病诊断：腰痛。

（2）功能诊断：腰痛伴活动受限，腰椎被锁定在前屈、左旋、左侧屈位置，受损节段为$L_{4\sim5}$。

3. 存在的主要功能问题　腰部前屈主动、被动均受限，右侧屈受限，翻身起床时疼痛加重。腰椎附属运动检查发现$L_{4\sim5}$棘突PA受限，伴发疼痛，右侧$L_{4\sim5}$右侧横突压痛。双下肢感觉、运动无明显异常，直腿抬高试验阴性，双下肢病理征未引出。

4. 康复目标

（1）远期目标：回归工作，可坐下办公及站立讲课（1M）。

（2）近期目标：腰部疼痛程度缓解至1～2分（2W）；恢复腰椎后伸、右旋转、右侧屈全范围运动（2W）。

5. 治疗计划

（1）关节松动术：患者取俯卧位，双肘支撑，双手托住下颌，治疗师行L_4椎体棘突PA治疗，L_5椎体右侧横突PA治疗。

（2）体位摆放：腰椎后伸、右旋转、右侧屈体位。

（3）治疗性运动训练。

6. 肌肉能量技术治疗　患者坐于一稳定的凳子上，右手置于左侧肩部，左上肢放松垂于身体一侧。治疗师站在患者右侧，跨步站立并固定于患者右膝上。治疗师用右侧手固定患者左肩，用右侧腋窝控制患者右肩，然后用左手中指触诊$L_{4\sim5}$椎体棘突间隙，示指触诊监测L_4的右侧横突（图20-15）。

然后，治疗师引导患者腰椎前屈，特别是$L_{4\sim5}$前移至受限的位置（图20-16）。接着，治疗师用右侧上肢引导患者进行躯干向左侧屈和旋转，同时嘱患者左侧手尝试触地（图20-17）。治疗师引导患者躯干向右侧屈并尝试用约20%的力抵抗治疗师，并注意配合呼吸，持续5～10s。放松之后再活动至新的前屈、左侧屈及左旋转受限处，再重复3～5次右侧屈抗阻。最后，治疗师还可以用右侧上肢抵抗患者躯干，嘱患者躯干尽最大范围前屈至受限处，使$L_{4\sim5}$关节突关节打开，持续5～10s，重复3次（图20-18）。

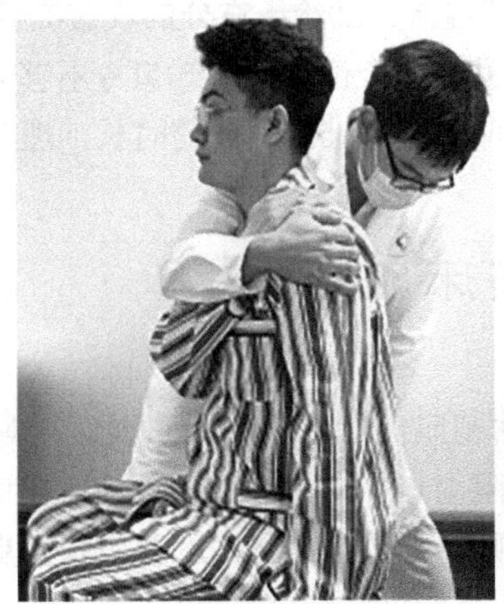
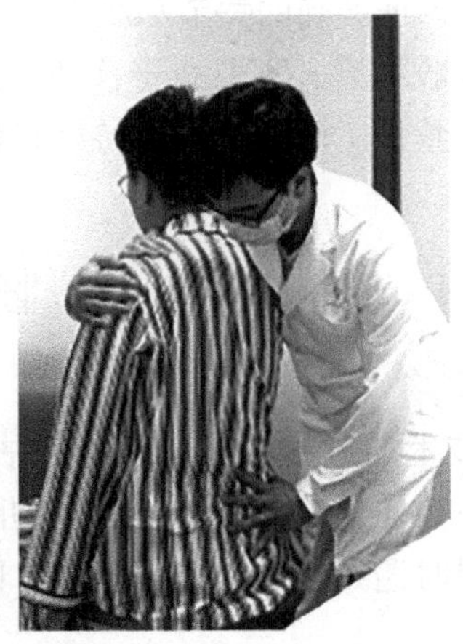

图20-15 腰痛MET坐位治疗步骤一

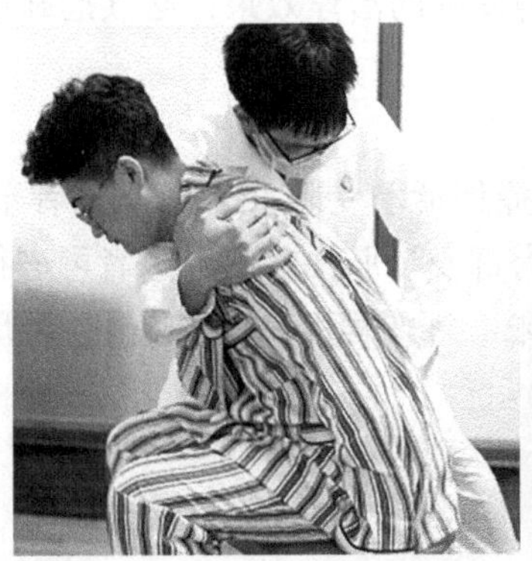
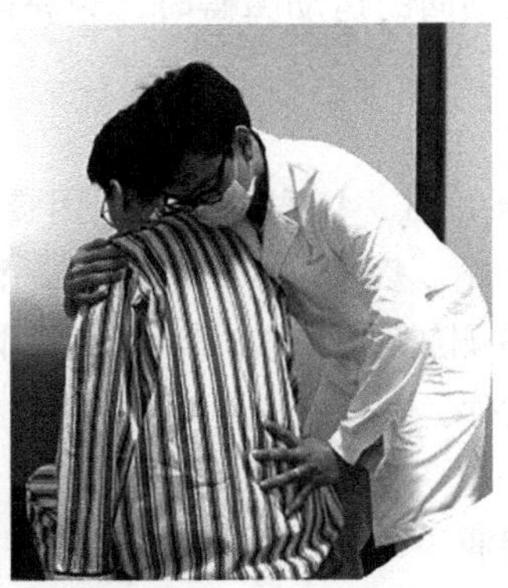

图20-16 腰痛MET坐位治疗步骤二

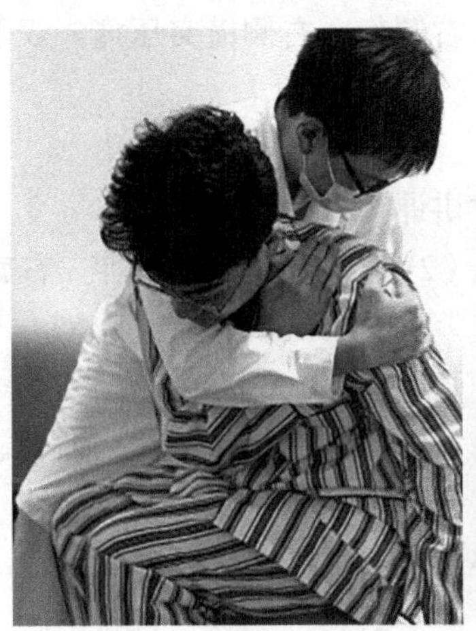
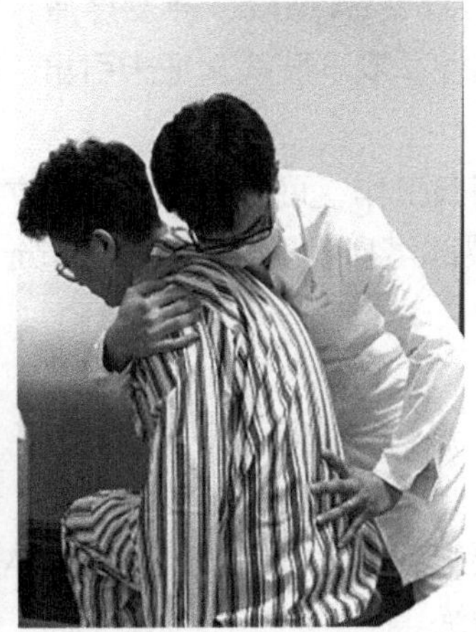

图20-17 腰痛MET坐位治疗步骤三

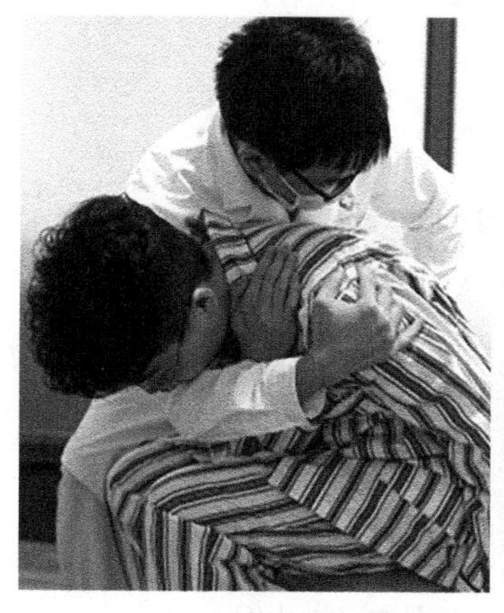 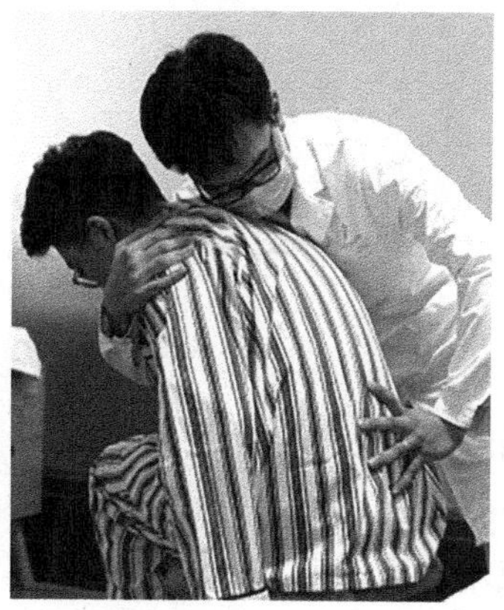

图20-18 腰痛MET坐位治疗步骤四

自 测 题

单选题

1. 强制性运动疗法的治疗方案不包括（ ）
   A. 限制健侧手的使用
   B. 患者活动失败应责备或惩罚
   C. 手夹板或手套应在患者90%的清醒时间强制使用
   D. 把训练内容转移到日常生活中去
   E. 强化训练患侧上肢
2. 强制性运动疗法不能应用于以下哪种疾病（ ）
   A. 失语症 B. 幻肢痛
   C. 局部手肌张力障碍 D. 小儿脑瘫
   E. 吞咽障碍
3. 对脑损伤后上肢运动功能障碍实施强制性运动疗法为（ ）
   A. 2～3周 B. 5～6周 C. 7～8周
   D. 8～9周 E. 9～10周
4. 运动想象的训练时间一般为（ ）
   A. 12～15min B. 15～20min C. 20～25min
   D. 25～30min E. 30～35min
5. 实施运动想象疗法的步骤不包括（ ）
   A. 评估患者的运动想象能力
   B. 让患者了解运动想象疗法
   C. 对患者讲解运动想象疗法
   D. 患者不需了解运动想象技术
   E. 实施运动想象疗法
6. 运动想象疗法患者的选择不包括（ ）
   A. 患者能够至少执行三步指令
   B. 评估MMSE＞10分
   C. 可主动进行康复训练至少10min
   D. 动力大、焦虑少的患者
   E. 排除混乱运动想象者
7. 麦肯基力学诊断与治疗中核心的部分是（ ）
   A. 姿势 B. 运动范围 C. 运动试验
   D. 加强试验 E. 其他检查
8. 下面哪项不是麦肯基力学诊断与治疗的禁忌证（ ）
   A. 原发性肿瘤 B. 脊髓损伤
   C. 腰椎间盘突出 D. 血管性疾病
   E. 严重骨骼疾病
9. 下面哪项不是移位综合征的治疗原则（ ）
   A. 日常生活中注意正确姿势的保持
   B. 力的升级先从动态体位开始
   C. 短时间内避免做与复位方向相反的脊柱运动
   D. 选择与髓核移位方向相反的脊柱运动进行反复运动
   E. 后方移位时应用伸展方向的力复位
10. 悬吊系统的特别设计不包括（ ）
    A. 多个挂点 B. 不同张力悬吊绳
    C. 滑竿 D. 一个挂点
    E. 弹性绳
11. 悬吊技术的治疗方法不包括（ ）
    A. 每个动作可维持30～120s，重复3～6次
    B. 每组动作间休息约30s
    C. 出现疼痛时仍需坚持动作
    D. 使用机械振动给予更多的本体感觉刺激
    E. 动作过程中无痛可增加动作的难度
12. 悬吊技术中仰卧膝关节屈曲训练中不正确的是（ ）
    A. 屈曲非测试的髋关节并使双侧下肢并拢且保持平行
    B. 抬起骨盆，使躯干和下肢在同一条直线上
    C. 屈曲双侧膝关节至60°
    D. 训练过程中可配合呼吸
    E. 缓慢呼气的同时逐渐抬起下肢和屈曲双膝关节
13. 肌肉收缩时，其初长度维持不变的是（ ）
    A. 等长收缩 B. 向心性等张收缩
    C. 离心性等张收缩 D. 等速收缩
    E. 等张收缩

（廖麟荣）

实训指导

实训一 关节活动技术

【实训目的】

1. 熟练掌握关节活动技术的定义。
2. 掌握关节活动技术的常用训练方法。
3. 掌握关节活动技术的临床应用、注意事项。
4. 熟悉常用关节活动训练仪器设备的使用方法，并能熟练操作。
5. 掌握上肢关节、下肢关节、脊柱关节活动技术的操作方法。

【实训器材】

治疗床、PT凳、枕头、毛巾、肩梯、肋木、悬吊架、肩关节回旋训练器、前臂内外旋运动器、腕关节屈伸运动器、体操棒、重锤手指练习器、上肢CPM仪器、下肢CPM仪器等。

【实训内容】

1. 上肢关节（肩关节、肘关节、腕关节、手部关节）活动技术　被动运动、助力运动、主动运动；
2. 下肢关节（髋关节、膝关节、踝关节、足部关节）活动技术　被动运动、助力运动、主动运动；
3. 躯干（颈椎关节、腰椎关节）活动技术　被动运动、助力运动、主动运动。

【实训步骤】

1. 教师讲解实训的目的和要求，示范关节活动技术的操作步骤，强调操作要点。
2. 根据课时安排，重点实训内容为肩关节、肘关节、腕关节、手部关节、髋关节、膝关节、踝关节、颈椎关节、腰椎关节活动技术。
3. 学生分小组操作练习，教师轮流指导和纠错。
4. 结合病例，小组讨论，教师小结和点评。

【考核评价】

考核包括学生自我评价和教师技能考核两部分，满分100分，其中学生自我评价占总成绩的40%，教师技能考核占总成绩的60%。

1. 学生自我评价　上交完整的实训报告，满分为40分，包括记录实训过程和步骤，指出存在的问题，提出建议和体会及课后复习计划等内容。

2. 教师技能考核　学生随机抽选出备考题目（某一关节的关节活动技术），按照操作流程进行考核，满分为60分。

（1）治疗前：确定患者体位→确定治疗师体位→操作前交流→治疗前评估→交代注意事项（10分）。

（2）治疗中：上、下肢及躯干各关节的关节活动技术（40分）。

（3）治疗后：询问患者治疗后的反应，并给予相应解释、处理及指导（10分）。

实训二 关节松动术

【实训目的】

1. 熟练掌握关节松动术的定义。
2. 掌握关节松动术的原理、手法分级、治疗前评估、操作体位。
3. 掌握手法操作中的运动方向、程度、强度、治疗时间、治疗作用、临床应用。

4. 掌握关节松动术的适应证和禁忌证。

5. 掌握上肢关节、下肢关节、脊柱骨盆关节的松动操作程序。

【实训器材】

治疗床、PT凳、治疗巾、枕头。

【实训内容】

1. 关节松动术的操作程序。

2. 上肢关节（肩关节、肘关节、腕关节、手部关节）松动术。

3. 下肢关节（髋关节、膝关节、踝关节、足部关节）松动术。

4. 脊柱骨盆关节（颈椎关节、胸椎关节、腰椎关节、骨盆关节）松动术。

【实训步骤】

1. 教师讲解实训的目的和要求，示范关节松动的操作步骤，强调操作要点。

2. 根据课时安排，重点实训内容为肩关节、肘关节、腕关节、髋关节、膝关节、踝关节、颈椎关节、腰椎关节、骨盆关节的松动术。

3. 学生分小组操作练习，教师轮流指导和纠错。

4. 结合病例，小组讨论，教师小结和点评。

【考核评价】

考核包括学生自我评价和教师技能考核两部分，满分100分，其中学生自我评价占总成绩的40%，教师技能考核占总成绩的60%。

1. 学生自我评价　上交完整的实训报告，满分为40分，包括记录实训过程和步骤，指出存在的问题，提出建议和体会及课后复习计划等内容。

2. 教师技能考核　学生随机抽选出备考题目（某一关节的关节松动术），按照操作流程进行考核，满分为60分。

（1）治疗前：确定患者体位→确定治疗师体位→操作前交流→治疗前评估→交代注意事项（10分）。

（2）治疗中：上、下肢及脊柱骨盆各关节的关节松动术（40分）。

（3）治疗后：询问患者治疗后的反应，并给予相应解释、处理及指导（10分）。

实训三　肌力与肌耐力训练

【实训目的】

1. 熟练掌握肌力与耐力相关概念。

2. 掌握肌力与耐力训练的常用训练方法。

3. 掌握肌力与耐力训练的临床应用、注意事项。

4. 熟悉常用肌力与耐力训练仪器设备的使用方法，并能熟练操作。

5. 掌握上肢、下肢、躯干肌力训练的操作方法。

【实训器材】

治疗床、PT凳、枕头、巴氏球等。

【实训内容】

1. 上肢（肩关节、肘关节、腕关节、手部关节）肌力训练技术。

2. 下肢（髋关节、膝关节、踝关节）肌力训练技术。

3. 躯干肌力训练技术。

【实训步骤】

1. 教师讲解实训的目的和要求，示范训练技术的操作步骤，强调操作要点。

2. 根据课时安排，重点实训内容为肩关节、肘关节、腕关节、髋关节、膝关节、踝关节和躯干的肌力训练技术。

3. 学生分成3人小组操作练习，教师轮流指导和纠错。

4. 结合病例，小组讨论，教师小结和点评。

【考核评价】

考核包括学生自我评价和教师技能考核两部分，满分100分，其中学生自我评价占总成绩的40%，教师技能考核占总成绩的60%。

1. 学生自我评价　上交完整的实训报告，满分为40分，包括记录实训过程和步骤，指出存在的问题，提出建议和体会及课后复习计划等内容。

2. 教师技能考核　学生随机抽选出备考题目（某一关节的肌力训练技术），按照操作流程进行考核，满分为60分。

（1）治疗前：确定患者体位→确定治疗师体位→操作前交流→治疗前评估→交代注意事项（10分）。

（2）治疗中：上、下肢及躯干各部位的肌力训练技术使用（40分）。

（3）治疗后：询问患者治疗后的反应，并给予相应解释、处理及指导（10分）。

实训四　牵伸技术

【实训目的】

1. 掌握上肢牵伸技术、下肢牵伸技术及躯干牵伸技术常用的牵伸方法。

2. 熟悉牵伸的放松技术及抑制技术、自我牵伸技术和常用的机械被动牵伸方法。

3. 了解牵伸的治疗作用及常用牵伸装置。

4. 能够运用上肢牵伸技术、下肢牵伸技术及躯干牵伸技术为患者实施康复医疗服务。

5. 养成良好的职业道德和促进团队合作精神。

【实训内容】

1. 上肢牵伸技术。

2. 下肢牵伸技术。

3. 躯干牵伸技术。

【实训器材】

治疗床、治疗凳、PT凳、悬吊网架装置、肋木、枕头、脚凳、滑轮、绳索、体操棒、站立斜板等。

【实训步骤】

1. 教师讲解实训的目的及要求，并示范操作步骤，强调操作要点。

2. 根据课时安排，重点实训内容为上肢牵伸技术、下肢牵伸技术和躯干牵伸技术。

3. 学生分小组操作练习，教师轮流指导和纠错。

4. 小组讨论，教师小结和讲评。

【考核评价】

考核包括学生自我评价和教师技能考核两部分，满分为100分，其中学生自我评价占总成绩的40%，教师技能考核占总成绩的60%。

1. 学生自我评价　学生上交完整的实训报告，满分为40分（包括记录实训过程和操作步骤，指出存在问题，提出建议和体会等内容）。

2. 教师技能考核　学生随机抽选出备考试题（上肢、下肢和躯干牵伸技术），按照操作流程进行考核，满分为60分。

（1）治疗前：确定患者体位→确定治疗师体位→操作前交流→治疗前评估→交代注意事项（10分）。

（2）治疗中：牵伸技术操作步骤（40分）。

（3）治疗后：询问患者牵伸后反应，并给予相应解释和处理（10分）。

实训五　牵引技术

【实训目的】

1. 熟练掌握牵引技术的定义及影响牵引效果的力学因素。

2. 掌握牵引技术的作用机制及常用分类。

3. 掌握牵引技术的临床适应证、禁忌证及应用注意事项。

4. 熟悉常用牵引设备的使用方法，并能熟练操作。

5. 掌握颈椎牵引、腰椎牵引的常用设备操作方法。

6. 了解四肢骨牵引、皮牵引的装置、原理和使用注意事项。

【实训器材】

治疗床、枕头、毛巾、PT凳、颈椎牵引带/电动牵引装置、电动骨盆牵引装置/三维多功能牵引装置。

【实训内容】

1. 颈椎牵引技术　坐位牵引、卧位牵引、电动牵引；徒手牵引及自我牵引技术。

2. 腰椎牵引技术　骨盆重锤牵引、斜位自重牵引、电动骨盆牵引、三维多功能牵引及腰椎自我牵引技术。

【实训步骤】

1. 教师讲解实训的目的和要求，示范牵引技术的操作步骤，强调操作要点。

2. 根据课时安排，重点实训内容为颈椎牵引带/电动牵引装置牵引、腰椎电动骨盆牵引装置/三维多功能牵引装置牵引。

3. 学生分小组操作练习，教师轮流指导和纠错。

4. 结合病例，小组讨论，教师小结和点评。

【考核评价】

考核包括学生自我评价和教师技能考核两部分，满分100分，其中学生自我评价占总成绩的40%，教师技能考核占总成绩的60%。

1. 学生自我评价　上交完整的实训报告，满分为40分，包括记录实训过程和步骤，指出存在的问题，提出建议和体会及课后复习计划等内容。

2. 教师技能考核　学生随机抽选出备考题目（某一关节、某一设备牵引方法），按照操作流程进行考核，满分为60分。

（1）治疗前：治疗前评估→确定患者体位→操作前交流（10分）。

（2）治疗中：按设备操作要求操作→参数设置→交代注意事项（40分）。

（3）治疗后：询问患者治疗后的反应，并给予相应解释、处理及指导（10分）。

实训六　平衡与协调功能训练

【实训目的】

1. 熟练掌握平衡和协调的定义、训练原则。

2. 掌握不同体位下（仰卧位、前臂支撑下的俯卧位、肘膝跪位、手膝跪位和半跪位、坐位、站位）

的平衡训练方法。

3. 掌握偏瘫患者平衡训练方法。

4. 掌握截瘫患者平衡训练方法。

5. 掌握上肢、下肢和整体协调训练方法。

【实训器材】

治疗床、PT凳、枕头、椅子、平衡板、训练球、姿势镜、平行杠、体操棒、木插板等。

【实训内容】

1. 不同体位下平衡训练。

2. 偏瘫患者平衡训练。

3. 截瘫患者训练。

4. 上肢、下肢和整体协调训练。

【实训步骤】

1. 教师讲解实训的目的和要求，示范平衡和协调训练的操作步骤，强调操作要点。

2. 根据课时安排，重点实训内容为不同体位下平衡训练，上肢、下肢和整体协调训练。

3. 学生分小组操作练习，教师轮流指导和纠错。

4. 结合病例，小组讨论，教师小结和点评。

【考核评价】

考核包括学生自我评价和教师技能考核两部分，满分100分，其中学生自我评价占总成绩的40%，教师技能考核占总成绩的60%。

1. 学生自我评价：上交完整的实训报告，满分为40分，包括记录实训过程和步骤，指出存在的问题，提出建议和体会及课后复习计划等内容。

2. 教师技能考核：学生随机抽选出备考题目（不同体位下平衡训练，上肢、下肢和整体协调训练），按照操作流程进行考核，满分为60分。

（1）治疗前：确定患者体位→确定治疗师体位→操作前交流→治疗前评估→交代注意事项（10分）。

（2）治疗中：不同体位下平衡训练，上肢、下肢和整体协调训练（40分）。

（3）治疗后：询问患者治疗后的反应，并给予相应解释、处理及指导（10分）。

实训七 有氧训练

【实训目的】

1能熟练完成有氧训练技术的具体操作法。

2. 熟悉有氧训练技术的注意事项。

【实训器材】

活动平板，上下肢功率计，心电监测仪和心电遥测仪。

【实训内容】

1. 确定训练目标　有条件时在训练前先进行症状限制性心电运动试验，以确定患者的最大运动强度、靶运动强度（最大运动强度）及总运动量。

2. 制定运动处方　包括运动方式、运动强度、运动时间和运动频度等。

【实训步骤】

1. 教师选择一名学生做模特，示教具体的康复治疗及训练方法，其他学生观摩。

2. 根据课时安排，重点实训内容为运动方式的选择及运动强度的测量，确定靶强度的常用方法包括心率法、代谢当量（MET）法（实训表7-1）、主观用力记分（RPE）法。

实训表7-1 常用日常生活、娱乐及工作活动的MET值

活动	代谢当量（MET）	活动	代谢当量（MET）
生活活动			
修面	1.0	步行1.6km/h	1.5～2.0
自己进食	1.4	步行2.4km/h	2.0～2.5
床上用便盆	4.0	散步4.0km/h	3.0
坐厕	3.6	步行5.0km/h	3.4
穿衣	2.0	步行6.5km/h	5.6
站立	1.0	步行8.0km/h	6.7
洗手	2.0	下楼	5.2
淋浴	3.5	上楼	9.0
坐床	1.2	骑车（慢速）	3.5
坐床边	2.0	骑车（中速）	5.7
坐椅	1.2	慢跑9.7km/h	10.2
自我料理			
坐位自己吃饭	1.5	备饭	3.0
上下床	1.65	铺床	3.9
穿脱衣	2.5～3.5	扫地	4.5
站立热水淋浴	3.5	擦地（跪姿）	5.3
挂衣	2.4	擦窗	3.4
园艺工作	5.6	拖地	7.7
劈木	6.7		
职业活动			
秘书（坐）	1.6	焊接工	3.4
机器组装	3.4	烃的木工活	4.5
砖瓦工	3.4	油漆	4.5
挖坑	7.8	开车	2.8
织毛线	1.5～2.0	缝纫（坐）	1.6
写作（坐）	2.0		

3. 学生分小组操作练习，教师轮流指导和纠错。

4. 结合病例，小组讨论，教师小结和点评。

【考核评价】

考核包括学生自我评价和教师技能考核两部分，满分100分，其中学生自我评价占总成绩的40%，教师技能考核占总成绩的60%。

1. 学生自我评价　上交完整的实训报告，满分为40分，包括记录实训过程和步骤，指出存在的问题，提出建议和体会及课后复习计划等内容。

2. 教师技能考核　学生根据教师给的范例提交一份运动处方，按照操作流程进行考核，满分为60分。

3. 运动处方的目的（10分）、运动方式（10分）、运动强度（10分）、运动持续时间（10分）、运动频率（10分）、注意事项（10分）。

实训八　呼 吸 训 练

【实训目的】

1. 能熟练完成呼吸功能训练技术的具体操作。
2. 熟悉呼吸功能训练技术的注意事项。

【实训器材】

PT床等。

【实训内容】

膈肌呼吸训练方法、吹蜡烛法、缩唇呼气训练、气道廓清技术、咳嗽训练、呼吸肌训练。

【实训步骤】

1. 教师选择一名学生做模特，示教具体的康复治疗及训练方法，其他学生观摩。
2. 根据课时安排，重点实训内容为缩唇呼气训练、气道廓清技术、咳嗽训练、呼吸肌训练。
3. 学生分小组操作练习，教师轮流指导和纠错。
4. 结合病例，小组讨论，教师小结和点评。

【考核评价】

考核包括学生自我评价和教师技能考核两部分，满分100分，其中学生自我评价占总成绩的40%，教师技能考核占总成绩的60%。

1. 学生自我评价　上交完整的实训报告，满分为40分，包括记录实训过程和步骤，指出存在的问题，提出建议和体会及课后复习计划等内容。

2. 教师技能考核　学生随机抽选出备考题目（某一呼吸训练方法），按照操作流程进行考核，满分为60分。

（1）治疗前：确定患者体位→确定治疗师体位→治疗前评估→交代注意事项（20分）。

（2）治疗过程：具体呼吸训练操作方法（40分）。

实训九　放 松 训 练

【实训目的】

1. 能熟练完成放松训练技术的具体操作。
2. 熟悉放松训练技术的注意事项。

【实训器材】

PT床、肌电生物反馈治疗仪、75%乙醇、细砂纸、导电膏、固定带等。

【实训内容】

肌肉松弛法中的交替法、肌电生物反馈松弛法。

【实训步骤】

1. 教师选择一名学生做模特，示教具体的康复治疗及训练方法，其他学生观摩。
2. 根据课时安排，重点实训内容为肌电生物反馈松弛法。
3. 学生分小组操作练习，教师轮流指导和纠错。
4. 结合病例，小组讨论，教师小结和点评。

【考核评价】

考核包括学生自我评价和教师技能考核两部分，满分100分，其中学生自我评价占总成绩的40%，教师技能考核占总成绩的60%。

1. 学生自我评价　上交完整的实训报告，满分为40分，包括记录实训过程和步骤，指出存在的问题，提出建议和体会及课后复习计划等内容。

2. 教师技能考核　学生随机抽选出备考题目（放松训练的部位及方法），按照操作流程进行考核，满分为60分。

（1）治疗前

1）肌肉松弛法中的交替法操作前交流→治疗前评估→交代注意事项（20分）。

2）肌电生物反馈松弛法中仪器的启动及电极的放置→交代注意事项（20分）。

（2）治疗过程：具体放松训练操作方法及指导语（40分）。

实训十　轮椅训练

【实训目的】

1. 掌握轮椅适配测量要求与轮椅处方。

2. 掌握普通轮椅基本操作技巧。

【实训器材】

普通轮椅和配件。

【实训内容】

1. 轮椅适配人体测量。

（1）坐席宽、高和深度测量。

（2）大轮、小轮规格。

（3）扶手高度。

2. 轮椅基本操作技巧

（1）收纳、拆卸、组装和保养

（2）前后驱动、转弯

（3）减压训练

（4）大轮平衡

（5）跨越不同高度障碍物（3cm、5cm）

（6）上下斜坡（自我推动、他人推动）

（7）自我保护技巧

【考核评价】

考核包括学生相互测量轮椅适配参数（50%）和安全上、下斜坡操作演示（50%）。

实训十一　体位转移训练

【实训目的】

1. 掌握体位转移前的准备条件并选择独立转移、辅助转移或被动转移。

2. 掌握偏瘫患者体位转移技巧。

3. 掌握截瘫患者体位转移技巧。

4. 了解脑瘫患儿基本抱法。

5. 了解智能天轨的应用。

【实训器材】

普通轮椅、治疗床、无扶手椅子（模拟坐厕）和配件。

【实训内容】

偏瘫患者的体位转移操方法：

1. 床上转移训练
（1）向患侧翻身。
（2）向健侧翻身。
2. 由卧位到床边坐起
（1）从健侧坐起。
（2）从患侧坐起。
3. 由床边坐位到卧位
（1）从患侧躺下。
（2）从健侧躺下。
4. 坐位与立位之间的转移
（1）由坐位到立位的转移。
（2）由立位到坐位的转移。
5. 床与轮椅之间的转移
（1）由床到轮椅的独立转移。
（2）辅助下由床到轮椅的转移。
6. 轮椅与坐厕之间的转移
（1）由轮椅到坐厕的独立转移。
（2）辅助下由轮椅到坐厕的转移。
（3）截瘫患者的体位转移操作方法。
7. 卧位与坐位之间的转换。
8. 床与轮椅之间的独立转移。
9. 轮椅与椅之间的独立转移。
10. 轮椅与地板之间的转移。

【考核评价】

考核包括：
1. 操作并演示偏瘫患者由卧位到床边坐起（50%）。
2. 操作并演示C7脊髓损伤患者卧位与坐位之间的转换（50%）。

实训十二　步行功能训练

【实训目的】

1. 熟练掌握步行训练的定义。
2. 掌握步行训练的基本条件、基础训练和步行的分解训练操作方法。
3. 掌握步行训练的注意事项、治疗作用、适用范围和禁忌证。
4. 掌握常用步行辅助器的种类、使用方法，学会根据患者的功能水平正确选择步行辅助器。
5. 了解影响步行的因素、减重支撑步行训练和下肢机器人辅助步行训练。
6. 了解常见异常步态、病因及其矫正训练方法。

【实训器材】

治疗床、PT凳、枕头、训练用台阶、巴氏球、跑台、减重训练系统等。

【实训内容】

1. 步行基础训练。
2. 步行分解训练。

3. 减重支撑步行训练的操作。

【实训步骤】

1. 步行基础训练

（1）体位适应性训练。

（2）躯干和下肢肌力训练、耐力训练、平衡协调性训练、步态训练、过障碍物步行训练、辅助用具步行训练等（见本书相关章节内容）。

2. 训练行步行

（1）分解训练：根据步行周期的特点，结合多年临床工作经验，按照由易到难、由简单到复杂的原则，将偏瘫患者的步行训练分为以下步骤：单侧下肢负重；患侧下肢上下台阶；患侧下肢支撑伸髋站立，健侧下肢跨越障碍；侧方迈步、原地迈步。

（2）减重系统操作程序

1）向患者说明悬挂减重训练的目的、过程和患者配合事项。

2）检查悬挂减重设备电动或手动升降装置，确认处于正常状态。

3）确定悬吊带无破损，各个连接部件无松动或破损，给患者佩戴悬吊带。

4）根据患者能够主动或在协助下向前迈步的情况，确定减重程度。

5）嘱患者站在训练场地或活动平板上，保持身体稳定2～3min，使患者适应直立体位。

6）开启平板活动开关或从患者站立的地面，由患者主动或辅助的方式向前迈步。

7）活动平板的速度逐步加快到患者可以适应的节奏；达到训练时间后逐步减速，最后停止。

8）准备好坐椅或轮椅，逐步降低悬吊带，让患者坐下。

9）解除悬吊带，关机，让患者休息3～5min，完成治疗过程。

【考核评价】

考核包括学生自我评价和教师技能考核两部分，满分100分，其中学生自我评价占总成绩的40%，教师技能考核占总成绩的60%。

1. 学生自我评价　上交完整的实训报告，满分为40分，包括记录实训过程和步骤，指出存在的问题，提出建议和体会及课后复习计划等内容。

2. 教师技能考核　学生随机抽选出备考题目，按照操作流程进行考核，满分为60分。

（1）治疗前：确定患者体位→确定治疗师体位→操作前交流→治疗前评估→交代注意事项（10分）。

（2）治疗中：步行训练的基本步骤（40分）。

（3）治疗后：询问患者治疗后的反应，并给予相应解释、处理及指导（10分）。

实训十三　Brunnstrom　技　术

【实训目的】

1. 熟练掌握Brunnstrom技术的内涵及基本原则。

2. 熟悉掌握Brunnstrom技术的内容和各个时期的操作手法。

3. 掌握结合具体病例设计Brunnstrom技术治疗方案。

【实训器材】

治疗床、PT凳、枕头等。

【实训内容】

Brunnstrom六个阶段训练方案。

【实训步骤】

(一)Brunnstrom Ⅰ～Ⅲ期

1. 床上姿势及训练

(1)上肢良肢位摆放：①仰卧位下，患侧肩胛骨下方垫一薄枕，上肢自然放置于体侧，肘关节保持伸展状态，前臂旋前，手部垫一软垫或者毛巾卷；②健侧卧位，患肢下垫一厚枕，并使上肢肩关节屈曲90°或以上，肘关节、腕关节和手指自然伸展于枕上；③患侧卧位，患侧肩胛骨充分前伸，肩关节屈曲90°或稍大于90°，肘关节、腕关节和手指自然伸展放置于床上。

(2)下肢良肢位的摆放：①仰卧位下，患侧下肢髋关节下垫一薄枕，髋关节外侧垫一厚枕，膝关节下垫一薄枕，使膝关节保持在微屈曲状态，并且患侧下肢应保持在中立位，放置髋关节外展外旋，同时也要防止髋关节过分内收内旋。足底可垫一软垫，使踝关节尽量保持中立位，以防止踝足的跖屈内翻。②健侧卧位，应在患肢下垫一厚垫，并使髋关节稍屈曲，膝关节稍屈曲，踝关节保持在中立位。③患侧在下，应保持髋关节和膝关节微屈曲，踝足处于中立位，非患侧下肢自然放置。

2. 床上训练

(1)由仰卧位到侧卧位的训练

1)向患侧独立翻身：患者双手交叉并上举至面部上方，非患侧下肢屈髋屈膝，足平放于床面上。然后双上肢向患侧摆动，肩胛带主动向患侧前伸，非患侧足用力蹬床面的同时将骨盆向患侧旋转，完成翻身动作。

2)向患侧辅助翻身：令患者抬起健侧腿向患侧伸，健侧上肢也向前摆，辅助者一手放在患膝上辅助患腿进行外旋，另一手可辅助患侧上肢及躯干翻转。

3)向非患侧独立翻身：患者仰卧，非患脚插入患侧跟腱下方，双手交叉相握，向上伸展开上肢后，左右摆动，加大幅度，摆至非患侧时，顺势翻向非患侧，同时用非患侧脚带动患侧翻身。

4)向非患侧辅助翻身：让患者双手交叉并上举至面部上方，治疗师帮助患者患侧下肢屈髋屈膝，足平放于床面上。然后双上肢向非患侧摆动，带动患侧肩胛带向非患侧前伸，躯干向非患侧旋转，辅助者在患侧臀部和肩部给予帮助，完成翻身动作。

(2)床上移动训练

1)侧方移动：患者双脚踩在床上，屈膝、抬臀、向一侧移动，辅助者站在患侧，先向同一方向移动肩，然后移动双腿整理好肢体。

2)前后方移动：患者坐在床上，交替将重心转移至一侧臀部，再抬起另一侧臀部并向前后方移动。辅助者站在患侧，用手支撑患侧大腿根部，帮助重心转移。

(3)床上搭桥训练：仰卧位下，治疗师帮助患者双下肢屈髋屈膝，足平放于床面上，双上肢自然放于体侧，让患者双足用力向下踩床面，将臀部抬起并保持10～30s时间，然后恢复原状

3. 坐起训练

(1)被动坐起：将患者床头先摇起15°～30°，膝关节下方垫软垫，保持3～5min，然后逐渐增加角度，每次增加10°～15°，保持时间增加5～10min。

(2)患侧辅助坐起：将患者移至床边，患侧靠近床边，将患膝屈曲，小腿垂在床边外。令患者用健手支撑起上身至床边坐位，辅助者辅助躯干抬起。

(3)患侧独立坐起：患者仰卧位平躺于床面上，双手交叉并上举至眼睛上方，非患侧足伸入患侧踝关节下方，以非患侧肢体带动患侧肢体使身体向非患侧翻转，然后患者用非患侧下肢将患侧下肢拖至床边，此时非患侧肘关节支撑，上半身向前下方发力撑起身体，非患侧手支撑床面的同时非患侧腿顺势带动患侧腿垂于床下，调整好姿势。

(4)非患侧辅助坐起：治疗师位于患者非患侧，帮助其双下肢屈髋屈膝，足平放于床面上，患者患侧上肢放于胸前，头面部向非患侧转动，治疗师辅助患者双腿向非患侧倾斜的同时，患者非患侧上肢和躯干同时发力将身体撑起，患者再顺势用非患侧腿带动患侧腿垂于床下。

（5）非患侧独立坐起：令患者将非患侧足插入患足下，令患者翻身至半侧卧位，用非患侧腿将患侧腿移至床边，垂下小腿，再用非患侧撑起上身，伸直上肢至床边坐位。

4. 床椅转移

（1）床至轮椅的转移：患者端坐于床边，双足安稳地平放于地面，非患侧脚稍向前放，辅助者将轮椅放在患者非患侧，并与床边保持一定角度，让患者非患侧手扶轮椅对侧扶手，辅助者位于患侧对下肢和躯干给予保护，患者双腿和手同时发力，将身体支撑起来并旋转躯干，坐于轮椅上。

（2）轮椅至床的转移：轮椅放在患者非患侧，并与床边保持一定角度，让患者非患侧手扶轮椅对侧扶手，患者非患侧手支撑于斜前方床面，辅助者位于患者前面，双手在患者腋下给予辅助，膝盖顶住患者患侧膝关节外侧，两人同时发力，帮助患者站起并旋转躯干，完成转移动作。

5. 上肢训练

（1）胸大肌联合反应的引出：患者采取仰卧位，双手交叉紧握，同时上举超过眼睛部位，治疗师位于患者头部，双手分别握住患者两手腕，并且给予适当的阻力。

（2）肱二头肌联合反应的引出：患者采取仰卧位，两上肢自然放于体侧，治疗师对其非患侧肘关节进行抗阻力屈肘训练。

（3）半随意伸肘：患者仰卧，治疗师将患者肩关节屈曲90°位，让患者用患手触摸对侧肩，触摸对侧耳，触摸头顶等，然后再伸直肘关节。

（4）挤腰运动促伸肘：患者取端坐位，治疗师与患者相对而坐，将患者两上肢提起并前臂充分旋前后放于治疗师腰间，让患者两手腕背部用力挤压治疗师腰部。

（5）刺激腕伸肌的训练：患者取仰卧位，治疗师位于患者侧方，患者的手臂搭在治疗师膝关节上方，自然下垂，在已缓解上肢痉挛后，再由治疗师一手扶其前臂，另一手沿其前臂腕伸肌轻叩，以刺激腕伸肌活动性。

（6）仰卧位抑制上肢屈肌痉挛的训练：①患者取仰卧位，治疗师在患侧，用一只手稳住患者肩胸部，用另一只手握住患者的腕关节部，逐渐用力向伸肘方向打开肘关节，抑制肘屈曲痉挛，打开肘后，再逐渐向肩外展方向打开，注意用另一只手稳住胸大肌部。②患者取仰卧位，治疗师在患侧，一只手稳住患者肘关节部，用另一只手握住患者的手，逐渐用力向伸肘方向打开肘关节，抑制屈肌痉挛，打开肘后，治疗师可利用腿抵住患者肘关节部，一只手稳定住患者肩关节部，用另一只手打开患者腕关节及手指。

6. 下肢训练

（1）下肢屈曲联合反应的引出：患者采取仰卧位，双下肢自然伸直，治疗师对患者非患侧下肢足底施加一跖屈阻力，嘱患者非患侧下肢用力跖屈。

（2）下肢伸展联合反应的引出：患者采取仰卧位，双下肢自然伸直，治疗师对患者非患侧下肢足背施加一背伸阻力，嘱患者非患侧下肢用力背伸勾脚。

（3）下肢外展联合反应的引出：患者采取仰卧位，双下肢自然伸直，治疗师可在患者非患侧下肢膝关节外侧或踝关节外侧施加一外展阻力，嘱患者用力外展非患侧下肢。

（4）下肢内收联合反应的引出：内收联合反应的引出同外展联合反应的引出相反，治疗师在患者患侧下肢相应部位施加一内收阻力，嘱患者用力内收非患侧下肢。

（5）踝关节背屈的引出：治疗师用力使患者足趾跖屈，通过牵伸背伸肌引出Bechterev/Marie-Foix反射。

（6）缓解下肢伸肌痉挛的训练：患者取仰卧位，治疗师位于患者患侧，双手置于腘窝处掂起膝关节部，持续一定时间，利用患侧下肢自重及治疗师一定频率的刺激。

（二）Brunnstrom Ⅳ～Ⅴ阶段

1. 上肢训练

（1）肩肘的训练

1）患手触腰后部训练：通过转动躯干，摆动手臂，抚摸手背及后背。

2）肩屈曲90°训练：在患者前、中、后三角肌上叩打，让其前屈肩关节；被动活动上肢到前屈90°并让患者维持住，同时在患者前、中、后三角肌上叩打。

3）双侧抗阻划船训练：患者采取坐位，治疗师面向患者而坐，互相交叉握手，然后进行前推和后拉的类似于划船样动作。

（2）手的训练

1）抓握的诱发训练：治疗师可将患侧上肢肘关节保持在伸展位，一手抵住肘关节限制其屈曲运动，一手固定住腕关节，让患者主动发力握拳。

2）集团伸展的诱发训练：治疗师一手握住患手大拇指和大鱼际部位，使拇指保持在外展屈曲的功能位，使患者前臂旋后的同时，让患者主动伸展拇指，另一手则稳定住患侧肘关节，使肘关节始终维持在体侧部位。

（3）生活动作诱导训练：患者坐于桌前，前方放一水瓶或其他训练道具，让患者主动伸出患肢去够取水瓶，然后收回上肢做饮水动作，或让患者将水瓶从一个位置移动至另一位置。

2. 下肢训练

（1）髋关节分离运动诱发训练：患者取仰卧位，治疗师将患侧下肢膝关节以下部位垂于床边，一手托住患者膝关节，一手握住患者足前部，让患者屈髋提膝，将足放在床面上。治疗师给予适当的辅助，要注意防止患侧髋关节的外展外旋。

（2）膝关节分离运动诱发训练：患者取仰卧位，治疗师将患侧下肢膝关节以下部位垂于床边，一手握住足前部，一手放在患者膝关节下方，治疗师提醒患者膝关节向下压自己的手。

（3）踝关节背屈外翻的训练：患者取仰卧位，屈髋屈膝，足平放于床面，治疗师一手扶住踝关节后方，稳定下肢和足跟，一手放在足前部下方，辅助患者进行踝关节背伸外翻训练。

3. 转移训练

（1）坐位下肢负重的训练：患者采取床边端坐位，屈髋屈膝90°，足平放于地面上，足间距离与肩同宽，治疗师坐于患者患侧，一方面稳定住患侧膝关节和足部，一方面对患者进行保护。让患者俯身用非患侧手触摸患侧足外踝部位，然后起身回到端坐姿势。

（2）坐位至立位的训练：患者从端坐位起始，双上肢自然前伸，重心前移，膝关节超过足尖时，臀部抬离床面，使双下肢负重，然后伸髋伸膝，身体直立。

（3）立位平衡的训练

1）立位自动态平衡训练：患者双手相握，向前方不同的方位进行够取和触摸训练。

2）立位他动态平衡训练：治疗师从各个方向推动患者。

（4）迈步训练：患者立于双杠内，双手扶在双杠上，患侧下肢负重，非患侧下肢向前迈出一小步，然后再撤回。

（5）上下台阶训练：训练患者上下台阶时均应嘱其非患侧腿先上或先下。

4. 头、颈、躯干的训练

（1）躯干平衡功能的训练

1）静态平衡功能的训练：治疗师面向患者坐，帮助患者使双足安稳的踩在地面，患者能够进行姿势的自我调整。

2）自动态平衡训练：治疗师坐于患者的患肢侧，固定患腿的膝关节和足部，防止膝关节外展和足的突然后撤，让患者的非患侧手分别向前方，侧方及斜前方主动抬起，并保持躯干的稳定。治疗师也可让患者向各个方向触摸自己的手或够取训练道具，训练的难度应是患者能完成的最大难度。

3）他动态平衡功能：治疗师从前后左右各个方向轻推患者，患者均能保持端坐位姿态。

（2）头颈和躯干的控制训练：患者端坐位，治疗师位于患者前方，向前后左右各个方向推动患者身体，患者保持头颈和躯干的平衡。

（3）头颈和躯干旋转的训练：患者端坐位，先想让患者从两侧向后看，并旋转躯干向后，进行自我放松。然后让患者两手相握，让患者进行左前上方，右前上方，左前下方，右前下方等方向的触摸训练，活动范围尽量是患者能完成的最大范围。

（4）床上搭单桥训练：患者取仰卧位，双手自然至于身体两侧，治疗师位于患者足侧，也可是侧方，首先将患者双下肢屈曲，足放平于床面，之后一手握住患者足部向上屈起非患侧腿，并嘱患者患足踩住床面同时抬起臀部。

（三）Brunnstrom Ⅵ阶段

加强躯体协调性、灵活性、速度及耐力，提高手部精细动作能力。

【考核评价】

考核包括学生自我评价和教师技能考核两部分，满分100分，其中学生自我评价占总成绩的40%，教师技能考核占总成绩的60%。

1. 学生自我评价　上交完整的实训报告，满分为40分，包括记录实训过程和步骤，指出存在的问题，提出建议和体会及课后复习计划等内容。

2. 教师技能考核　学生随机抽选出备考题目，按照操作流程进行考核，满分为60分。

（1）治疗前：确定患者体位→确定治疗师体位→操作前交流→治疗前评估→交代注意事项（10分）。

（2）治疗中：根据题目中对应Brunnstrom六阶段具体时期，口述所用到的治疗原理及对应时期的恢复特点并进行操作（40分）。

（3）治疗后：询问患者治疗后的反应，并给予相应解释、处理及指导（10分）。

实训十五　Rood　技　术

【实训目的】

掌握兴奋性刺激及抑制性刺激常用方法。

【实训器材】

毛刷、冰袋、温水、水槽、治疗床、PT凳、OT桌、枕头等。

【实训内容】

兴奋性刺激方法及抑制性刺激方法。

【实训步骤】

1. 兴奋性刺激

（1）快速刷擦：用软毛刷或根据情况选择不同硬度的毛刷，①一次刷擦：在相应肌群的脊髓节段皮区刺激，重复3～5次；②连续刷擦：在治疗部位的皮肤上做3～5秒的来回刷动。

（2）冰刺激：将冰按放在局部3～5s，进行5次，然后用毛巾轻轻沾干，以防止冰化成水，不可用毛巾擦皮肤，直到皮肤变红。

（3）轻扣：轻叩手背指间或足背趾间皮肤及轻叩掌心、足底均可引起相应肢体的回缩反应。

（4）快速牵拉：快速、轻微地牵拉肌肉，引起肌肉收缩反应。

（5）挤压关节：挤压肌腹或用力挤压关节，引起关节周围的肌肉收缩。

2. 抑制性刺激

（1）缓慢挤压关节/在肌腱附着点加压：挤压痉挛肌肉附近关节或在痉挛的肌肉肌腱附着点持续加压。

（2）持续的牵张：对痉挛肌肉持续进行牵张至痉挛缓解。

（3）温热刺激：水槽中注入一定量的温水（30～35℃），令患者将痉挛肢体完全浸入。

（4）远端固定，近端运动：患者取膝手位，手部和膝部位置不动，躯干做前、后、左、右和对角线式的活动

【考核评价】

考核包括学生自我评价和教师技能考核两部分，满分100分，其中学生自我评价占总成绩的40%，教师技能考核占总成绩的60%。

1. 学生自我评价　上交完整的实训报告，满分为40分，包括记录实训过程和步骤，指出存在的问题，提出建议和体会及课后复习计划等内容。

2. 教师技能考核　学生随机抽选出备考题目，按照操作流程进行考核，满分为60分。

（1）治疗前：确定患者体位→确定治疗师体位→操作前交流→治疗前评估→交代注意事项（10分）。

（2）治疗中：选择合适的治疗用品进行操作，口述治疗要点及原理（40分）。

（3）治疗后：询问患者治疗后的反应，并给予相应解释、处理及指导（10分）。

实训十六　本体感觉神经肌肉促进技术

【实训目的】

1. 熟悉PNF技术治疗观念。

2. 掌握PNF的基本技术操作步骤。主动肌技术包括节律性启动、等张组合、起始位反复牵伸、全范围反复牵伸、复制；拮抗肌技术包括动态反转、稳定反转、节律性稳定；放松技术包括收缩-放松、保持-放松。

3. 熟悉掌握PNF技术的基本运动模式，其中包括肩胛运动模式、骨盆运动模式、上肢运动模式、下肢运动模式。

【实训器材】

治疗床、PT凳、枕头等。

【实训内容】

1. PNF的基本技术操作步骤。

2. PNF技术的基本运动模式（肩胛运动模式、骨盆运动模式、上肢运动模式、下肢运动模式）。

【实训步骤】

1. PNF的基本技术操作步骤

（1）节律性启动

（2）等张组合

（3）起始位反复牵伸

（4）全范围反复牵伸

（5）复制

（6）动态反转

（7）稳定反转

（8）节律性稳定

（9）收缩-放松

（10）保持-放松

（具体步骤略，见教材）

2. PNF技术的基本运动模式

（1）肩胛运动模式

（2）骨盆运动模式

（3）上肢运动模式

（4）下肢运动模式

（具体步骤略，见教材）

【考核评价】

考核包括学生自我评价和教师技能考核两部分，满分100分，其中学生自我评价占总成绩的40%，教师技能考核占总成绩的60%。

1. 学生自我评价　上交完整的实训报告，满分为40分，包括记录实训过程和步骤，指出存在的问题，提出建议和体会及课后复习计划等内容。

2. 教师技能考核　学生随机抽选出备考题目，按照操作流程进行考核，满分为60分。

（1）治疗前：确定患者体位→确定治疗师体位→操作前交流→治疗前评估→交代注意事项（10分）。

（2）治疗中：从仰卧位到床边坐起训练、坐位平衡训练、站起和坐下训练、站立平衡训练、步行功能训练、上肢功能训练和口面部功能训练操作流程（40分）。

（3）治疗后：询问患者治疗后的反应，并给予相应解释、处理及指导（10分）。

实训十七　运动再学习技术

【实训目的】

1. 熟练掌握运动再学习技术的内涵及基本原则。

2. 掌握运动再学习方案的内容和步骤，其中包括上肢功能训练、口面部功能训练、从仰卧位到床边坐起训练、坐位平衡训练、站起与坐下训练、站立平衡训练及行走训练。

3. 掌握结合具体病例设计运动再学习方案。

【实训器材】

治疗床、PT凳、OT桌、枕头、杯子、棉棒等。

【实训内容】

从仰卧位到床边坐起训练、坐位平衡训练、站起和坐下训练、站立平衡训练、步行功能训练、上肢功能训练和口面部功能训练。

【实训步骤】

1. 从仰卧位到床边坐起训练　从仰卧位到健侧卧位、训练颈部侧屈、从侧卧位坐起、从床边坐起到躺下。

2. 坐位平衡训练　重心转移训练、坐位拿物体训练。

3. 站起与坐下训练　站起训练、坐下训练。

4. 站立平衡训练　静态站立平衡训练、动态站立平衡训练、患侧下肢负重训练、弯腰训练。

5. 行走训练　重心转移训练、膝关节控制训练、患侧下肢负重训练、站立相伸髋训练、迈步训练、行走训练。

6. 上肢功能训练　软组织牵拉及体位摆放、肌电生物反馈、电刺激、诱发及训练上肢各部位的主动运动。

7. 口面部功能训练　吞咽训练、进食训练、面部运动训练、呼吸控制训练、情感控制。

【考核评价】

考核包括学生自我评价和教师技能考核两部分，满分100分，其中学生自我评价占总成绩的40%，教师技能考核占总成绩的60%。

1. 学生自我评价　上交完整的实训报告，满分为40分，包括记录实训过程和步骤，指出存在的问题，提出建议和体会及课后复习计划等内容。

2. 教师技能考核　学生随机抽选出备考题目，按照操作流程进行考核，满分为60分。

（1）治疗前：确定患者体位→确定治疗师体位→操作前交流→治疗前评估→交代注意事项（10分）。

（2）治疗中：从仰卧位到床边坐起训练、坐位平衡训练、站起和坐下训练、站立平衡训练、步行功能训练、上肢功能训练和口面部功能训练操作流程（40分）。

（3）治疗后：询问患者治疗后的反应，并给予相应解释、处理及指导（10分）。

实训十八　医疗体操

【实训目的】

1. 熟练掌握医疗体操的编操原则和注意事项。

2. 尝试为强直性脊柱炎患者编制医疗体操或为同学编制医疗体操。

3. 了解中医传统治疗功法如八段锦、太极拳、六字诀和五禽戏等。

【实训器材】

治疗床、着宽松衣服等。

【实训内容】

1. 为强直性脊柱炎患者或为同学编制医疗体操

（1）保持脊柱和肢体灵活性的运动

1）仰卧位脊柱伸展运动：仰卧位，吸气，双手上举过头顶，保持10～15s，双手放回原处时呼气（实训图18-1）。

2）站立位脊柱伸展运动：站立，吸气，双手上抬时躯干后伸，保持15～20s，回到原处，放松（实训图18-2）。

3）坐位脊柱旋转运动：坐位，双手交叉握拳，做躯干旋转运动，活动末端保持20s，同样的动作缓慢转向另一侧（实训图18-3）。

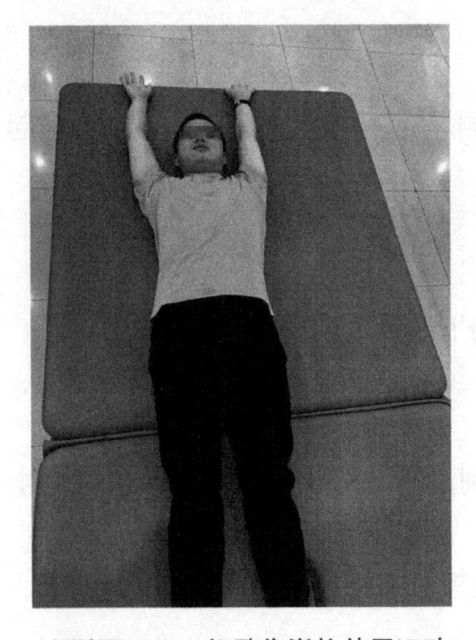

实训图18-1　仰卧位脊柱伸展运动

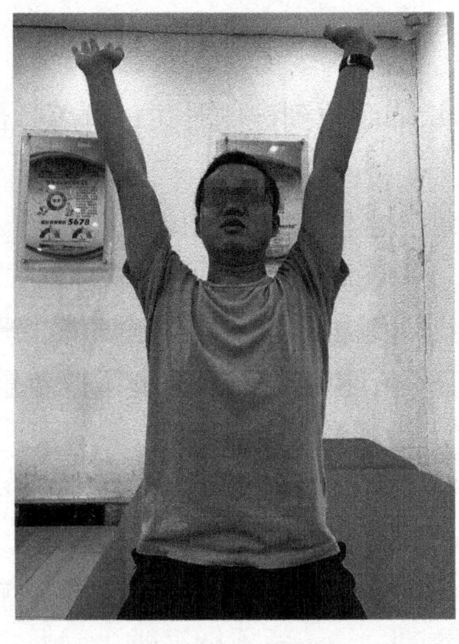

实训图18-2　站立位脊柱伸展运动

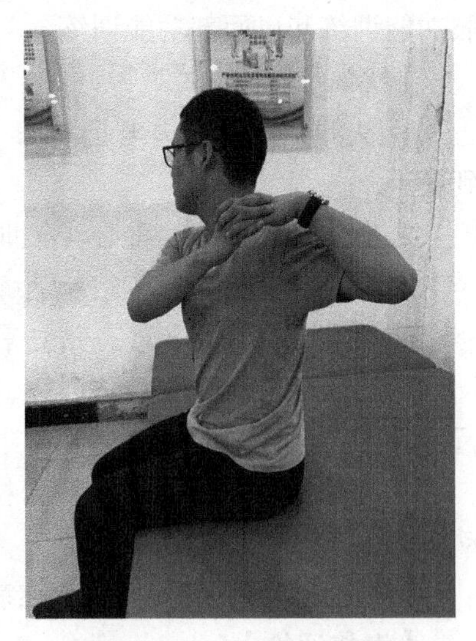

实训图18-3　坐位脊柱旋转运动

4）四点跪位脊柱猫背运动：四点跪位，双手伸直撑床，吸气，做躯干“猫式”弓背动作，头颈向下屈曲，保持10～15s，放松同时头上抬（实训图18-4）。

5）仰卧位屈髋屈膝运动：仰卧，吸气，双手抱单侧膝，保持20s，放松换另一侧下肢，后逐步过渡到双手抱双膝（实训图18-5）。

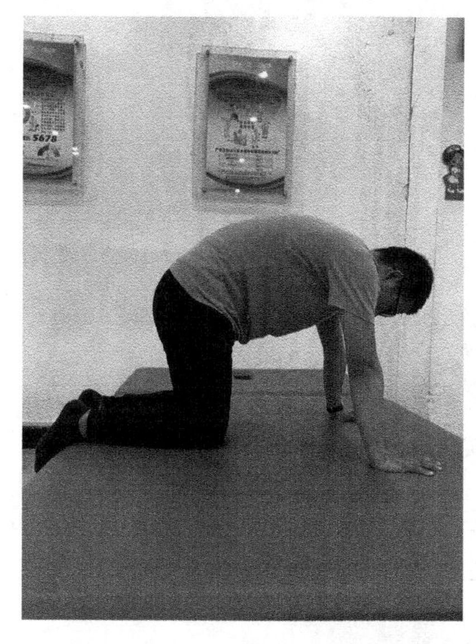

实训图18-4 四点跪位脊柱猫背运动

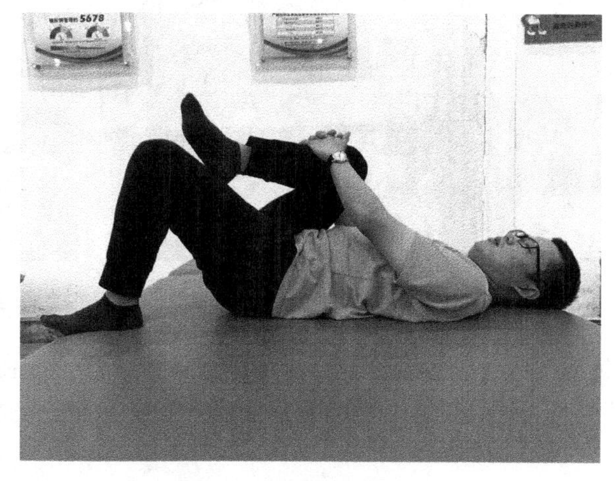

实训图18-5 仰卧位屈髋屈膝运动

6）俯卧伸髋伸膝运动：俯卧，上半身下方可放一个枕头，吸气，膝关节伸直下做直腿抬高动作，保持10～15s，呼吸，放松（实训图18-6）。

7）坐位髋关节外旋外展运动：坐位，做“二郎腿”动作，双手放在膝关节内侧缘向下压，保持15～20s，放松，换另一侧下肢（实训图18-7）。

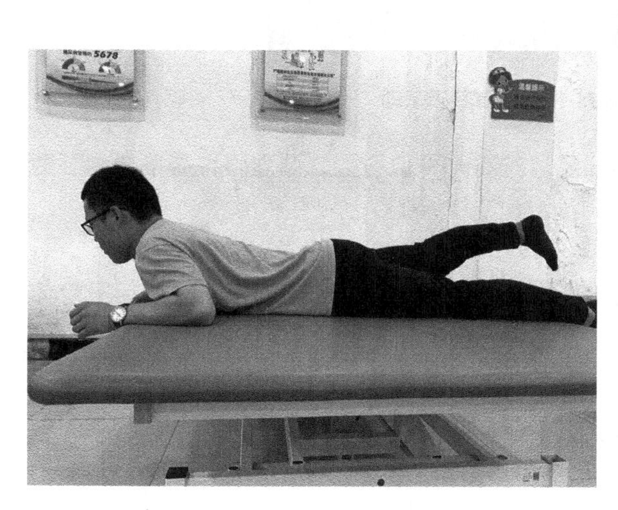

实训图18-6 俯卧伸髋伸膝运动

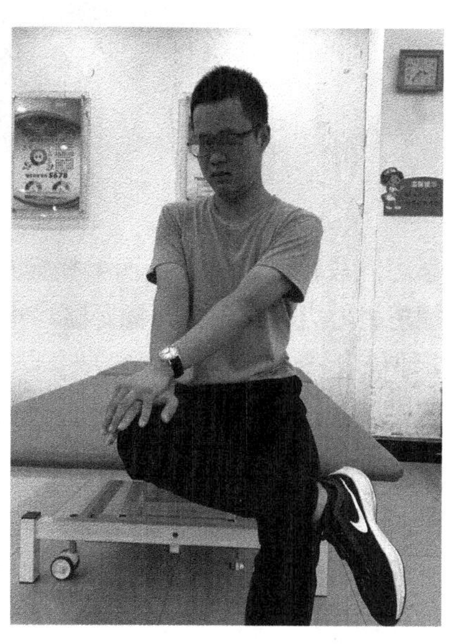

实训图18-7 坐位髋关节外旋外展运动

（2）保持胸廓活动度的运动

1）扩胸运动：站立，双手分别放在墙的两边，吸气，身体向前，保持20s，后退，呼气（实训图18-8）。

2）呼吸运动：站立位，双手抱头，用鼻缓慢作补吸气，做向后扩胸动作，保持15～20s，短时憋气后再经口鼻呼出（实训图18-9）。

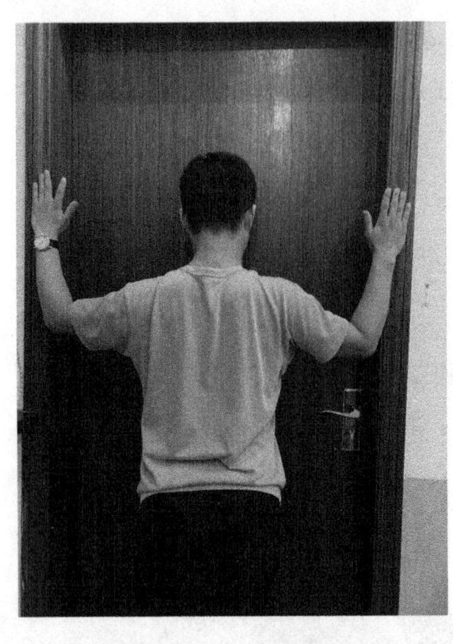

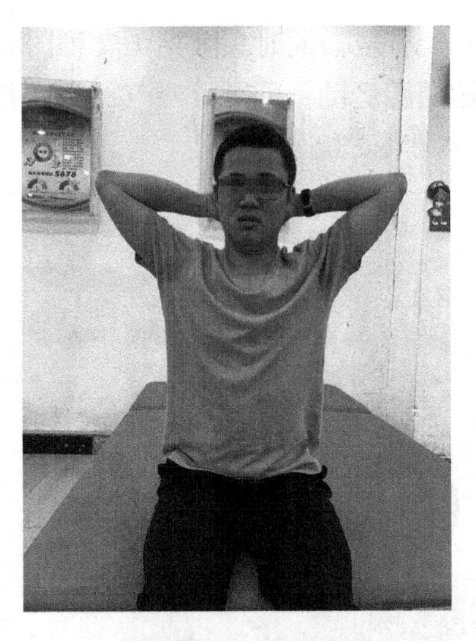

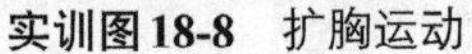

实训图 18-8　扩胸运动　　实训图 18-9　呼吸运动

3）旋肩呼吸运动：双脚分开与肩同宽站立，双臂放在身体两侧，向前旋转肩膀，然后向后旋转，保持背部挺直，呼吸正常（实训图 18-10）。这项运动非常适合放松肩部肌肉。

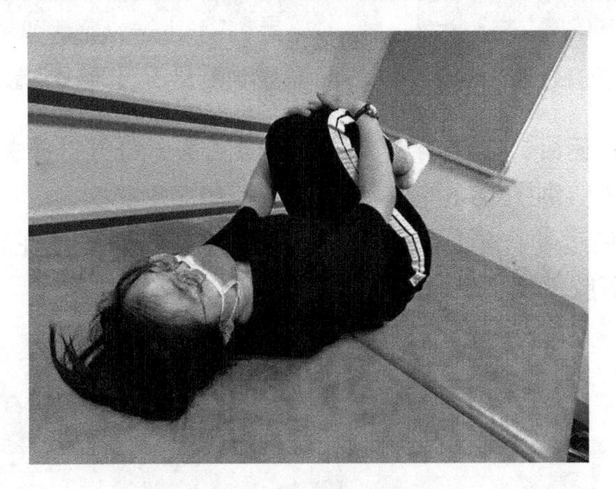

实训图 18-10　旋肩呼吸运动

（3）学习八段锦基本动作：两手托天理三焦、左右开弓似射雕、调理脾胃需单举、五劳七伤往后瞧、摇头摆尾去心火、两手攀足固肾腰、攒拳怒目争气力、背后七颠百病消。

【考核评价】

考核包括学生相互编制医疗体操，满分 100 分，学生上交完整的实训报告，包括医疗体操治疗目的、主要动作要领和注意事项等。

实训十九　引导式教育

【实训目的】

1. 掌握正常儿童的基本动作模式。
2. 掌握引导式教育实施程序。
3. 熟悉椅子、床、木箱和木棒等在引导式教育实施过程中使用方法。

【实训器材】

梯背椅、木条床、木棒、高低不同的木箱、各种球、文具、洗漱用具等。

维持体位及移动用具、爬行辅助器具、矫形器、轮椅等。

【实训内容】

1. 分组模仿正常儿童的基本动作模式并演示要点

（1）1～5个月婴幼儿

1）抓握或握紧自己的脚

2）伸展手肘

3）髋关节的屈曲活动

4）固定身体某一部位去活动其他部位

5）在正中线内活动，包括头的控制及对称

（2）6～8个月婴幼儿：会坐，小儿从仰卧位能使自己的身体旋转90°，转为垂直位后坐起。在坐位上同样可以见到髋关节屈曲，肘关节的伸直，两上肢支撑身体。

（3）9-10个月婴幼儿：能完成四点支撑位和高爬位

2. 分角色扮演　引导员和患儿完成以下课题，要求使用合适器材并应用诱发技巧。

（1）坐位至站起课题

（2）步行课题

（3）起床课题

（4）排泄课题

（5）更衣课题

（6）饮水课题

（7）游戏课题

（8）抓握及向中线发育课题

（9）课堂与幼儿园的课题

【考核评价】

1. 模仿患儿异常动作模式（50%）。

2. 选择一种器械演示在引导式教育课程实施过程中的应用（50%）。

实训二十　其他运动治疗技术

第一节　强制性运动疗法

【实训目的】

1. 熟练掌握强制性运动疗法的定义。

2. 掌握强制性运动疗法的理论基础。

3. 掌握强制性运动疗法的适应证、治疗原则和治疗方法。

4. 掌握强制性运动疗法的临床应用。

【实训器材】

手夹板或手套、吊带、治疗桌、PT凳、日常用品。

【实训内容】

1. 强制性运动疗法的操作程序。

2. 在限制健侧上肢的同时，集中、重复、强化训练患侧上肢。

【实训步骤】

1. 教师讲解实训的目的和要求，示范强制性运动疗法的操作步骤，强调操作要点。

2. 根据课时安排，重点实训内容为限制健侧上肢的同时，集中、重复、强化训练患侧上肢。

3. 学生分小组操作练习，教师轮流指导和纠错。

4. 结合病例，小组讨论，教师小结和点评。

【考核评价】

考核包括学生自我评价和教师技能考核两部分，满分100分，其中学生自我评价占总成绩的40%，教师技能考核占总成绩的60%。

1. 学生自我评价　上交完整的实训报告，满分为40分，包括记录实训过程和步骤，指出存在的问题，提出建议和体会及课后复习计划等内容。

2. 教师技能考核　学生随机抽选出备考题目，按照操作流程进行考核，满分为60分。

（1）治疗前：确定患者体位→确定治疗师体位→操作前交流→治疗前评估→交代注意事项（10分）。

（2）治疗中：鼓励患者进行实际的功能任务练习（40分）。

（3）治疗后：询问患者治疗后的反应，并给予相应解释、处理及指导（10分）。

第二节　运动想象疗法

【实训目的】

1. 熟练掌握运动想象疗法的定义。

2. 掌握运动想象疗法的理论基础。

3. 掌握运动想象疗法的适应证、禁忌证、治疗原则和注意事项。

4. 掌握运动想象疗法的操作要点和临床思路。

【实训器材】

治疗桌、治疗床、PT凳、杯子、枕头。

【实训内容】

1. 运动想象能力的评定，运动觉及视觉想象问卷（KVQ-20）。

2. 运动想象筛选试验（MIST）。

3. 运动想象疗法的操作方法。

【实训步骤】

1. 教师讲解实训的目的和要求，示范运动想象疗法的操作步骤，强调操作要点。

2. 根据课时安排，重点实训内容为运动想象疗法的操作方法。

3. 学生分小组操作练习，教师轮流指导和纠错。

4. 结合病例，小组讨论，教师小结和点评。

【考核评价】

考核包括学生自我评价和教师技能考核两部分，满分100分，其中学生自我评价占总成绩的40%，教师技能考核占总成绩的60%。

1. 学生自我评价　上交完整的实训报告，满分为40分，包括记录实训过程和步骤，指出存在的问题，提出建议和体会及课后复习计划等内容。

2. 教师技能考核　学生随机抽选出备考题目，按照操作流程进行考核，满分为60分。

（1）治疗前：确定患者体位→确定治疗师体位→操作前交流→治疗前评估→交代注意事项（10分）。

（2）治疗中：加强对患者的练习的监督和指导，叮嘱患者注意休息（40分）。

（3）治疗后：询问患者治疗后的反应，并给予相应解释、处理及指导（10分）。

第三节　麦肯基力学诊断与治疗

【实训目的】

1. 熟练掌握麦肯基力学诊断与治疗的定义。

2. 掌握麦肯基力学诊断与治疗的理论基础。
3. 掌握麦肯基力学诊断方法，包括主观检查、客观检查、三大综合征、向心化现象的临床意义。
4. 掌握麦肯基力学诊断与治疗的适应证、禁忌证、治疗原则、注意事项。
5. 掌握麦肯基力学诊断与治疗的操作要点和应用思路。

【实训器材】

治疗床、PT凳、枕头。

【实训内容】

1. 麦肯基力学诊断与治疗的主观检查和客观检查。
2. 麦肯基力学诊断与治疗的治疗技术。
3. 颈椎运动试验、腰椎运动试验。

【实训步骤】

1. 教师讲解实训的目的和要求，示范麦肯基力学诊断与治疗的操作步骤，强调操作要点。
2. 根据课时安排，重点实训内容为颈椎运动试验、腰椎运动试验。
3. 学生分小组操作练习，教师轮流指导和纠错。
4. 结合病例，小组讨论，教师小结和点评。

【考核评价】

考核包括学生自我评价和教师技能考核两部分，满分100分，其中学生自我评价占总成绩的40%，教师技能考核占总成绩的60%。

1. 学生自我评价　上交完整的实训报告，满分为40分，包括记录实训过程和步骤，指出存在的问题，提出建议和体会及课后复习计划等内容。

2. 教师技能考核　学生随机抽选出备考题目（某一颈椎运动试验），按照操作流程进行考核，满分为60分。

（1）治疗前：确定患者体位→确定治疗师体位→操作前交流→治疗前评估→交代注意事项（10分）。

（2）治疗中：颈椎运动试验、腰椎运动试验（40分）。

（3）治疗后：询问患者治疗后的反应，并给予相应解释、处理及指导（10分）。

第四节　悬吊治疗技术

【实训目的】

1. 熟练掌握悬吊治疗技术的定义。
2. 掌握悬吊治疗技术的理论基础。
3. 掌握悬吊治疗技术的适应证、禁忌证、基本程序、操作方法及注意事项。
4. 掌握悬吊治疗技术的临床应用。

【实训器材】

悬吊系统、悬吊绳、治疗床、PT凳、枕头。

【实训内容】

1. 悬吊治疗技术的评估与测试方法。
2. 悬吊治疗技术的治疗方法。
3. 仰卧骨盆上抬、仰卧膝关节屈曲的测试步骤。
4. 仰卧膝关节屈曲训练的悬吊治疗技术。

【实训步骤】

1. 教师讲解实训的目的和要求，示范悬吊治疗技术的操作步骤，强调操作要点。
2. 根据课时安排，重点实训内容为仰卧膝关节屈曲训练、仰卧骨盆上抬训练的悬吊治疗技术。

3. 学生分小组操作练习，教师轮流指导和纠错。

4. 结合病例，小组讨论，教师小结和点评。

【考核评价】

考核包括学生自我评价和教师技能考核两部分，满分100分，其中学生自我评价占总成绩的40%，教师技能考核占总成绩的60%。

1. 学生自我评价　上交完整的实训报告，满分为40分，包括记录实训过程和步骤，指出存在的问题，提出建议和体会及课后复习计划等内容。

2. 教师技能考核　学生随机抽选出备考题目，按照操作流程进行考核，满分为60分。

（1）治疗前：确定患者体位→确定治疗师体位→操作前交流→治疗前评估→交代注意事项（10分）。

（2）治疗中：每个动作的悬吊治疗技术（40分）。

（3）治疗后：询问患者治疗后的反应，并给予相应解释、处理及指导（10分）。

第五节　肌肉能量技术

【实训目的】

1. 熟练掌握肌肉能量技术的定义。

2. 掌握肌肉能量技术的理论基础。

3. 掌握肌肉能量技术的适应证、禁忌证、基本程序、操作方法及注意事项。

4. 掌握肌肉能量技术的操作要点和应用思路。

【实训器材】

治疗床、PT凳、枕头。

【实训内容】

1. 肌肉能量技术的操作方法。

2. 上肢肌肉的肌肉能量技术。

3. 下肢肌肉的肌肉能量技术。

4. 脊柱骨盆肌肉的肌肉能量技术。

【实训步骤】

1. 教师讲解实训的目的和要求，示范肌肉能量技术的操作步骤，强调操作要点。

2. 根据课时安排，重点实训内容为上肢肌肉、下肢肌肉和脊柱骨盆肌肉。

3. 学生分小组操作练习，教师轮流指导和纠错。

4. 结合病例，小组讨论，教师小结和点评。

【考核评价】

考核包括学生自我评价和教师技能考核两部分，满分100分，其中学生自我评价占总成绩的40%，教师技能考核占总成绩的60%。

1. 学生自我评价　上交完整的实训报告，满分为40分，包括记录实训过程和步骤，指出存在的问题，提出建议和体会及课后复习计划等内容。

2. 教师技能考核　学生随机抽选出备考题目（某一肌肉的肌肉能量技术），按照操作流程进行考核，满分为60分。

（1）治疗前：确定患者体位→确定治疗师体位→操作前交流→治疗前评估→交代注意事项（10分）。

（2）治疗中：上、下肢及脊柱骨盆各肌肉的肌肉能量技术（40分）。

（3）治疗后：询问患者治疗后的反应，并给予相应解释、处理及指导（10分）。

参考文献

陈建，2018. 运动康复技术学. 北京：北京体育大学出版社
陈书敏，2018. 运动治疗技术. 北京：中国中医药出版社
古泽正道，高桥幸治，2019. Bobath概念的理论与实践（基础篇）. 常冬梅译. 北京：中国环境出版集团
黄杰，公维军，2019. 康复治疗师临床工作指南——运动治疗技术. 北京：人民卫生出版社
马金，陈庆亮，黄先平，2013. 运动治疗技术. 武汉：华中科技大学出版社
燕铁斌，2019. 物理治疗学. 3版. 北京：人民卫生出版社
张宏，姜贵云，2019. 物理治疗学. 2版. 北京：人民卫生出版社
张琦，2014. 临床运动疗法学. 2版. 北京：华夏出版社
章稼，王晓臣，2014. 运动治疗技术. 2版. 北京：人民卫生出版社
章稼，王于领，2020. 运动治疗技术. 3版. 北京：人民卫生出版社

自测题参考答案

第1章

1. C　2. D　3. B　4. A　5. E

第2章

1. E　2. E　3. B　4. C　5. B　6. E　7. D　8. B　9. D

第3章

1. A　2. E　3. C　4. D

第4章

1. A　2. C　3. C　4. B　5. C　6. C

第5章

1. D　2. C　3. D　4. B　5. A　6. D　7. B　8. B　9. C　10. C

第6章

1. A　2. E　3. A　4. D　5. C　6. C　7. A　8. B　9. D　10. A　11. C

第7章

1. E　2. C　3. E　4. E　5. E　6. A　7. B　8. E　9. D

第8章

1. C　2. B　3. E　4. D　5. C　6. E

第9章

1. B　2. D　3. E　4. E　5. A　6. A

第10章

1. E　2. D　3. B　4. A

第11章

1. D　2. A　3. E　4. B　5. D

第12章

1. C　2. C　3. C　4. B　5. C　6. A　7. B

第13章

1. B　2. C　3. E　4. E　5. E

第14章

1. B　2. A　3. D　4. A　5. E

第15章

1. A　2. A

第16章

1. F　2. F　3. A

第17章

1. C　2. D　3. A　4. B　5. E　6. C　7. A

第18章

1. D　2. A　3. A　4. D

第19章

1. C　2. E　3. E

第20章

1. B　2. E　3. A　4. A　5. D　6. B　7. C　8. C　9. B　10. D　11. C　12. C　13. A